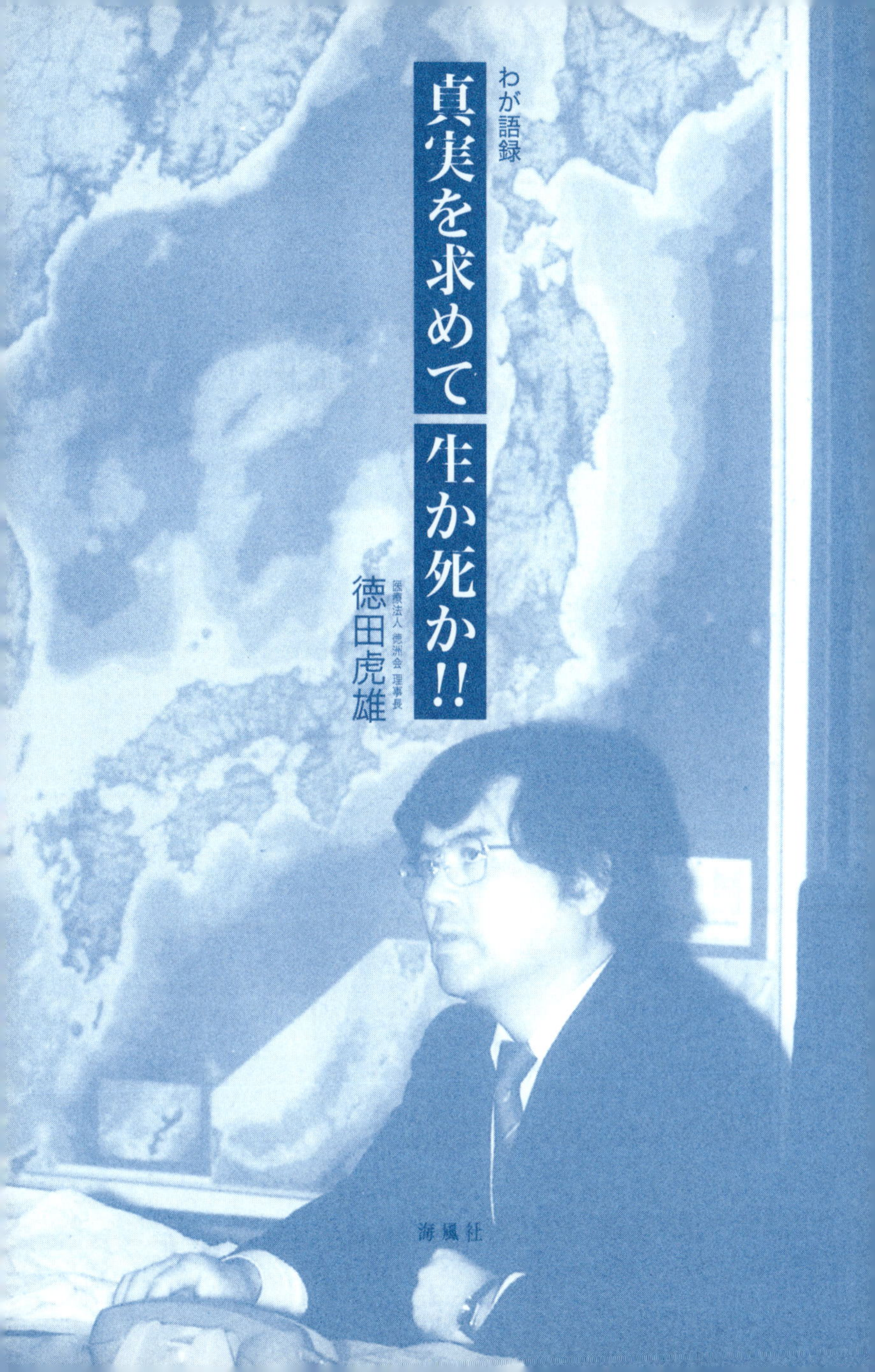

わが語録

真実を求めて 生か死か!!

医療法人 徳洲会 理事長
徳田虎雄

海風社

CONTENTS

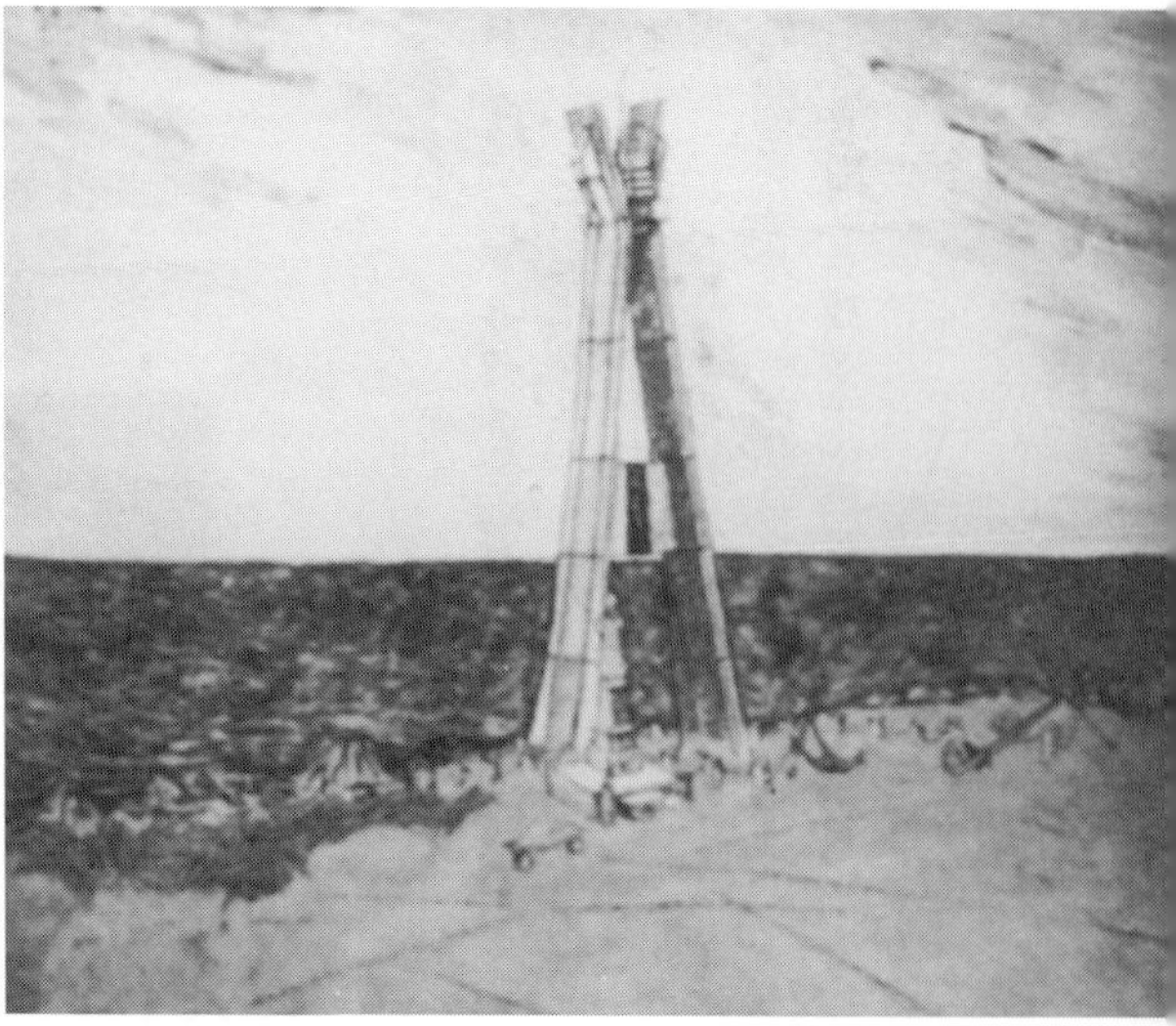

真実を求めて生か死か!

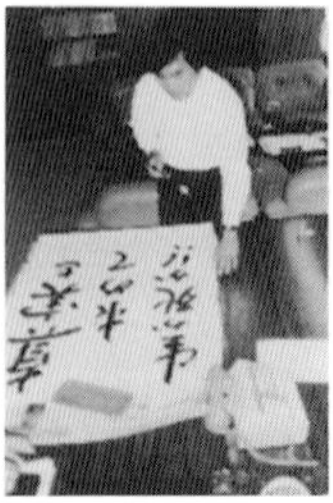

The First Chapter

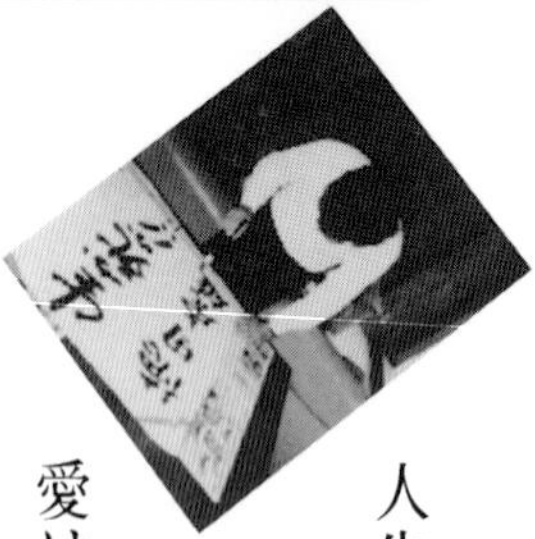

The Second Chapter

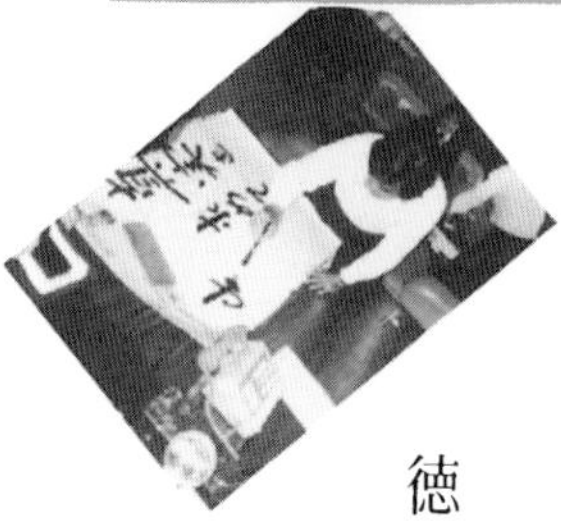

第二章 医療革命

The Third Chapter

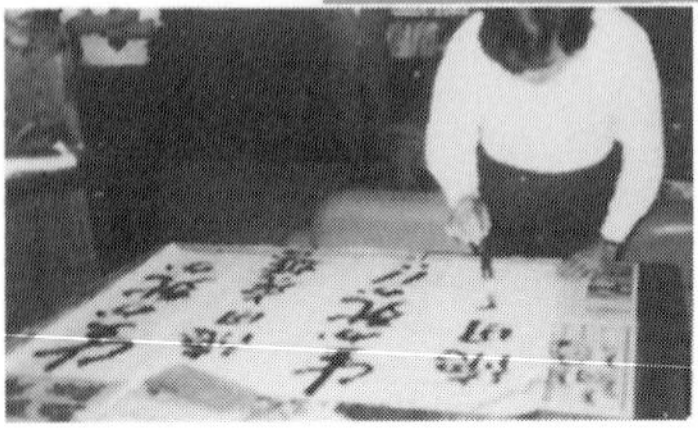

第三章　可能性を開く

The Fourth Chapter

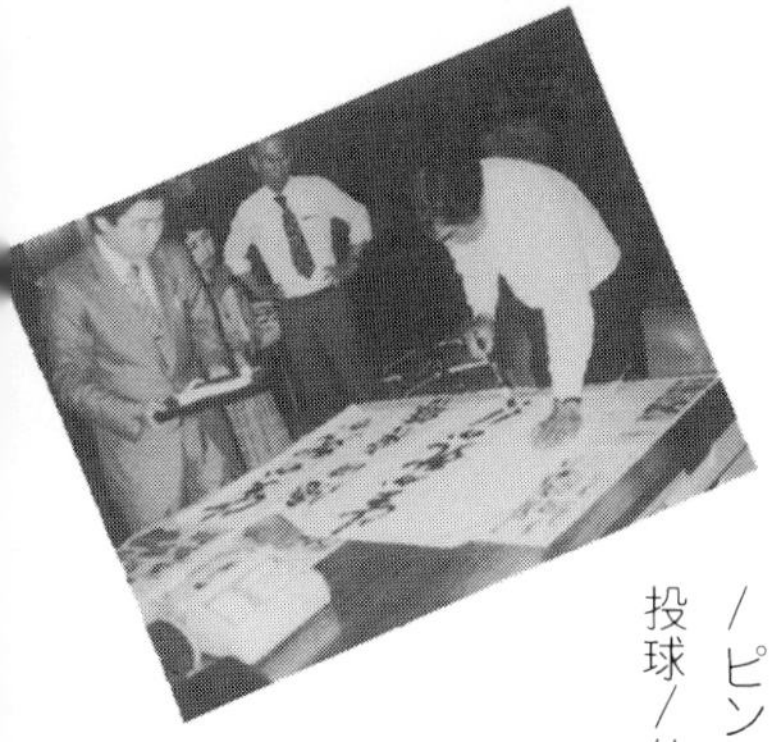

第四章 政治変革への挑戦

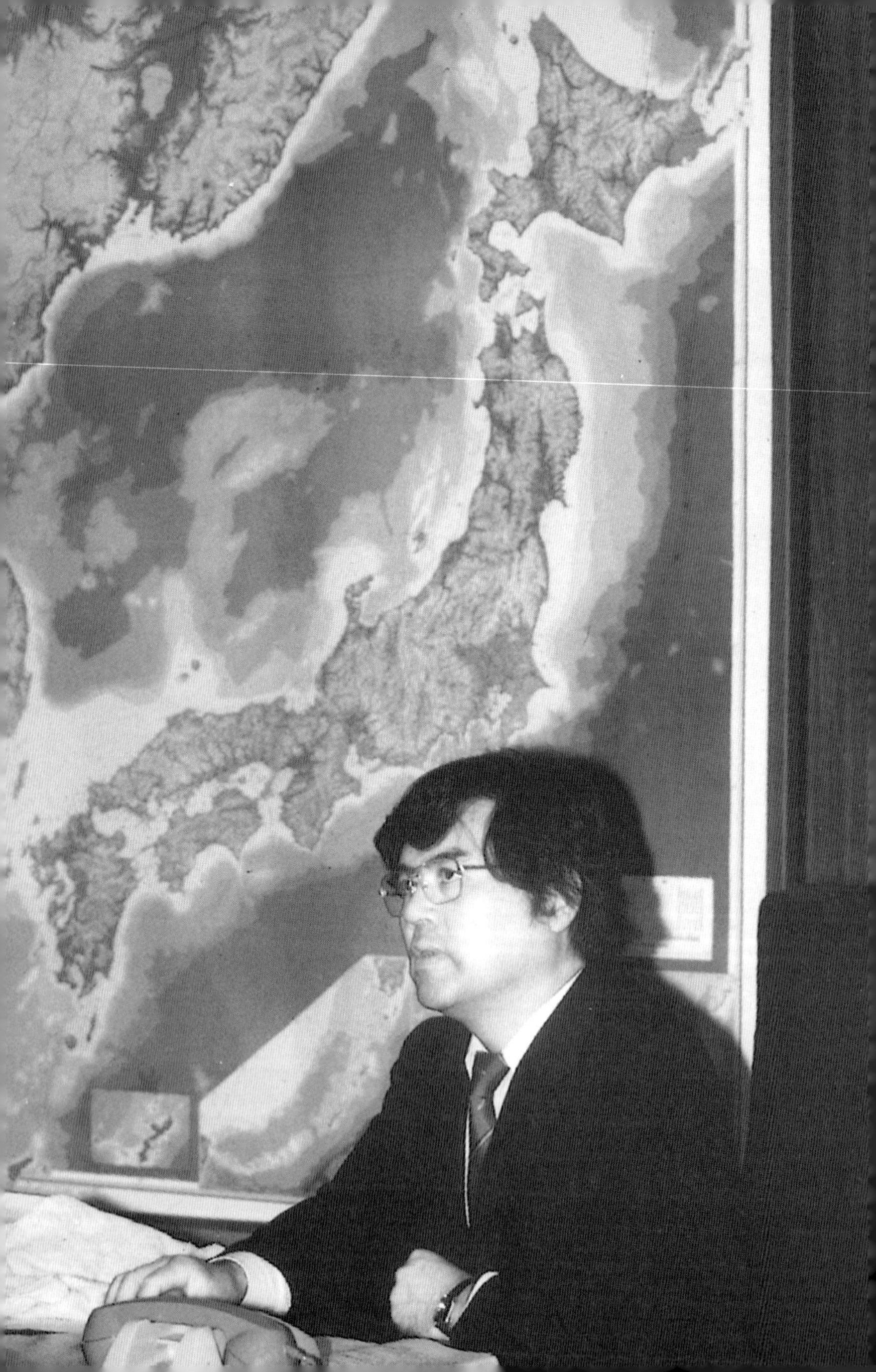

真実を求めて

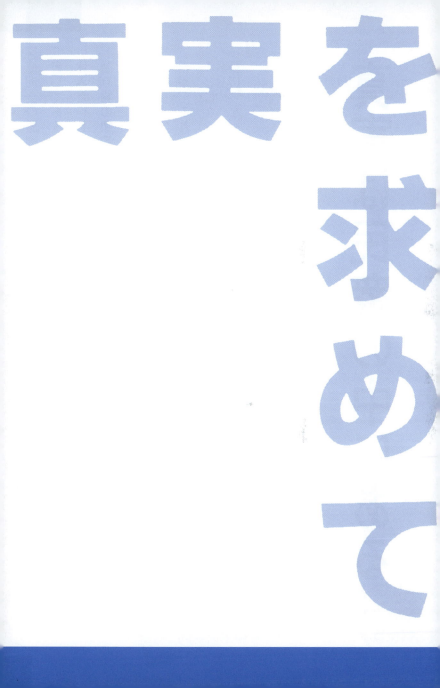

徳洲会の原則は、みんな本心の反対が書いてある。

休みたいし遊びたい。もらい物はしたいし贈り物の順番に診たい。貧しい人からもふんだくってもうけたい。病院でサラ金やればもうかるだろう。これがみんな本心なんだ。だが、これを全部反対にすると民衆の欲しいことになる。本心の反対をすると民衆を裏切らないのだ。

真実は民衆の中にある。

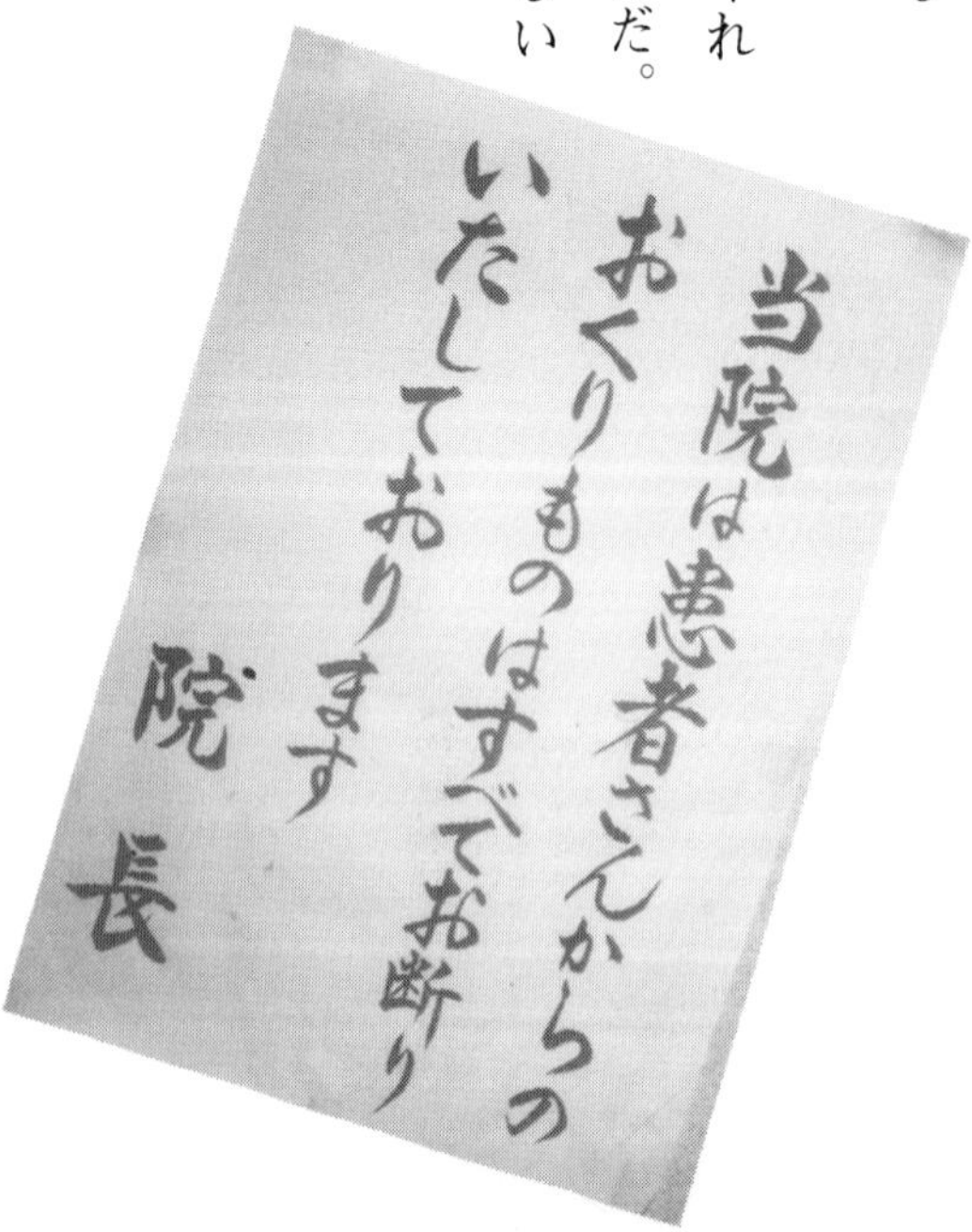
当院は患者さんからのおくりものはすべてお断りいたしております
院長

政治も経済も**手段**だ。
権力も金も**手段**だ。
それを目的とする
ところに間違いがおこる。
これらは、真実を求める
ための**手段**なんだ。

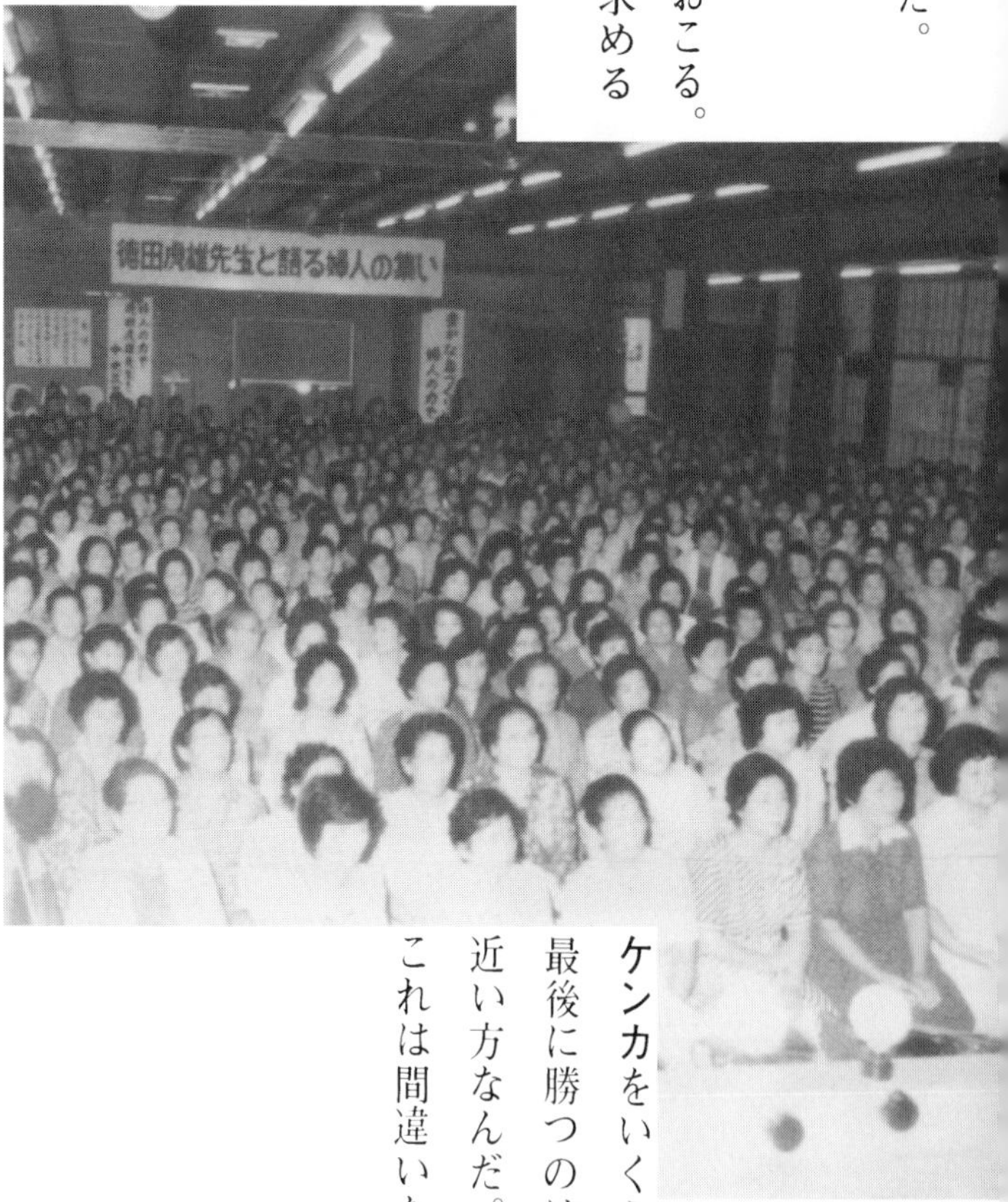

ケンカをいくらしたって、
最後に勝つのは真実に
近い方なんだ。
これは間違いない。

ある種の人たちにとって、「**真実**」ほど
気にさわるものはないようですね。

動、行動だ。」

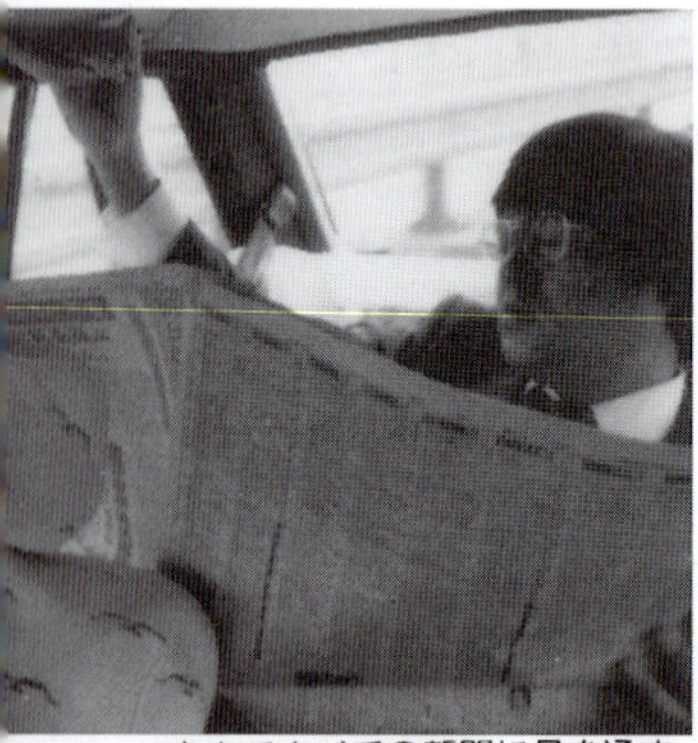

車中ですべての新聞に目を通す。

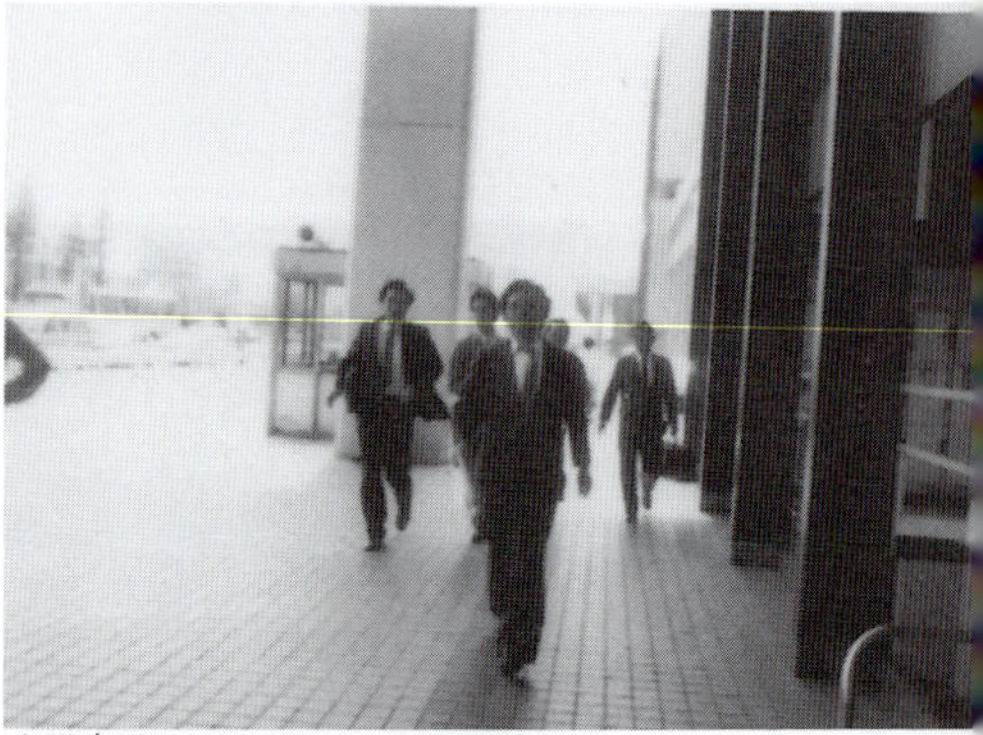

大阪空港で。

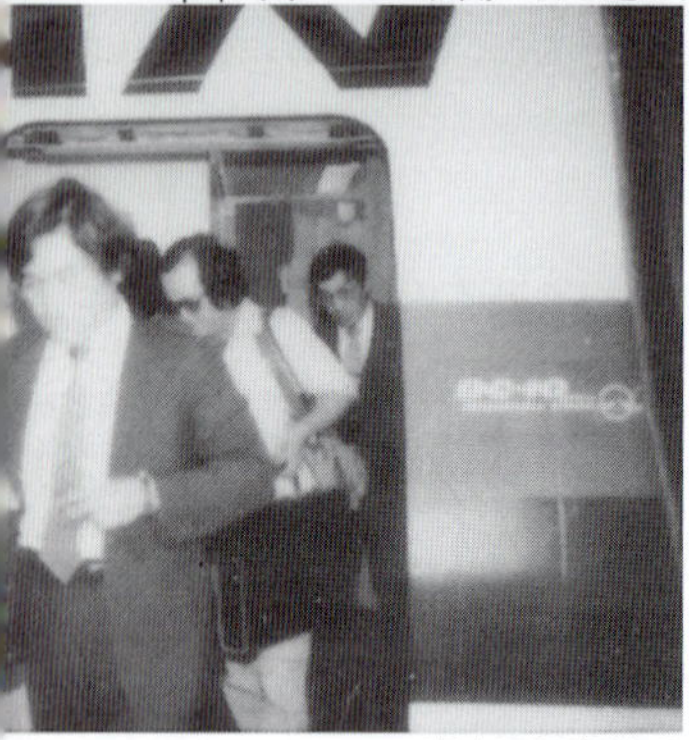

東京羽田空港で。

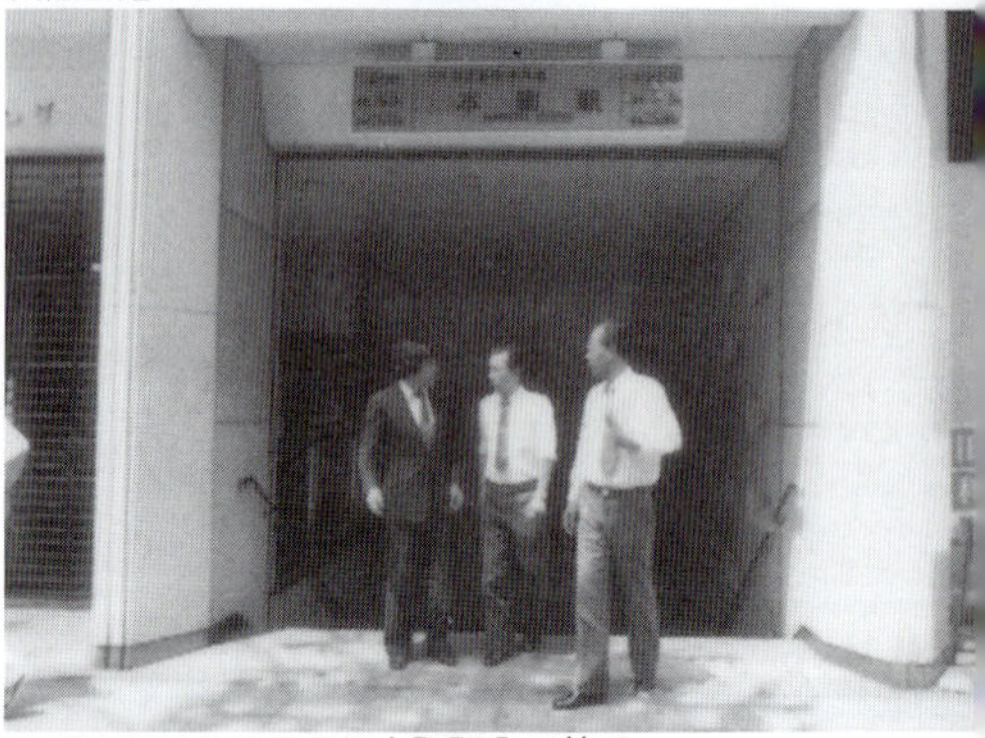

大阪本部のある地下鉄本町駅入口前で。

いつも定刻ギリギリですべり込む。

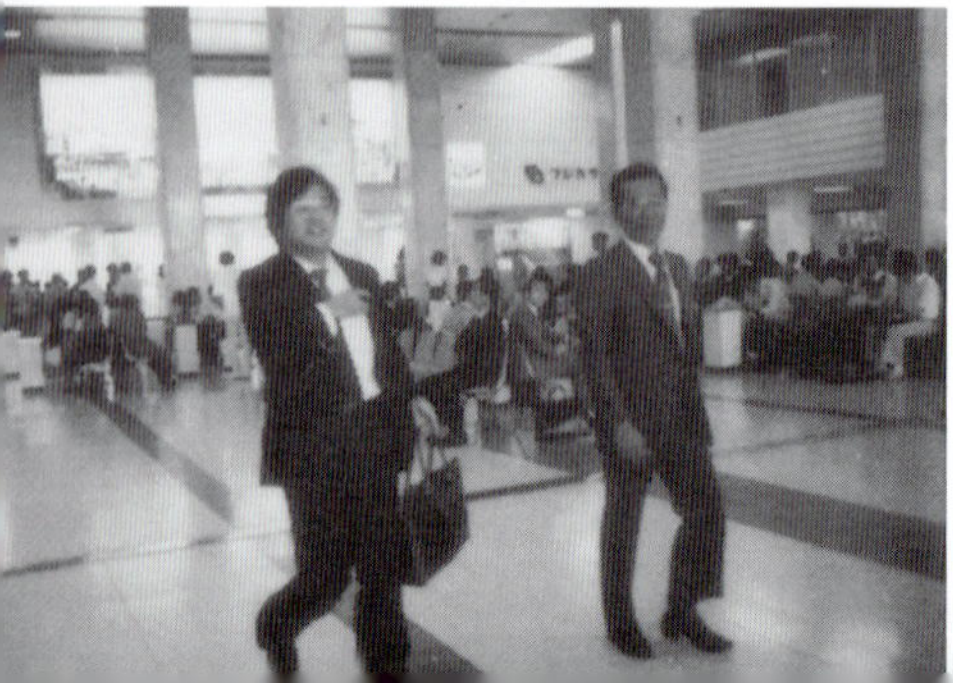

徹底した**行動**こそが、
大きな自信につながり、
自己を変え、自分を
取り巻く社会を変える
唯一の方法である。

「要は行動、行

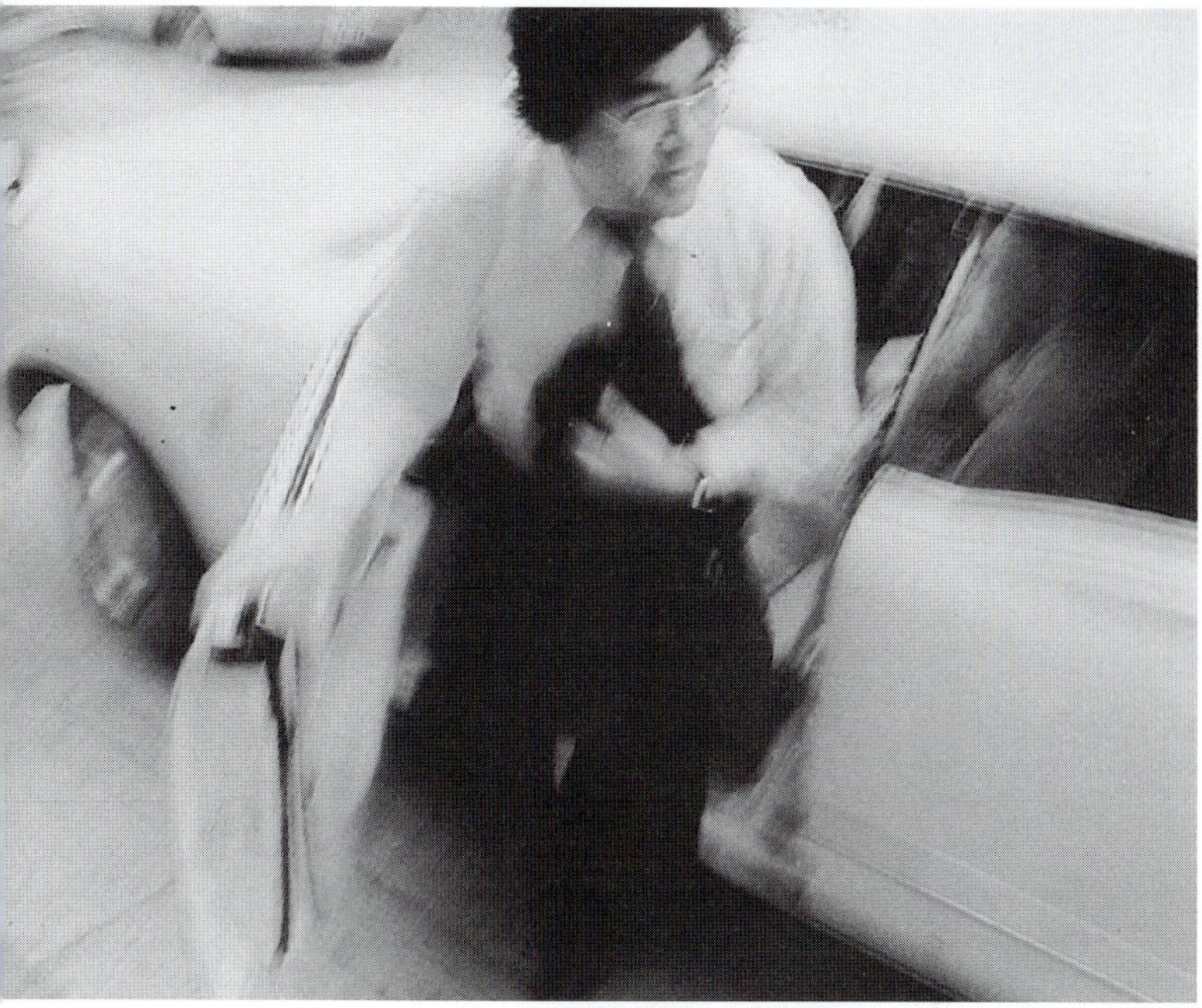

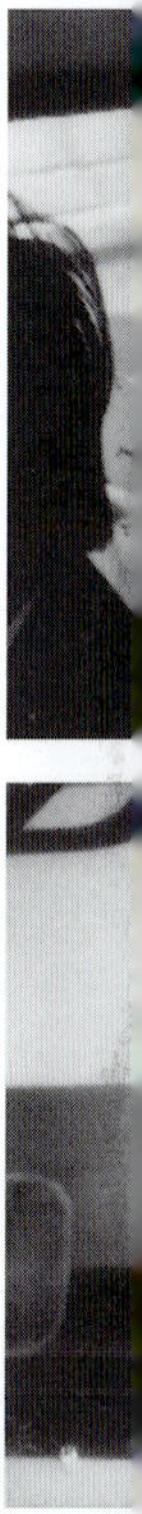

急げ！　時間は限られている。人生は短い。急げ！

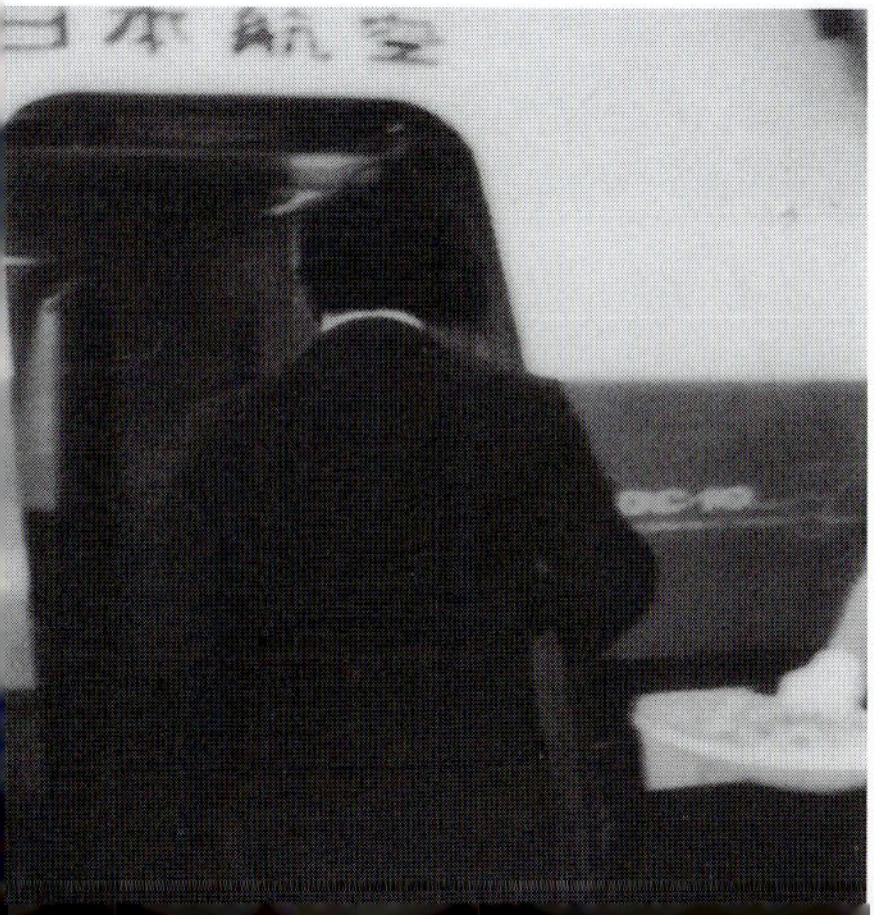

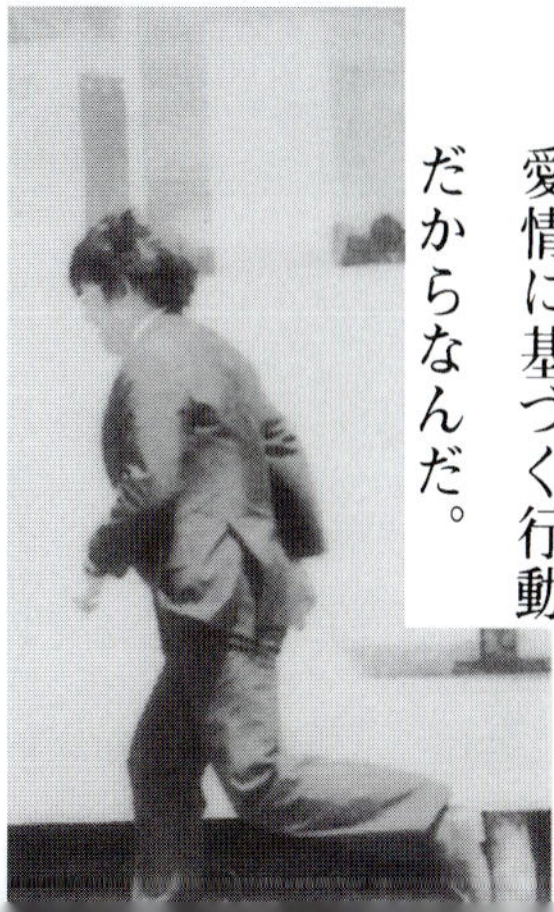

きちがいみたいに
走り続けるのは、
愛情に基づく行動
だからなんだ。

島の夕焼けは美しい。一日の漁をおえた島人の魂をしずかに鎮めてくれるから。

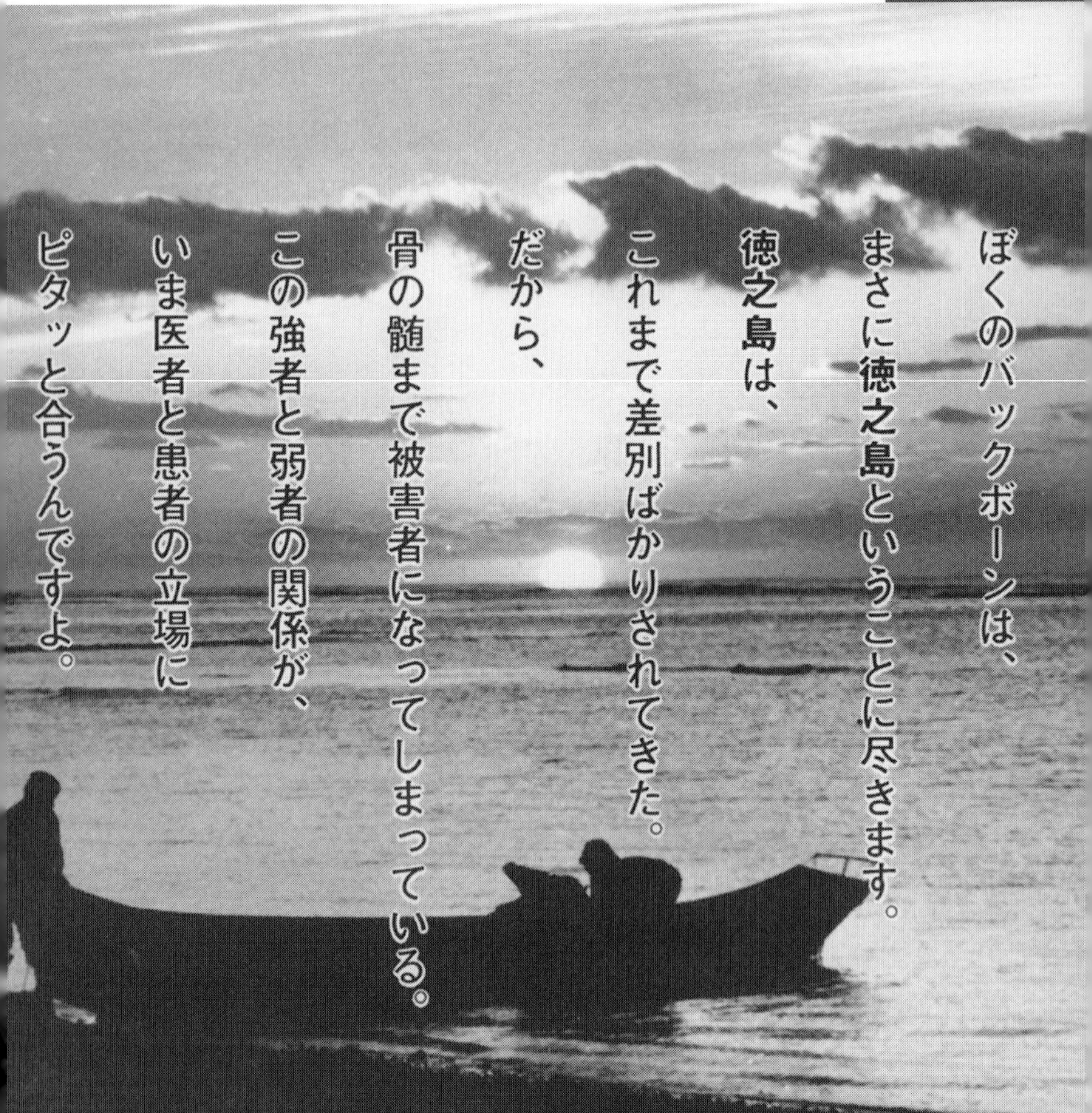

ぼくのバックボーンは、
まさに徳之島ということに尽きます。
徳之島は、
これまで差別ばかりされてきた。
だから、
骨の髄まで被害者になってしまっている。
この強者と弱者の関係が、
いま医者と患者の立場に
ピタッと合うんですよ。

ぼくは、自分の**故郷**の医療を完璧にして、故郷に恩を返したい。その上で、**故郷**を世界の医療のモデル地区にして、ここをめざして医療の発展を考えていくような、そんな**奄美諸島**にしたいんです。

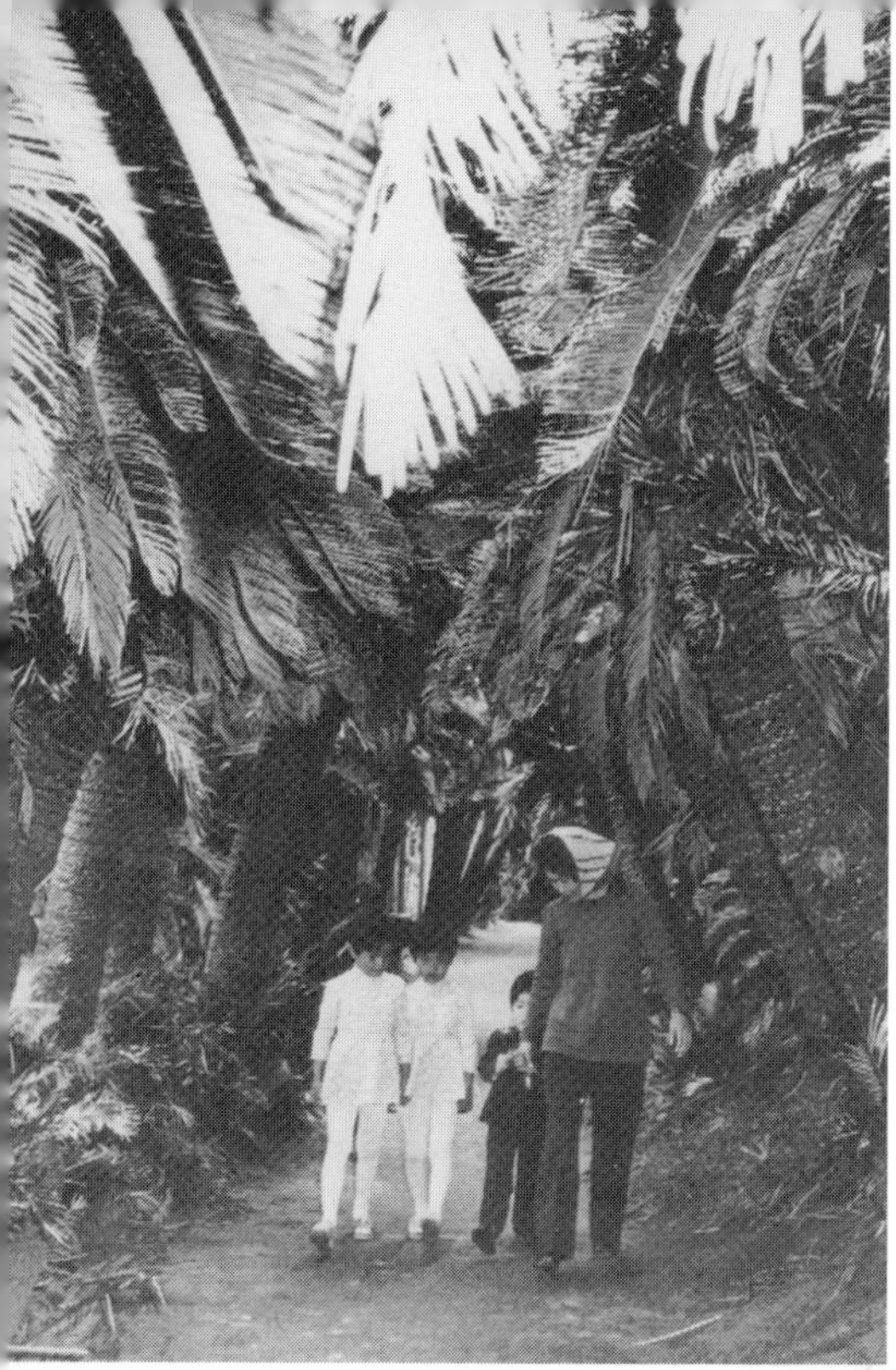

いくら仕事ができても心のあたたかい人間でないとダメだ。

身体の痛みをなおすだけではない。
心の傷も癒《いや》すのだ。

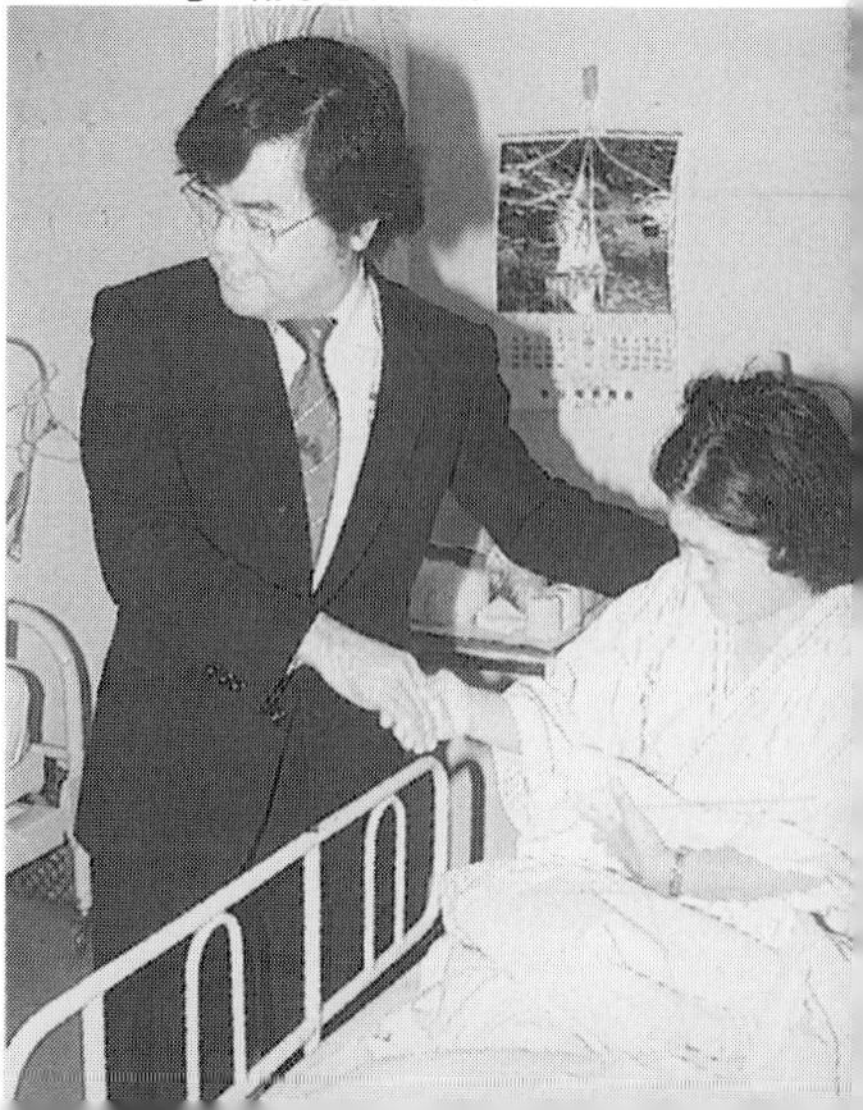

衣食住に多少の差はあってもかまわないが、生命に関してだけは誰もが平等でなければならないと思う。

一流になりたいとは誰もが思う。
だが、真実のために生か死かを賭けないのは**一流**になれない。

希望があればこそ成功がある。大いなる
希望があるから大いなる成就がある。

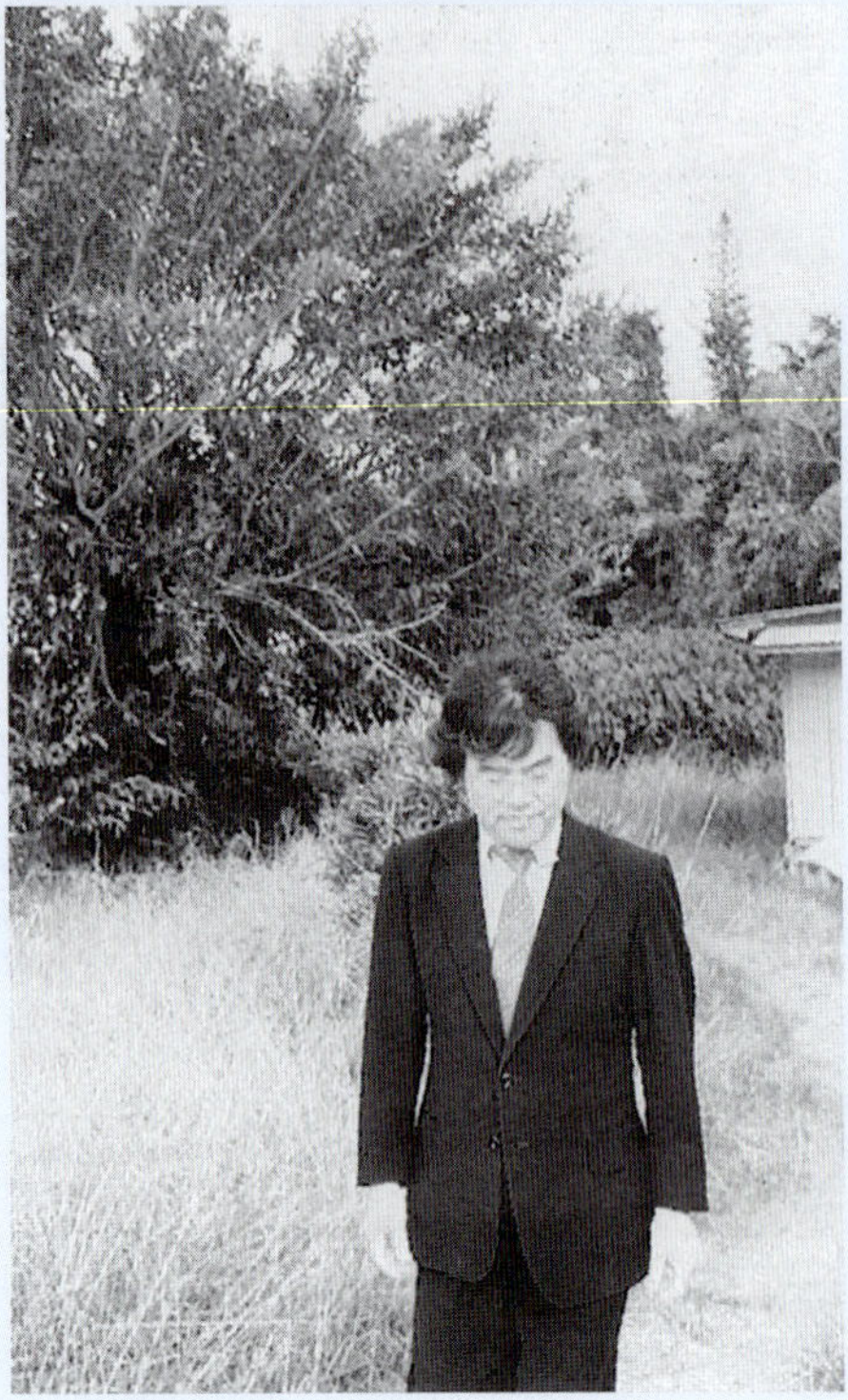

ホンモノの感覚というのは、死線を越えて
その一歩先で体得できるものなんだ。

他人が見たら無茶に
思えることもやっている。
だが私は、**命**をかけてや
れば人間できないことは
ない、という楽観的な
部分が根本にあるから
できるんだろうね。

ウソつきといわれたら生きていけない。

死は、いつも隣にいるような気がする。

人生何が大切か。

金じゃない。

愛と心だ。

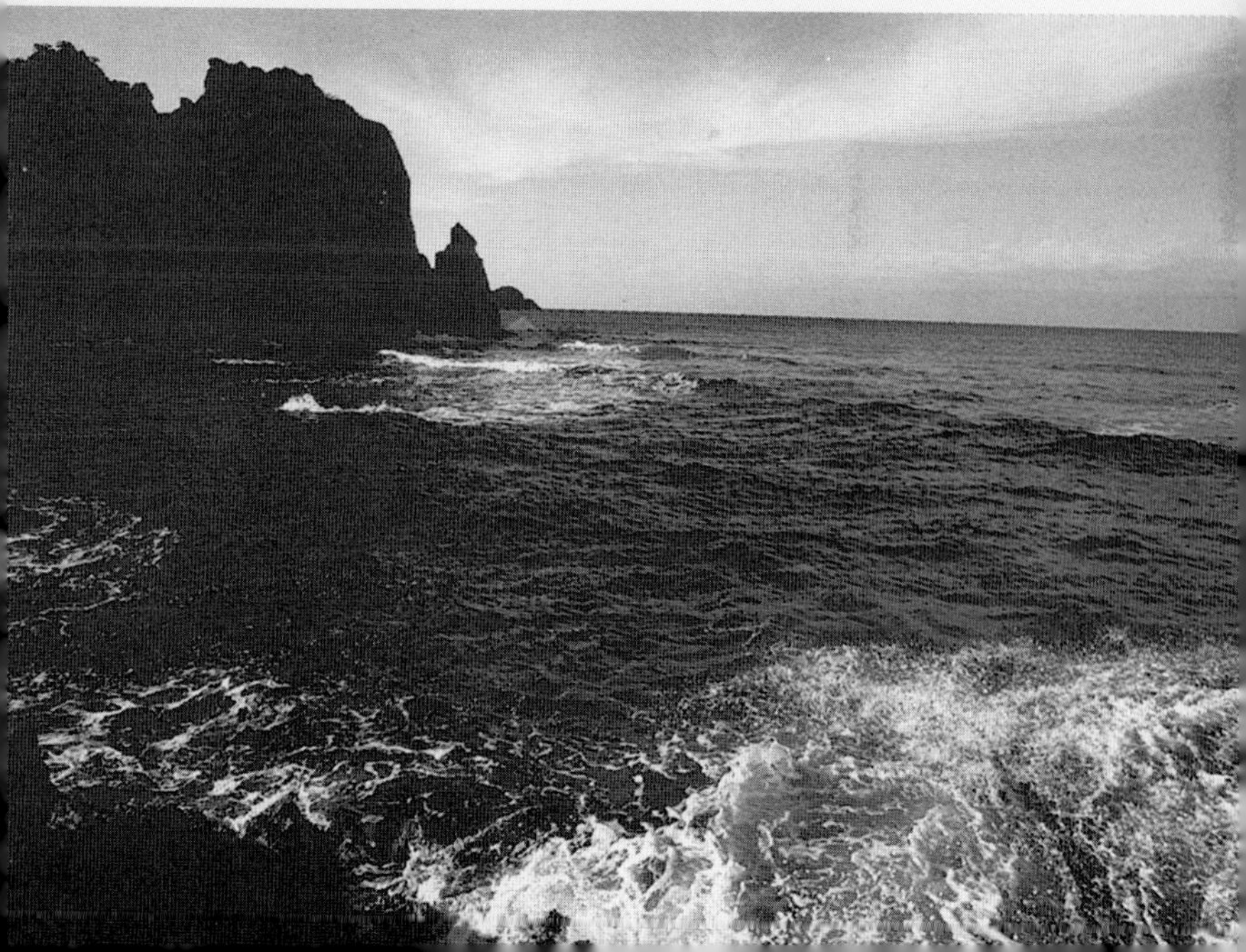

るのが　夢　だね。

が一番楽です。

苦は楽の種、楽は苦の種と知るべし。仕事もそうだ。己れの仕事を知り、かつなす者が勝つのだ。

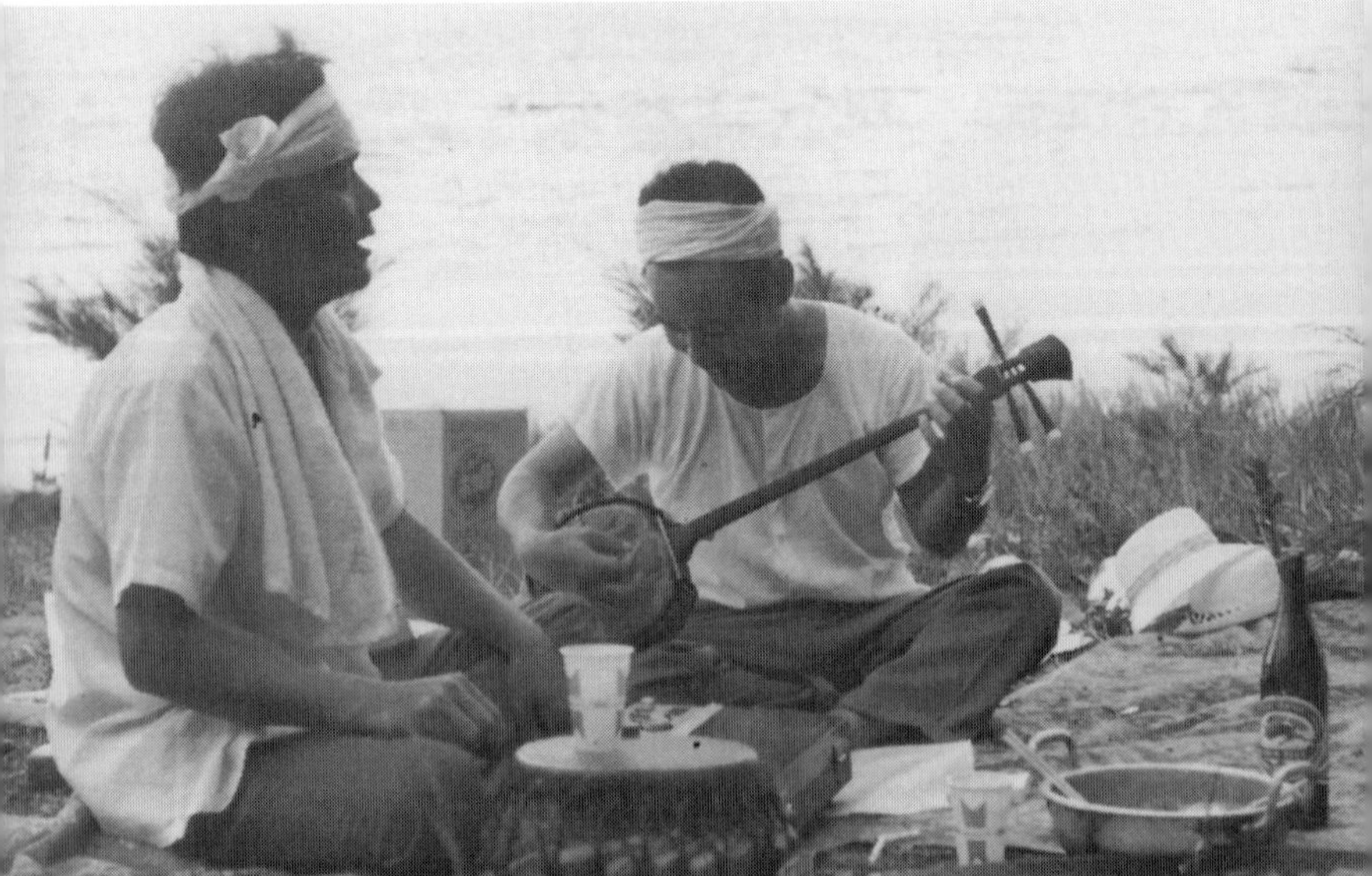

徳之島で白衣を着

白衣を着ているの

仕事は高貴なる心の栄養なりだね。白衣を着ることが少なくなってもこの気持は忘れていない。

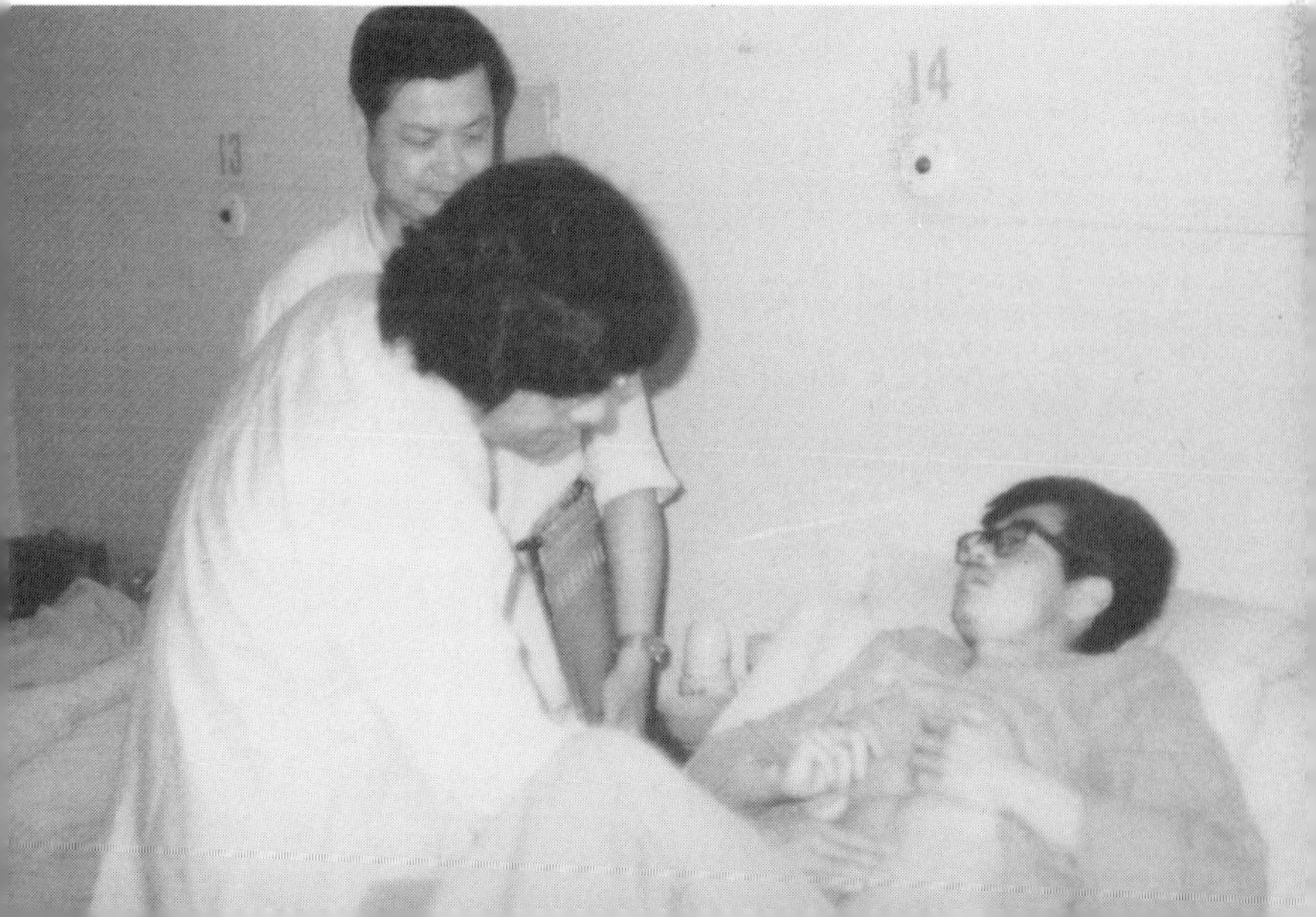

自分はウジ虫だ。

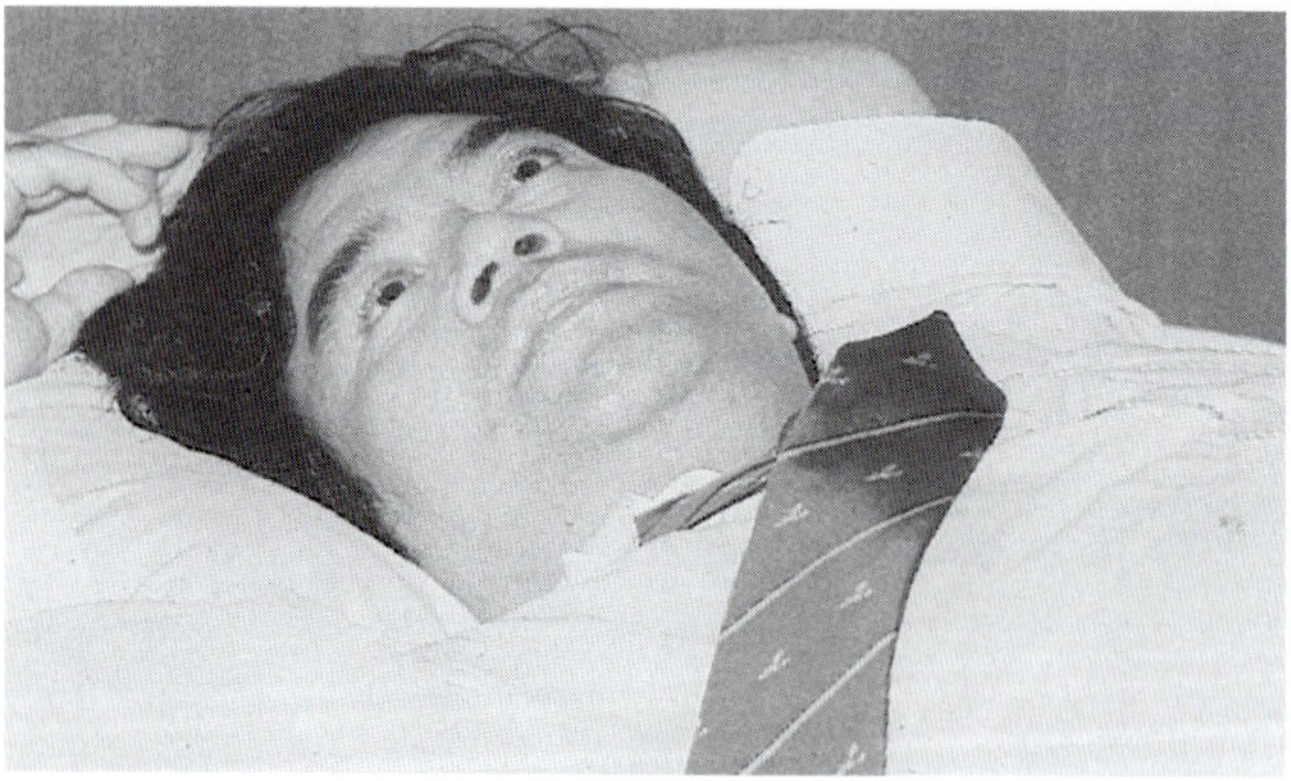

それを自覚して、ウジ虫のままで終わりたくないと思ったから、
すべてははじまった。

心と愛と

奄美のために

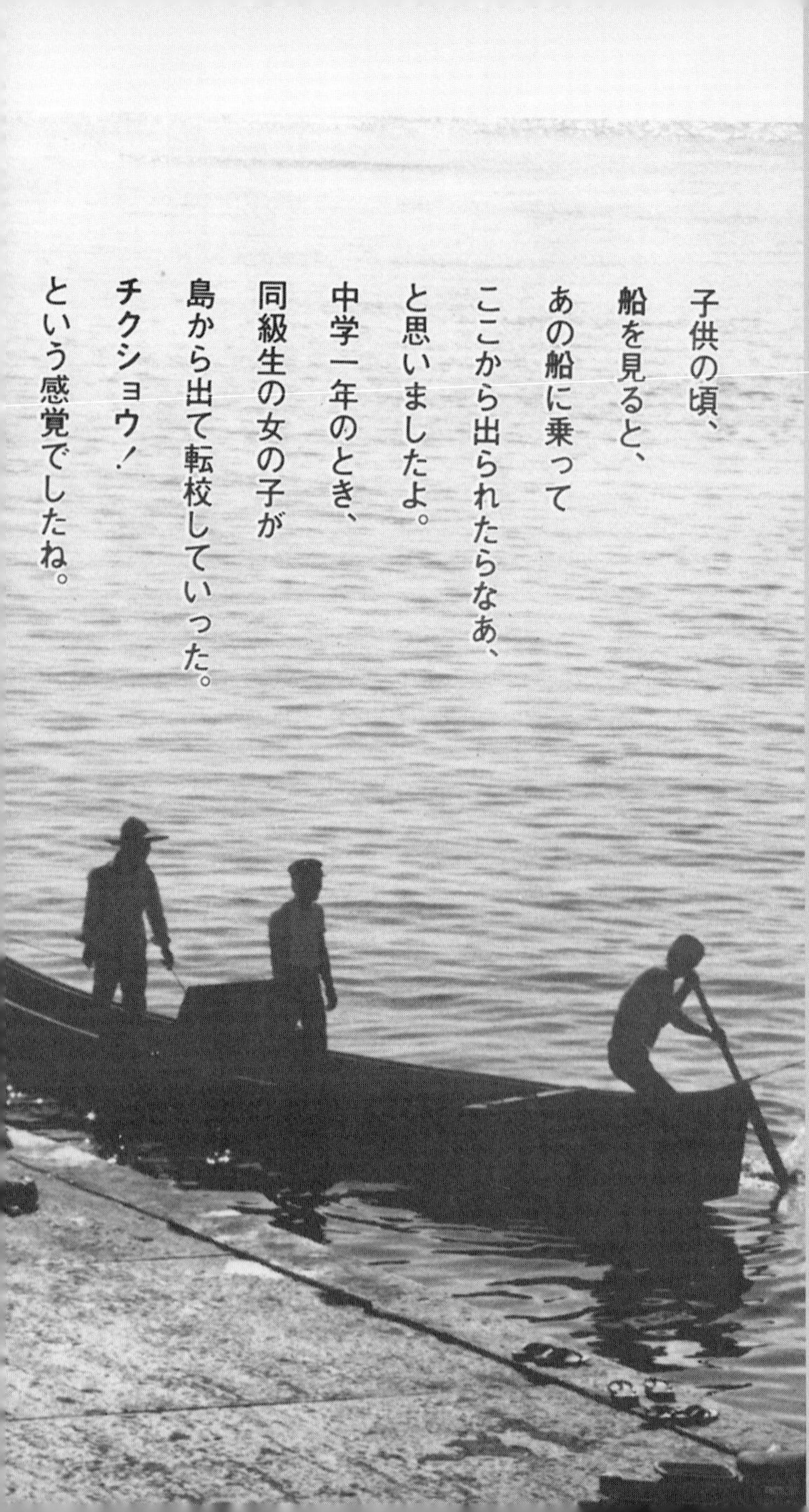

子供の頃、
船を見ると、
あの船に乗って
ここから出られたらなあ、
と思いましたよ。
中学一年のとき、
同級生の女の子が
島から出て転校していった。
チクショウ！
という感覚でしたね。

徳之島の心。徳之島こそわが原点

幼い頃、
小学校に
いっている
あいだは、
世界と
いうのが
徳之島だった。

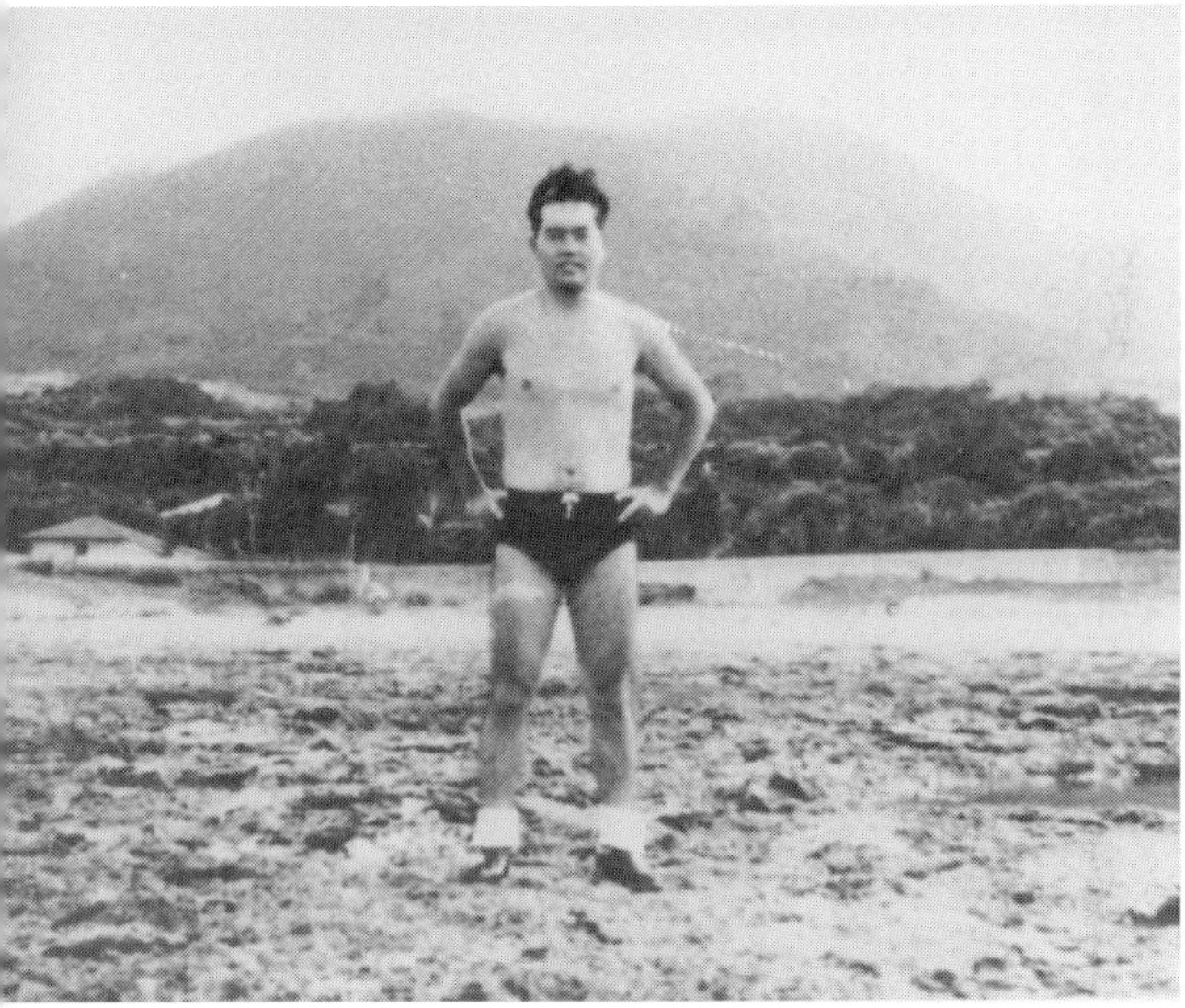

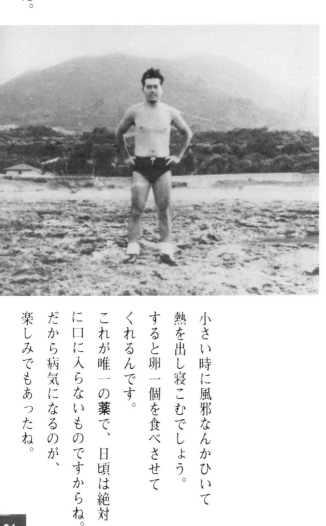

小さい時に風邪なんかひいて
熱を出し寝こむでしょう。
すると卵一個を食べさせて
くれるんです。
これが唯一の**薬**で、日頃は絶対
に口に入らないものですからね。
だから病気になるのが、
楽しみでもあったね。

私は**勉強**が大嫌いだった。
小学校時代の成績は、村で三五人の同級生のうちで一〇番以内に入ったらいい程度。
それ以下の時もよくあった。

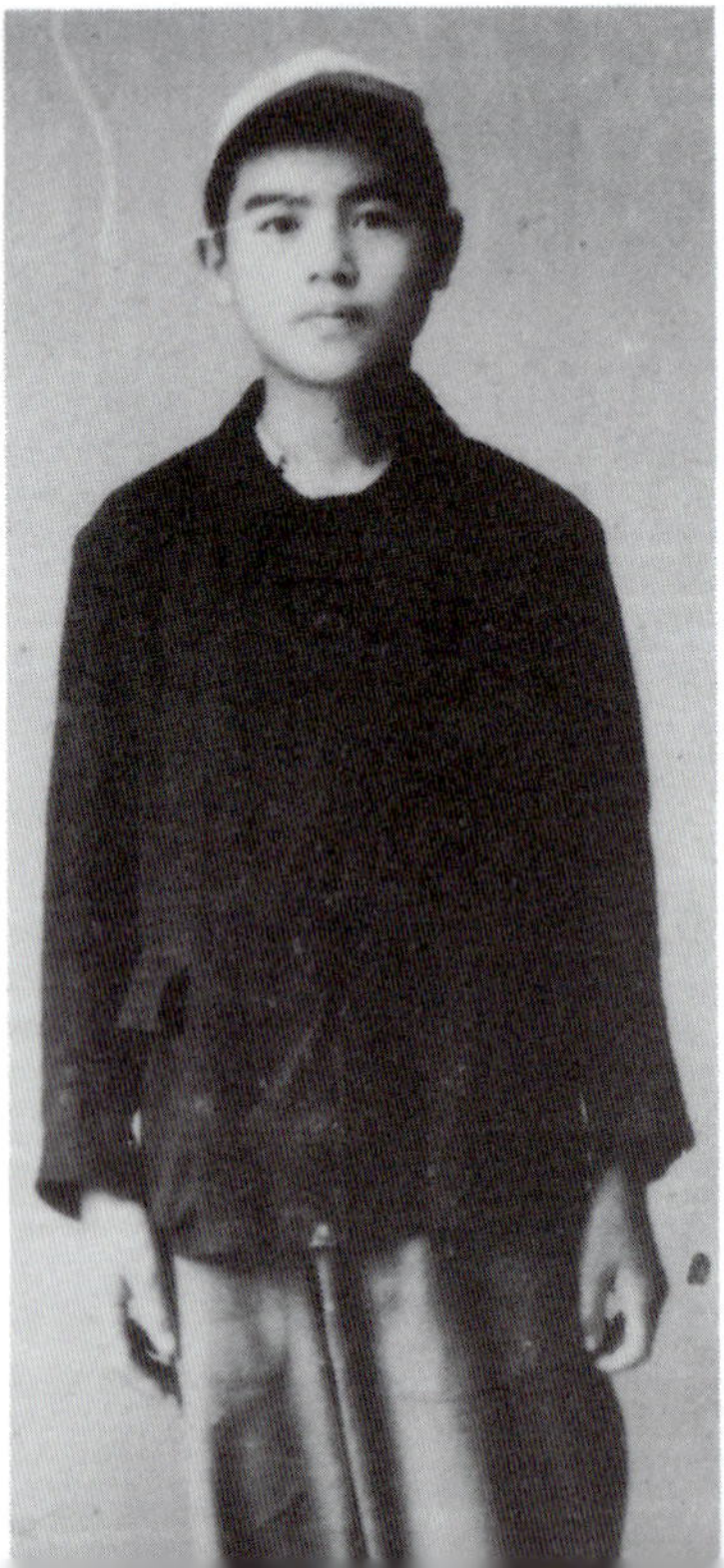

小学校四、五年のときに、**ひいき**する先生に当ってね。
そういう奴に対しては徹底的に反抗しますからね、ぼくは。
その先生が、またぼくを目の敵みたいにしていじめた。
四時間ぶっつづけに殴られたことがありますよ。
普通なら泣くでしょう。ぼくは泣かんですからね。
相手をにらみつけてやる。

血が吹き出ても吐かない。飲みこみますね。

島はいつも海の方へ昂然と顔をあげた誇らしさ、雄々しさをもっている。安易な慣れあいを拒否するきびしさ、孤立の憂愁がある。

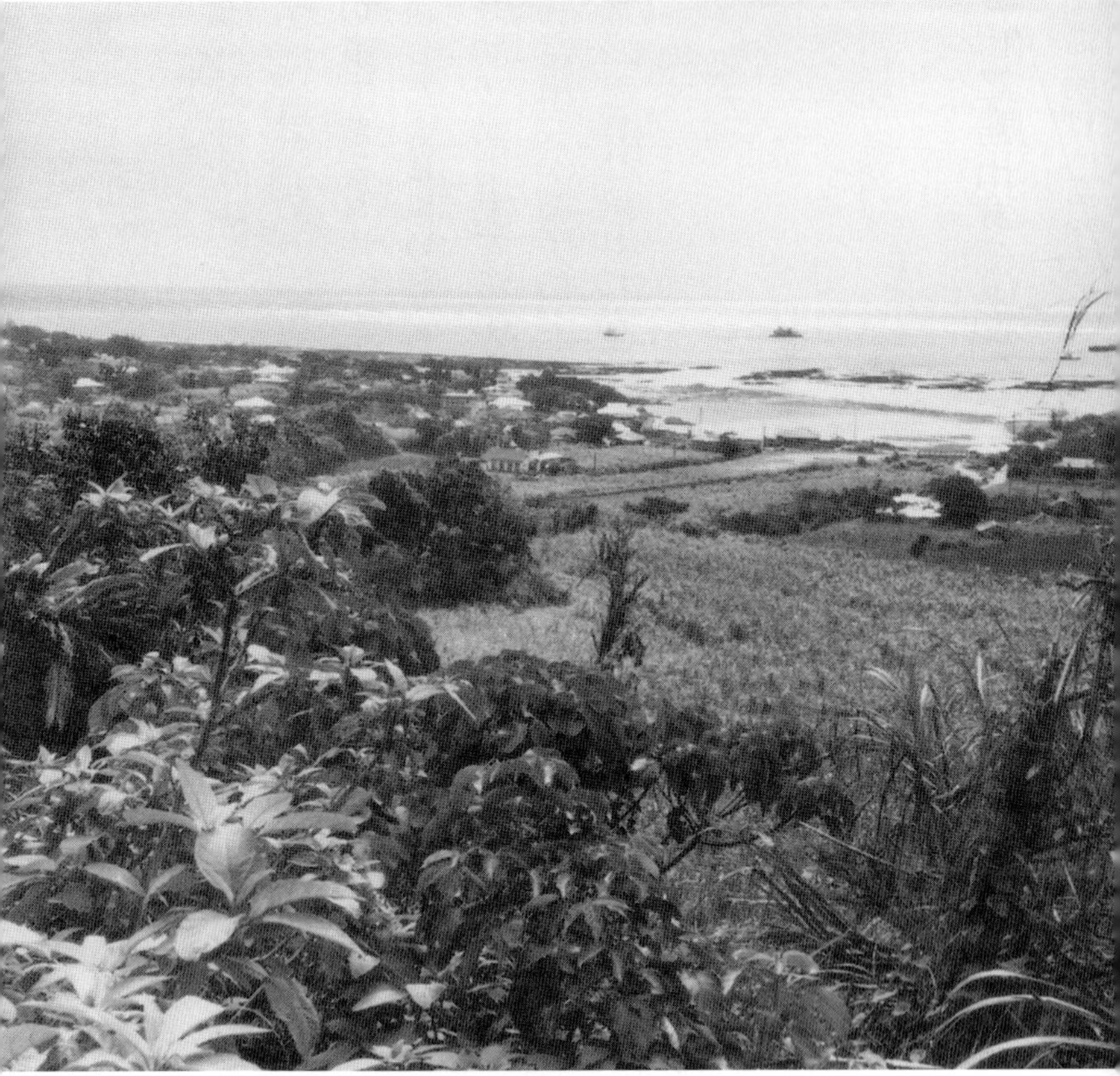

少年時代、
学校から帰ると
まっすぐ
畑に行き仕事。
日曜日も休んだ
記憶がない。
このことが
24時間オープン、
年中無休の理念
に通じていった
んだろうな。

ぼくの母は、仕事をしながらぼくに聞かせるんだ。
どこそこの誰々は、こうして成功した、
しかし**人の道**を踏みはずした、とか。
内地で成功した人はいいとこのお嬢さんと結婚して、
島の娘はそのために捨てられた、とか。
いつも聞かされているうちに、そういう
薄情な人間にだけは絶対になるまいと思っていた。

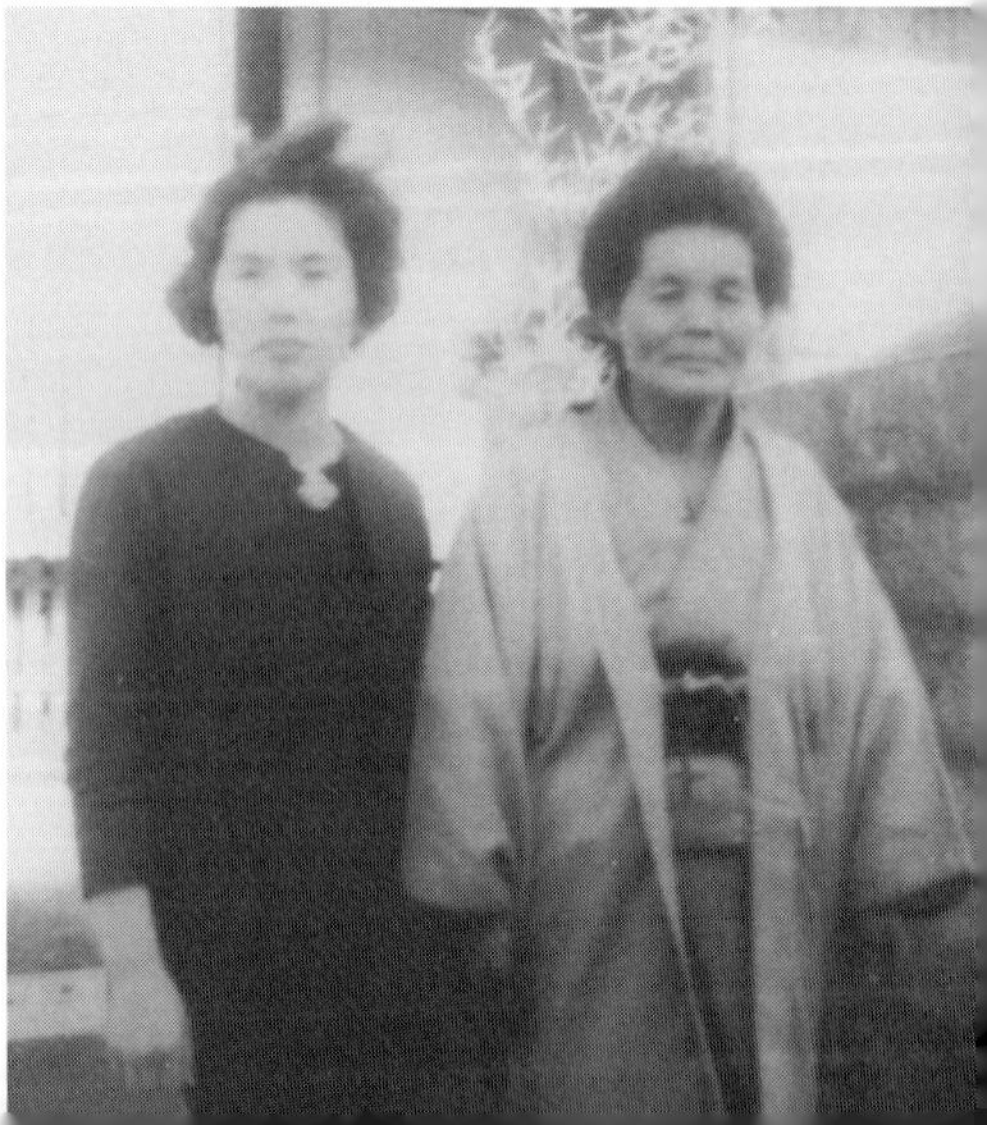

母と妻。世界中でこの二人ほど感謝してもしつくせない女性はいない。ぼくはこの二人に育てられたからだ。

今までは徳之島出身であることが**コンプレックス**だったが、
この頃では誇りに思えるようになってきた。

徳之島にいくと
海辺で
出会った漁師が
だまって魚を
分けてくれるんだ。
代金は
決してとらない。
人から
金をとらない
奉仕の精神こそ、
徳之島の心じゃ
ないか、そう思
いますね。

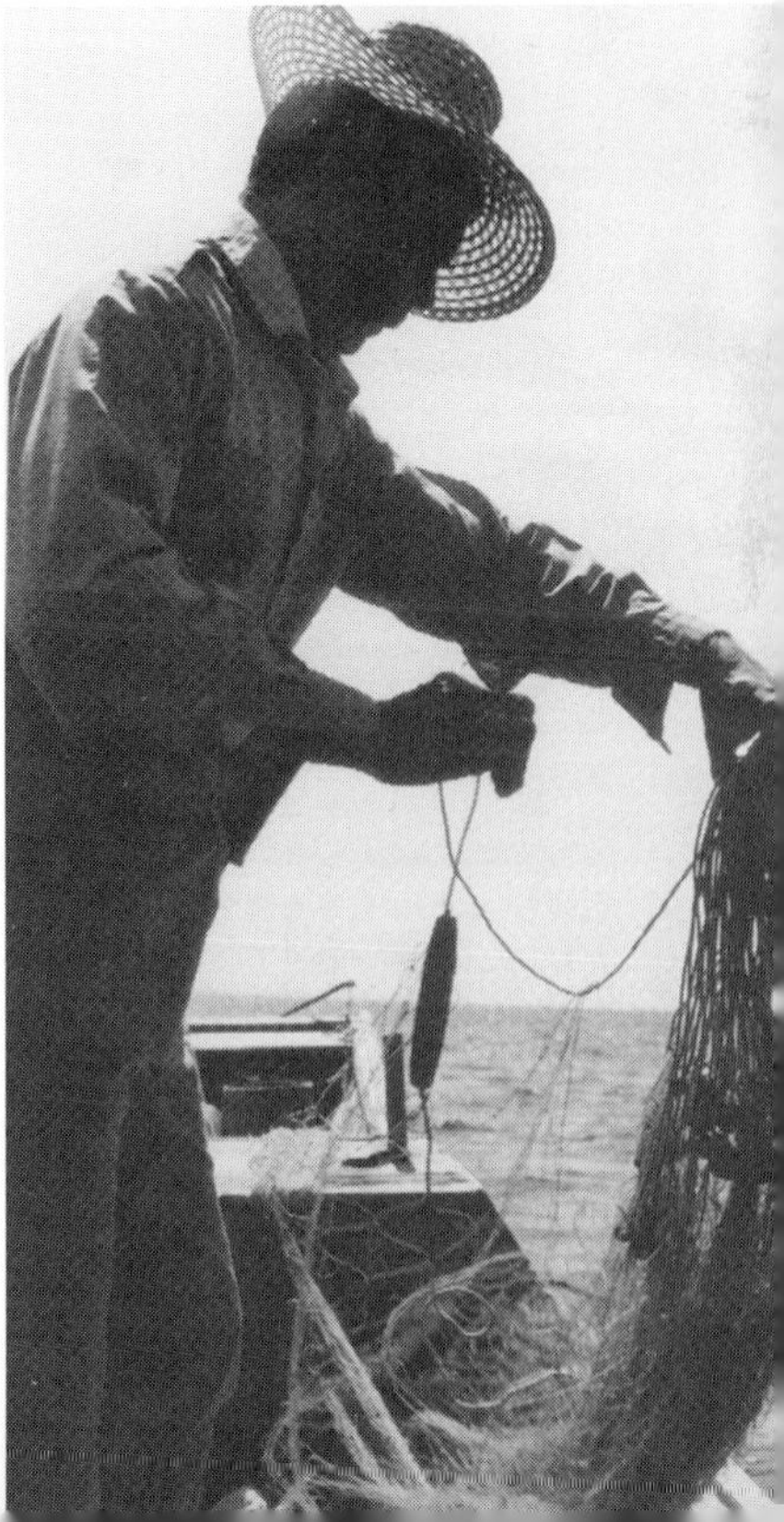

終戦の年、ぼくは国民学校の一年生だった。島の人は全戸弔旗を掲げました。なぜなら、徳之島は日本と分離されてアメリカの支配下に入ったからです。つまり日本に返還されるまで外国だった。一時は、永久にアメリカに割譲されるような感じになっていました。そういう時の国民意識なんて、本土の人にはなかなかわからないでしょうね。

徳之島には、
ヤンキチシキバン
という言葉がある。
ヤンは家、キチは天井の梁、
シキはヒキ臼のヒキ、
バンは御飯のこと。
つまり米をひいて、
つくったおかゆなんだけど、
それが水みたいに薄いから
天井裏の梁が映るわけ。

親はそういうものを
すすっても、子供に
学問だけはさせる
というのが、
徳之島の精神なんだ。

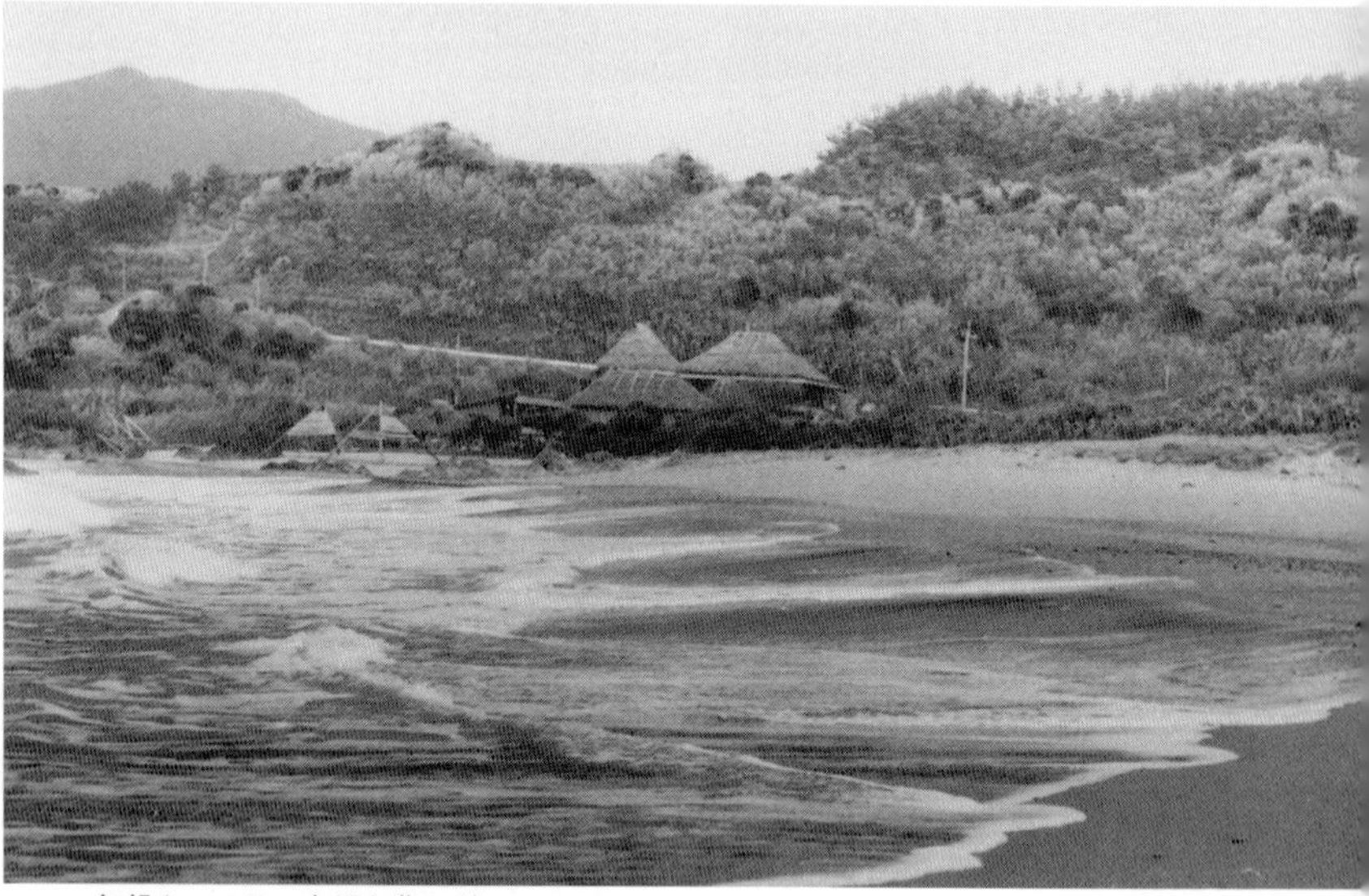

気候もいいし、自然も豊かだ。
だがしかし医療が整っていなければ
なんにもならない。そうでしょう？

奄美というのは、
昔は**死ぬ前**にしか
医者に見せない
というのが
原則だった。

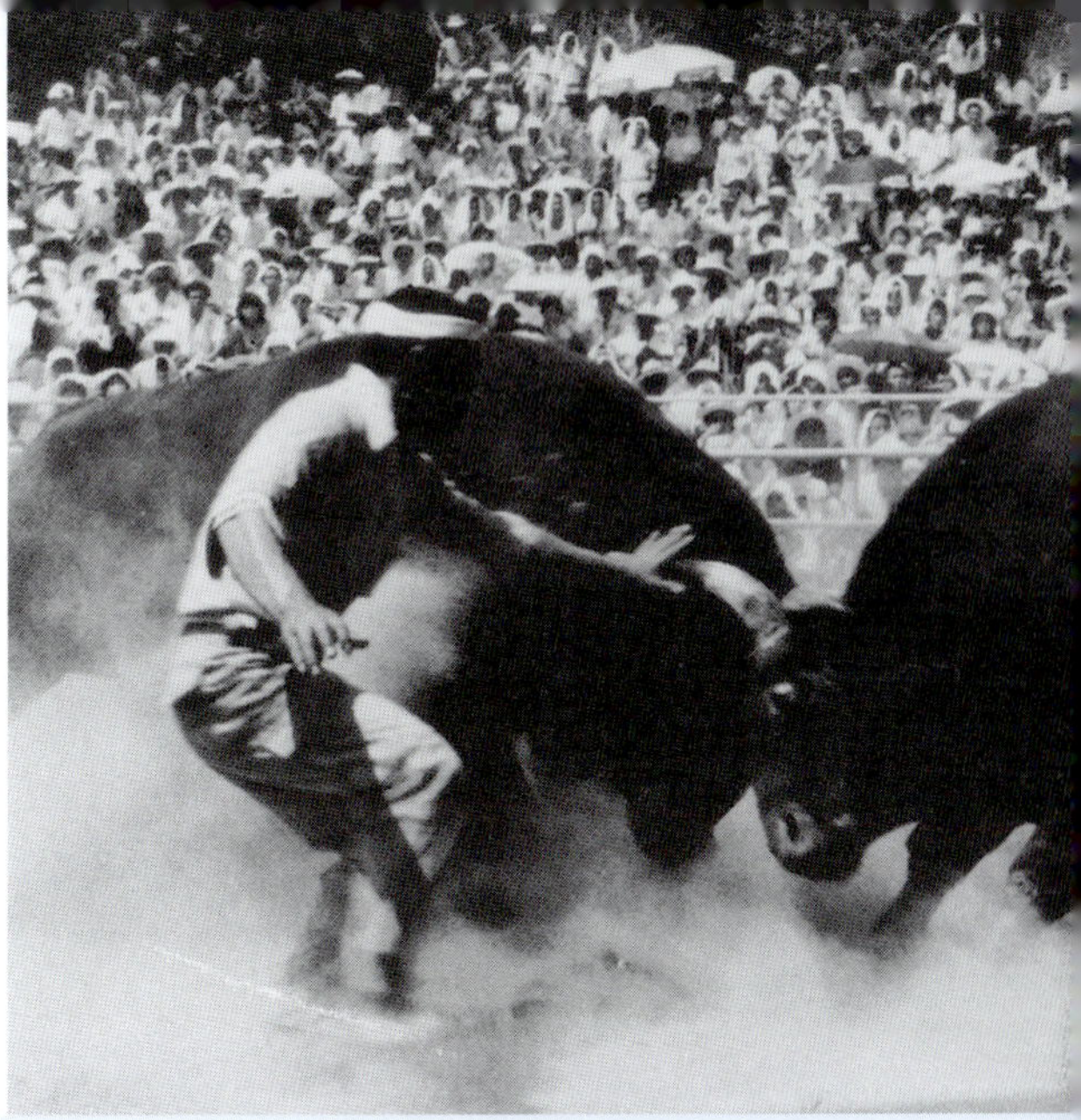

徳之島には、長いものに巻かれろという空気もあるし、
一方で**反骨精神**からパッと反権力へ行く人も
命がけでやる人も多い。

闘牛ほど、徳之島らしいものはない。
ピカソが祖国、スペインの闘牛をこよなく愛したように、
ぼくは、理屈なしに燃えてしまうんだ。

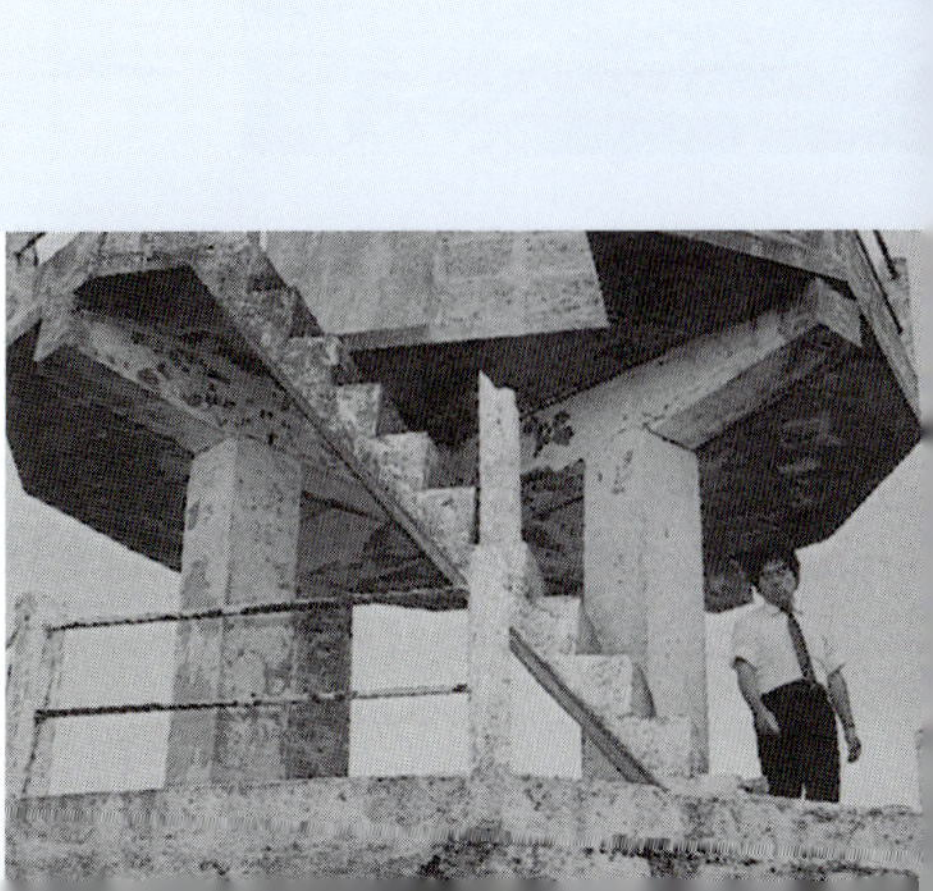

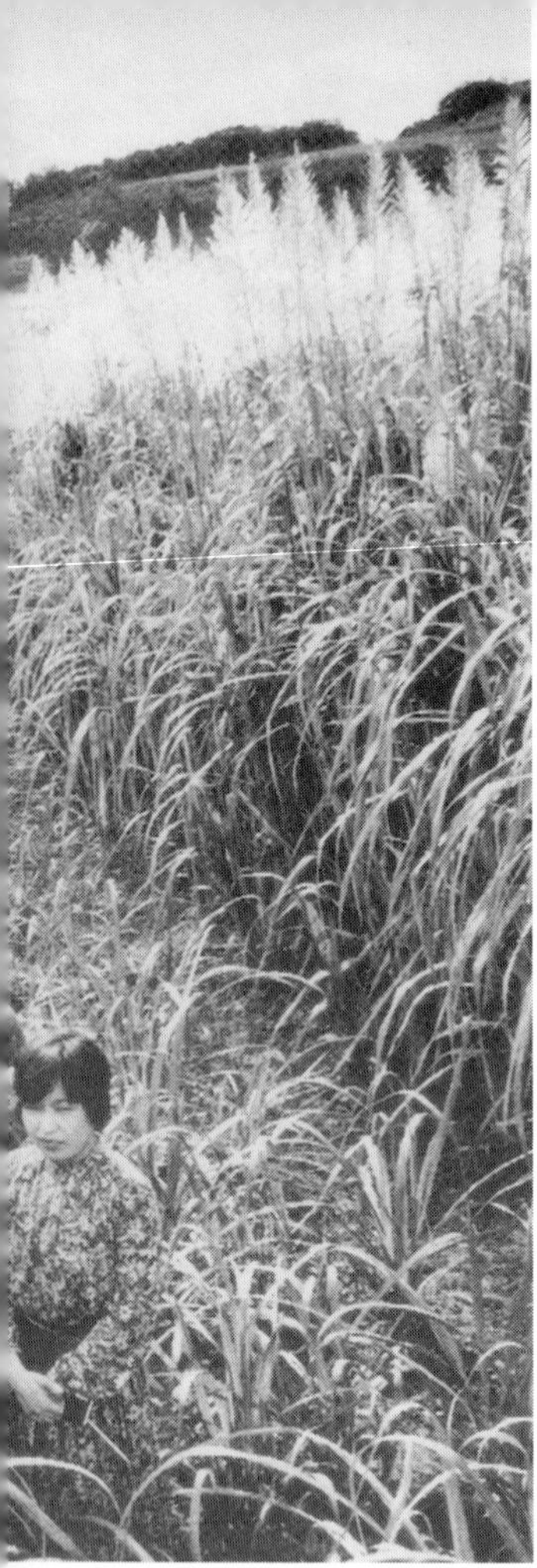

私にとって徳之島は、
全国の医療過疎地、農村、
離島、発展途上国の象徴である。
だから私は、
いつも徳之島を思い浮かべ、
医療に恵まれない人たちのために
全力をつくそうと決意している。

最善の医療を受けられる島」

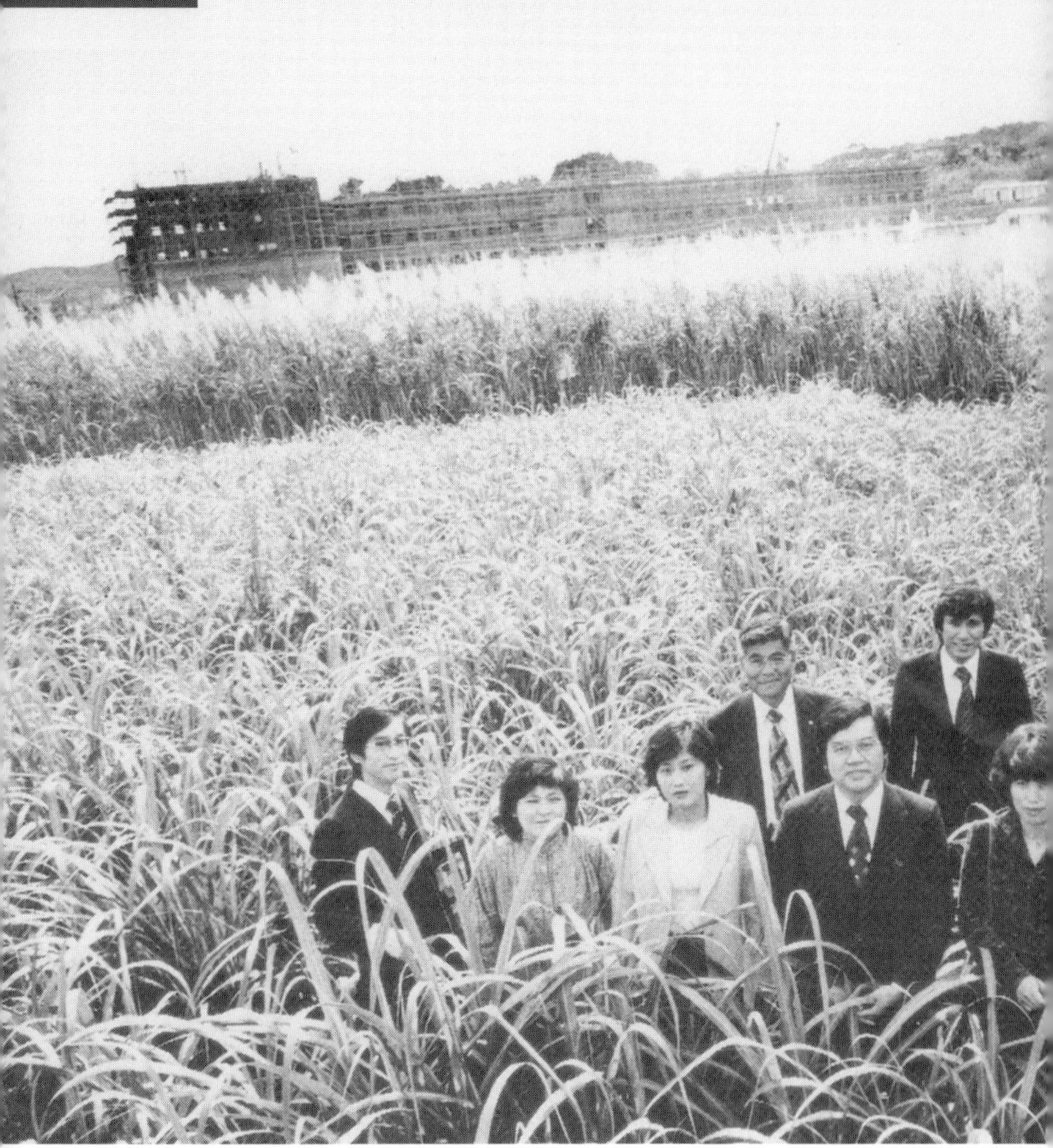

一面サトウキビ畑の中で。

奄美諸島を「長寿の島」「健康の島」にする。

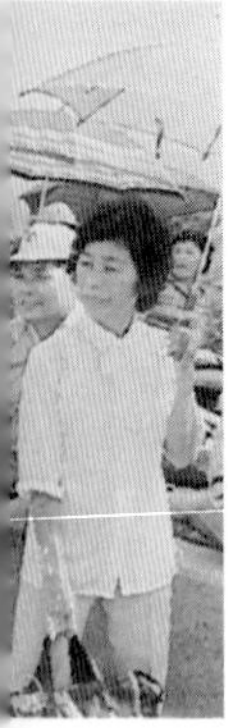

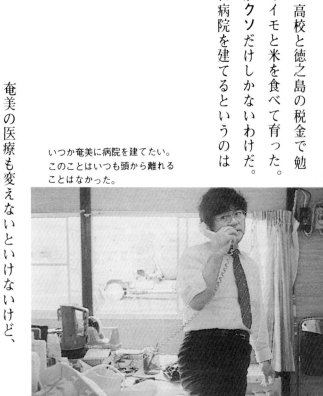

徳之島で小学校、中学校、高校と徳之島の税金で勉強させてもらい、徳之島のイモと米を食べて育った。ところが島に残したものが**クソ**だけしかないわけだ。それに目をつぶって大阪に病院を建てるというのは非常に後ろめたかった。

奄美の医療も変えないといけないけど、奄美よりもっと悪い**発展途上国**があるんだ。それを忘れたら、奄美の人もまた奄美の人でなくなるんだ。自分さえよければいいいっちゅうもんじゃないんだ。

いつか奄美に病院を建てたい。
このことはいつも頭から離れる
ことはなかった。

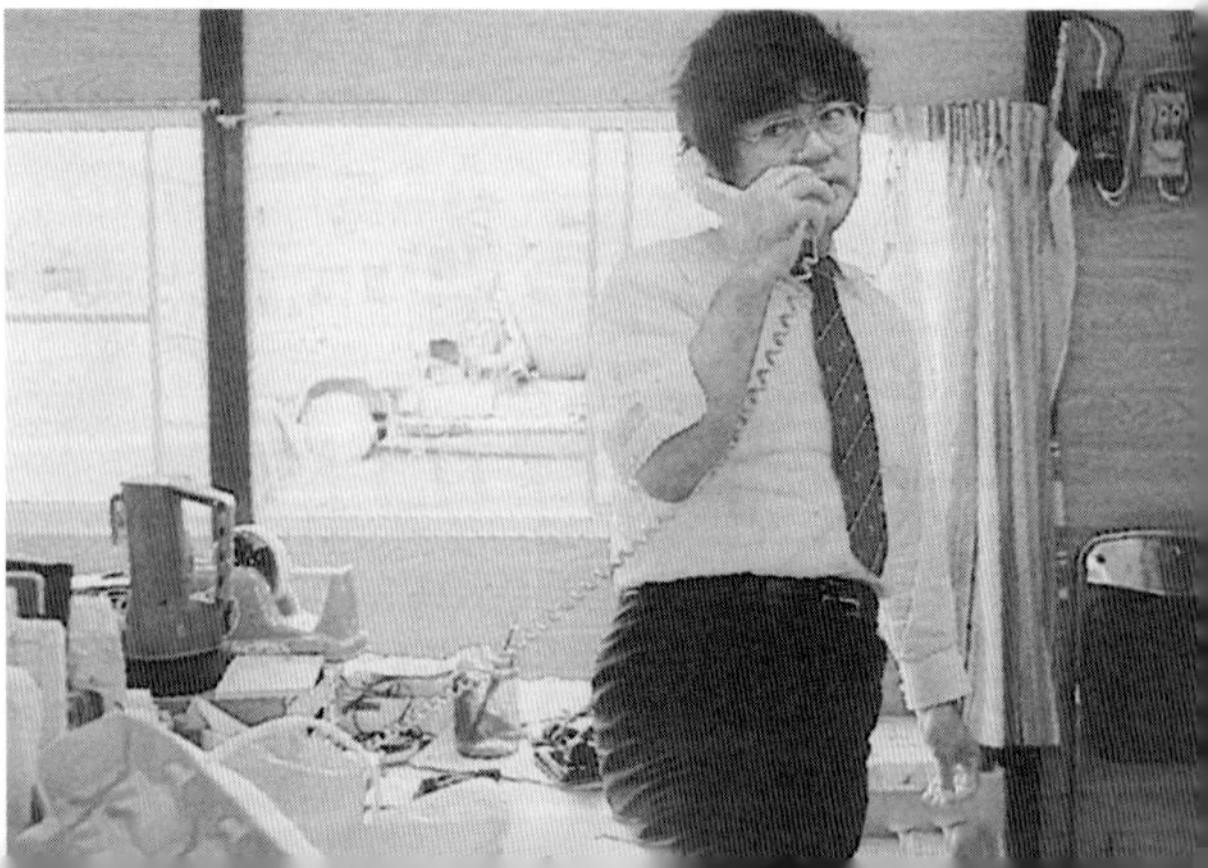

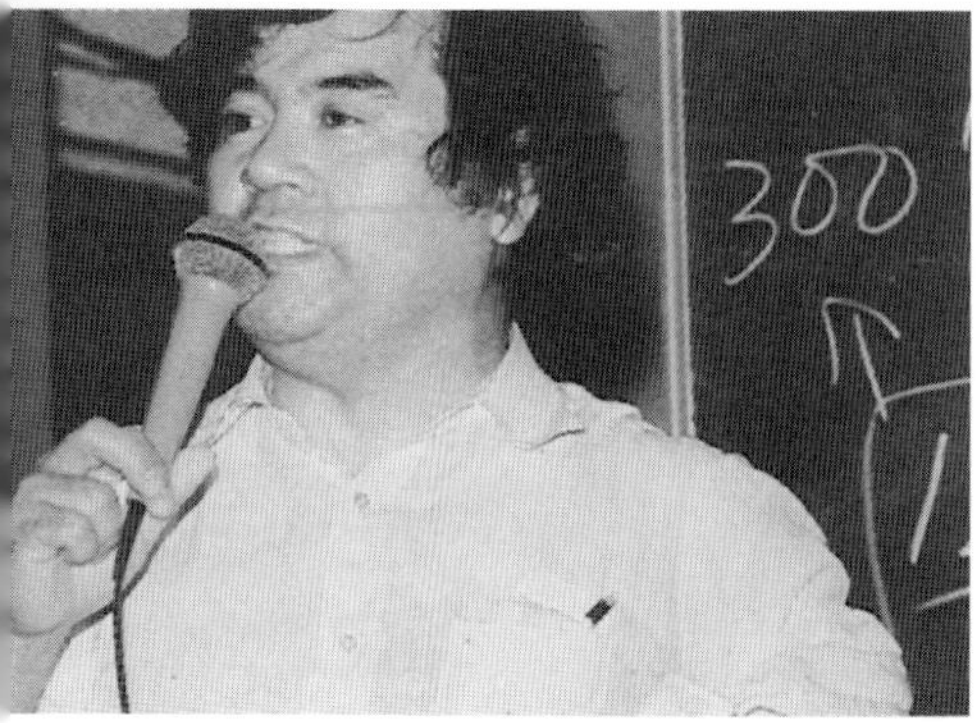

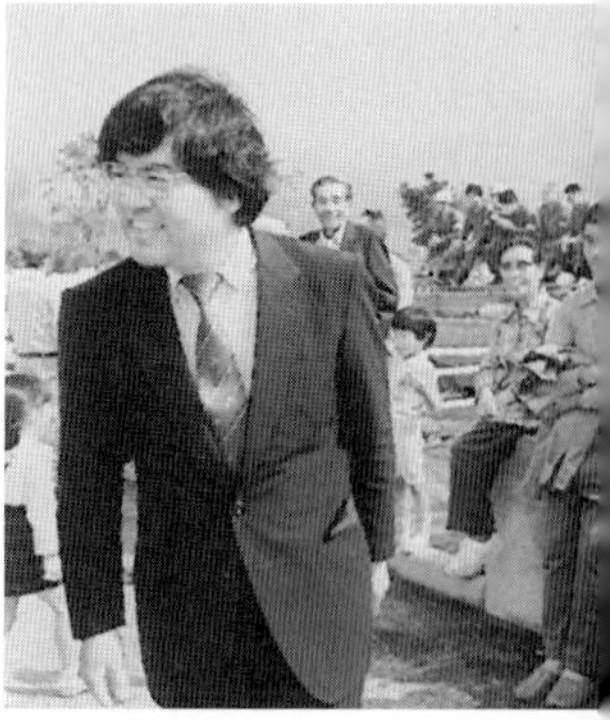

みんな、ぼくを見ている。決っして後を振りむくことはできない。

ぼくだって、
何もかも投げ出して死んだらええやろな、
と思ったこともあるんだよ。
しかし、島の人々はぼくのことを
〝徳之島の星〟〝希望の星〟
といってくれる。
ホントは星なんかじゃないけど、
そう思われているなら星でなけりゃいけない。
みんなが監視しているから、
悪いこともできなければ、
挫折することも許されないんだ。

ぼくは、奄美のために命をかけるというのが運命づけられていると思っている。

奄美は差別されつづけたのではない。長い歴史の中でみれば、
これからは好転する時期にあるのだから、いまは前進あるのみ。

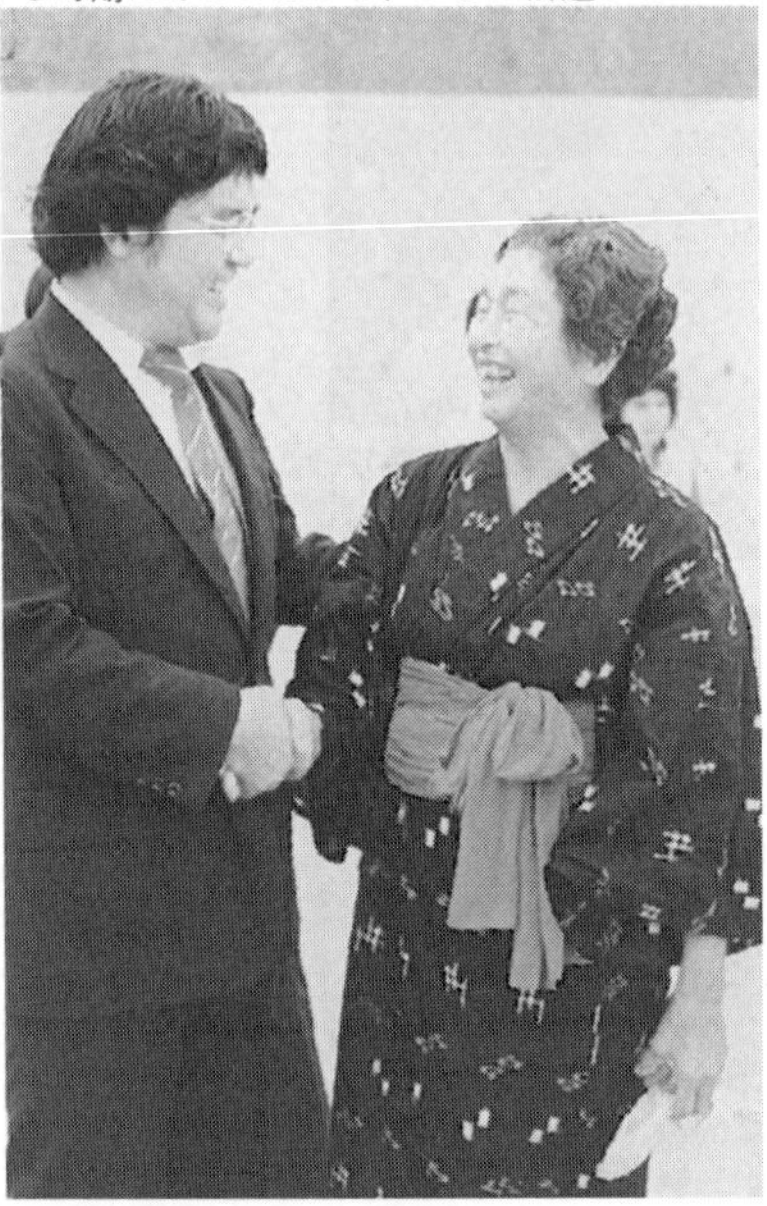

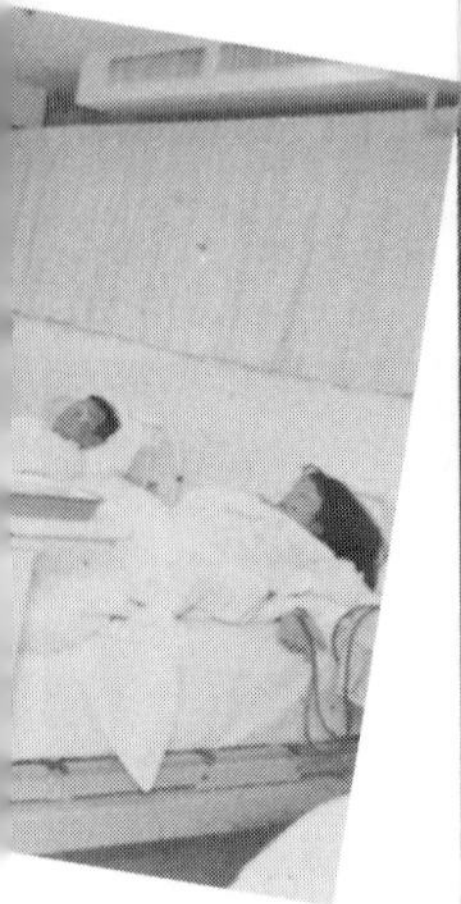

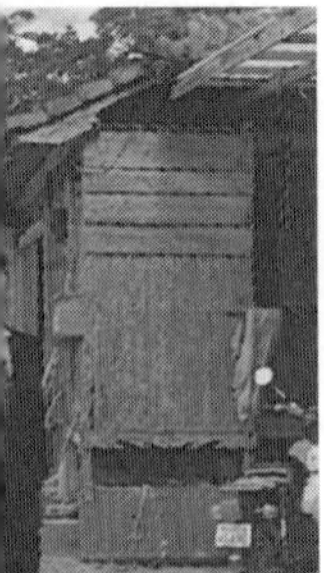

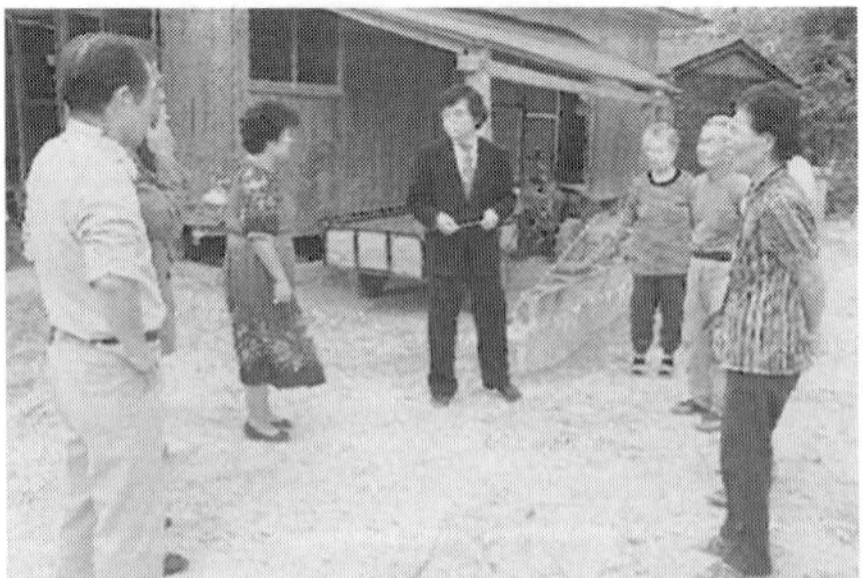

ふっと息を抜いて話しているうちにも
この人のために何かしてあげたいと考えている。

奄美群島に病院をつくり、そして祭りを
やって、心の解放運動をしましょう。

自信は成巧の第一の秘訣。
自信をもつのはタダなんだから自信をもちましょう。

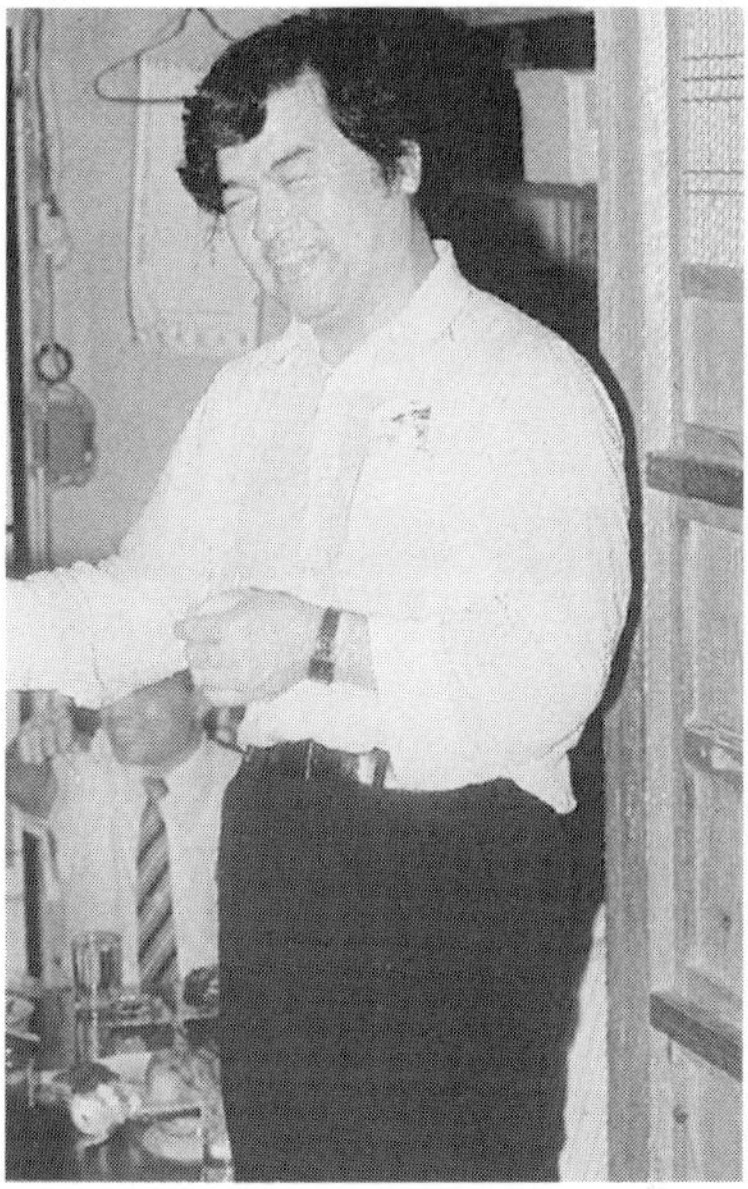

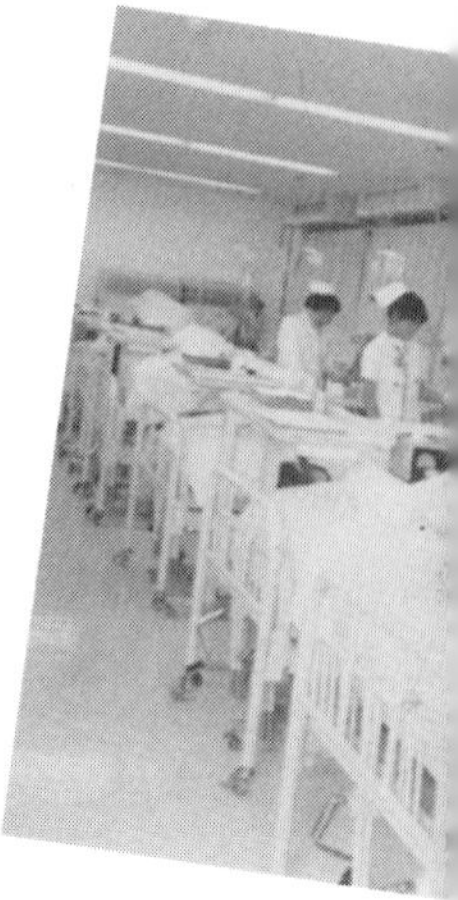

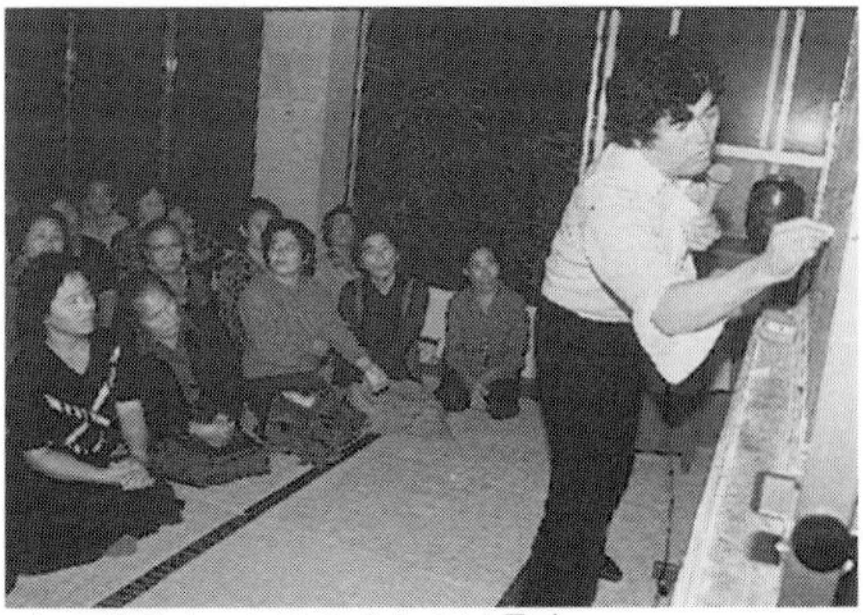

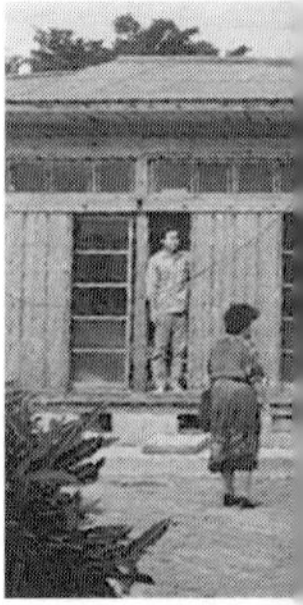

わかり易く、とにかくわかり易く
説明することが大切なんだ。

人生の岐れ道

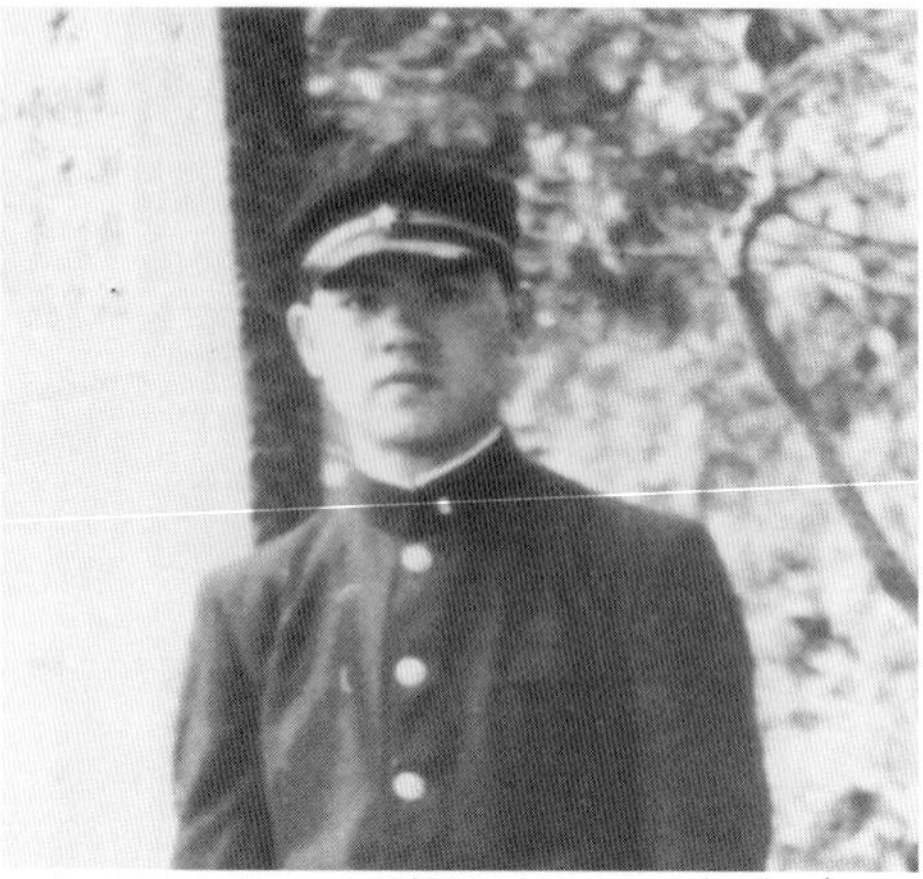

最高に至るためにいま最低辺よりスタートしていく。

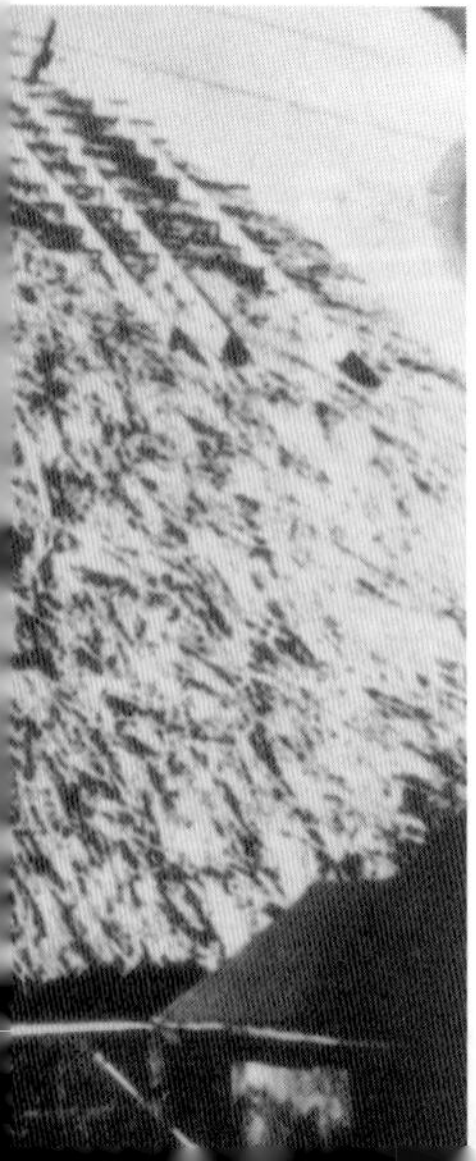

ぼくの生家。すべての出発点。

人の死にぼくが初めて立ち会ったのは、小学校一年生の頃、**祖父**が亡くなったときです。その時は、**祖父**も年がいっていましたから、死んだのかなあ、悲しいなあ、もっと一緒にいれたらなあ、という程度でした。

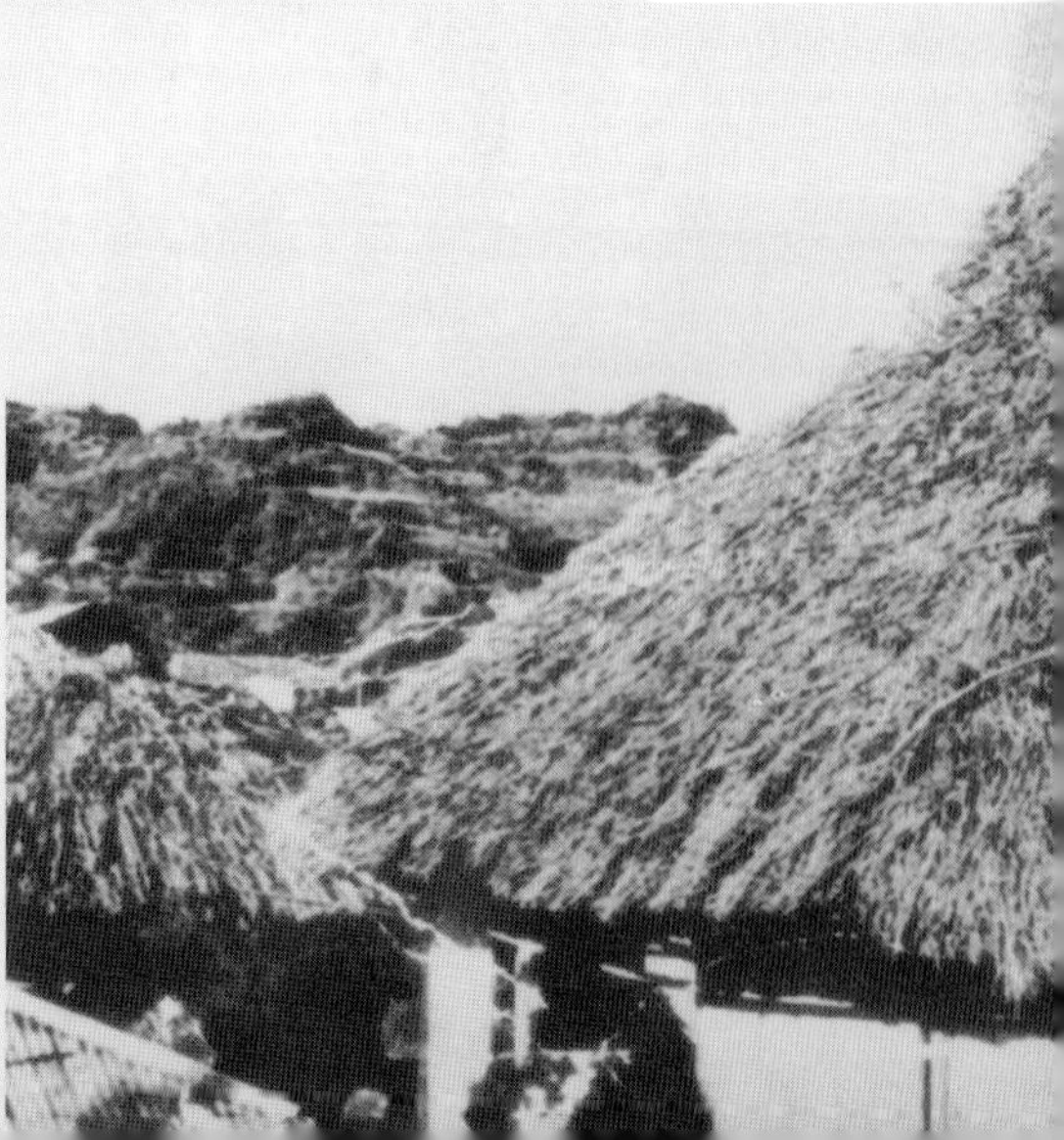

小学校三年のとき、三歳の弟が死んだ。
それもあきらめられない死に方をしたんです。
ひどい下痢と嘔吐をくり返す弟のために、
夜の山道を走って医者に往診を頼みに行きま
した。石や木株につまずいて何度も転びまし
たよ。それでも、医者が往診に来てくれる姿
だけを思い浮かべて、一心に走ったんです。
ようやくたどりついた医者に急いで来てくれ
るよう頼んだが、なぜか来てくれなかった。
朝になって、また別の医者のところへ駆けて
いった。その医者が来てくれたのは、
昼をとうに過ぎてからだった。

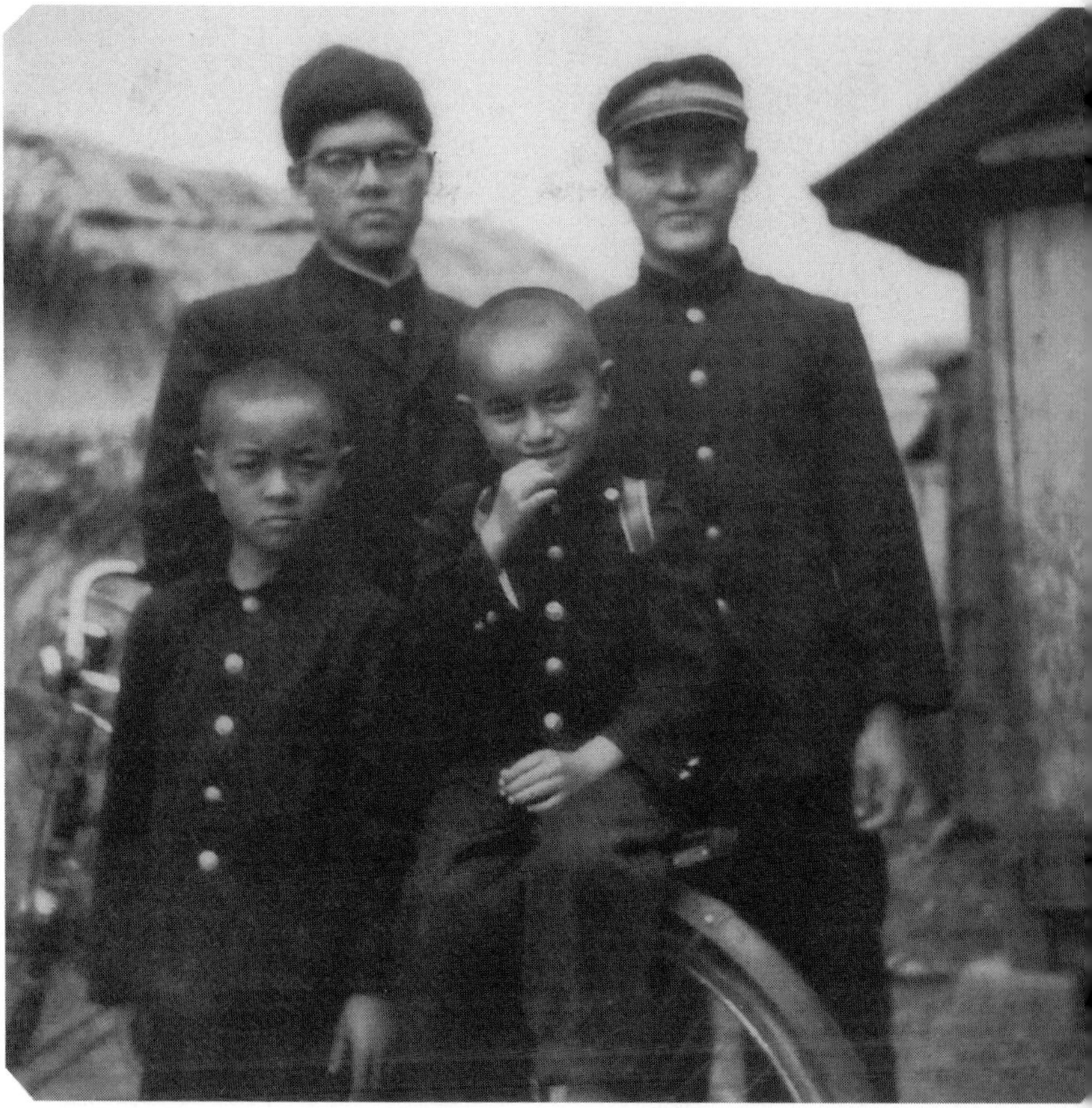

そのとき、
もう弟は
死んで
いたんです。

百姓の倅だから、医者に診てもらえずに死んで
いくのではないか、という恐怖心にとりつかれた。

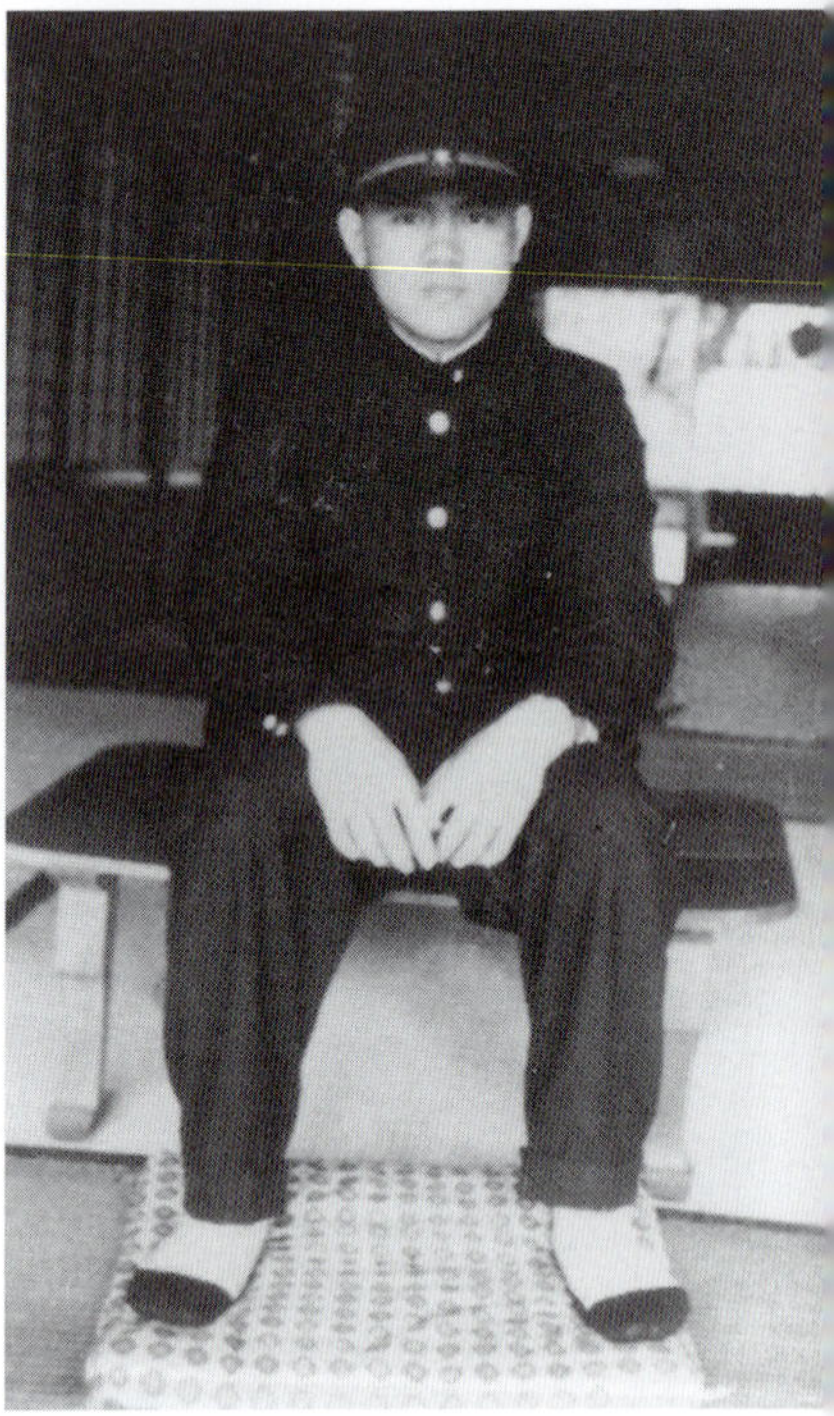

医者というのは人を助けるから、神さまの次にエライと思っていた。しかし、神さまの次にエライと思っていた医者が、弟が死んでから来たんです。
これでも神さまの次にエライといえるのか。
子供心に、
そう思ったんです。

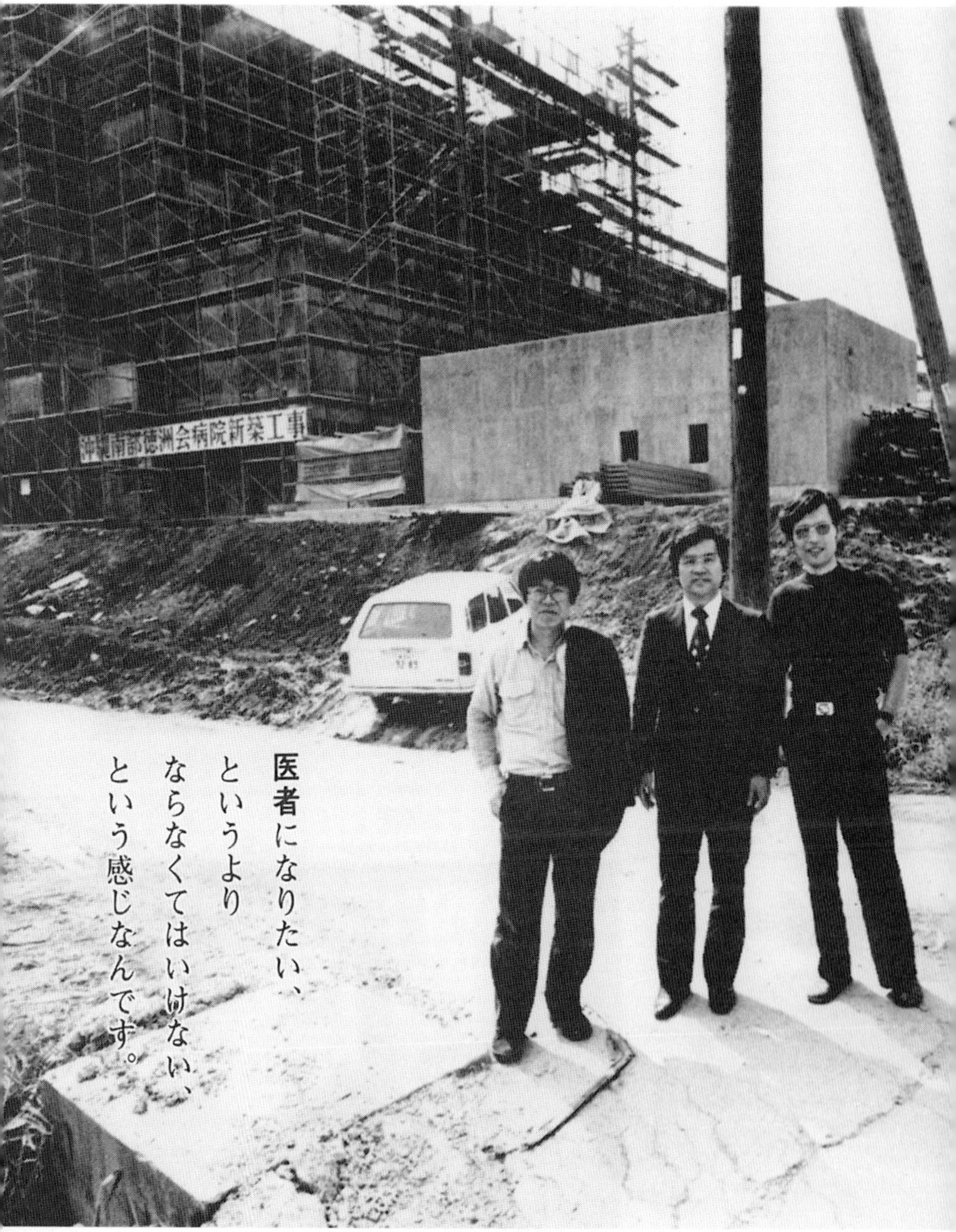

医者になりたい、
というより
ならなくてはいけない、
という感じなんです。

高校二年のとき、
チクノウ症で
阪大病院に行った。
そのとき
阪大の医者を見て、
自分も阪大医学部
へ入りたいと
思ったんだ。

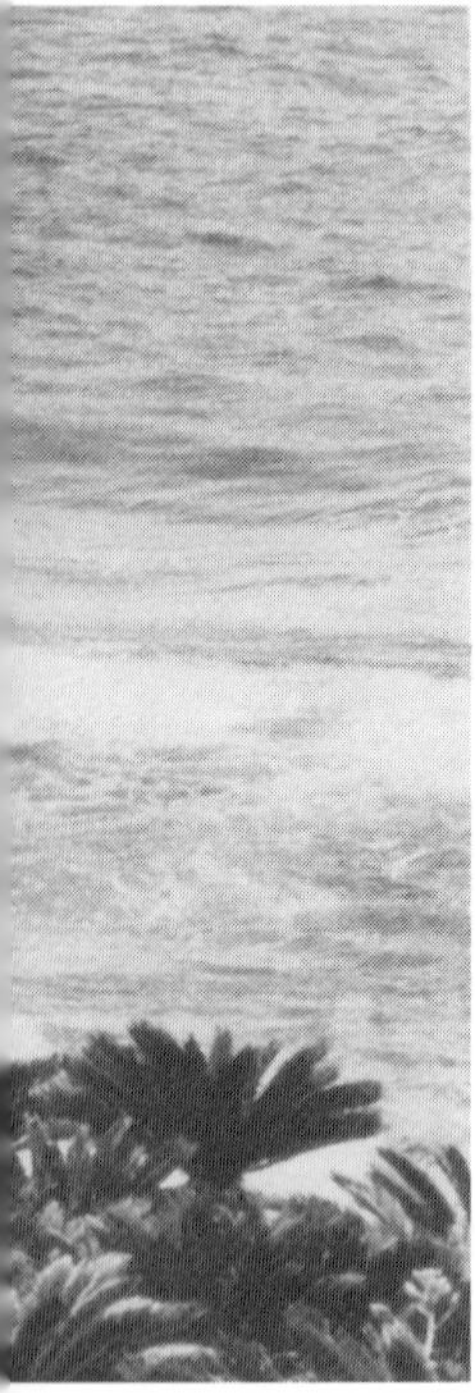

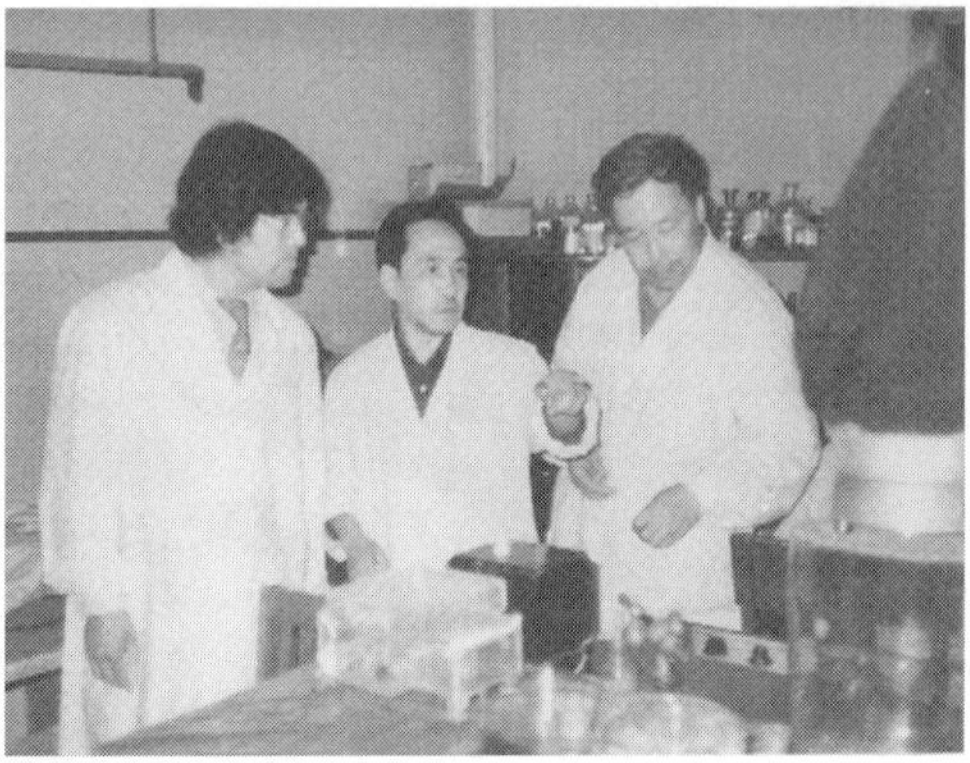

教育は少年にとっては希望、
貧しき者にとっては何物にも変えがたい富。

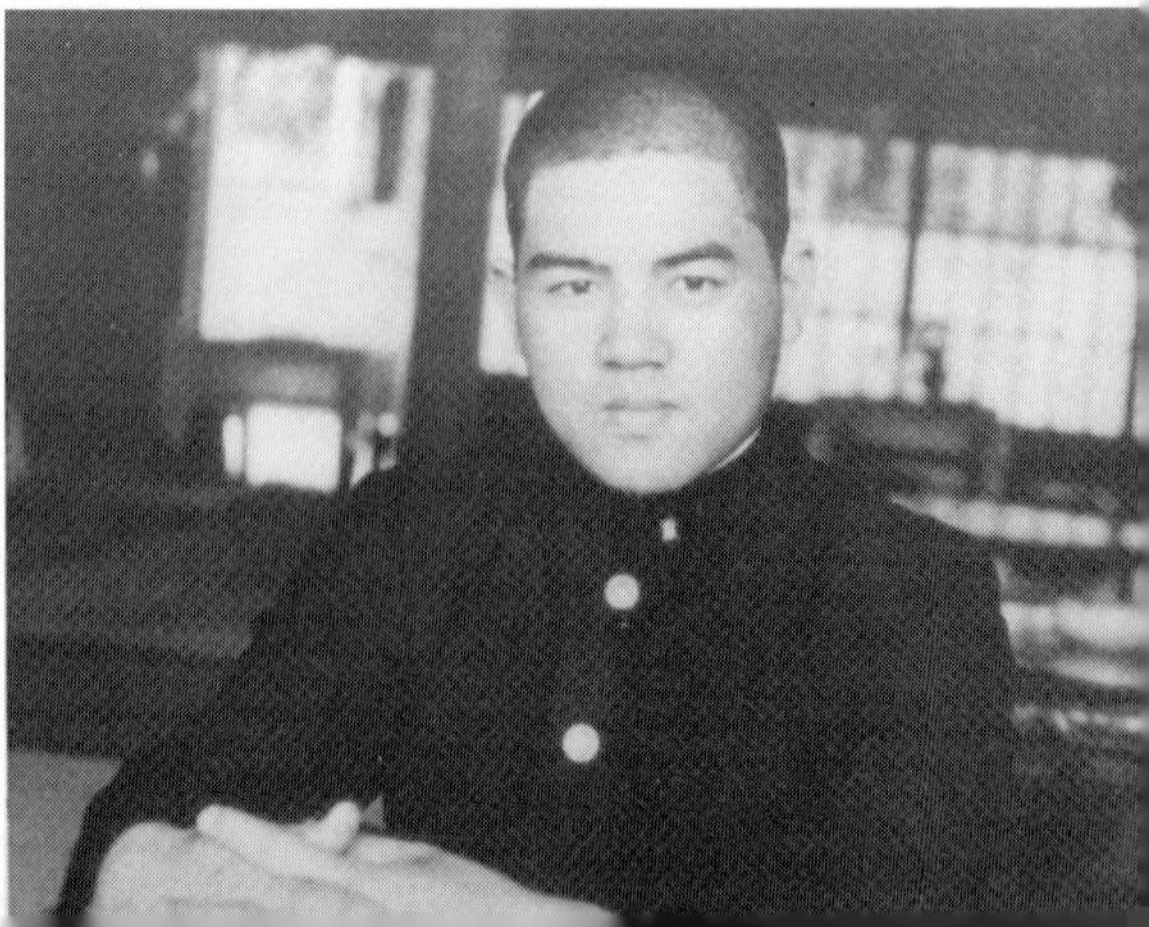

阪大に受験するため、徳之島から大阪の今宮高校に転校したいと申し出たのだが、許されなかった。ところが、**金持ち**の同級生が内地の学校へ行くことを許されたので、怒って職員室に怒鳴りこんだことがある。

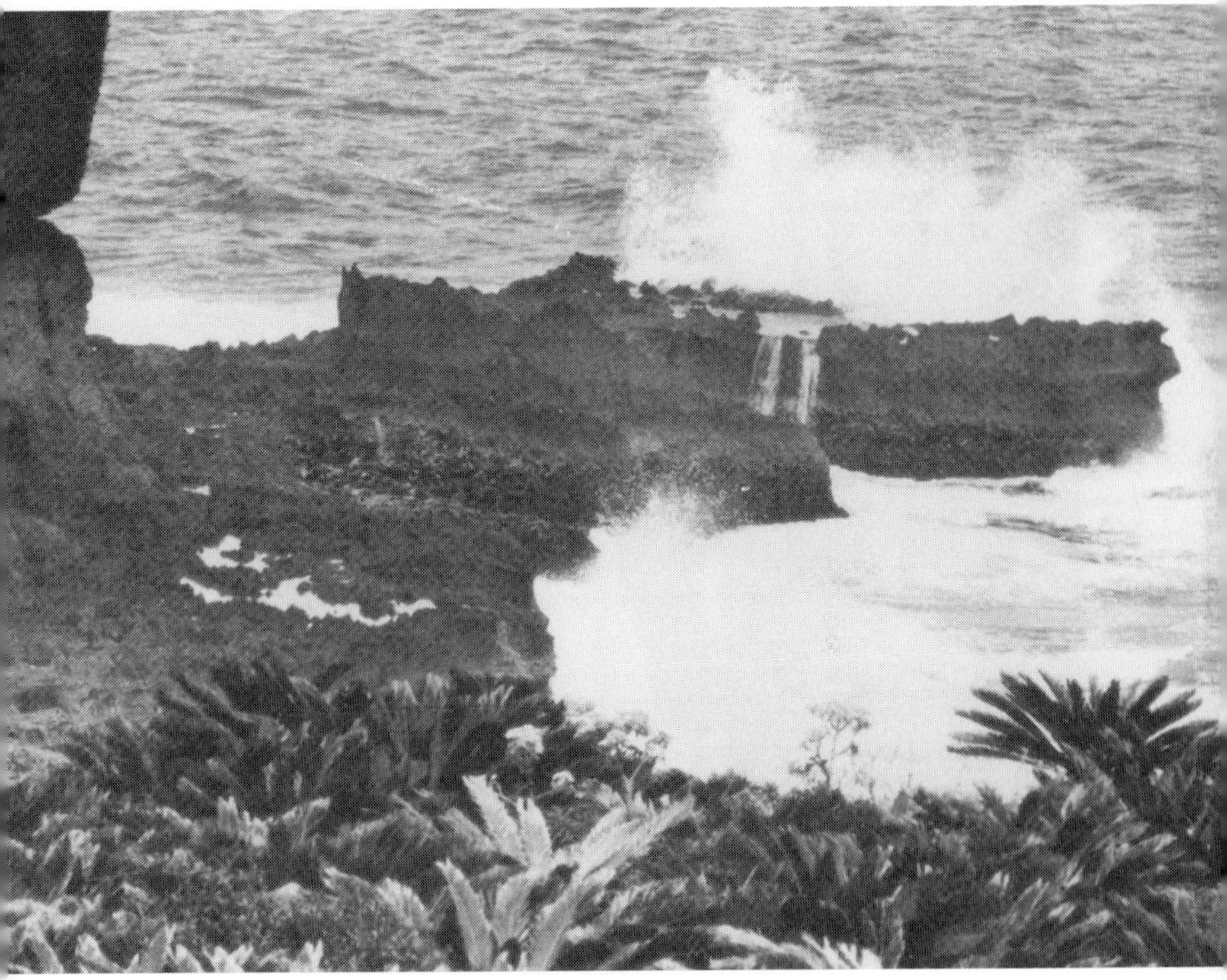

死かの境地に立ちしまったのは時だった。

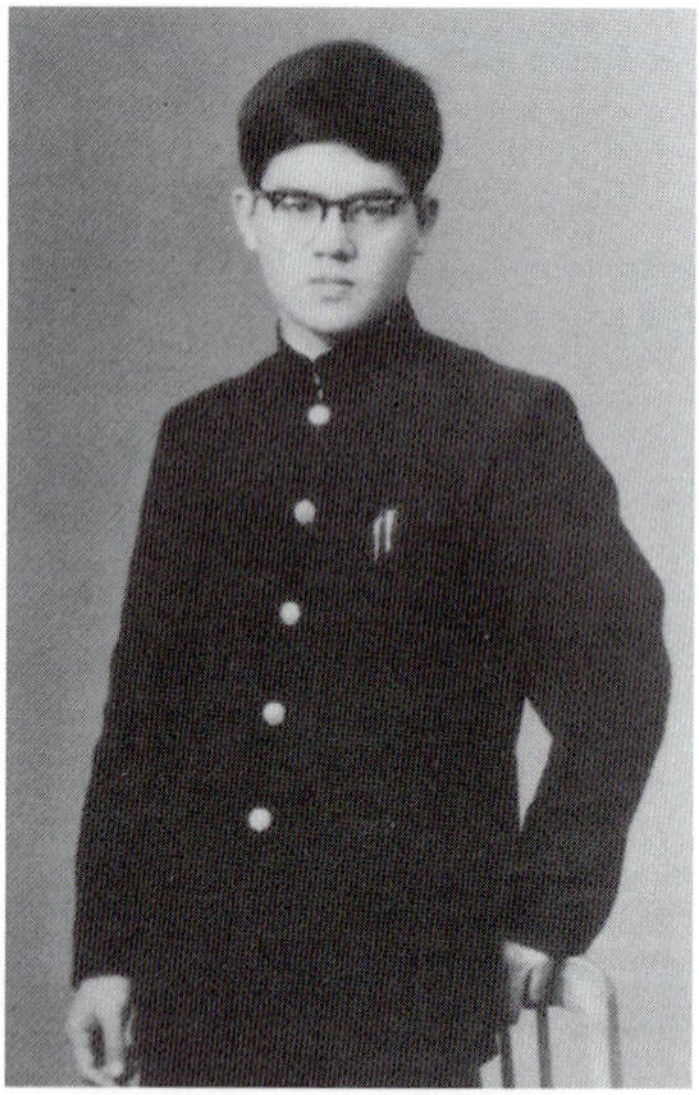
死と隣りあわせのところから生れた生がぼくを変えた。

阪大医学部に入れなかったら
自殺するか、
一生田舎に帰れない。
郷里の人に顔を
合わせることができないんです。

私が初めて生か
人間が変わって
高校2年の

自殺の恐怖は死よりも恐ろしい。

今宮高校の筒井先生と。離島からの編入生を気づかってくれた。

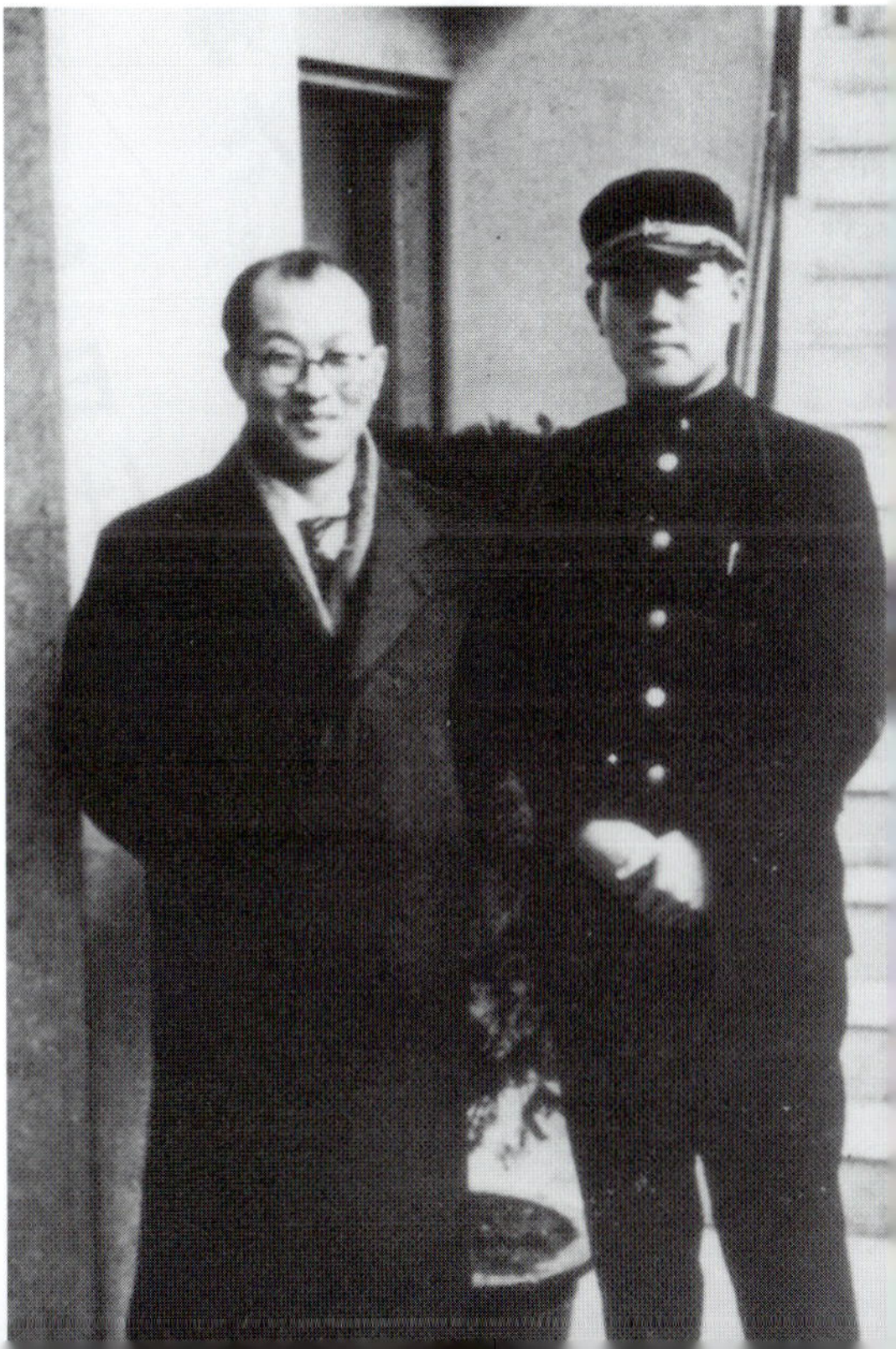

一浪して失敗したとき、淀川の堤防を歩きながら、一瞬スーッと河の中に吸い込まれてゆきそうな気持ちになった。

こんな気分の時に自殺するんだな、と思った。

勉強のできるやつに比べて、
自分はすべての面で劣っている。
何か彼らと平等なものは
ないか――。

ある！

一年は三六五日、一日は二四時間。
時間だけは平等だ。
もう、これを活かすしかない。

正月三が日も
勉強するでしょう。
そしたら、他人よ
り三日リードした
という気になる。

めしは三分でいいだろう。
くそは二分でいい。
風呂は一〇日に一回だ。

私は、この貧乏ゆすりで人生のリズムを、
つかんだんだ。

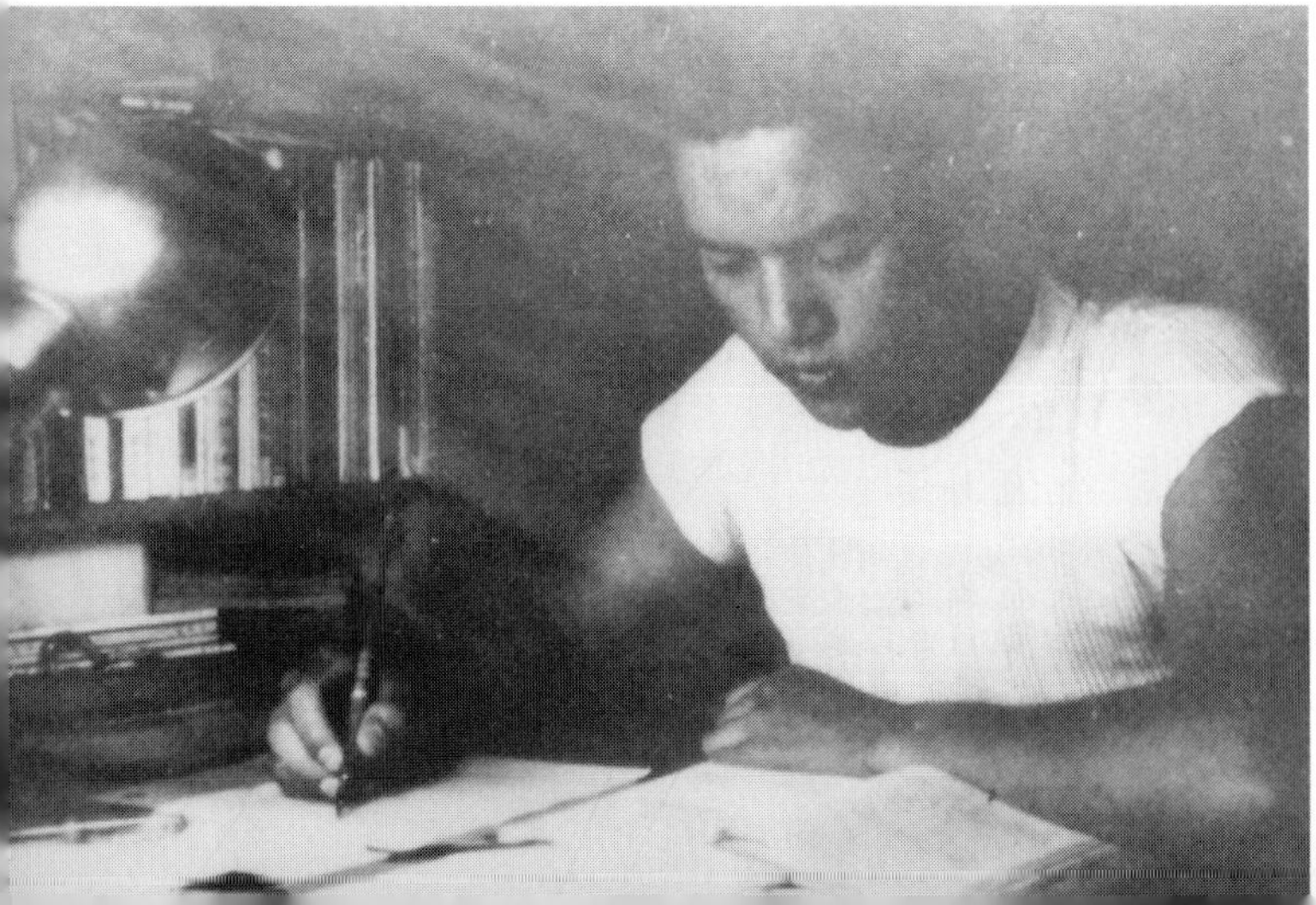

先生がいうわけよ。
「お前は一浪では通らん。二年ぐらい浪人しないと無理だから諦めろ」
ところが、この言葉にほのかな**光明**が見えたような気がした。
二年浪人すれば合格する可能性がある、というように先生の言葉を、解釈したわけや。

結局、三回目の受験で阪大医学部に合格した。そのとき**おやじ**は田んぼをひとつ、畑をひとつ切り売りし、以前もっていた土地が半分になっていた。

そのおやじも、ぼくが大学四年生のときに死んだ。

ああ、おやじよ、おふくろよ。

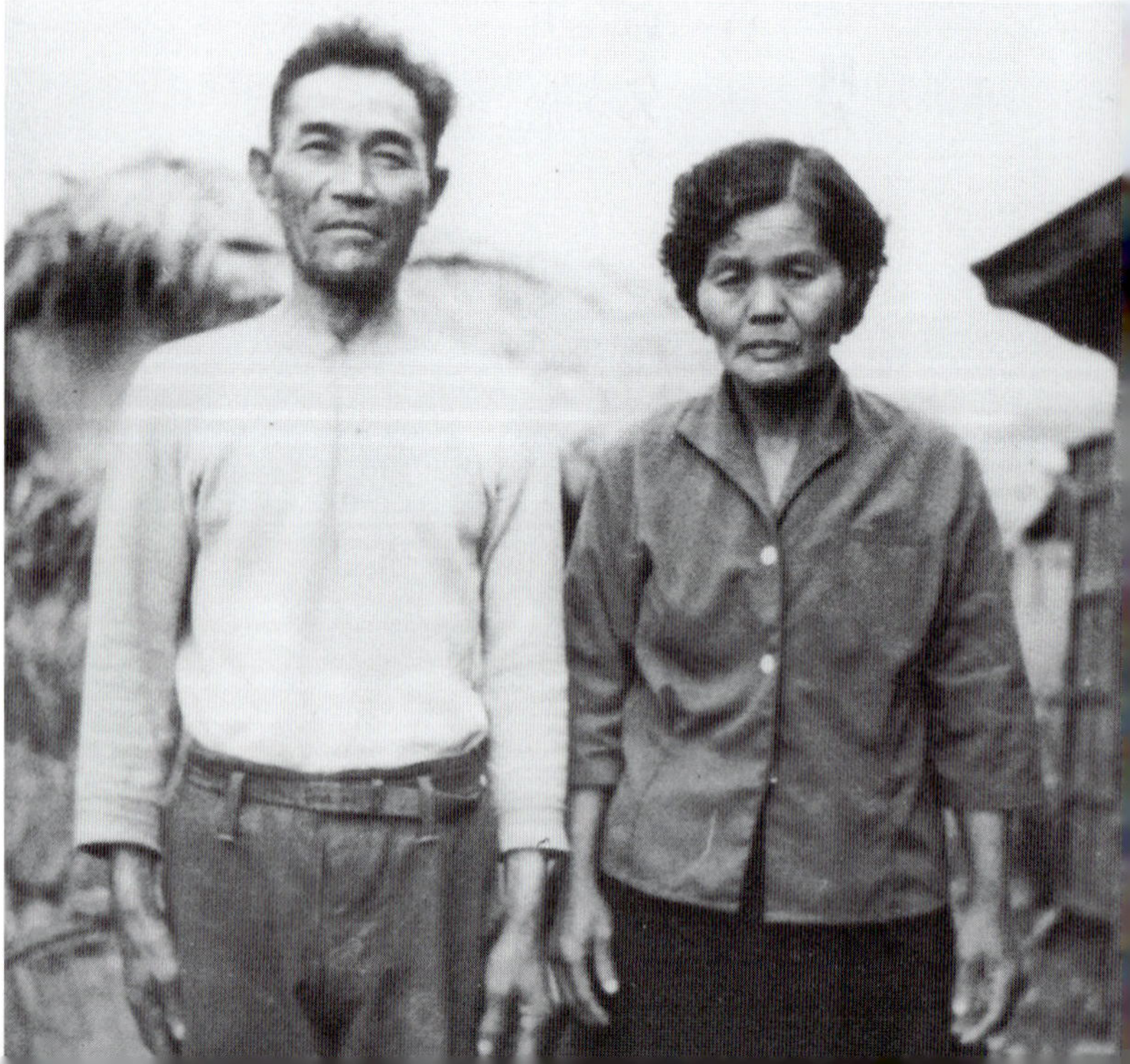

もし**苦労**せずに
阪大医学部に、
合格していれば
今日の私は
決してなかった。

自分が阪大医学部に入ると、
次の不可能な山に挑戦した。
妻をよんで薬学部を出し、
アルバイトしながら弟を
三人とも医学部を出させた。

不可能と思いながら阪大をめざして
成功したから、もう不可能はないと思った。

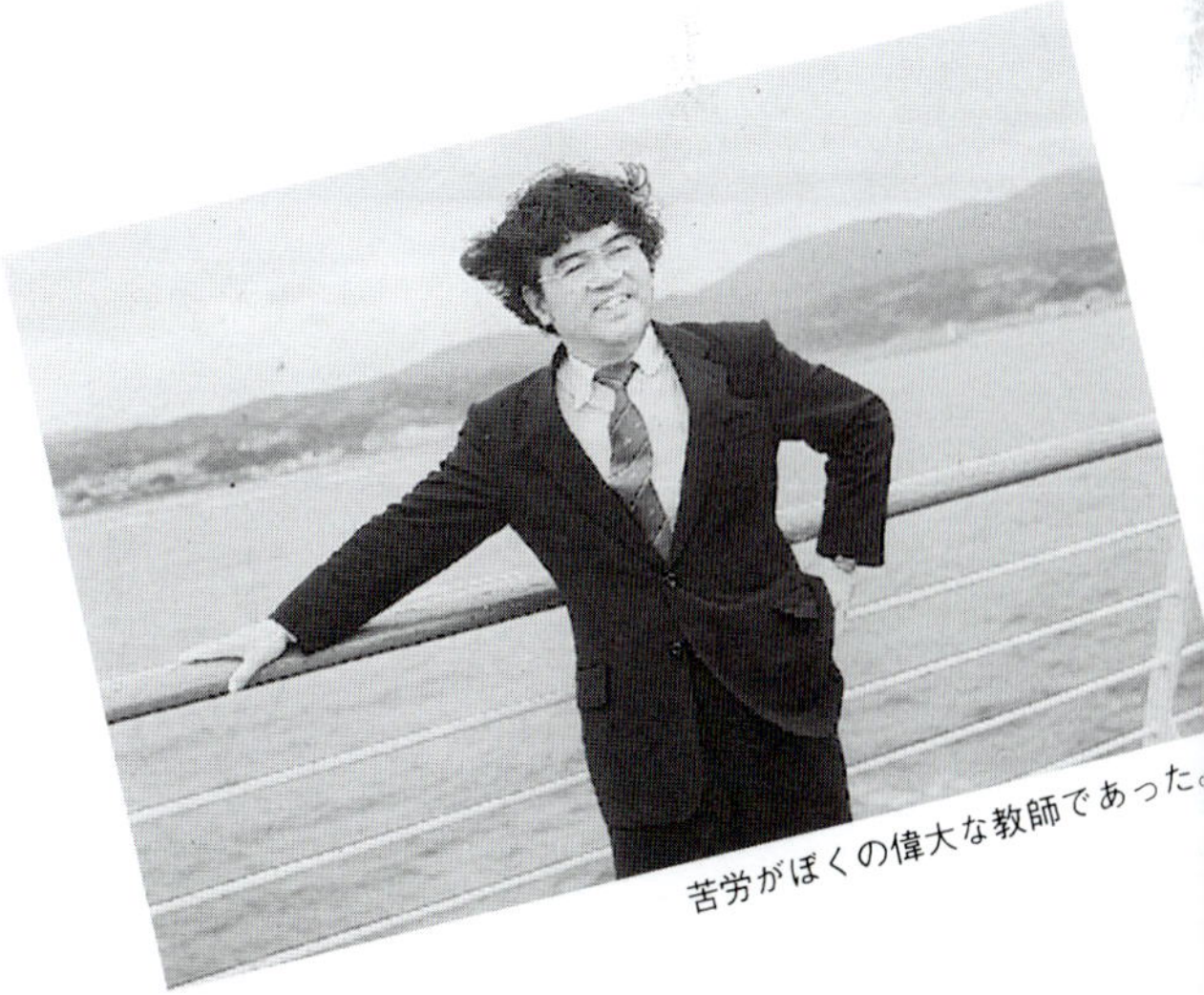

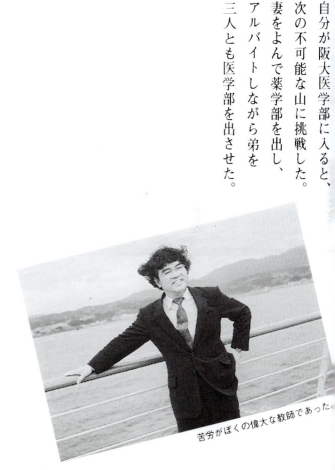

苦労がぼくの偉大な教師であった。

阪大生時代、共に学んだ友らと。
この頃は勉強餓鬼の日々だったよ。苦労に仕込まれる毎日だったな——。

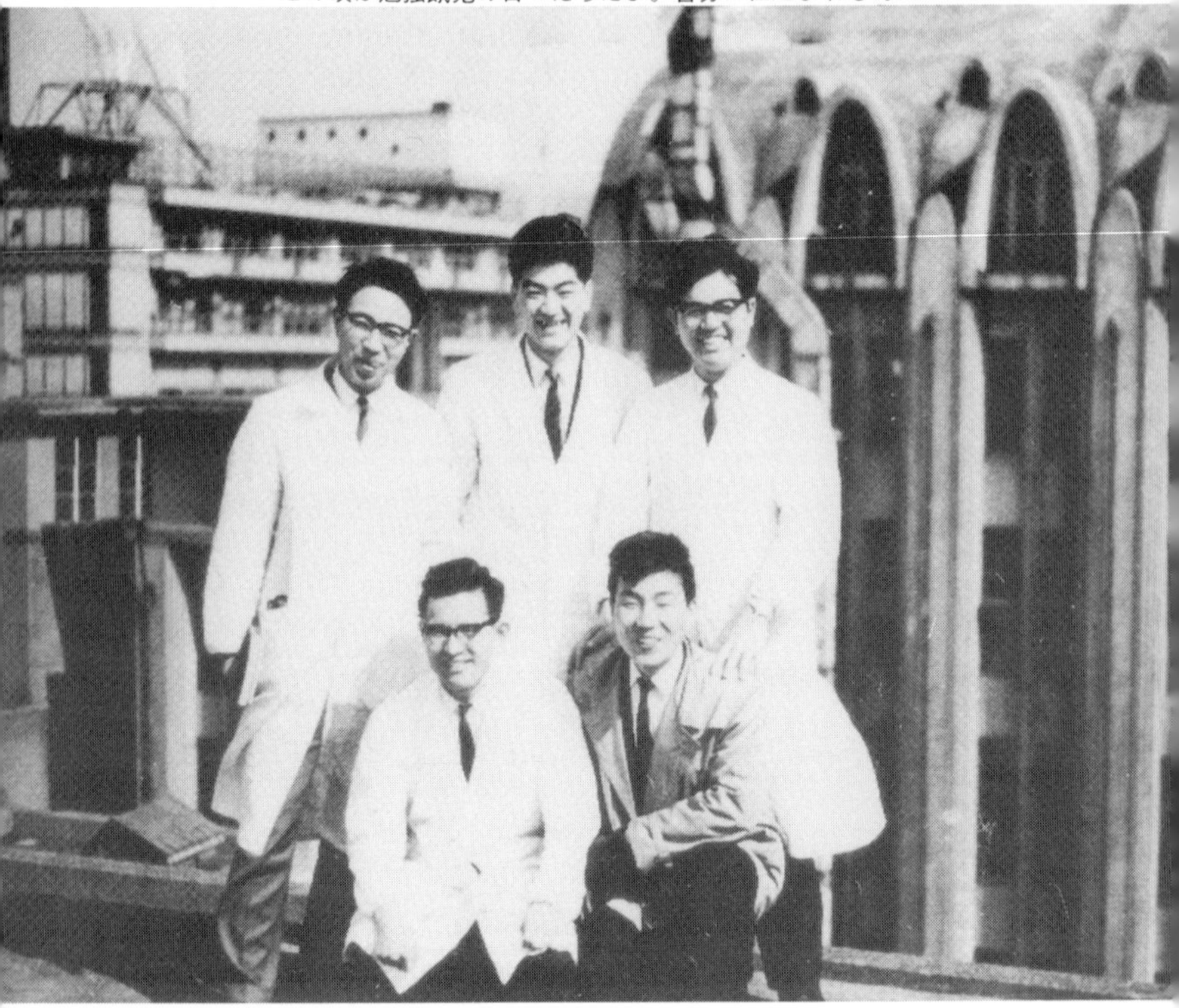

ぼくが
大学に入ったとき、
一番最初に
やったことは、
ポマードと
タバコと
マージャンの本を
買ったことです。

大学時代、博士号ボイコットの
署名捺印の決議までして、
他大学にもオルグにゆきました。
しかしそのあと、
いろいろ考えてみると、
博士号を一番ほしがっていたの
は実はぼくだったんですね。

六〇年安保反対の**デモ**に参加し
たが今考えると、
間違いだったかもしれない。
ただ、学生運動はしてよかった。
自己啓発になり、
足で生きているという気がする。

実験室で解剖中、メスをふるっている珍しいスナップ。

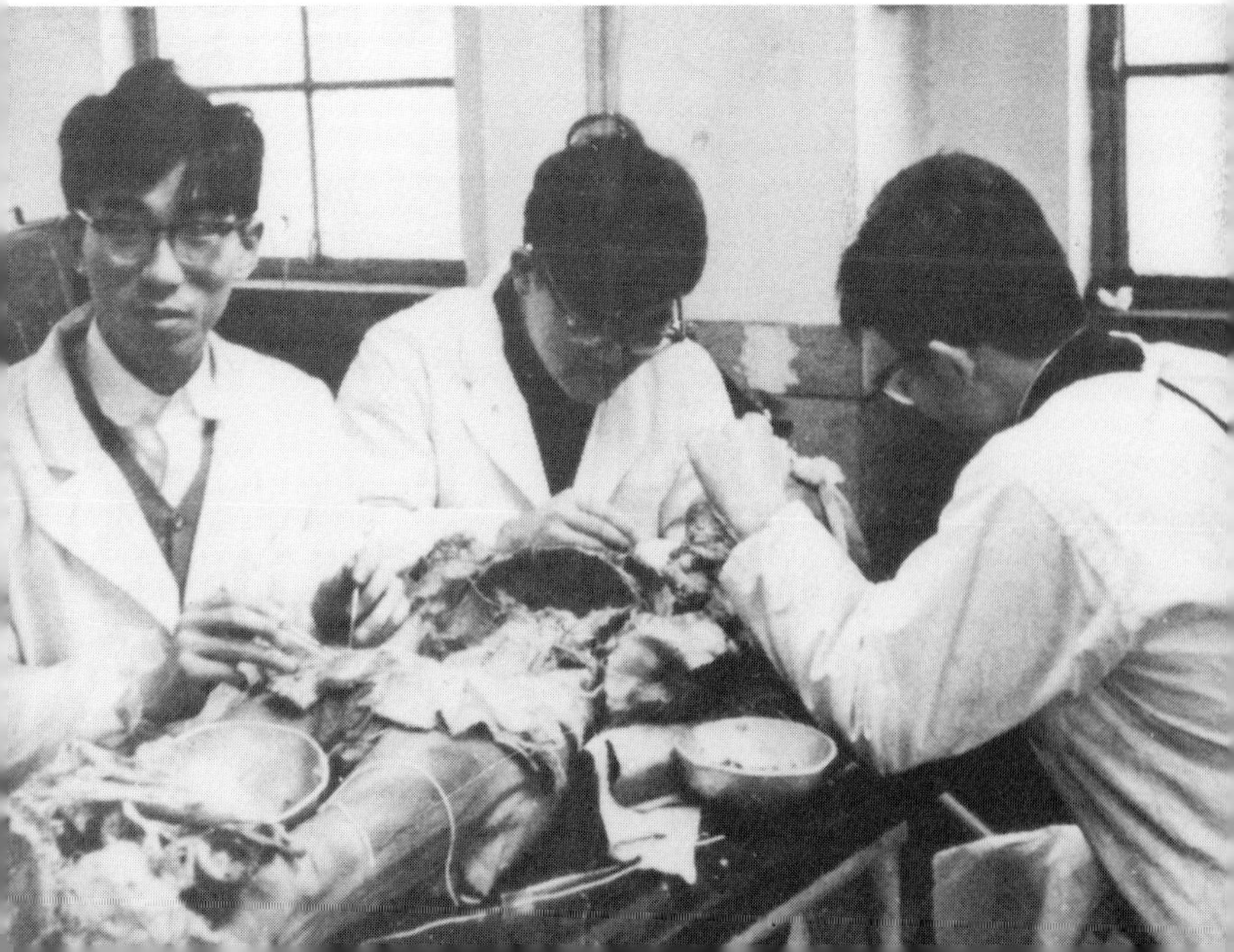

公立病院に勤めてみて、医療の荒廃を目のあたりに見た。もうこうなれば自分で病院をつくる以外にないと思った。

最初の病院を作るときは、貯金どころか六〇〇万円ばかりの**借金**があった。そこで一億七七〇〇万円の生命保険に入った。もし、四、五年たって銀行に金が返せなかったら、病院の屋上から頭を下にして飛び降ります、というわけだ。

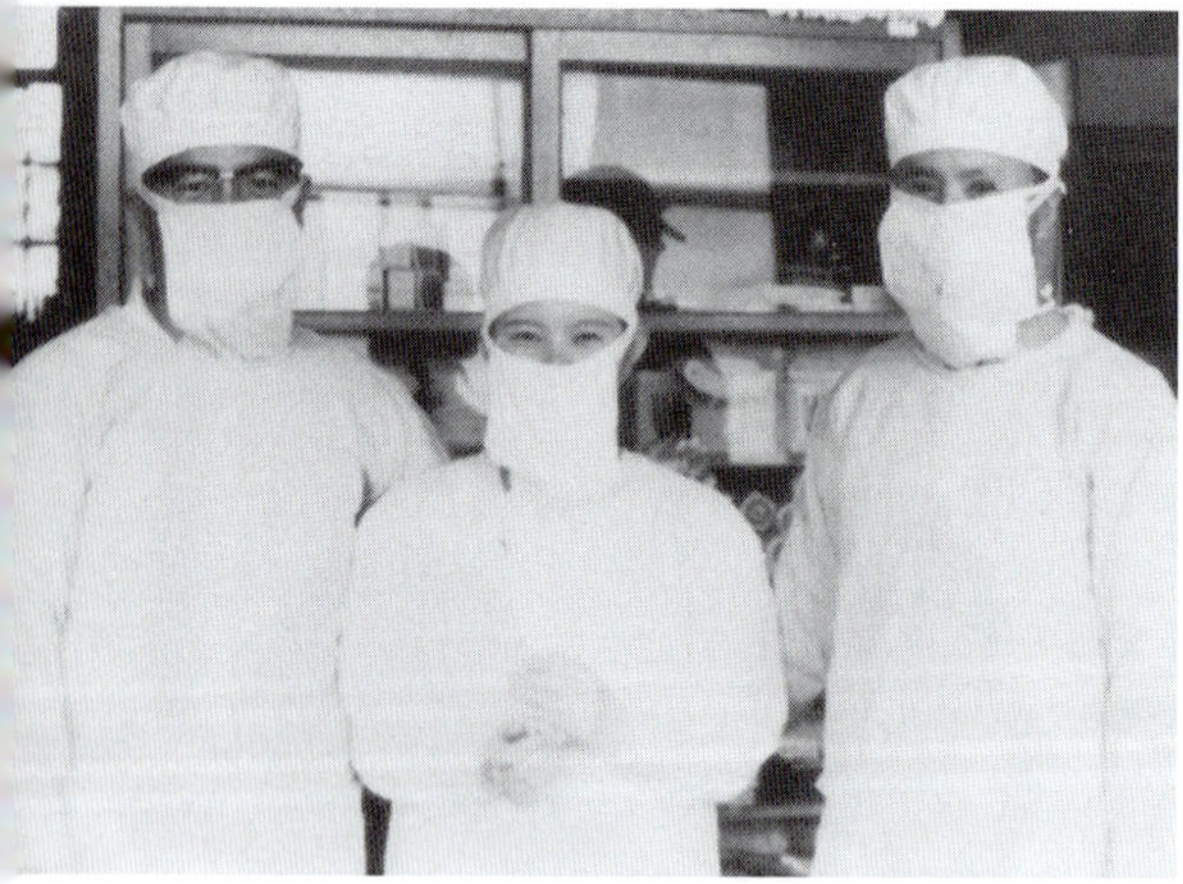

最初の病院は、半分は医療改革しようと思って始めたんだけど、あとの半分はやはり自分の**生活**を安定させたいという気持ちもありました。

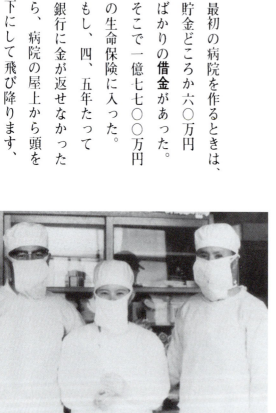

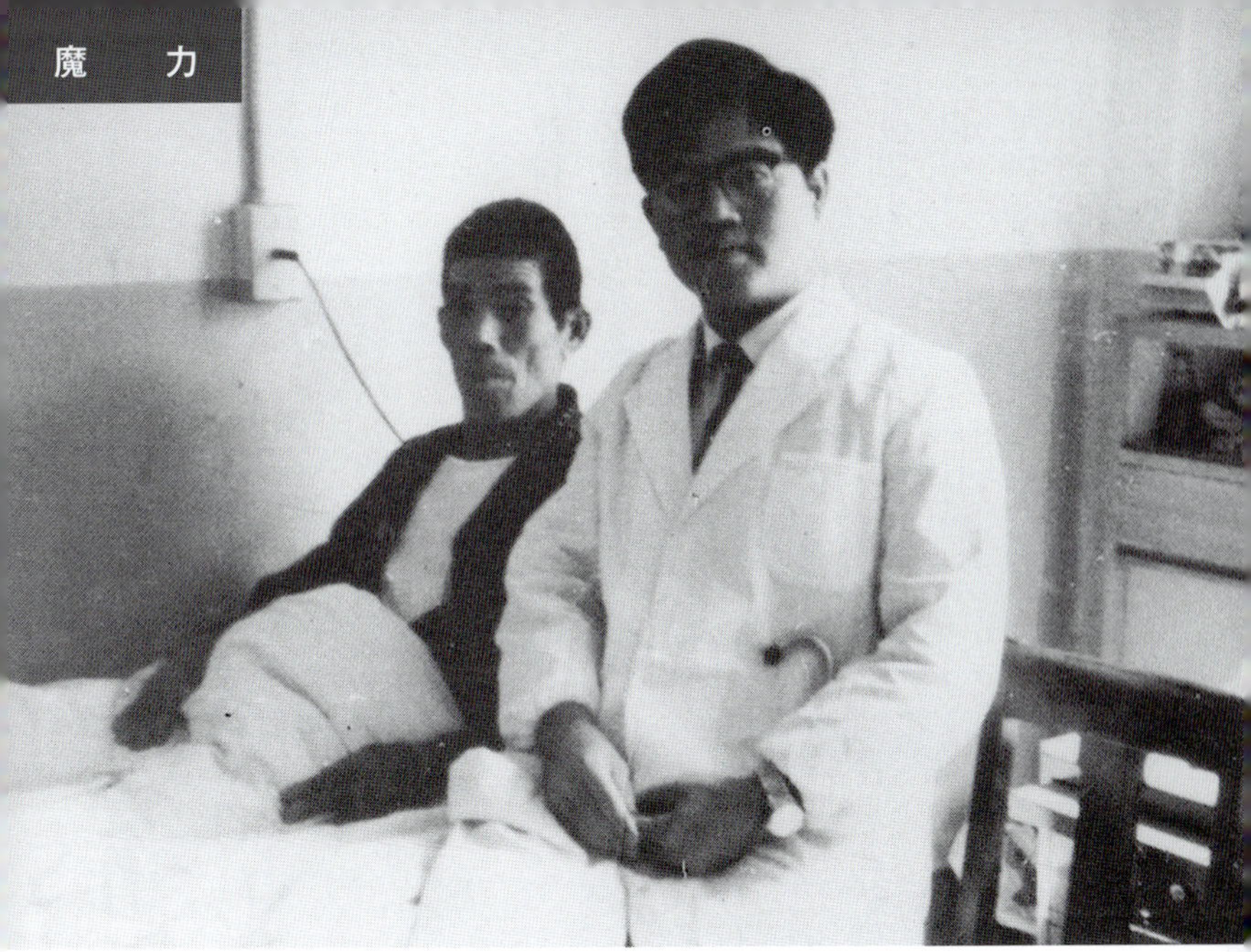

病院をつくるとき白衣を脱いで背広であちこちを走りまわると、初めて白衣が大変な魔力を持っているということに気がついた。

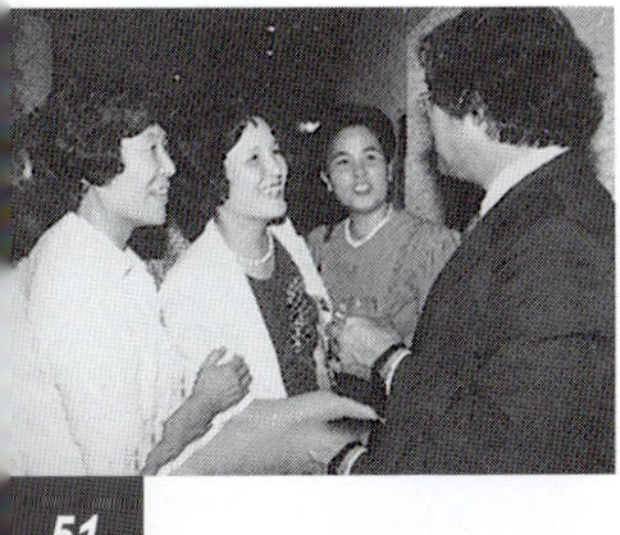

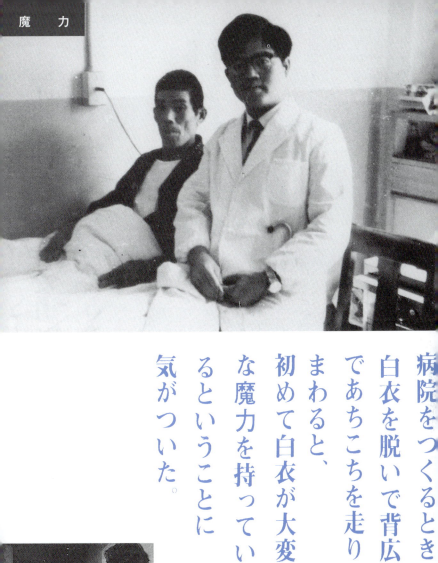

二番目の野崎病院を作ったときが、人生の分岐点でした。

野崎病院を作るときは、**交通事故**にあって文字通りいのち賭けだった。高速道路の事故で頭を強打した。あとできいたら、頭が割れて骨が出ているのを自分でさわって「骨は折れていない。大丈夫だ」と、いったそうだ。自分では記憶にないが、とっさに診断したらしい。

この事故で一時、**記憶喪失**になった。妻の顔を見てもわからないんだ。ところが、看護婦には、「野崎病院は大丈夫か」と訊いたらしいんだ。妻は、これで「この人は、仕事と結婚した人だ」とあきらめたという。

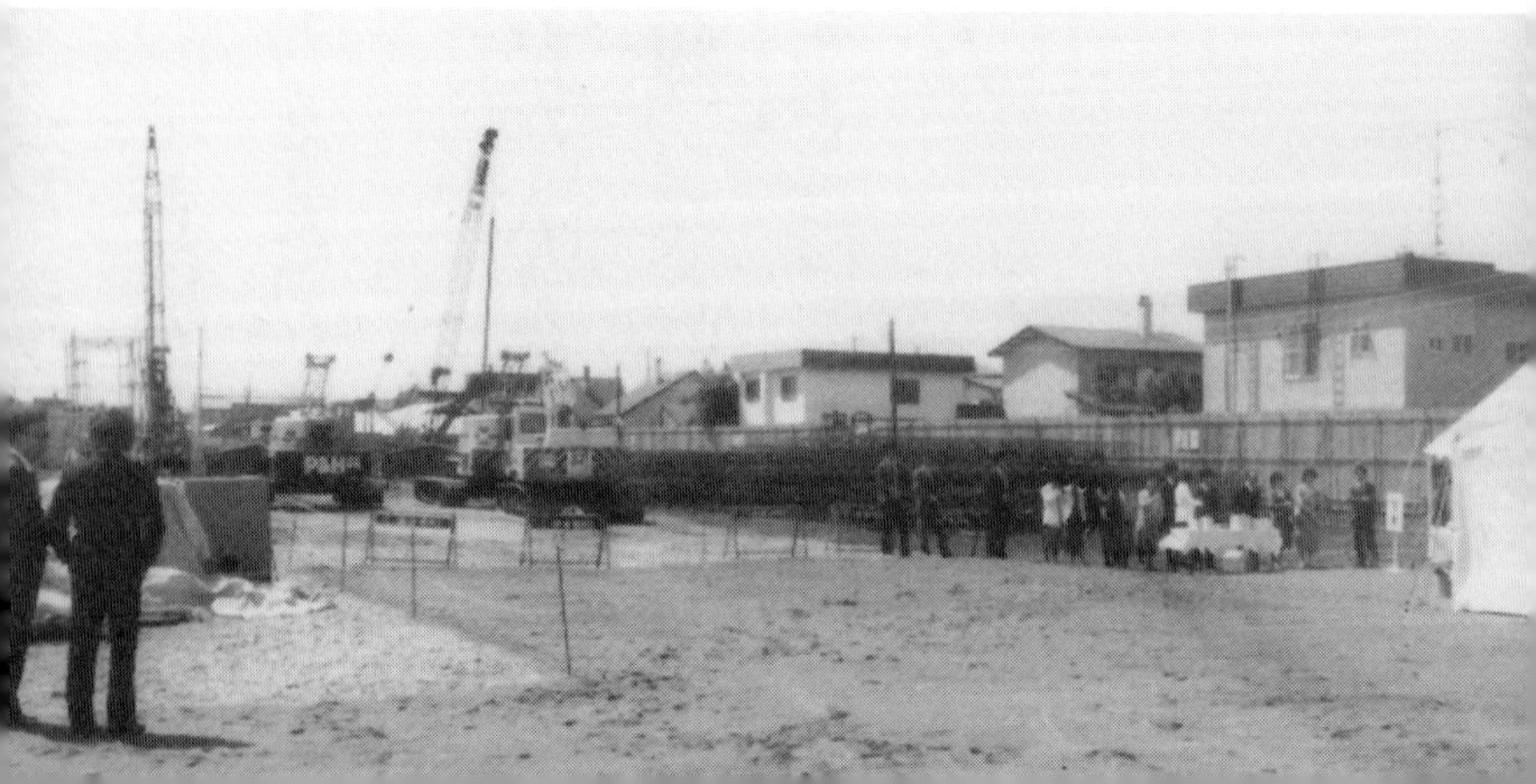

まわりから**無理**せんでください、とよくいわれるが、受験の時や最初の病院づくりの頃に比べれば、今のは**無理**に入らない。

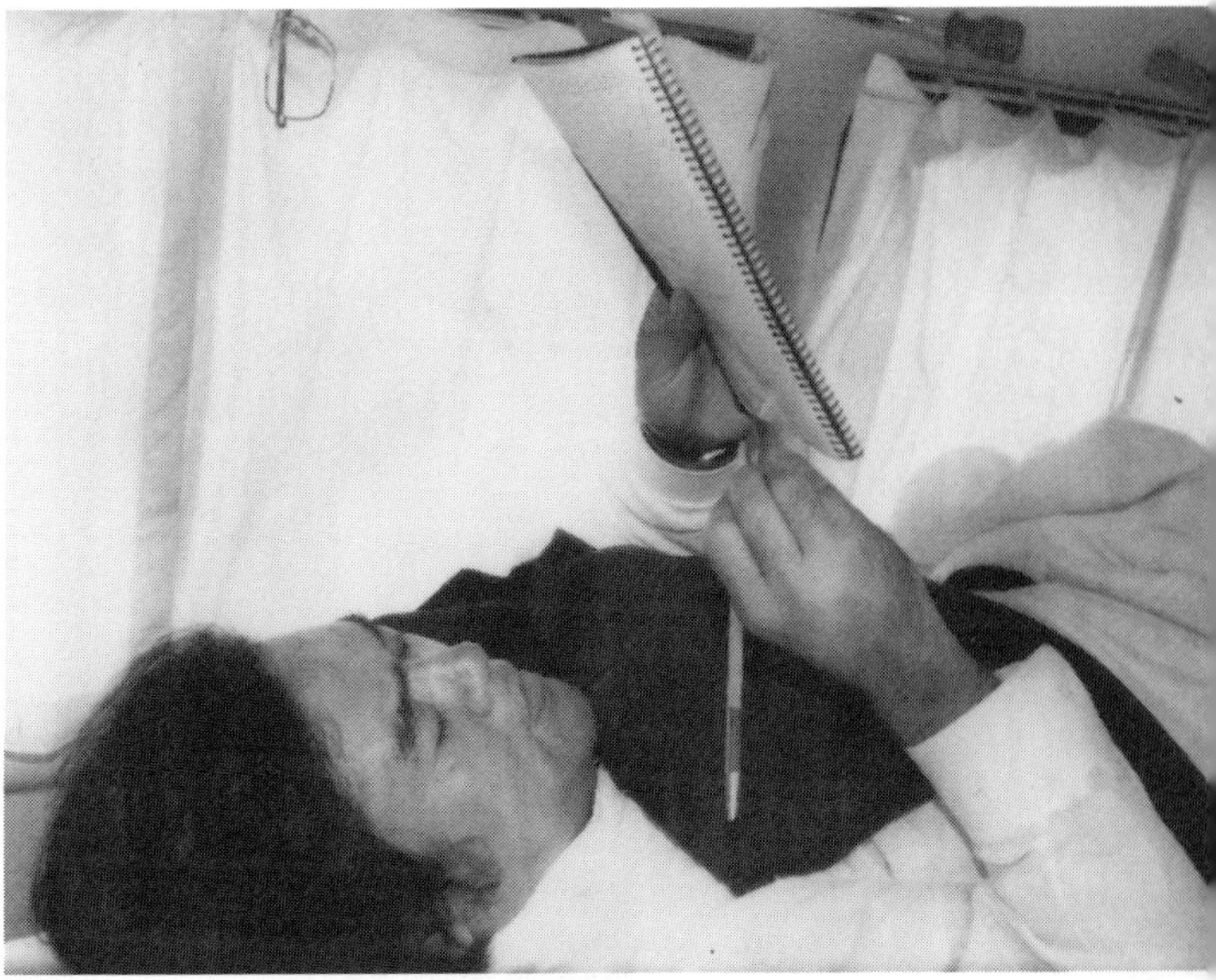

労働が快楽になれば人生は極楽、義務なら地獄だ。

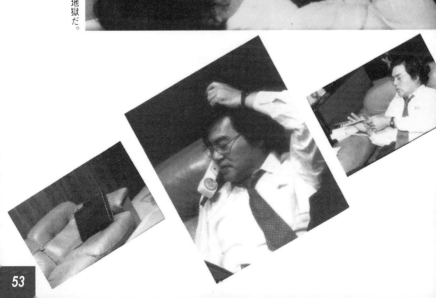

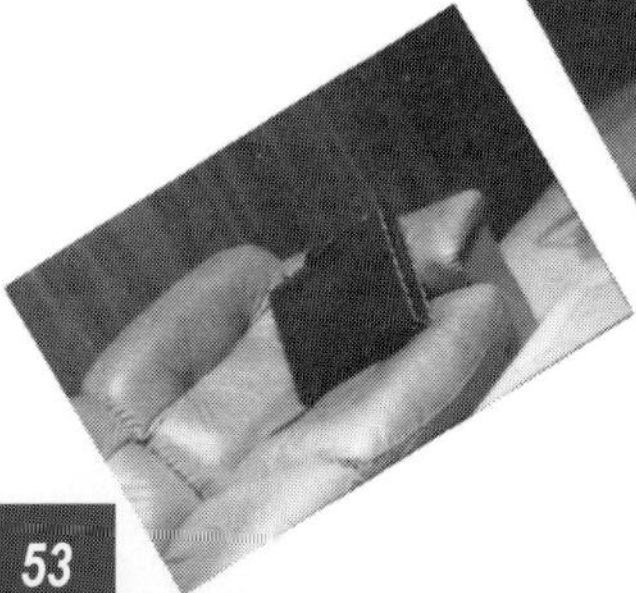

愛は全力投球

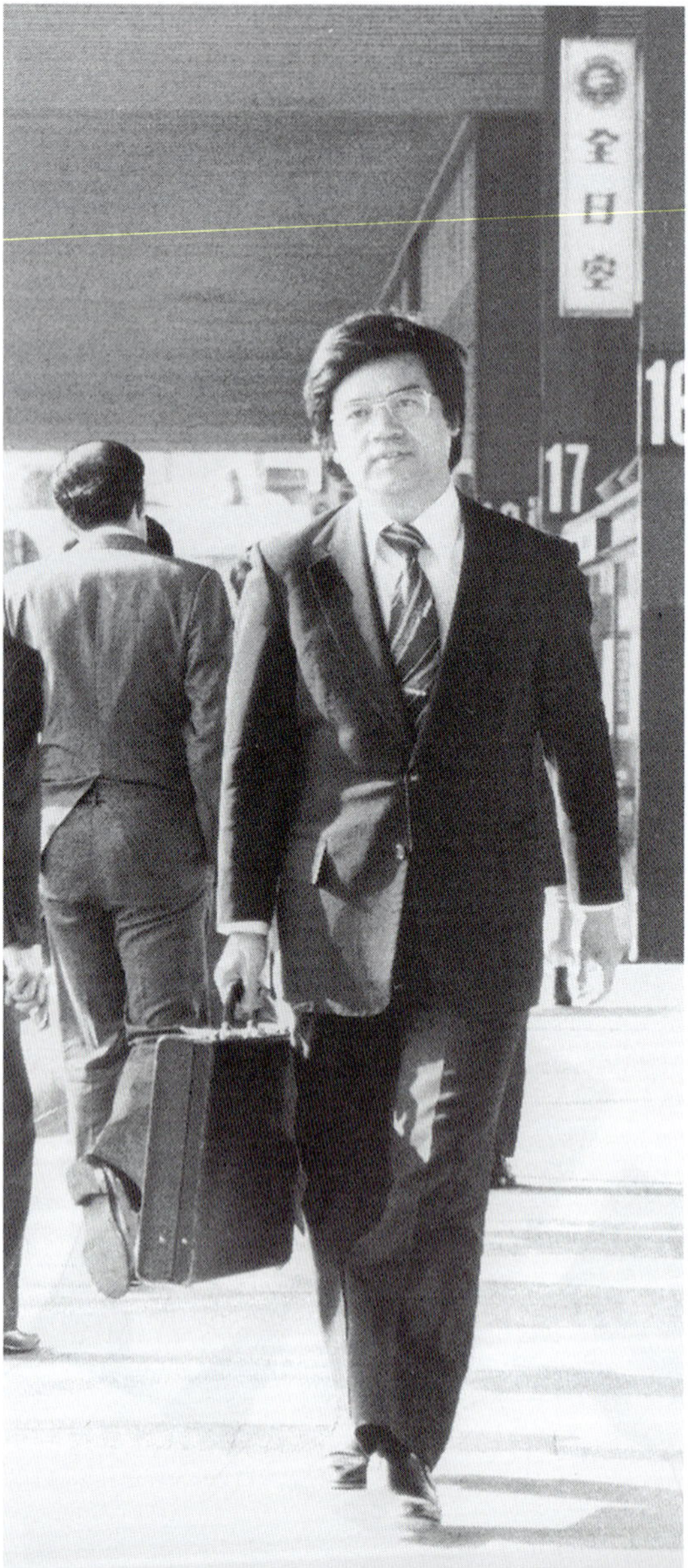

愛、おまえは命の源、休みなき幸（ゲーテ）。

行動のともなわない愛は、おせっかいである。
行動することによって愛は大きくなる。

愛は苦悩、努力、忍耐、全力投球だ。
ほかにいいようがありますか。

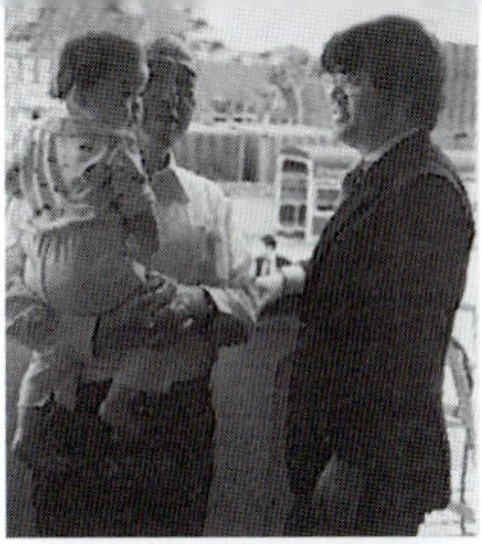

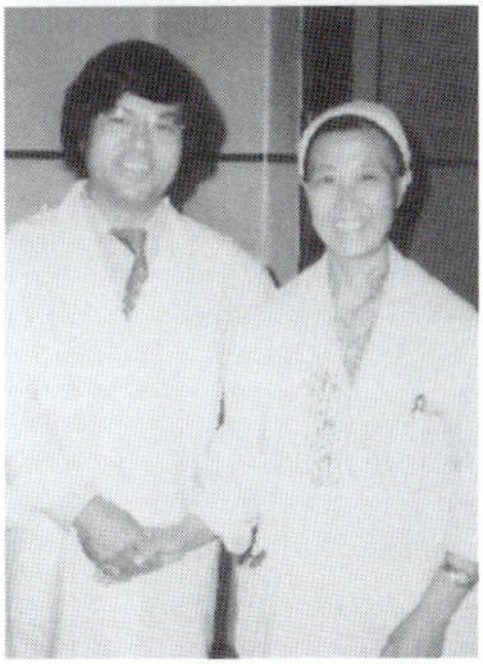

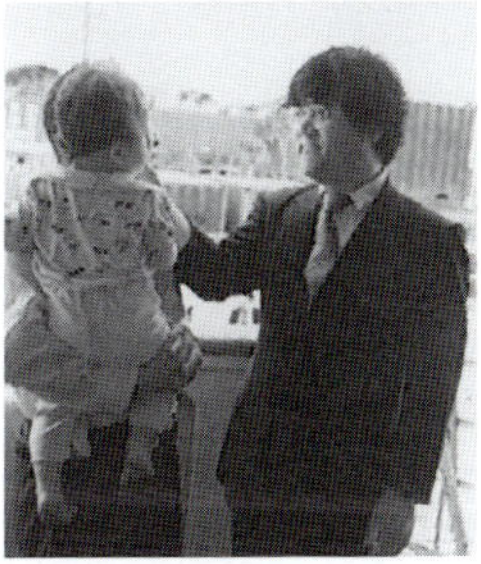

相手の立場に立つだけが
愛ではない。
相手が飛び降り自殺を、
しようとした時に、一緒に
飛び降るのが愛ではなく、
殴っても止めることなんだ。

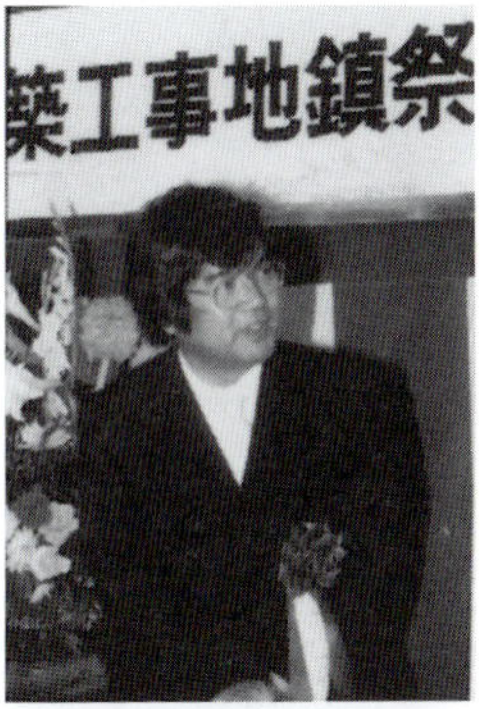

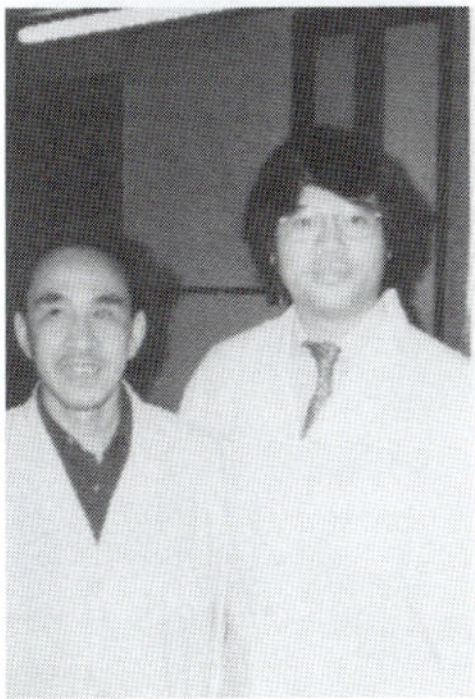

反対給付を求めるのは愛ではなくビジネスだ。

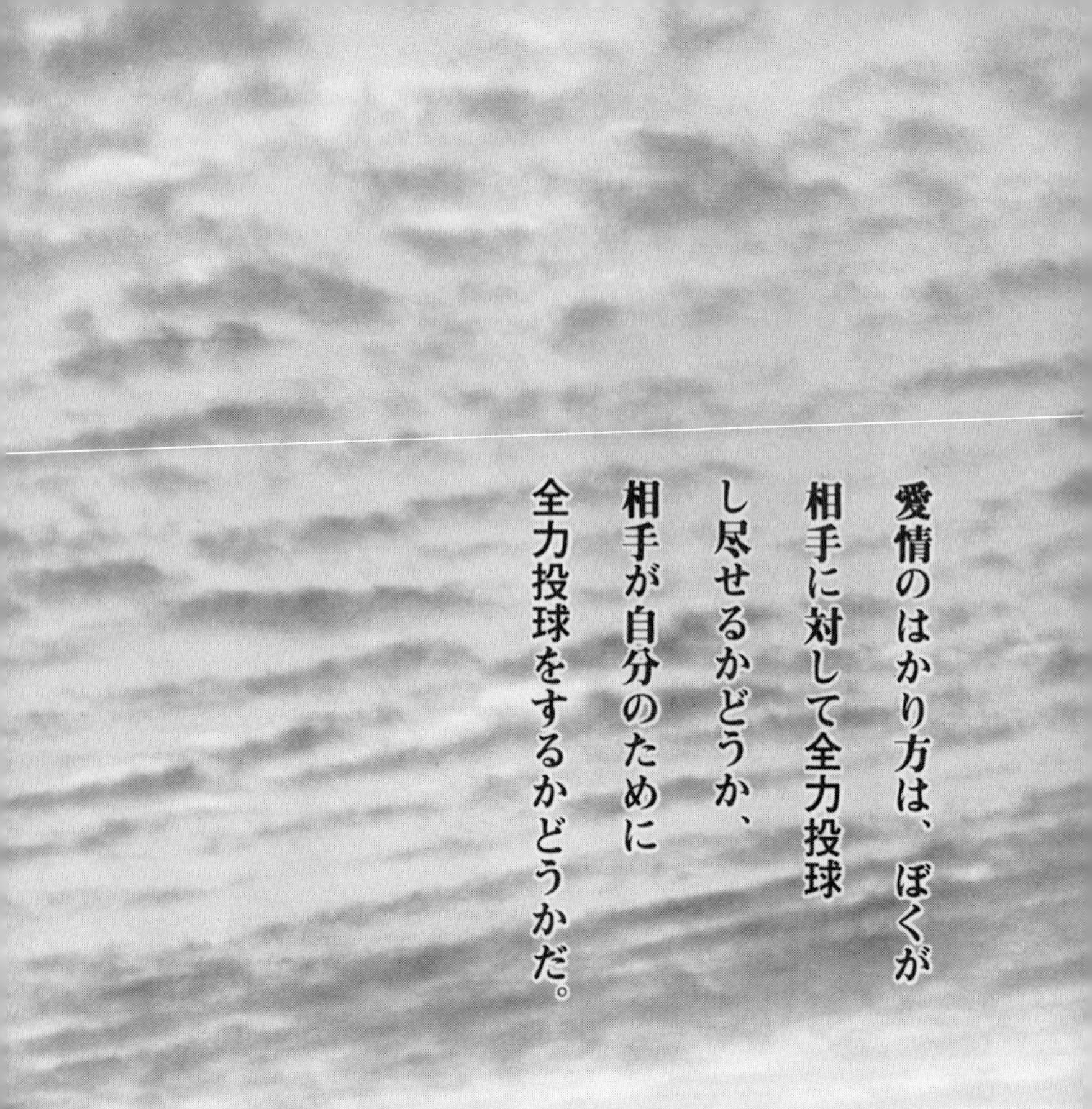

愛情のはかり方は、ぼくが
相手に対して全力投球
し尽せるかどうか、
相手が自分のために
全力投球をするかどうかだ。

己犠牲を伴う

身のまわりの人間を愛する
ことからスタートしなくては
意味がない。

苦労が大きければ大きいほど
愛情も
大きく強固なものになる。
もちろんその苦労は前向きで
なければならない。

愛には必ず自

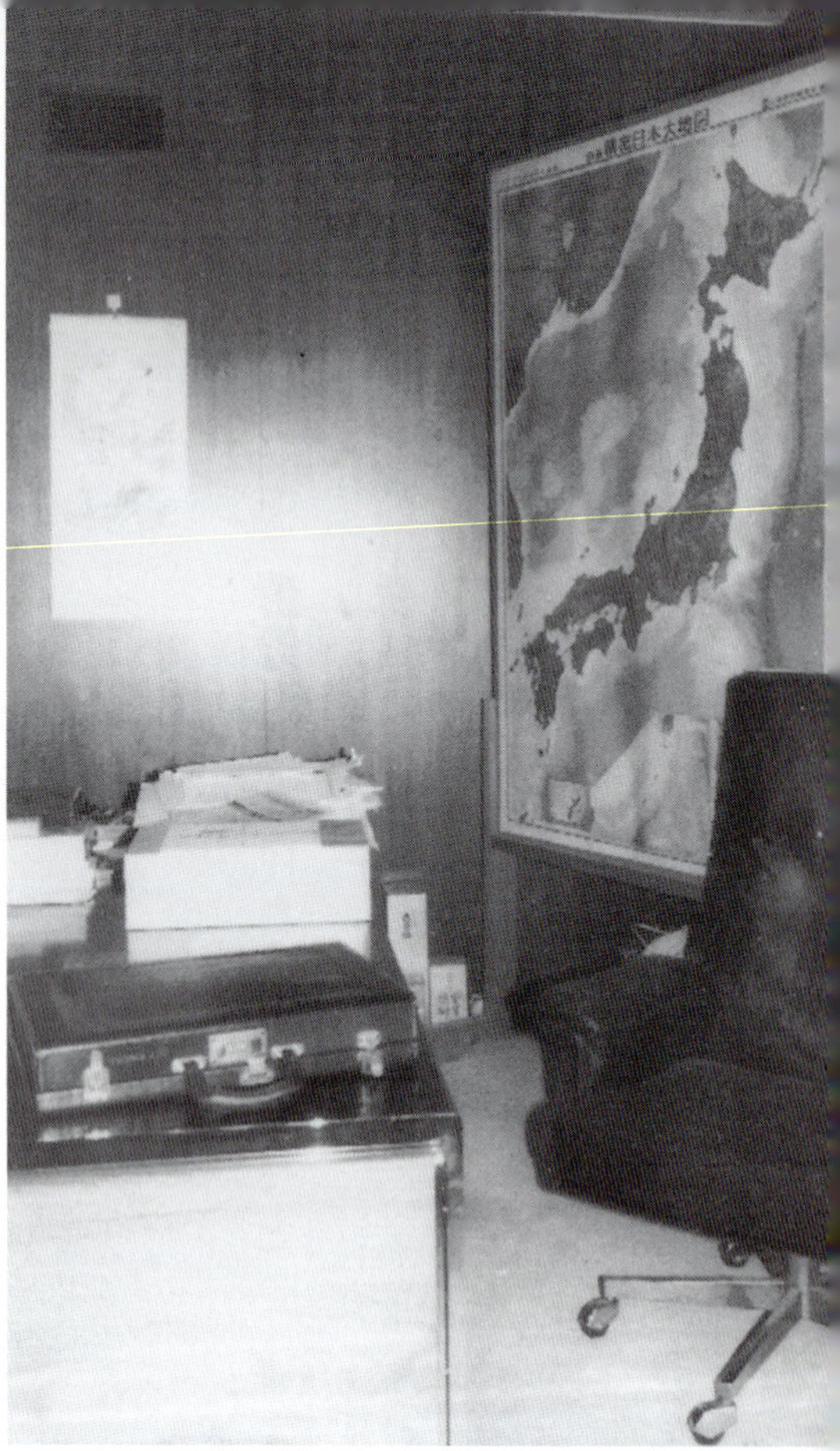

私たちが**生きがい**を感じるのは、どういうときか。国家、歴史に対する責任ある行動、ひいては人類に対する限りなき愛情に基づく行動をするときである。

そして、それらの行動の根幹をなすものは何かというと自己愛に基づく行動ではないだろうか。

本当の友達だったら
欠点を突き合うのが
本当の友達だ。
欠点を見ぬふりして
お世辞をいいあうなんて、
そりゃ友達じゃないよ。

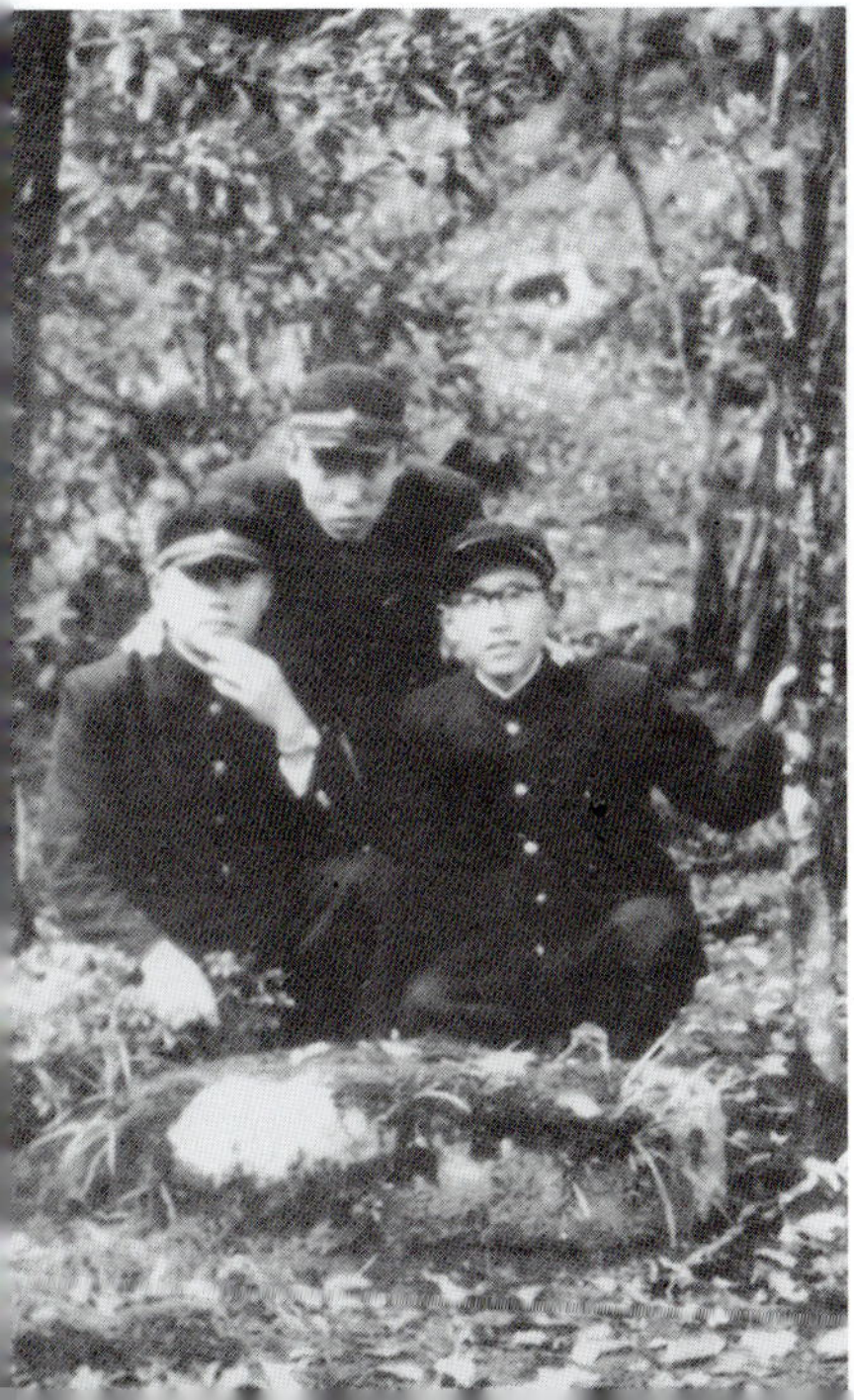

父母の恩を感ぜずんば汝の親友となる者なかるべし（ソクラテス）。

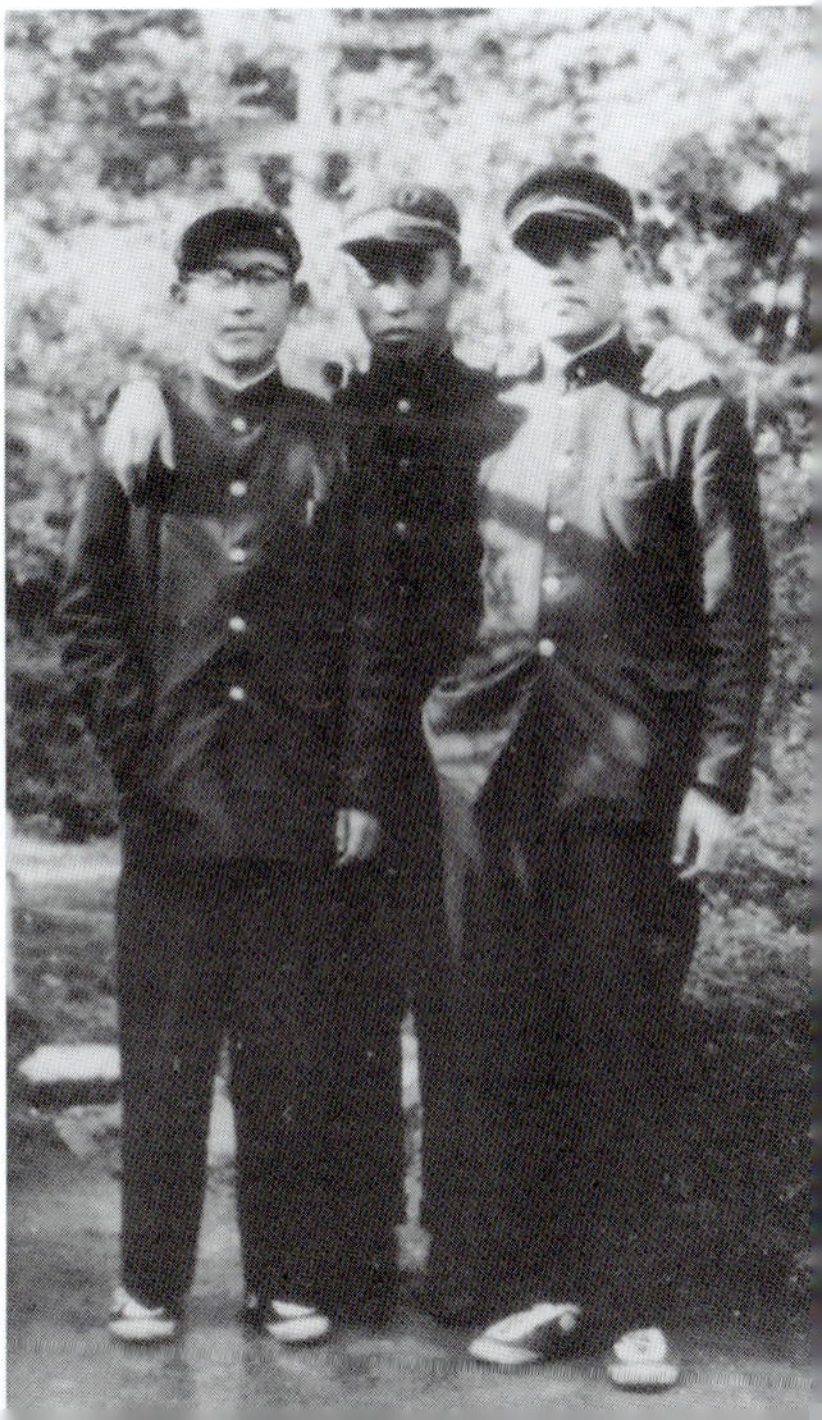

家庭教師をしていて、その母親から「苦労するのもいいが、医者の娘と結婚するのが一番早い」といわれた。薬大出の美人で持参金一億という。婚約していた今の妻と比較してみる。片方は一億で片方はゼロだ。片方は八頭身美人で片方は寸足らず。片方は薬大で医者の娘で片方は高卒、縁故もない。むろん迷ったが、ゼロで寸足らずで高卒の方を選んだ。正直、イヤイヤ選んだ。

イヤイヤでもいいから真実の愛を選ぶべきなのだ。

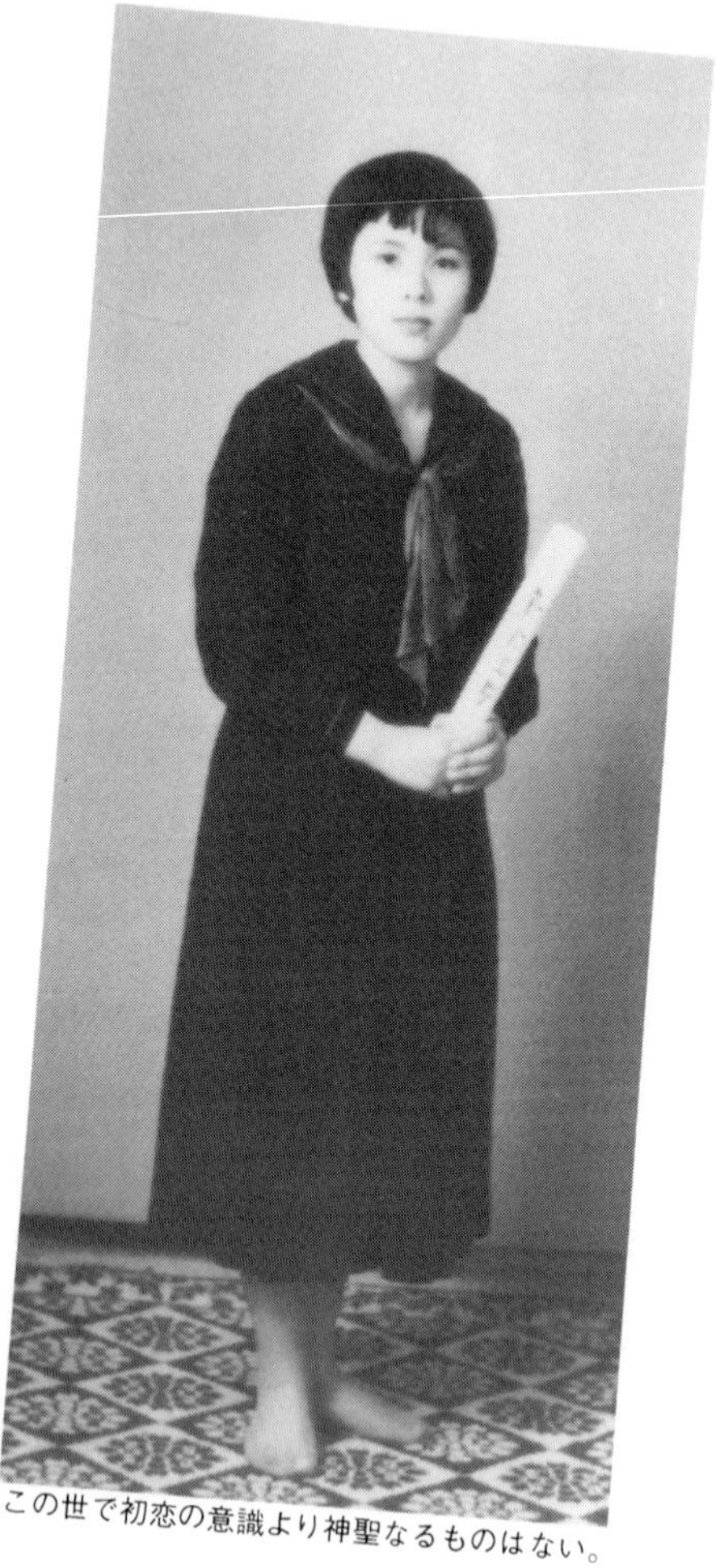
この世で初恋の意識より神聖なるものはない。

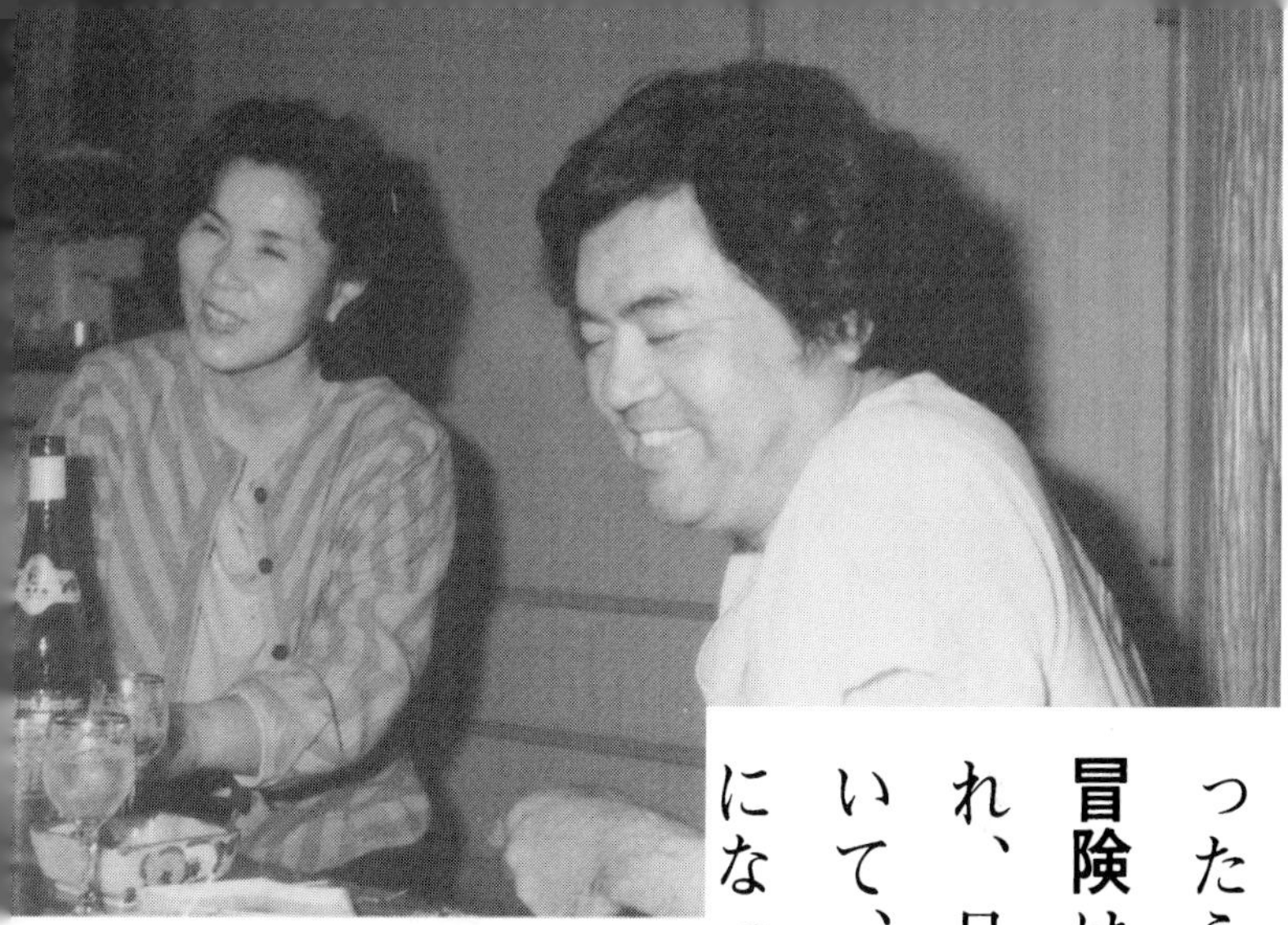

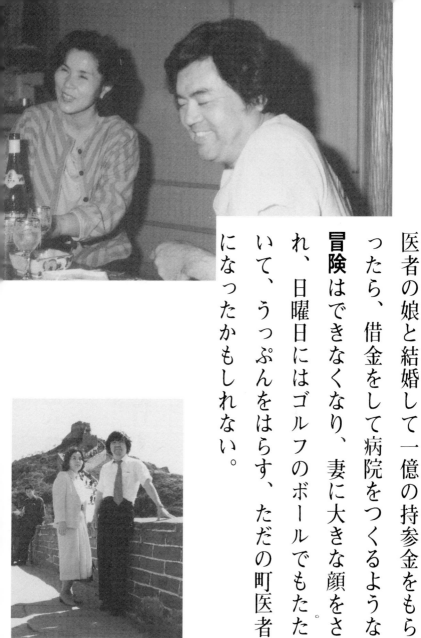

医者の娘と結婚して一億の持参金をもらったら、借金をして病院をつくるような**冒険**はできなくなり、妻に大きな顔をされ、日曜日にはゴルフのボールでもたたいて、うっぷんをはらす、ただの町医者になったかもしれない。

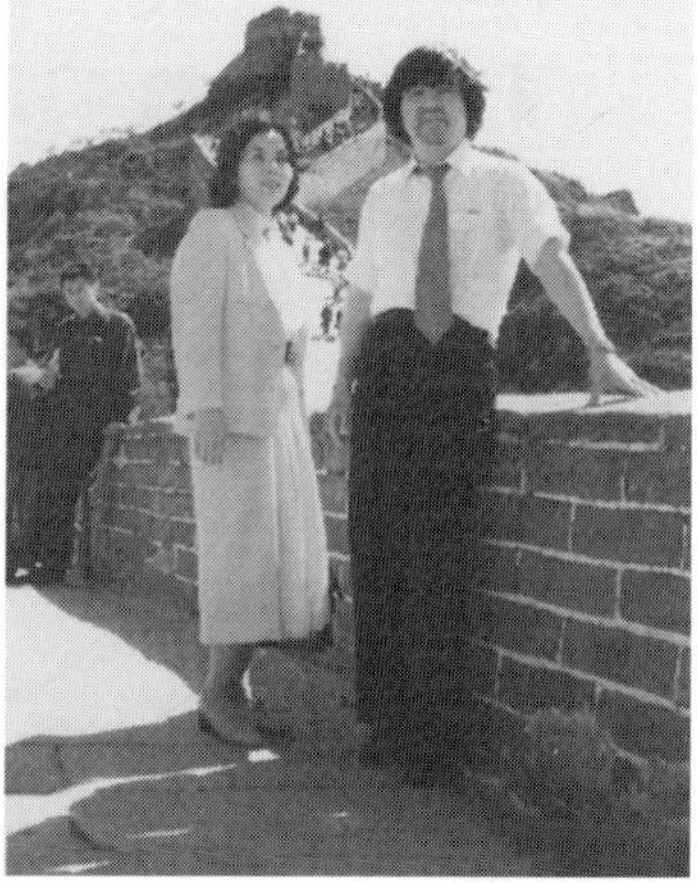

家を治められない人には国も治められない。
愛情で家を築く。家は根本だ。
それを地位や金のために結婚したりするのは、根本を放棄することだ。

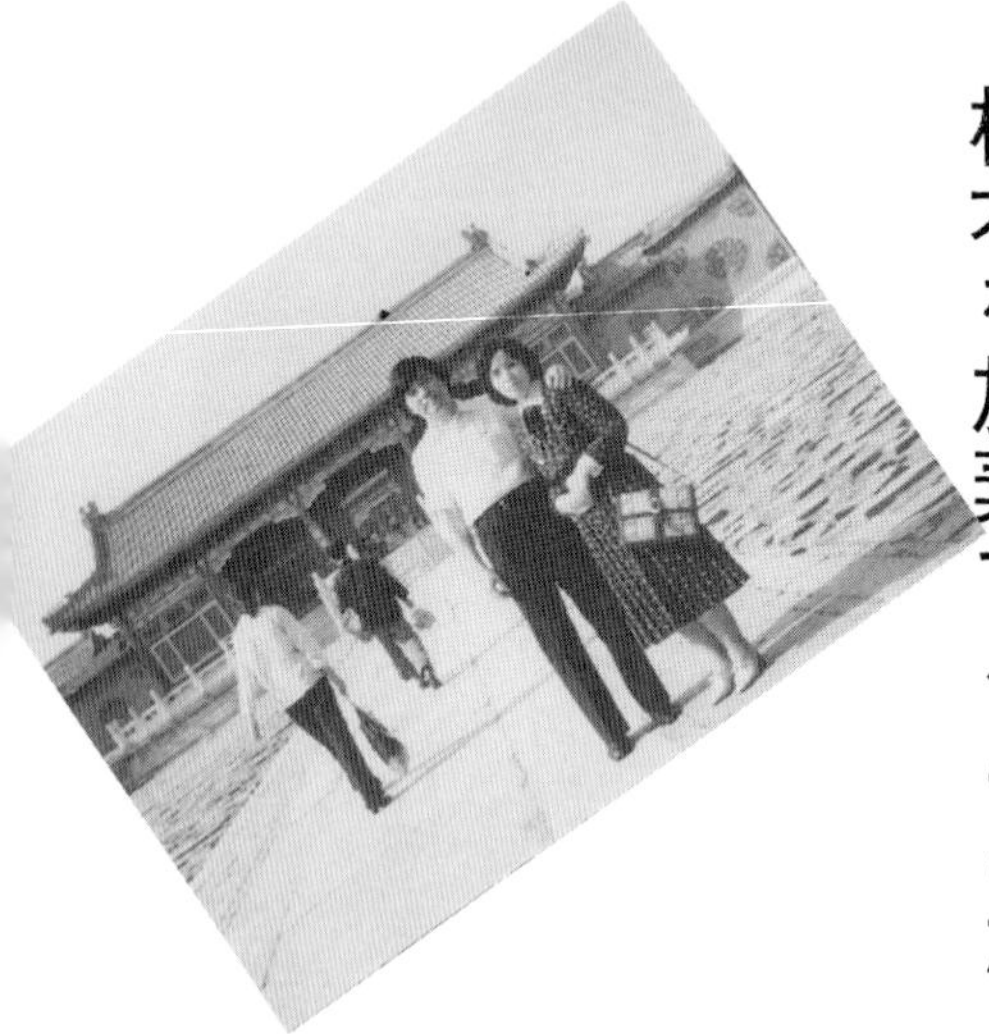

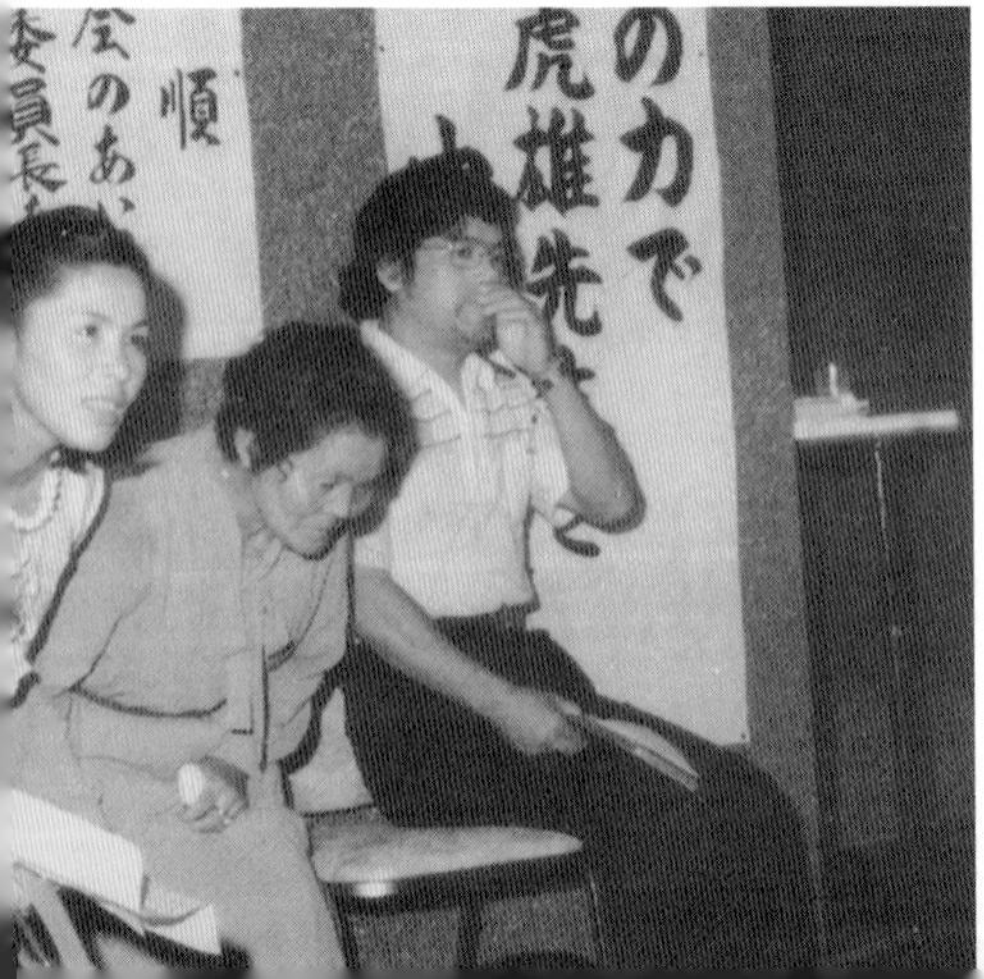

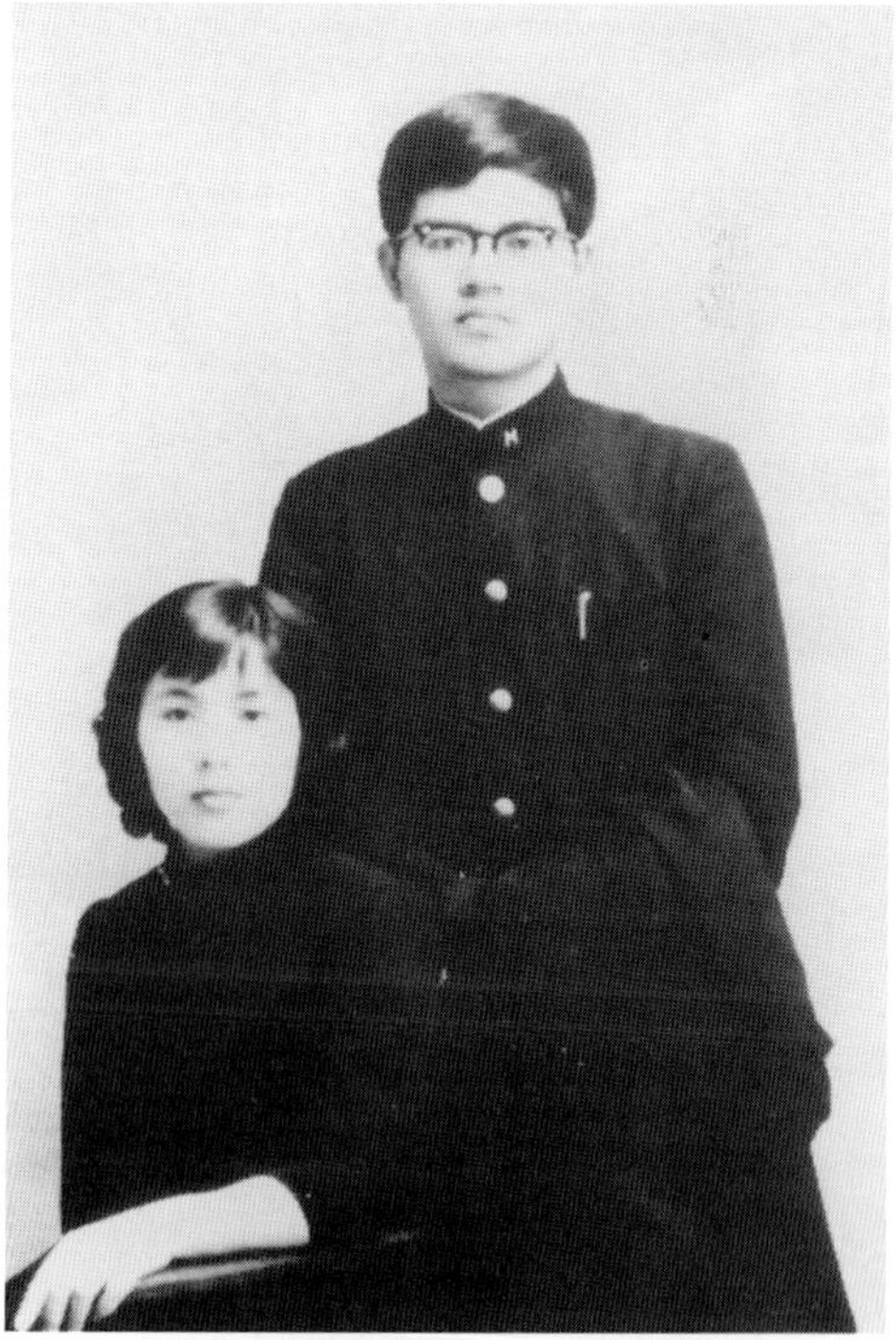

家庭こそ真実の愛の源。王様だろうが、百姓だろうが、
自己の家庭で平和をみいだす者が一番幸福な人間だ……。

自分自身と家庭

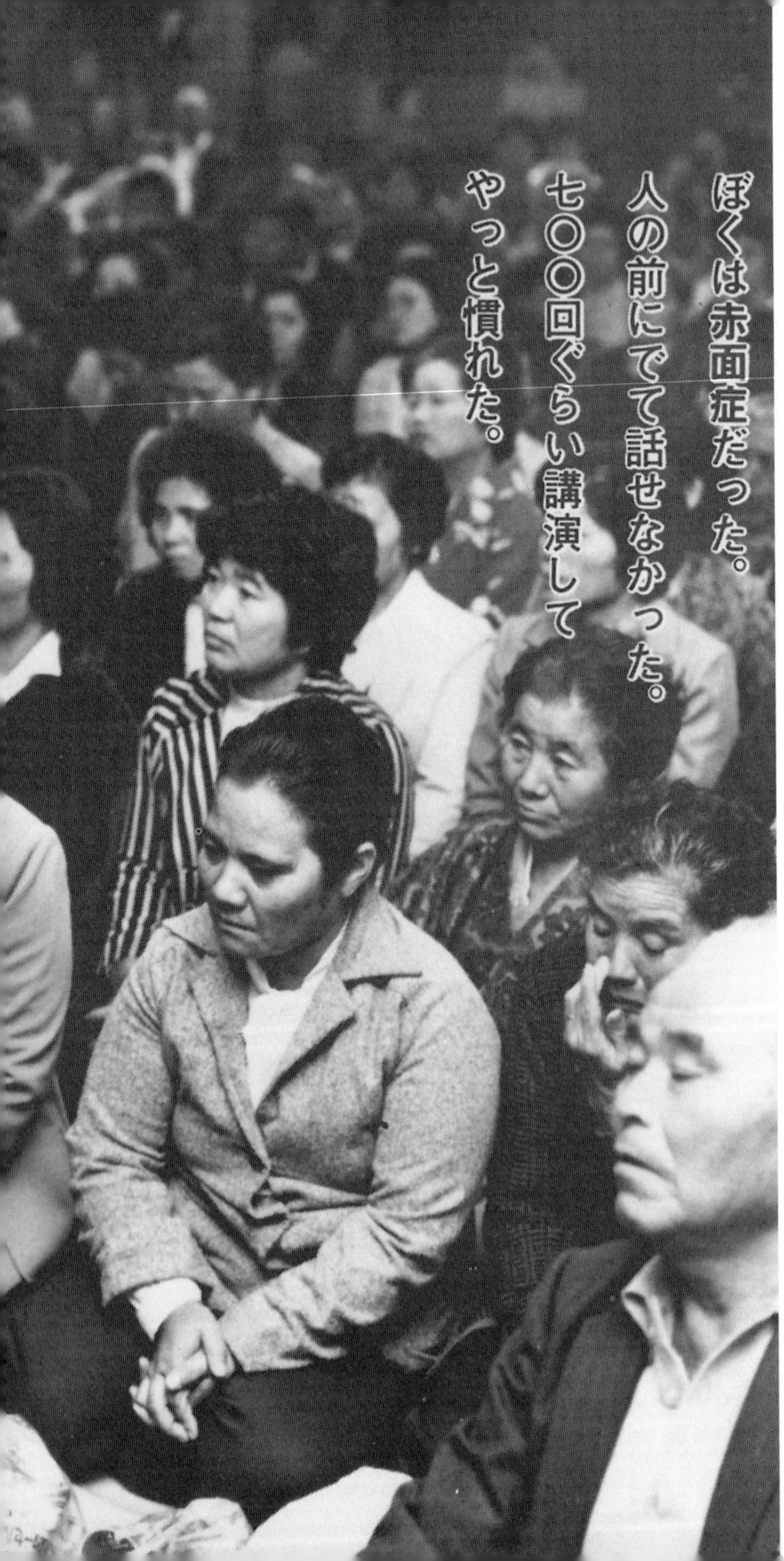

ぼくは赤面症だった。
人の前にでて話せなかった。
七〇〇回ぐらい講演して
やっと慣れた。

私の**長所**は自分が苦しんでいるとき、下層社会の苦しみにたちかえって、物が考えられるということではないか。
短所は、貧しさが残っているということ。東京の人とつき合っているとそれが、ときどきちぐはぐな形で出てくる。

島国で育っていますから、気が小さいんです。
ぼくは徳之島根性といっていますが、気が小さくて嘘をついたといわれると、もう死んだと同じような感じ方をするんです。

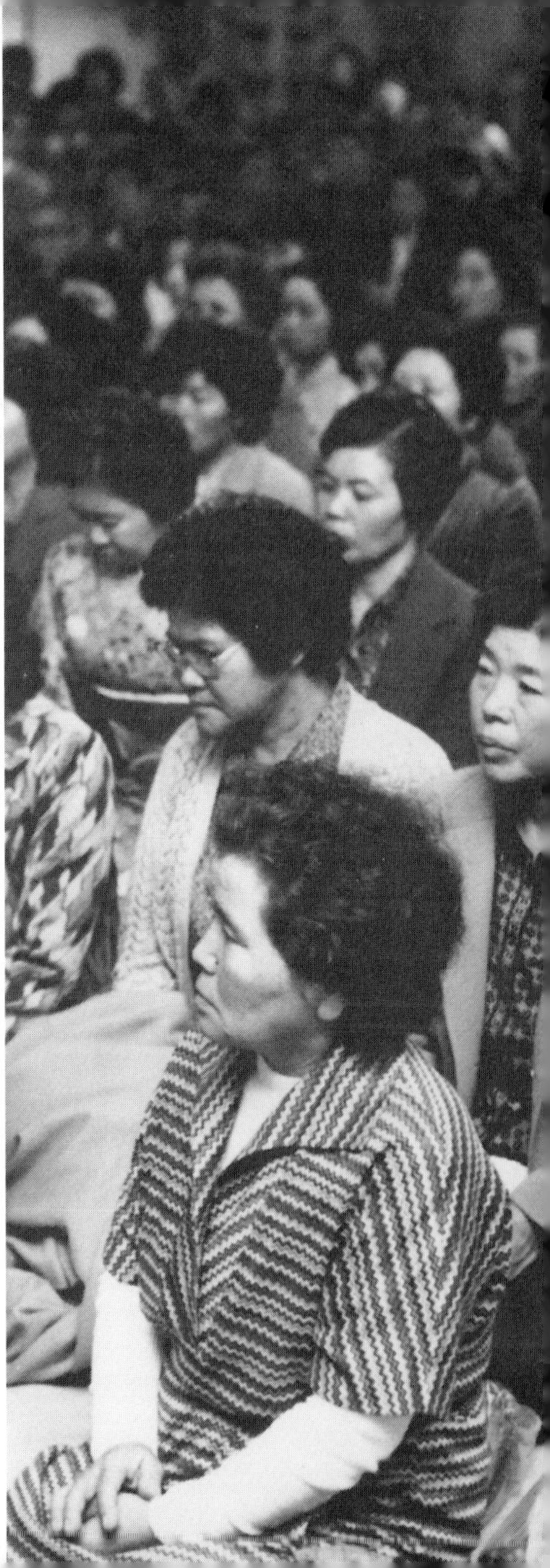

ぼくは**ケチ**で、うどん屋に入っても素うどんでいいか、きつねにしようかと迷うたちなんです。新聞ひとつ買うにもどの新聞を買ったら得かを考える。これがとても苦しかった。

銀座なんかで飲んでも
全然楽しくない。

食うために生きるのではない、
生きるために食うのだ。

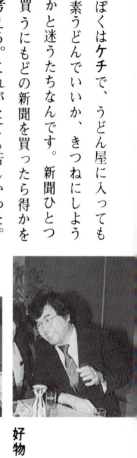

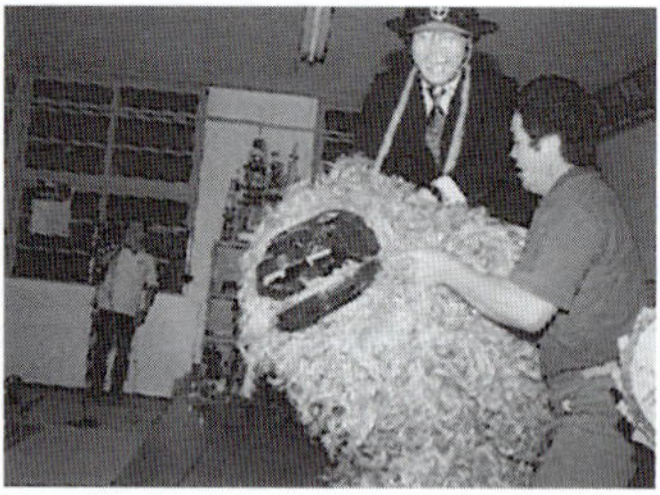

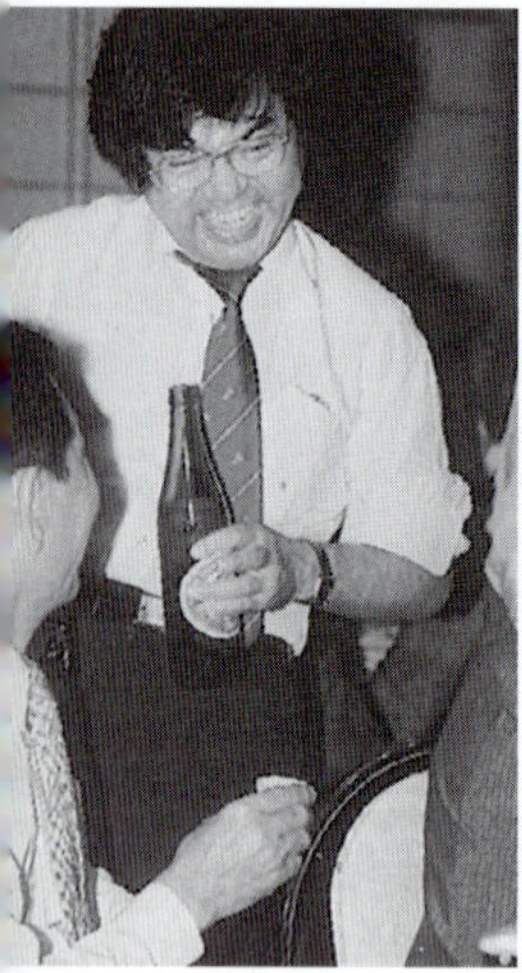

好物はホルモン焼きで、赤提燈に毛のはえた程度の店の方が肩を凝らなくていい。

ぼくは、特別に女性の**好み**はないんだ。選り好みすると、差別になるからね。

私は人一倍〝**怠け心**〟を持った人間だから、
しんどいことは今すぐやめたい。
しかし、ここでやめたら今までの努力が、
いっぺんに吹っとんでしまう。

私は**ズボラ**で気が小さい。
おいこまれないと何も、
しないタイプだ。

ぼくは徳之島の**貧乏育ち**
やからぜいたくが、
できんのですよ。
どうもぼくには高級なも
のは向いていないようです。

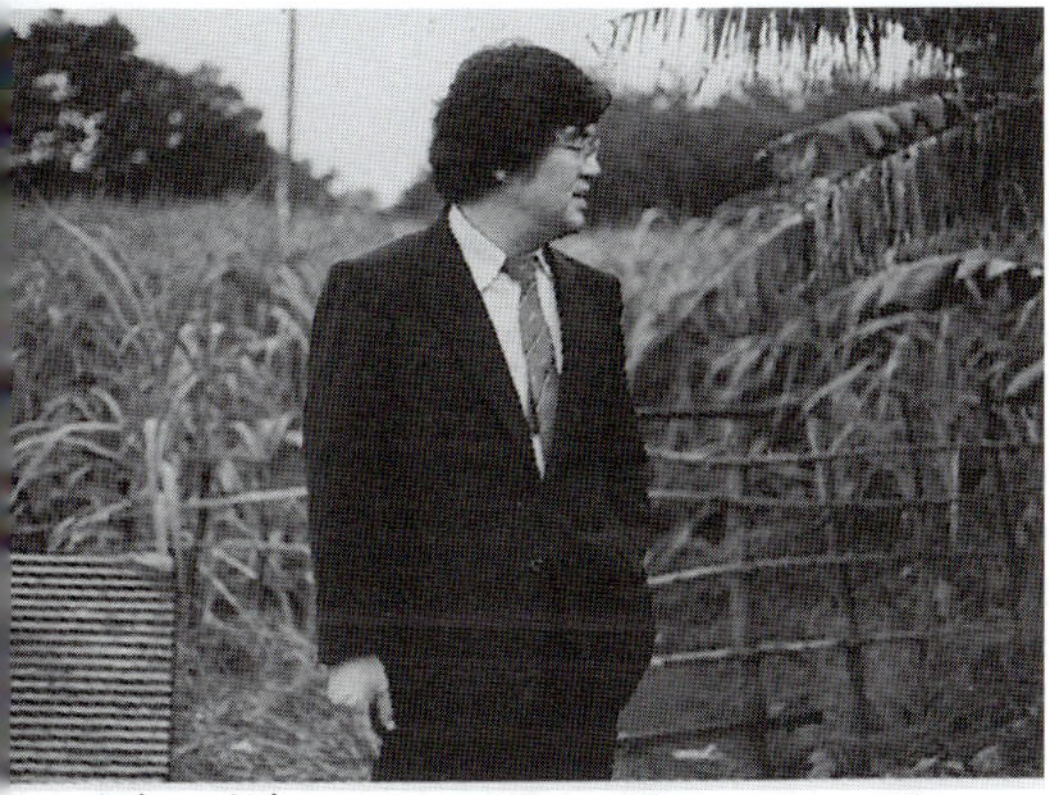

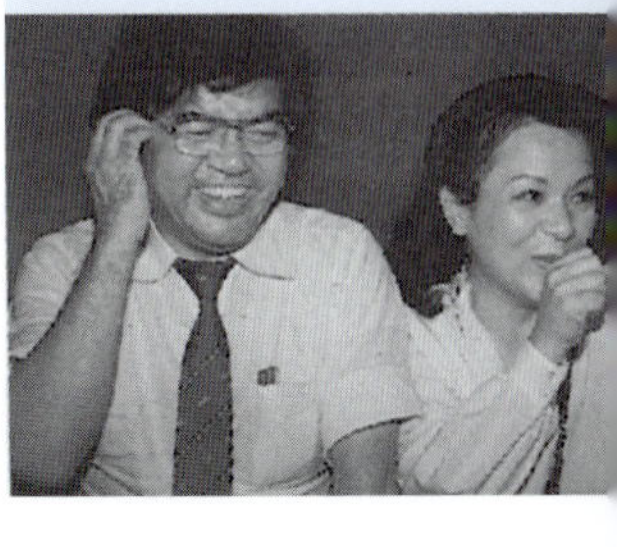

私は自分を**単細胞**の人間
だと思っている。
他の大学も、自分の実力も
知らないのに白衣の、
カッコイイ阪大病院の
医者を見て、阪大に入って
医者になろうとしたのだ。

ぼくは単細胞の人間だ。

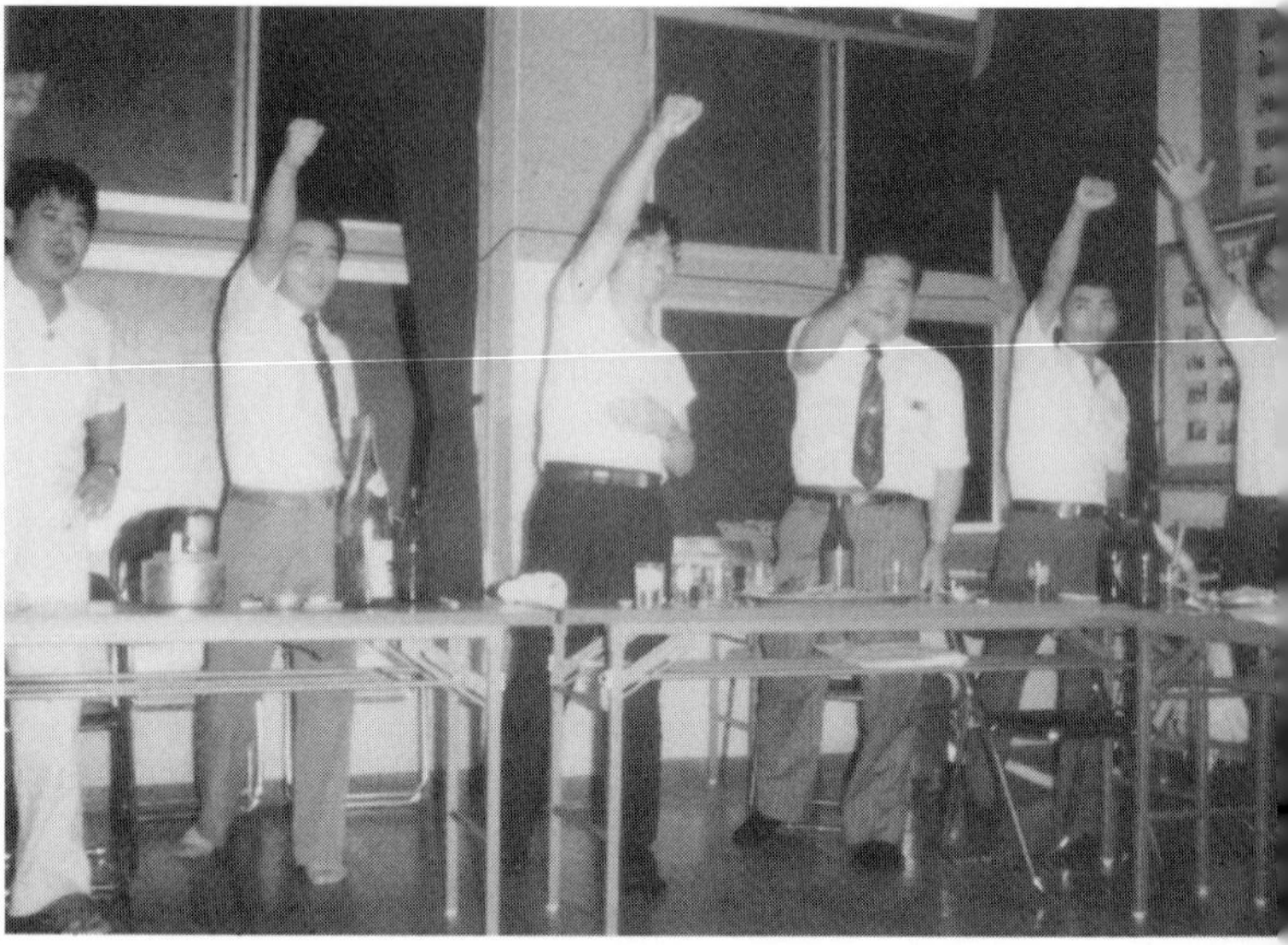

ぼくは弱い立場にある人と話をしているとものすごく優しいわけです。しかし、強い立場にある人が弱い立場の人に対して、勝手な行動をしたりしている姿を見ると**キチガイ**になるわけです。カーッとなる、銃殺したくなります。

ぼくの**体質**はほんとうは悪いことをいっぱいやりたい**体質**なんですね。

他の人は、順序立てて考えてから行動を起こしますが、ぼくはパッと走ってしまう。

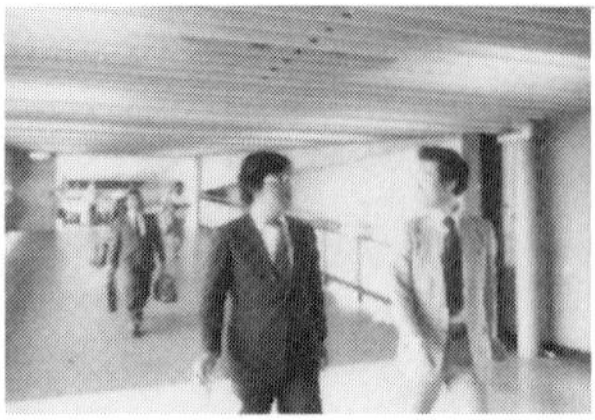

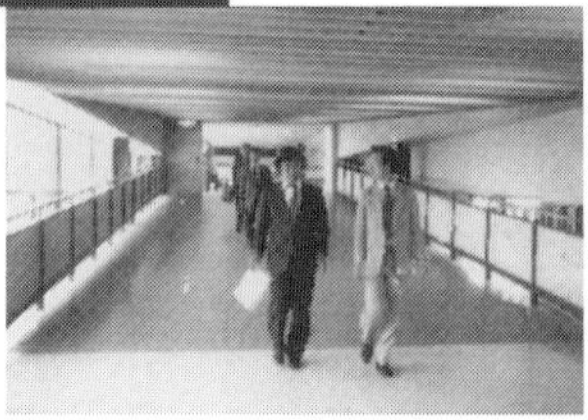

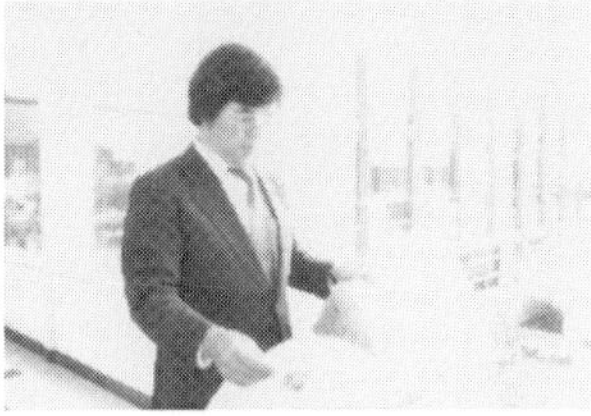

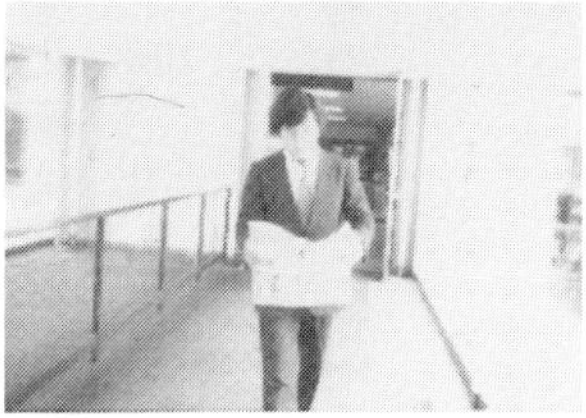

愛情とか、
怒りとか、
悲しみとか、
もろもろの感情の振幅がどうも
並はずれて大きいんじゃないか、
という気がするんですね。

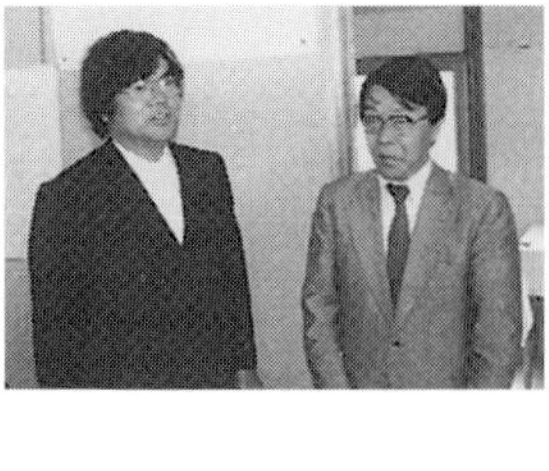

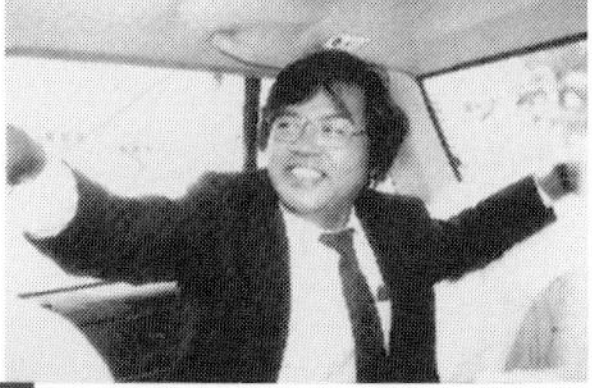

ぼくが今宮高校に行くときに、
家内を**牛小屋**に呼び出して
握手した。「握手ぐら
いならいいだろう」
といってね。
おたがいに顔の
見えないひさし
をはさんで、
握手したんだ。

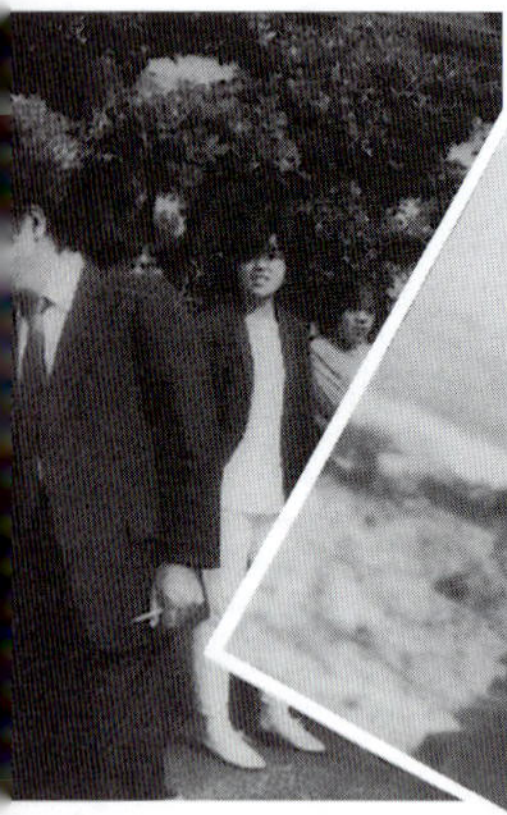

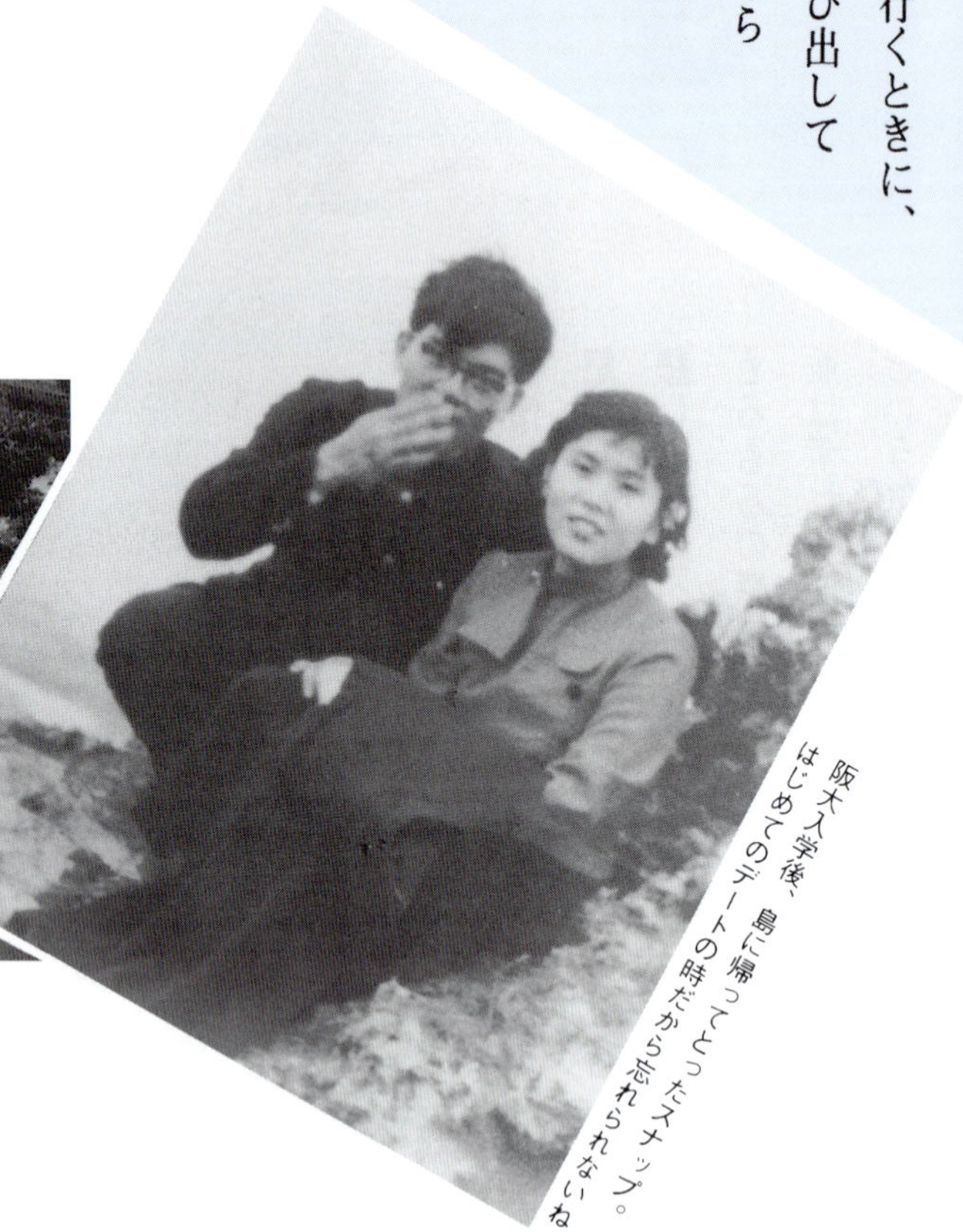

阪大入学後、島に帰ってとったスナップ。
はじめてのデートの時だから忘れられないね。

秀子に「夏休みになったら迎えにいくから大阪にきて、勉強しなさい」と六月にいってやった。これはいっしょに住むということですから、**プロポーズ**のようなものです。

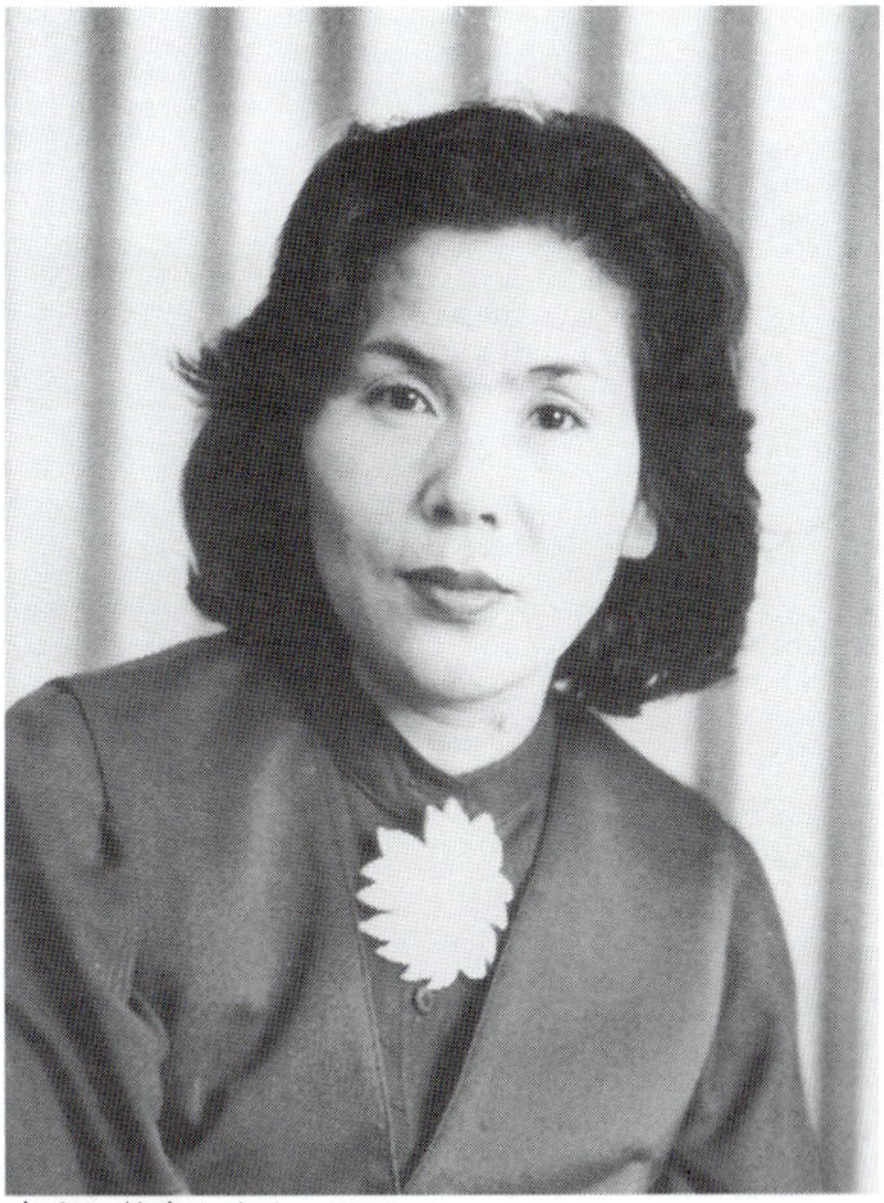

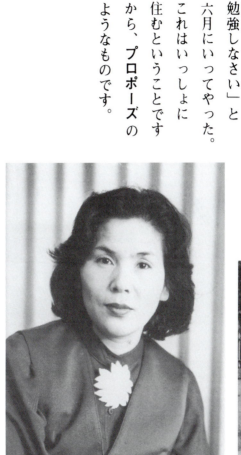

良妻は善良な夫をつくる。

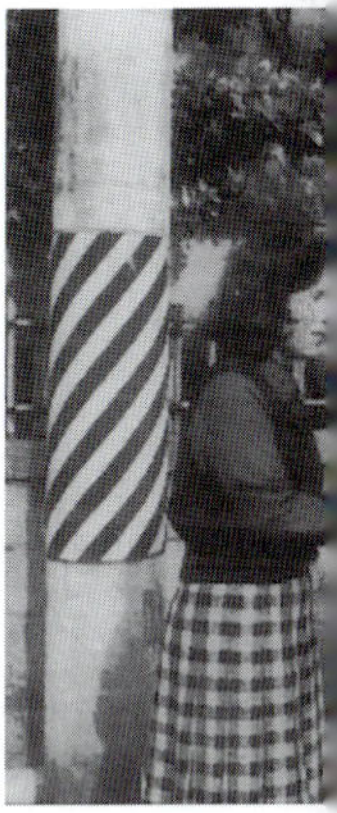

秀子のほうからは、ときに**恋文**めいた手紙があって本心をいえば、**そりゃあうれしかったですよ。**

たがいに**異性**として意識したのは、中学生の頃だったかな。

ぼくは勉強も大学も、病院づくりも、全部家内と協力しあってやってきた。これは二人でつくりあげてきたものです。

たがいに信じあって大きなものを、つくりあげる。これほど固い結束はないんじゃないですか。

奥さんの出すものは何でも食べる。

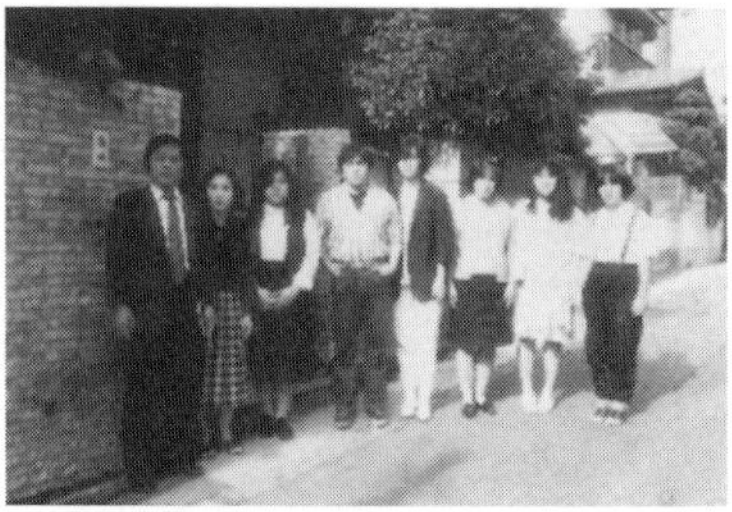

子供は父母の行為を映す鏡である。

なぜ七人も子供をつくったかって？つまり、このコンピューター時代に**オギノ式**を信用しすぎて、失敗したんやねえ。

心訓はわが家訓でもある。

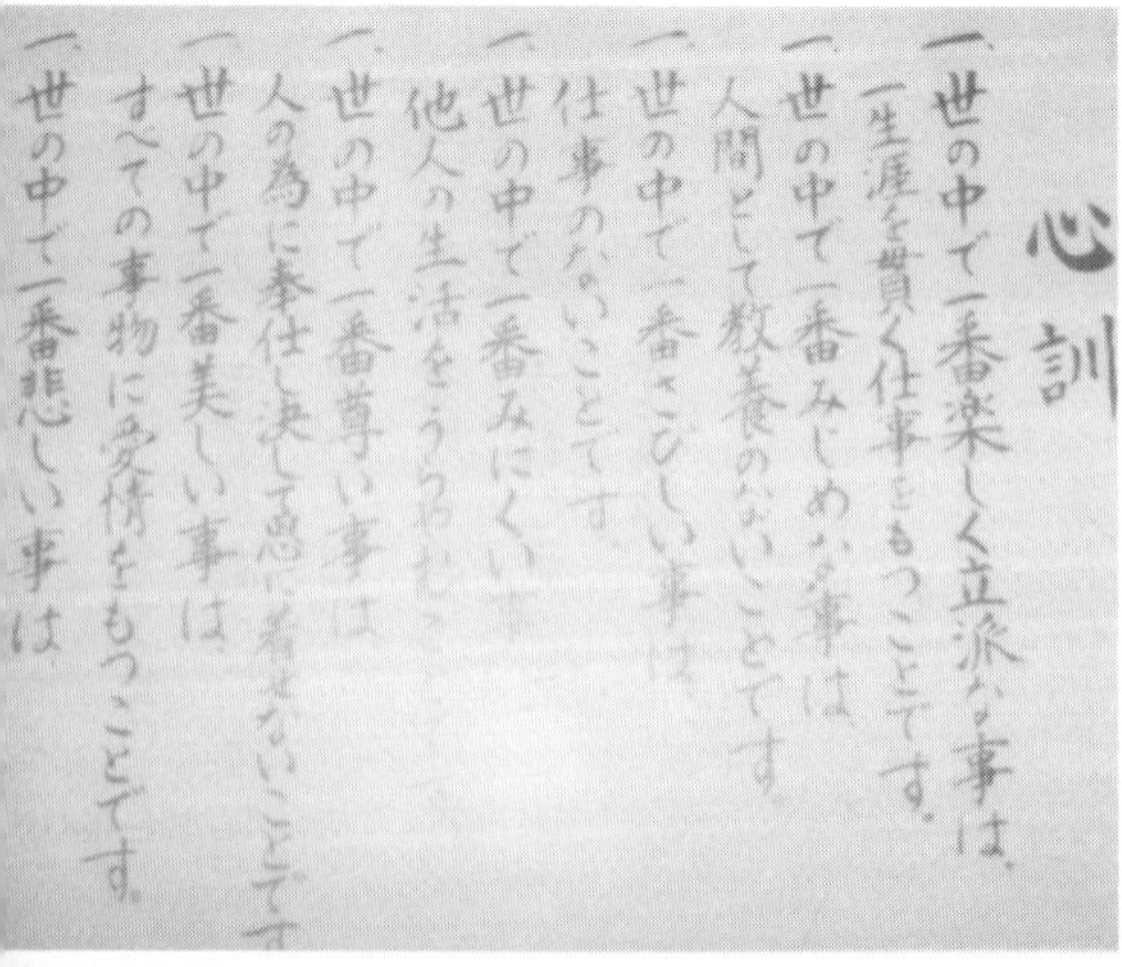

心訓

一 世の中で一番楽しく立派な事は、一生涯を貫く仕事をもつことです。

一 世の中で一番みじめな事は、人間として教養のないことです。

一 世の中で一番さびしい事は、仕事のないことです

一 世の中で一番みにくい事は他人の生活をうらやむこ

一 世の中で一番尊い事は人の為に奉仕して決して恩にきせないことです

一 世の中で一番美しい事は、すべての事物に愛情をもつことです。

一 世の中で一番悲しい事は、

家内とニューヨークで。

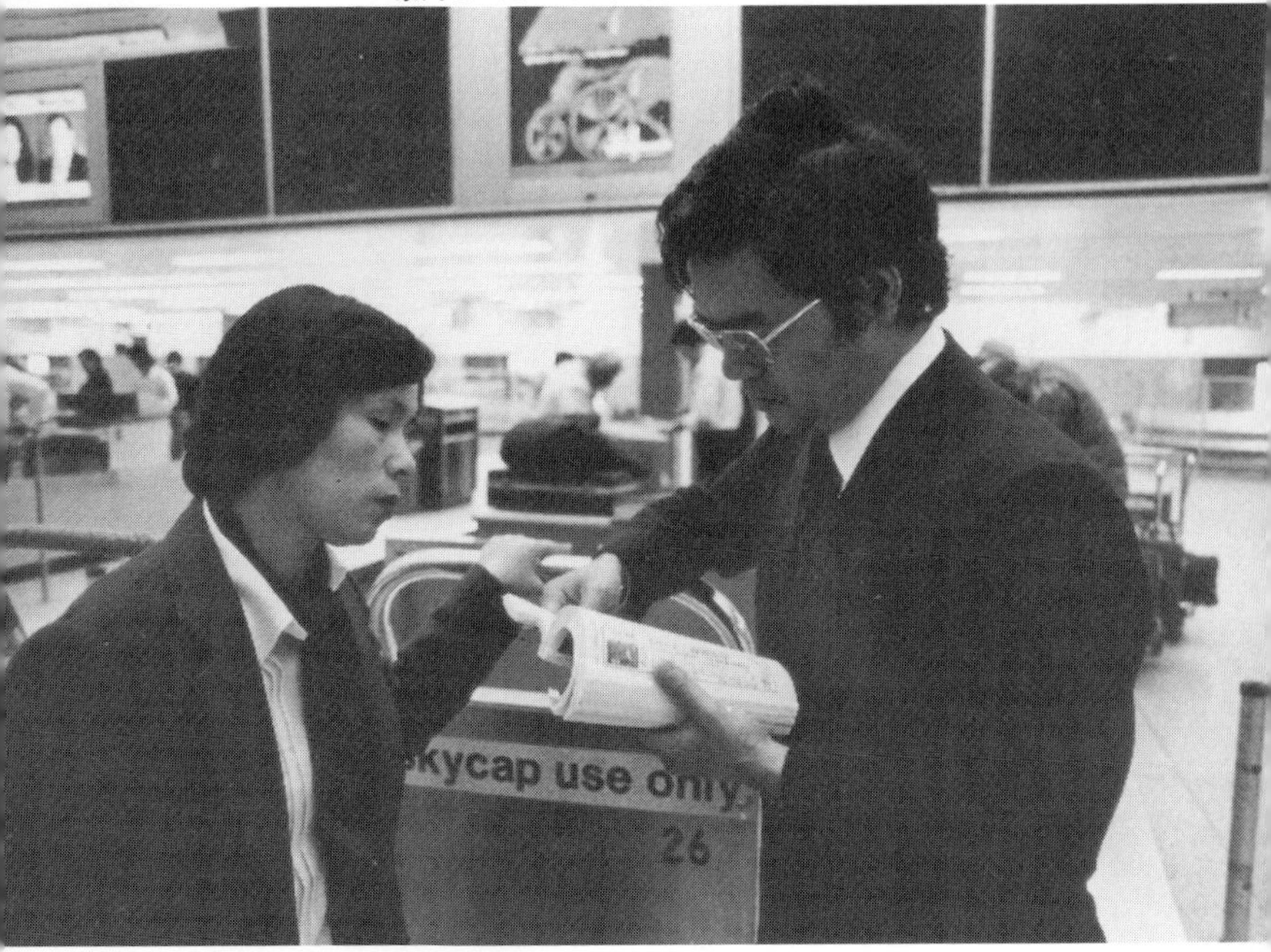

ぼくは自分で走っているのか、家内に走らされているのかわからない。

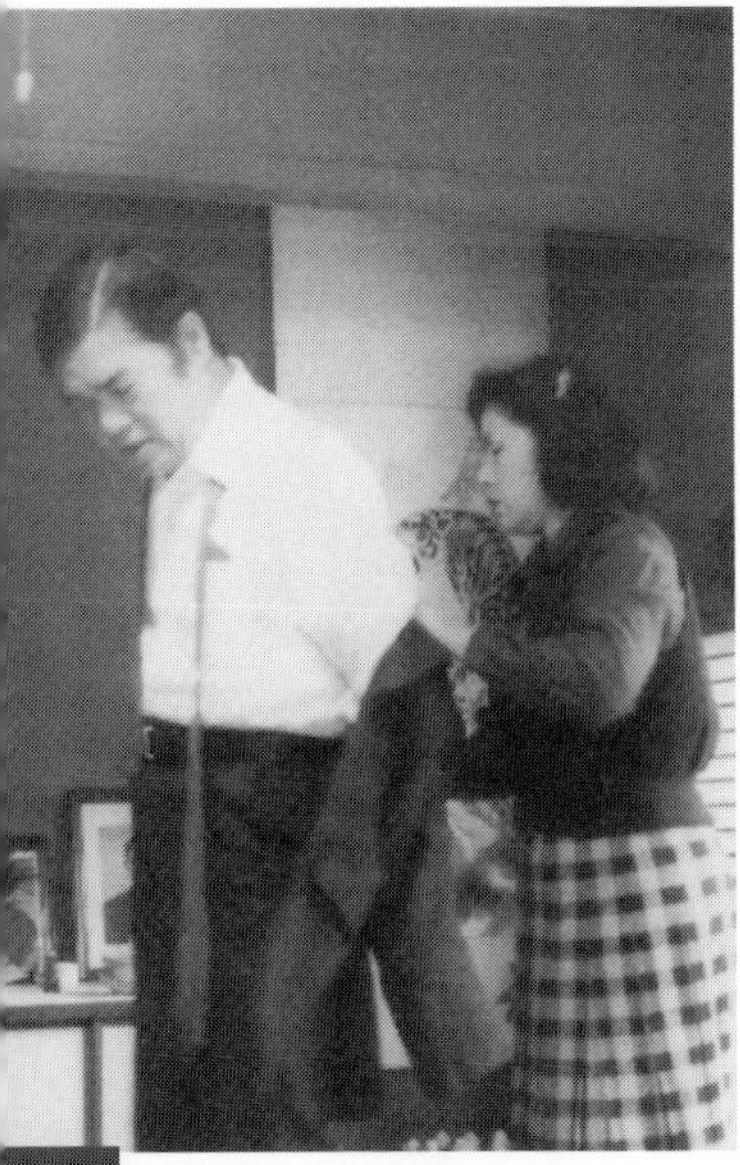

妻はたえず夫に服従することで夫を支配する。

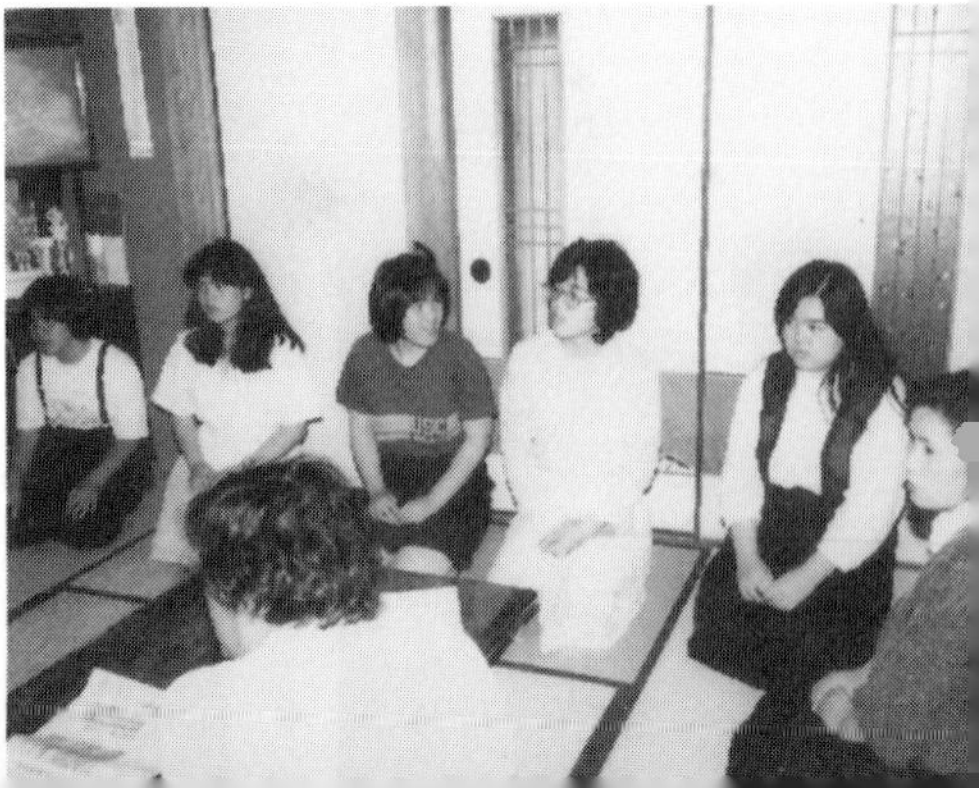

父に、**今宮高校**へ転校したいといったら、
最初は反対されたがついにいった。
「自分の考えているように
やってみろ」

「先祖伝来の畑を、
切り売りして出そう。
オレが金を送れなくなるか、
お前が阪大に入れないか、
親子で勝負しよう」

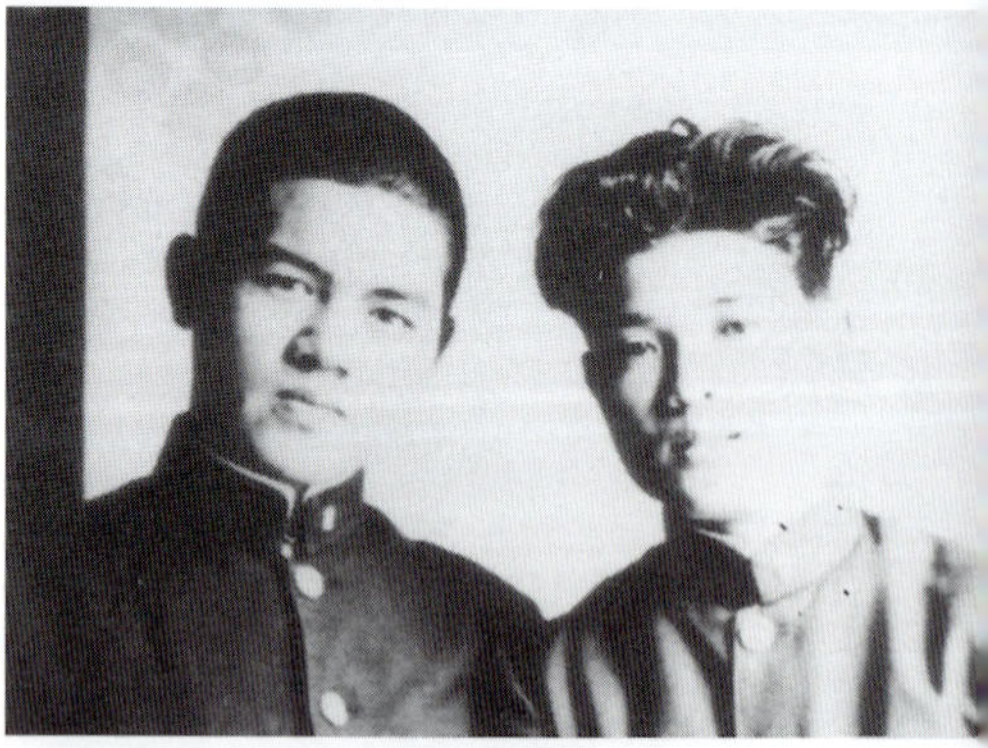

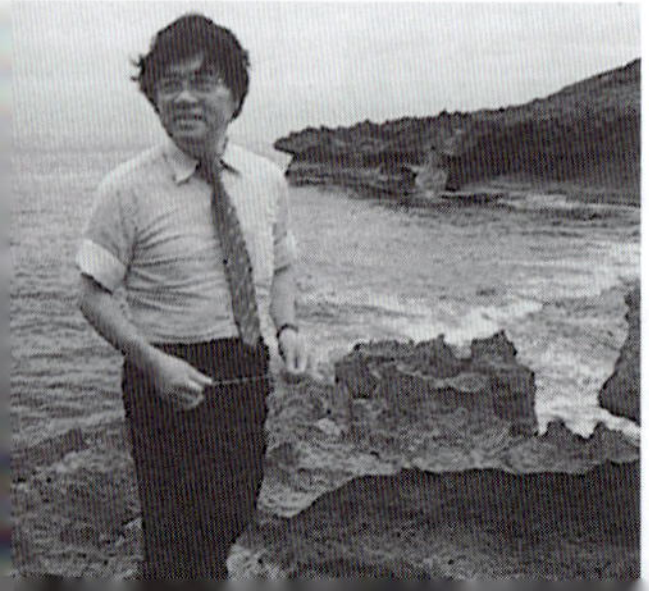

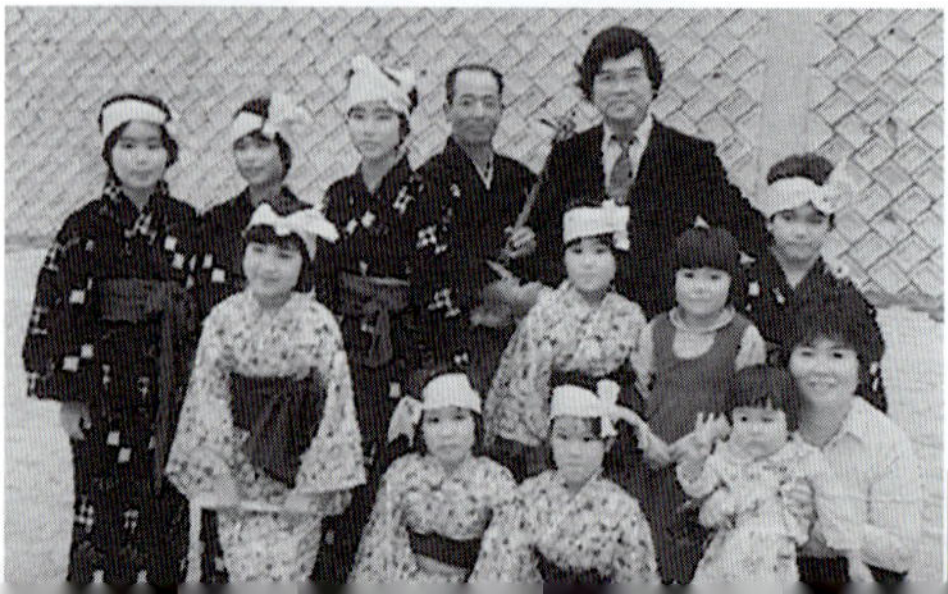

「もし阪大医学部に入れないようなことがあれば、一生徳之島の土を踏むな。大阪から徳之島までの間には、鉄道もあれば、海もある。飛びこめ！」

「男というものは、一度口にしたら実行しなければ男じゃない。生命がけでいどんで、できないことはない」

弟の友助と二人で。

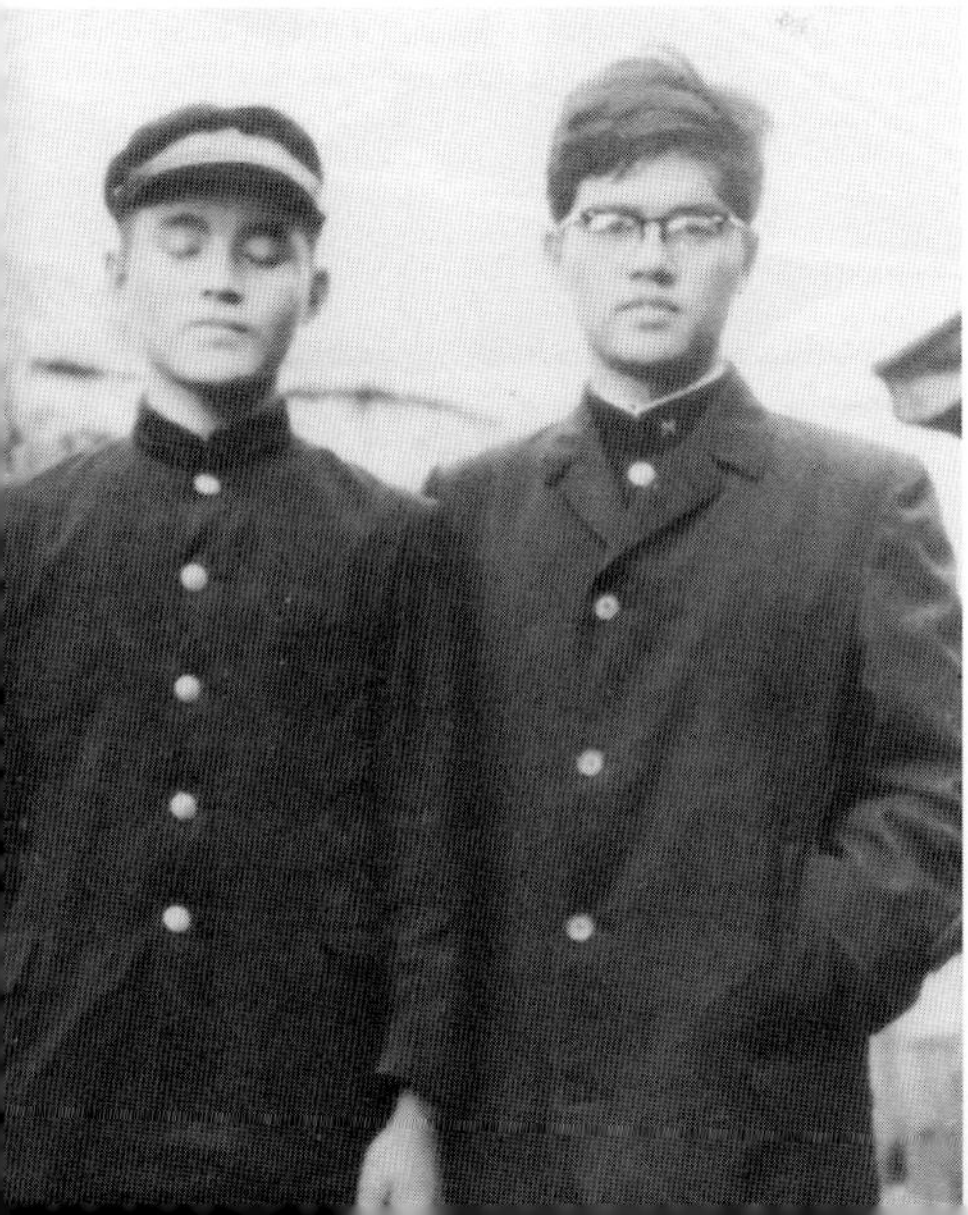

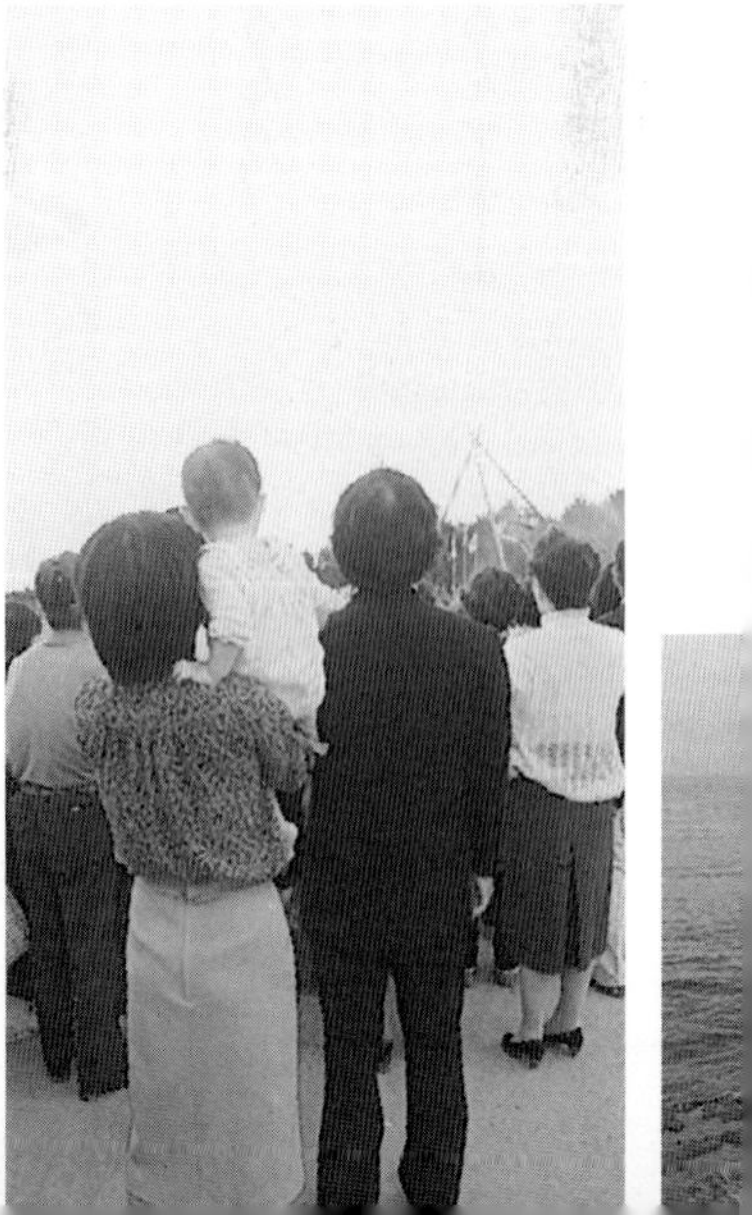

生ある間は子の身に代らんことを希い、
死ねば子の身を護らんことを願う。

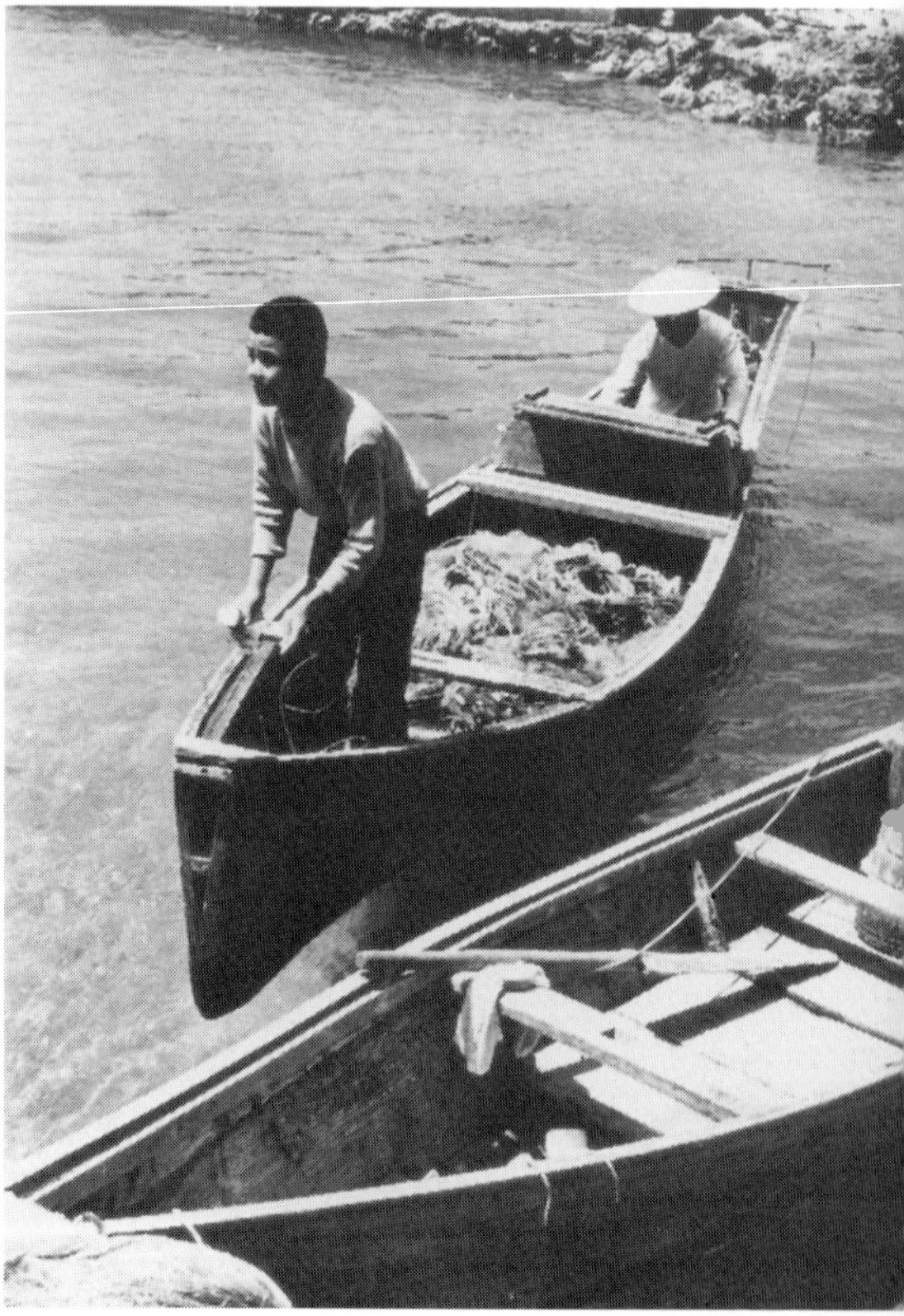

父は、
やっぱり島には合わない器でしょうね。
たとえば、
ぼくがいま徳之島に住んでいたら、やっぱり合わんでしょうね。
バカ者呼ばわりされますよ。

おやじ自身がやっぱり大阪に行って苦労してるんだ。
小学校六年ぐらいのときに出てね。
旅館の手伝いやらして大阪にたどりついていたんですよ。
そして土方したり沖仲士をしたり、いろいろしたけど、
結局は失敗して徳之島に帰ってきてるわけ。

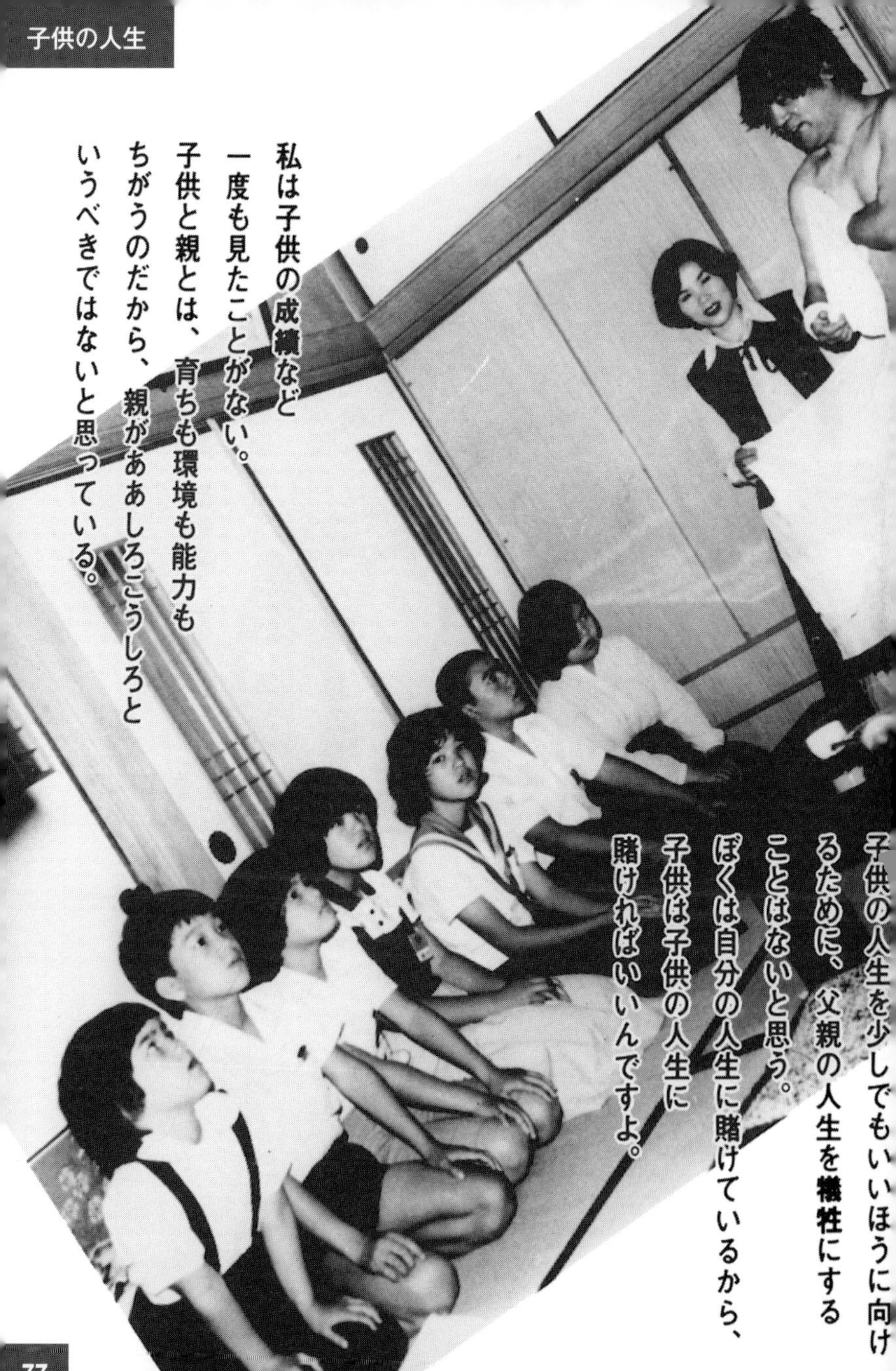

子供の人生を少しでもいいほうに向けるために、父親の人生を犠牲にすることはないと思う。
ぼくは自分の人生に賭けているから、子供は子供の人生に賭ければいいんですよ。

私は子供の成績など一度も見たことがない。
子供と親とは、育ちも環境も能力もちがうのだから、親がああしろこうしろというべきではないと思っている。

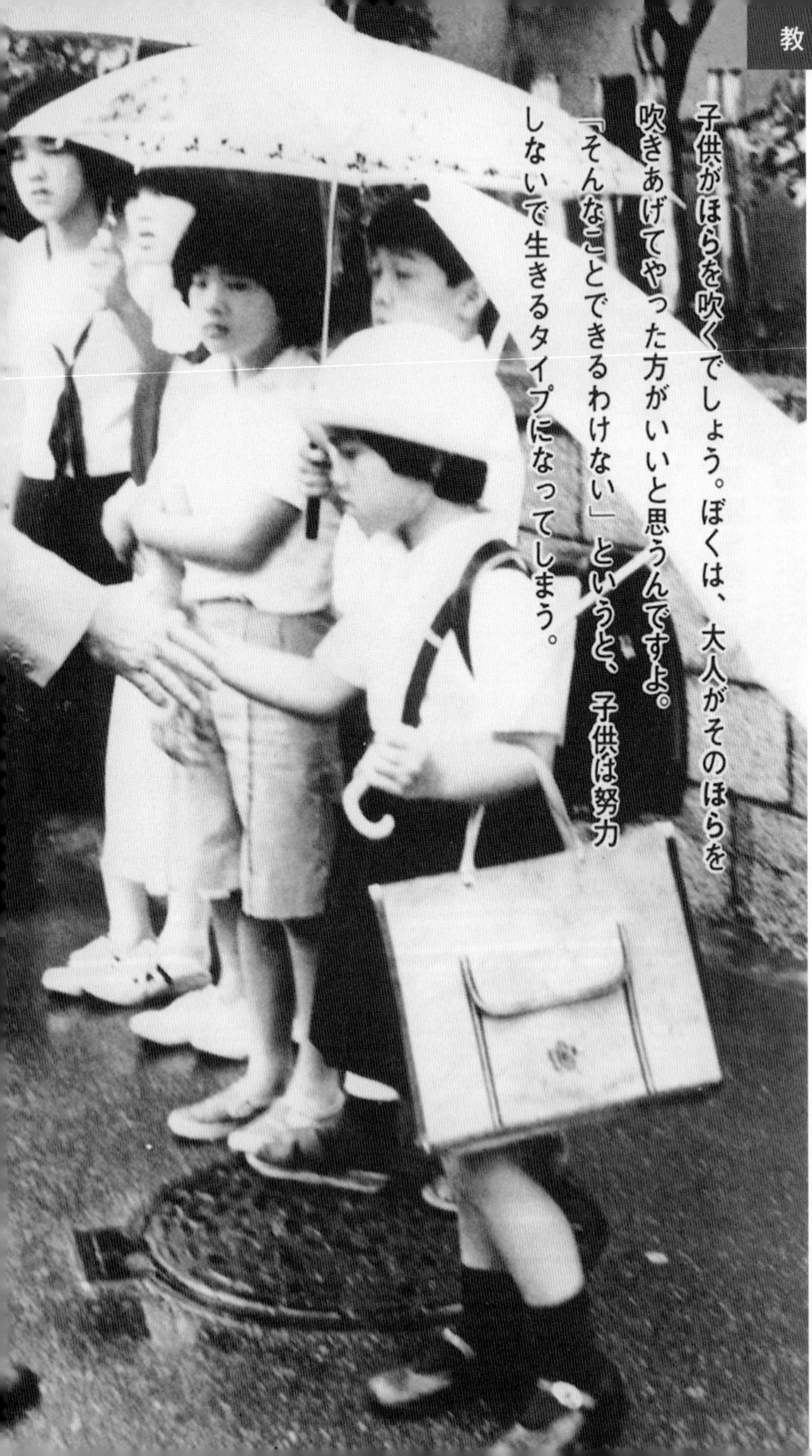

子供がほらを吹くでしょう。ぼくは、大人がそのほらを吹きあげてやった方がいいと思うんですよ。「そんなことできるわけない」というと、子供は努力しないで生きるタイプになってしまう。

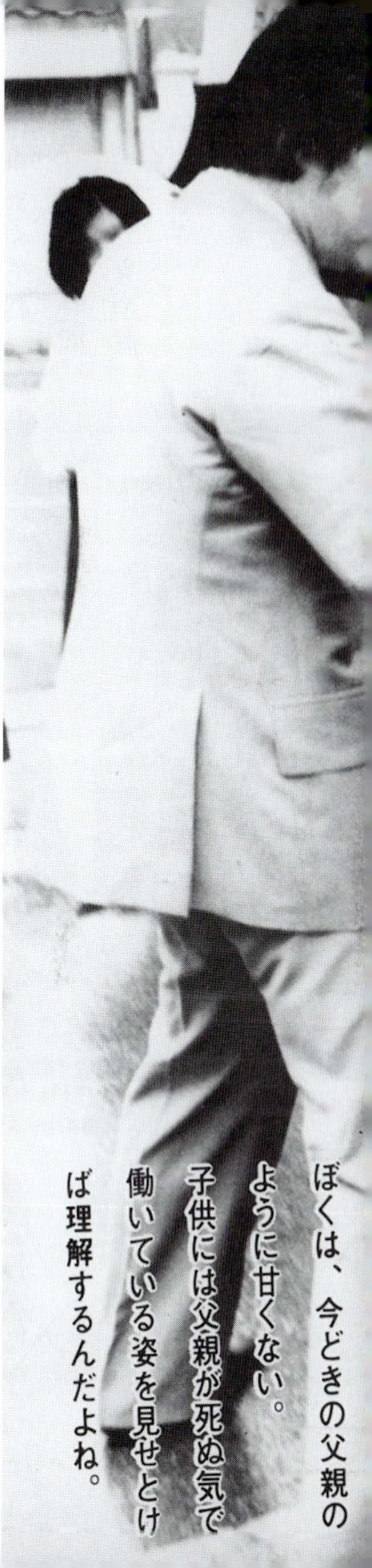

ぼくは、今どきの父親のように甘くない。子供には父親が死ぬ気で働いている姿を見せとけば理解するんだよね。

子を知るは父に若《しく》はない。ホント、わが子のことは父が一番良く知っている。

父とは
子供に夢をもてるような
話をしなくてはいけない。

朝、昼、晩と
家族一緒に
食事をしたこと
がありません。
しかし、愛情の
深さがあるとす
れば、
ふつうの人が
一メートルなら、
ぼくは一万メー
トルだからね。
会っている時間
が一分でも密度
がちがう。
一生懸命、
一緒にいる。

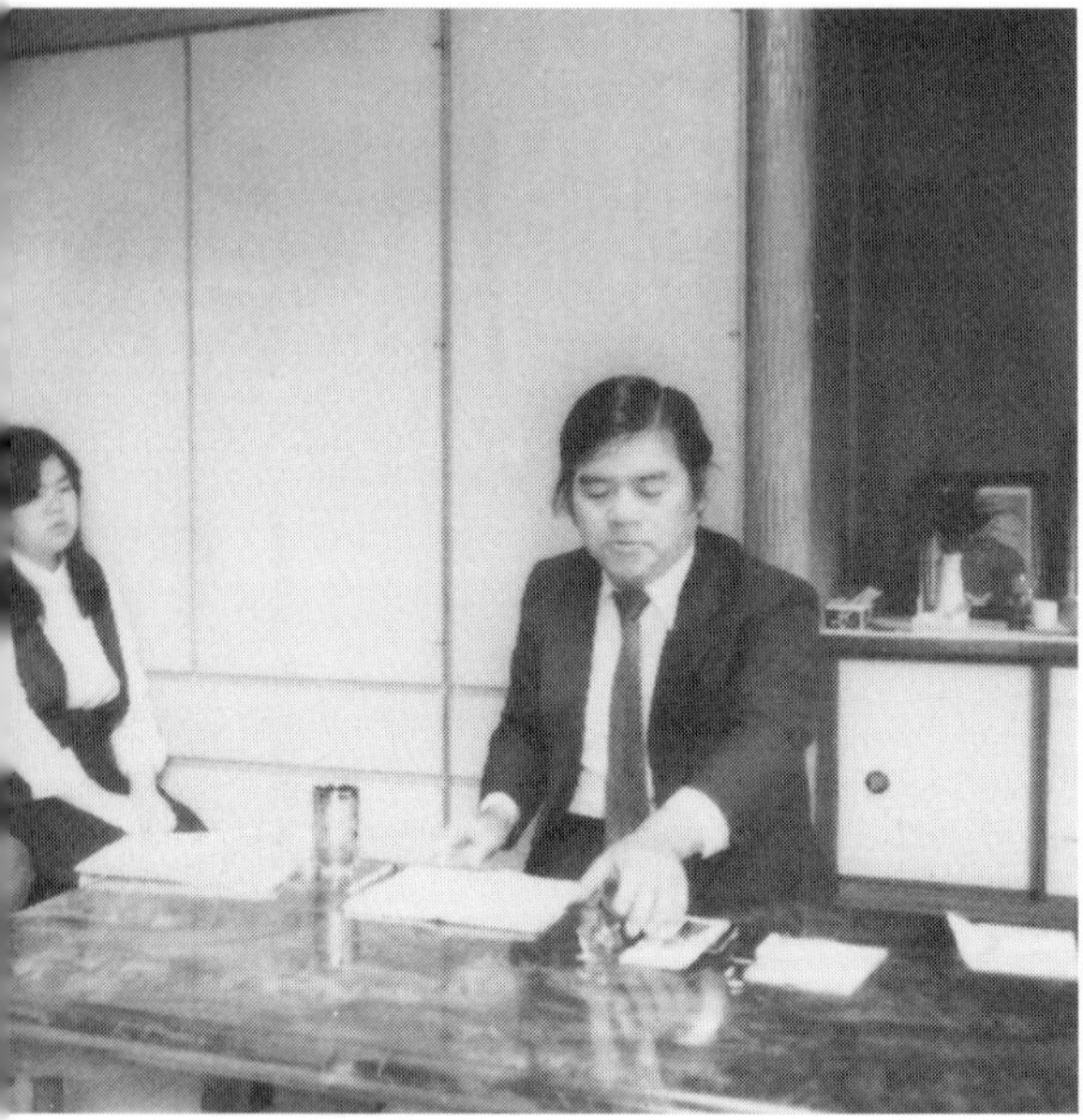

父は父たり。子は子たり。夫は夫たり。婦は婦たり。しかして家道正し。(易経)

家庭は港のようなもんでね。
帰ると気が休まるが、
かといって二晩も三晩もつ
づけていようとは思わない。

子供相手でも、レベルを合わせるといった、見下した態度ではなく、相手の〝**波長**〟に合わせてつき合うのである。

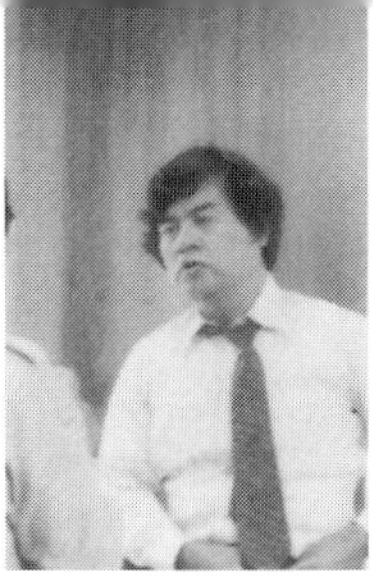

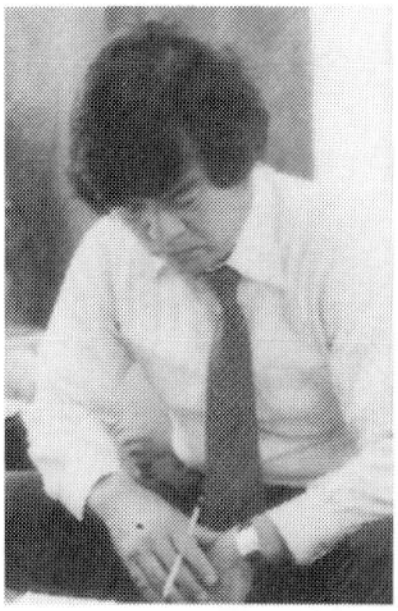

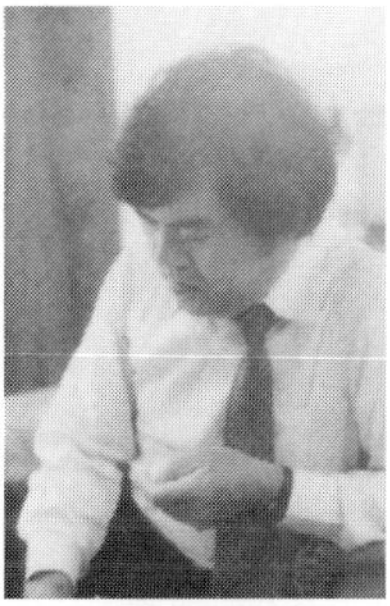

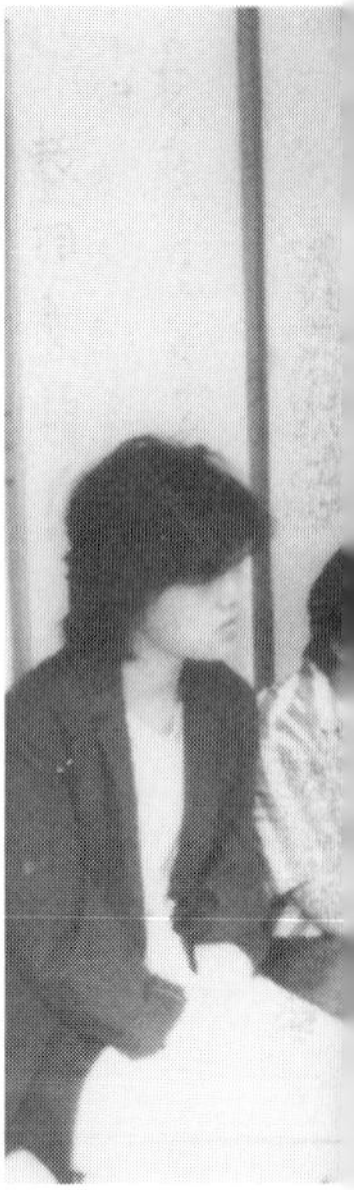

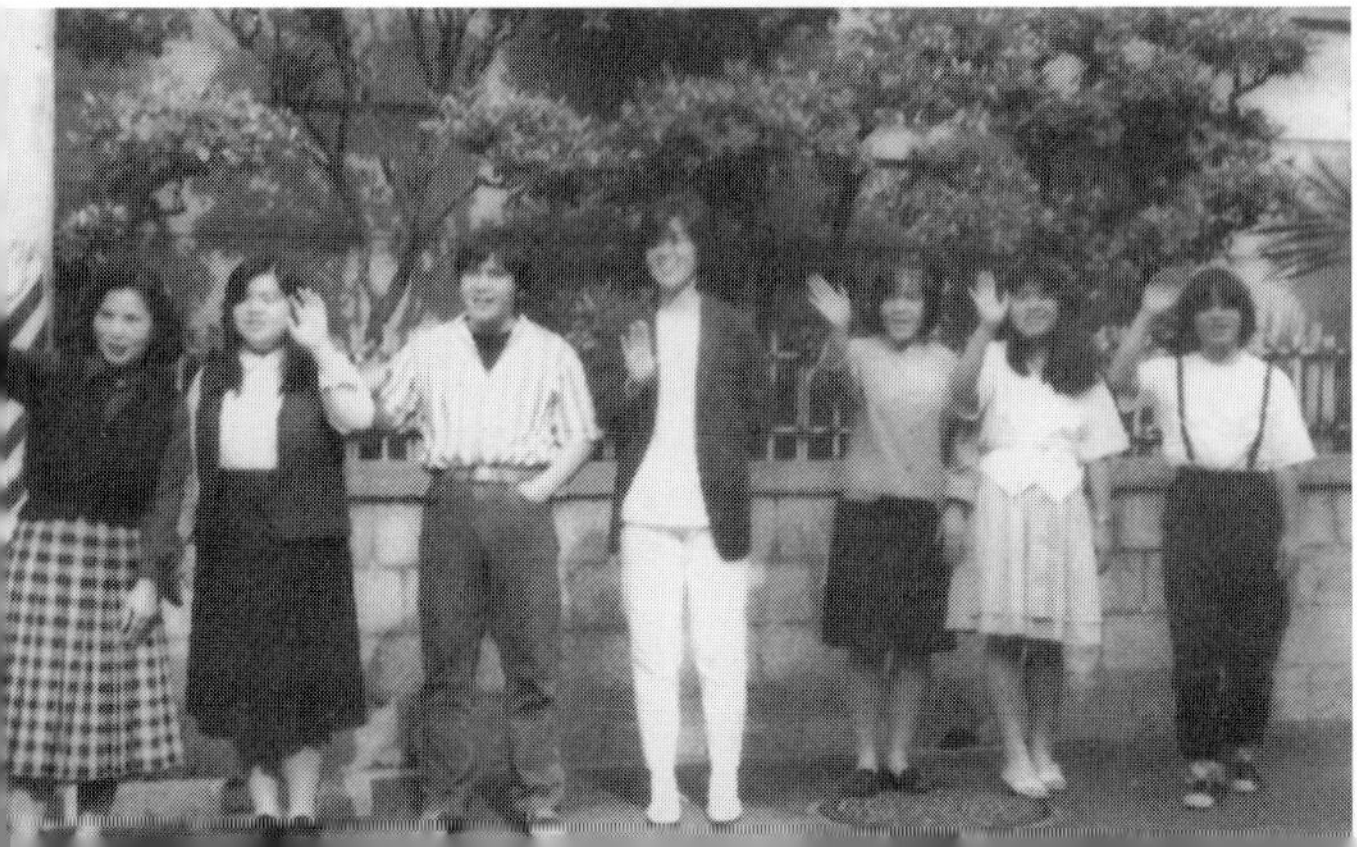

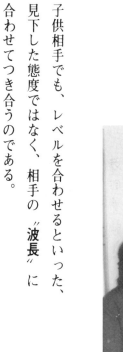

現代の若者に欠けたものは

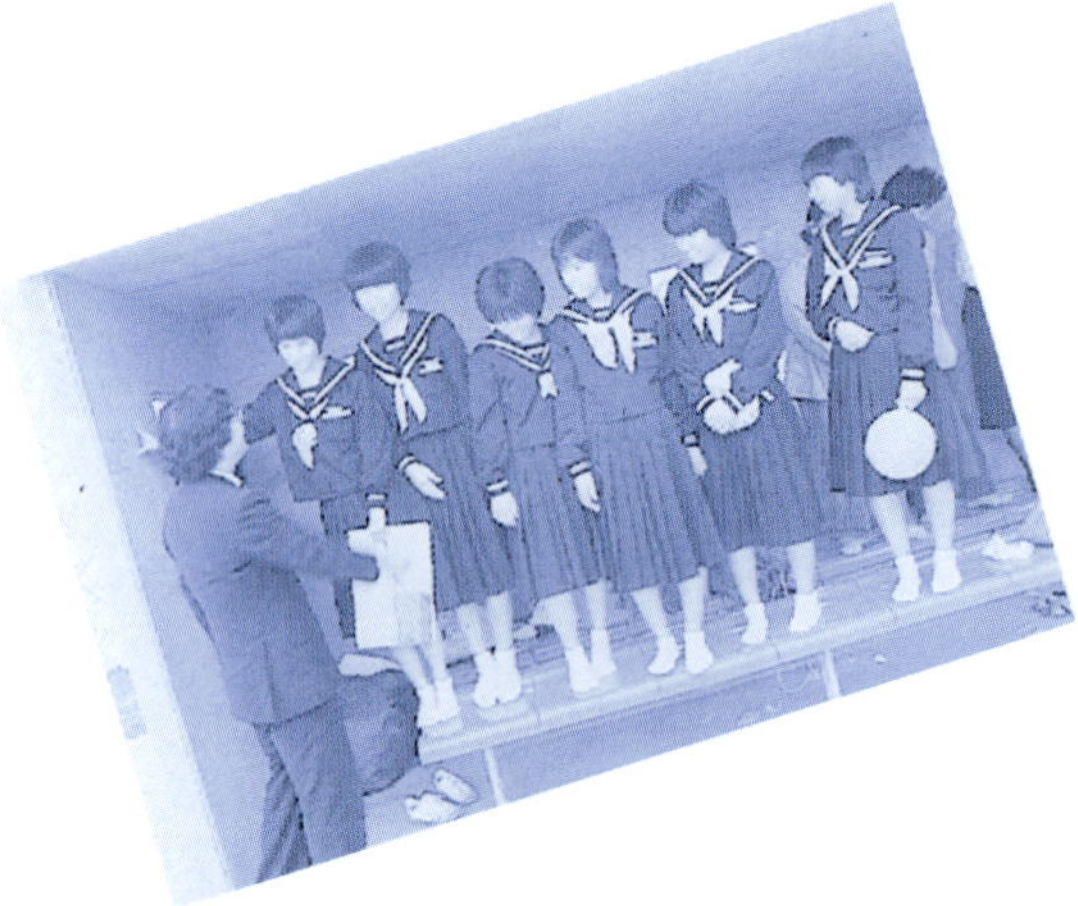

ロマンであり、
でっかい夢であり、
大きな希望であり、
それに向かって
いくガッツだ。

医療革命

医の荒廃を許せるか

金をとって、生命までとる
アウシュビッツのような病院がある。

生《あ》れるもの遂《つい》にも死ぬるものにあればこの世にあればこの世なる間は楽しくもあらな（大伴旅人の唄）
——だからこそアウシュビッツ病院は許せないのだ。

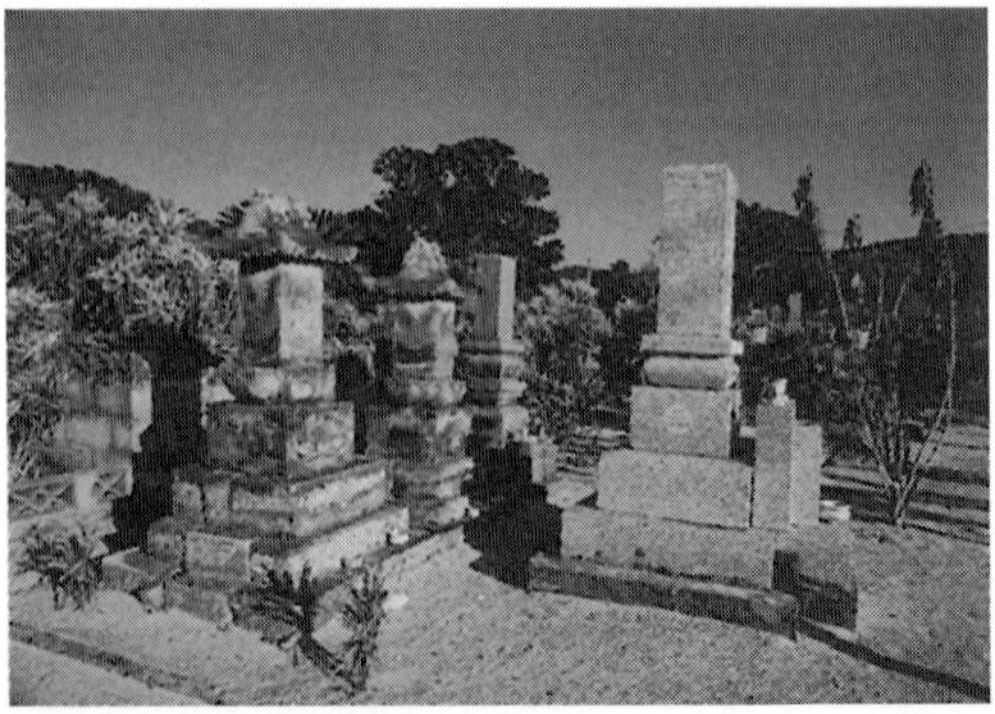

どんなに一流の仕事をしていても、三流、五流の**医療**を受けて死ぬことがある。
それどころか、**医療**を受けることもできずに死ぬことだってあるんだ。
病院をタライまわしにされてね。

医者は、人殺し以外なら何をしてもかまわない。生命をのばすためなら。
たとえば、気を失っている人がいたら走っていってビンタを叩いてもいい。
ガンが足にできていたら太腿から切り落とすこともできる。場所が顔なら眼を
ほじくり出してもいいし、ガンなのに「ガンとちがう」と嘘をついてもいい。
ところが、それを金もうけのためには何をしてもいい、とカンちがいしている
医者がいるんだ。

泥棒は金だけしか取らないが、悪い医者や不備な**医療体制**に命をあずけると、
健康な子宮を取られ、丈夫な胃を切られ、時には命まで取られる。
そのうえ、金まで取られる。

一生懸命、患者を助けたとしますね。すると助かるような病気にどうして
こんなに請求するのかといって**保険**を削られるわけです。
そうされたくなければ、一生懸命やって殺す。
すると、死ぬくらいの重体だったかといって、一銭も削られない。
――そういうシステムなんです。

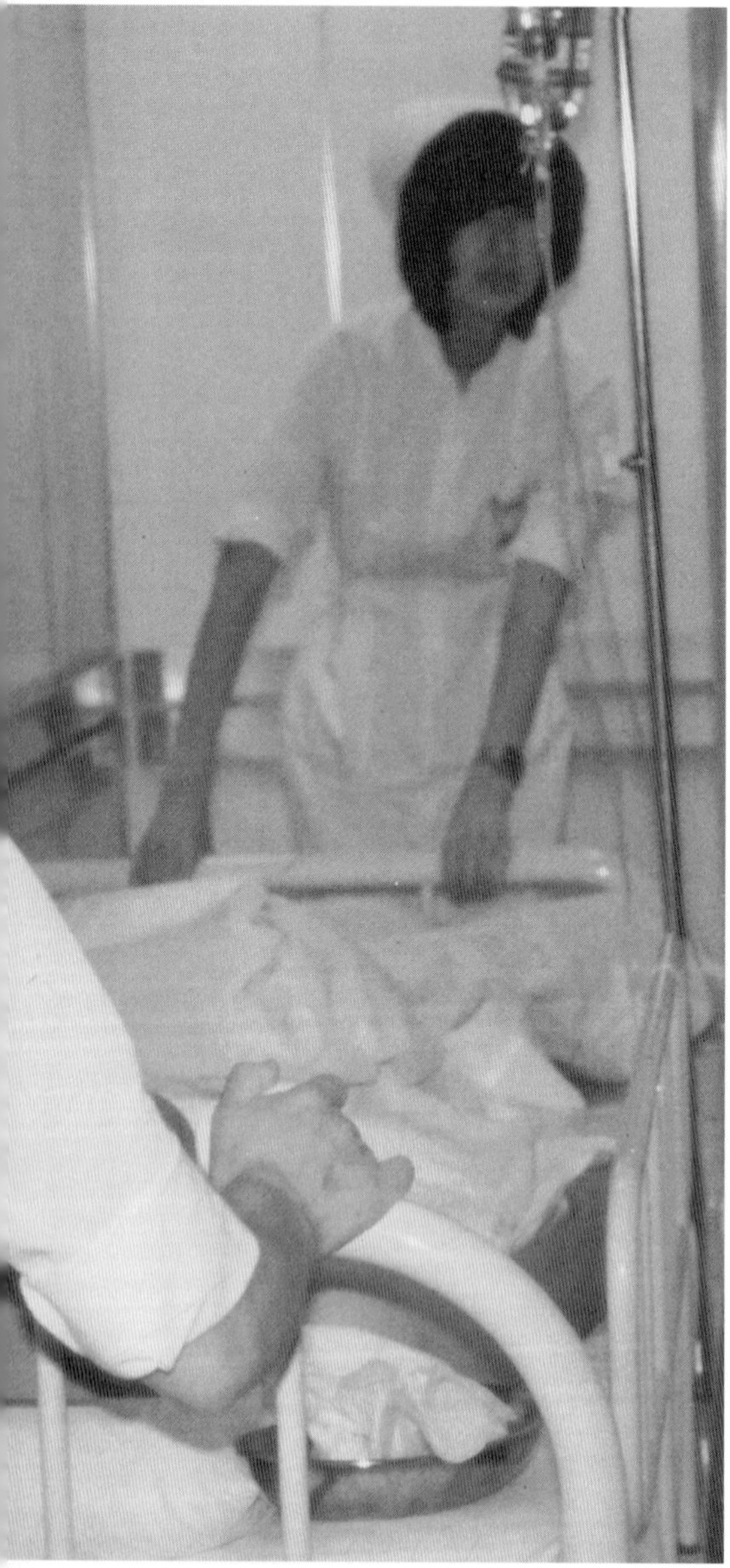

墓に入るまで人間はあらゆる英知をもって命を守ってもらう権利がある。

世間に存する悪はつねに無知に由来するが、悪徳医だけは算術や詐術を策するばかりだ。だからこそ徳洲会の精神が必要なんだ！

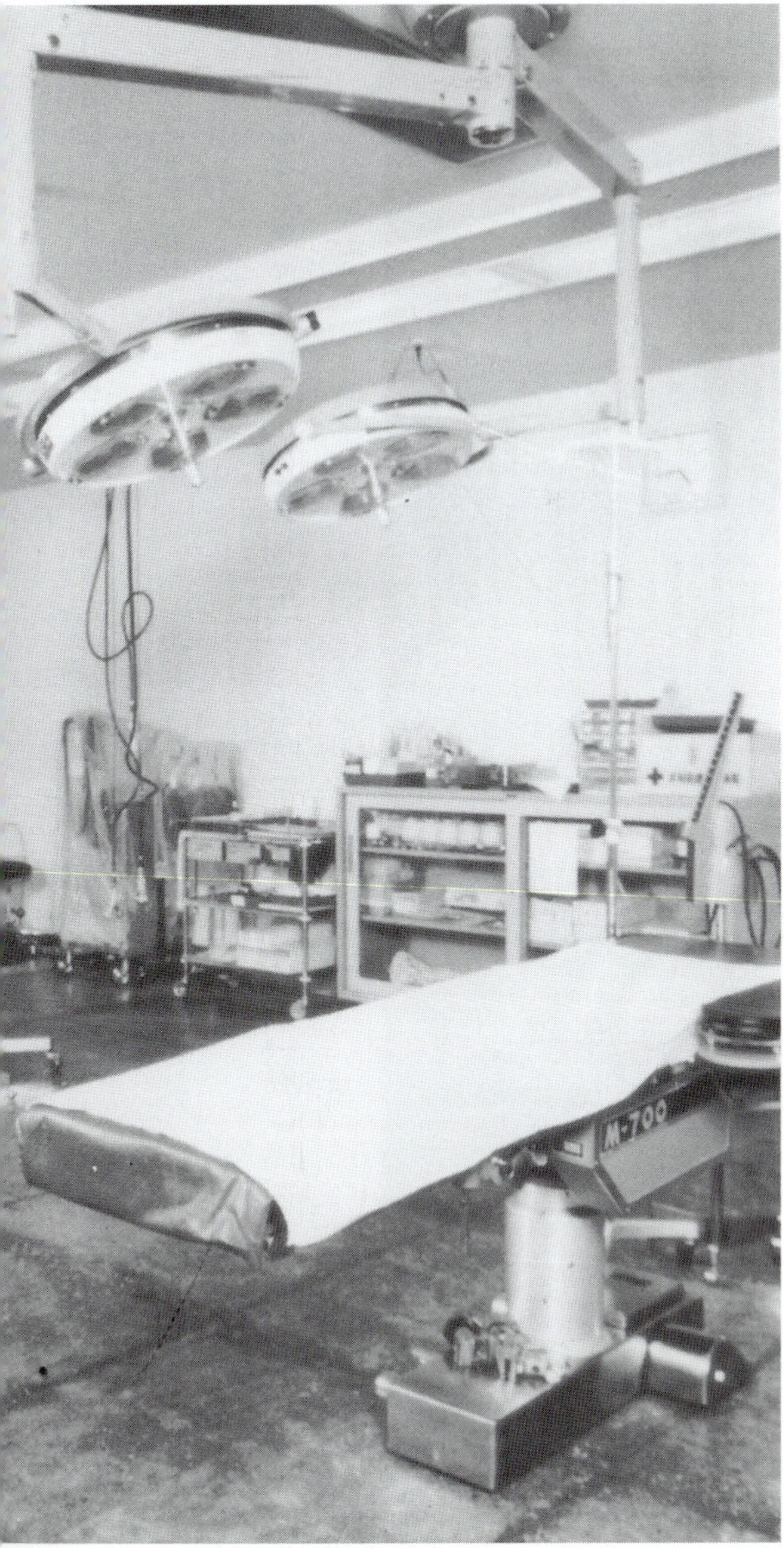

医は仁術なんて言われてきたが、今の医者は算術ばかり。算術ならまだ許せる。悪くもない子宮をとったうえ高い治療費をとったり、入院させてもいない患者をデッチあげて保険料を水増し請求してるんじゃや、これはまったくの**詐術**！

ボク？　ボクのは〝いい（医）術〟だよ。

老人病院では死んだら退院です。
死なないと退院にならないところがある。
今の日本では、最高級の医療を受けられず死んだ人が、二%はいる。

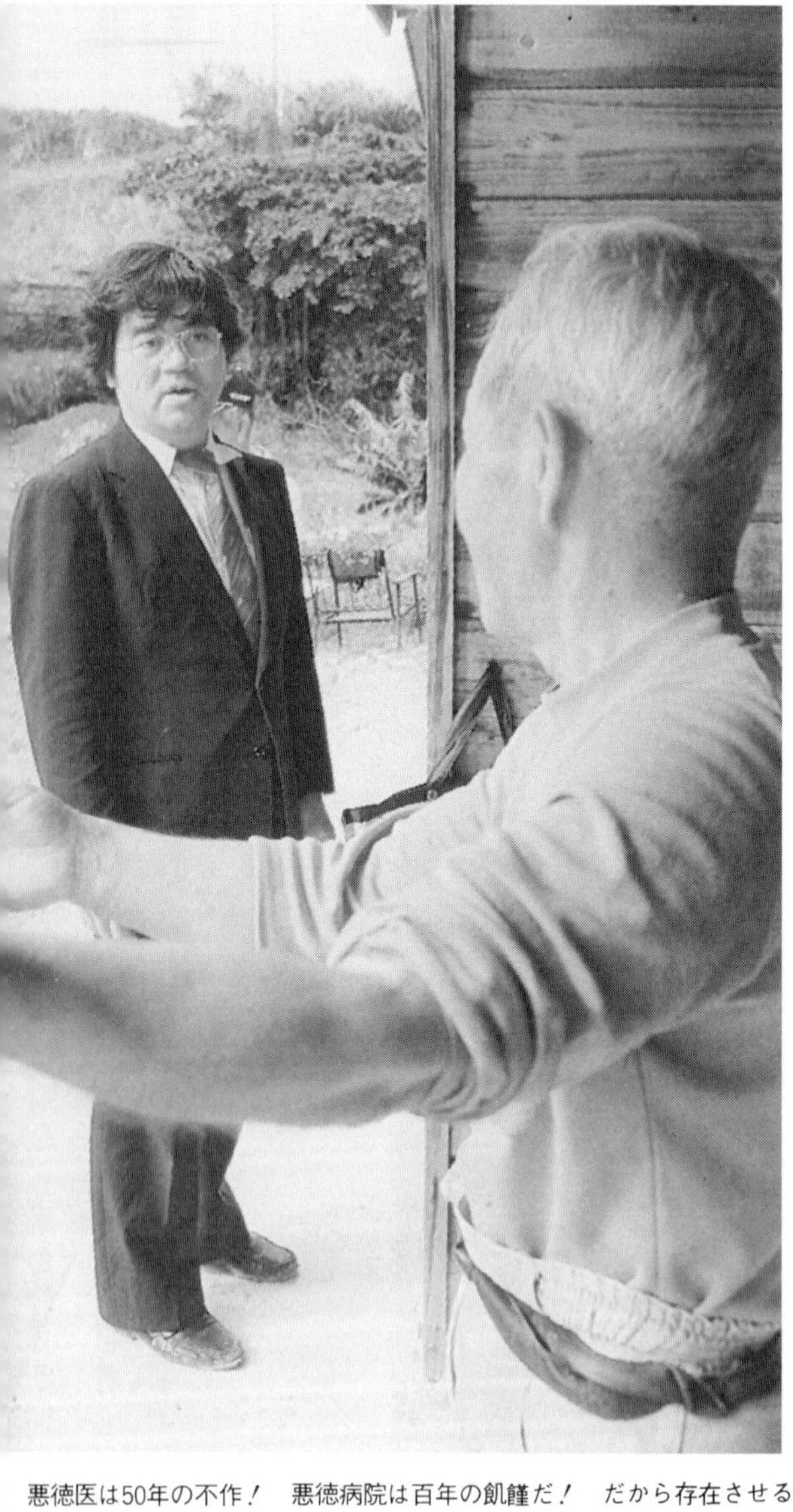

悪徳医は50年の不作！　悪徳病院は百年の飢饉だ！　だから存在させるべきではないよ、断じて。人生は良い医師と病院をもたないと幸福ではない……。

医療界は、技術が低くても失敗しても、医者は損をしない。失敗した方がかえって儲かるんだ。いわば「自業他損」の世界だ。

悖《もと》りて入る貨《たから》はまた悖りて出ず（大学）――不正で得た金はいつかは不当な方法で散財していく――。

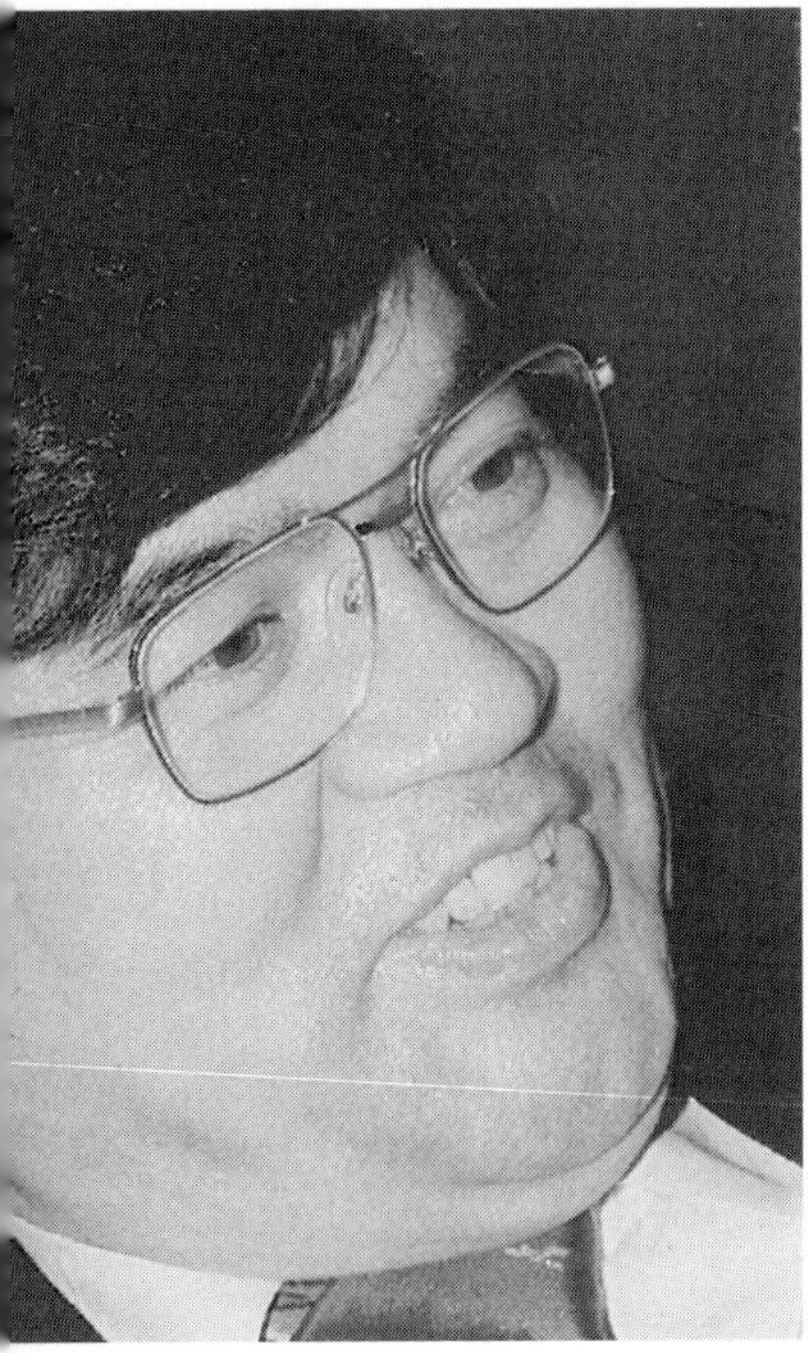

医者が、サラリーマンより五倍も六倍も収入を得ること自体が異常だ。

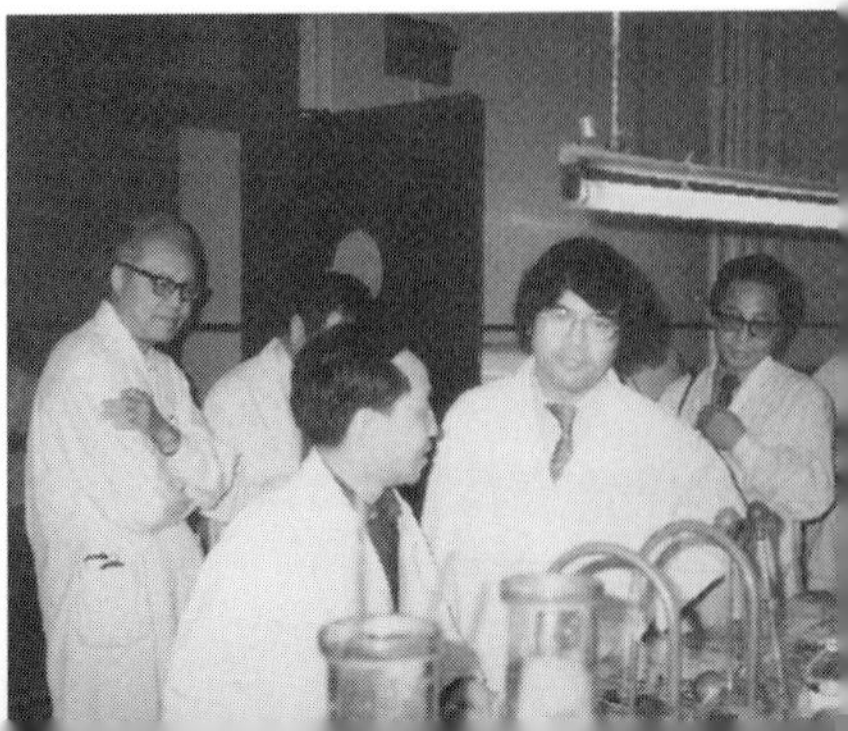

公立病院というのは、
学閥、教室閥、
年功序列が牢固と
あって何もできない。
人より働くことも、
救急患者を診ることも
白い眼で見られるのだ。

小人閒居すれば不善を為す、の諺もあるのだから、汗を流して働くことが一番。
公僕こそが誰よりも働かなければ白い眼で見られる世の中にしなければ——。

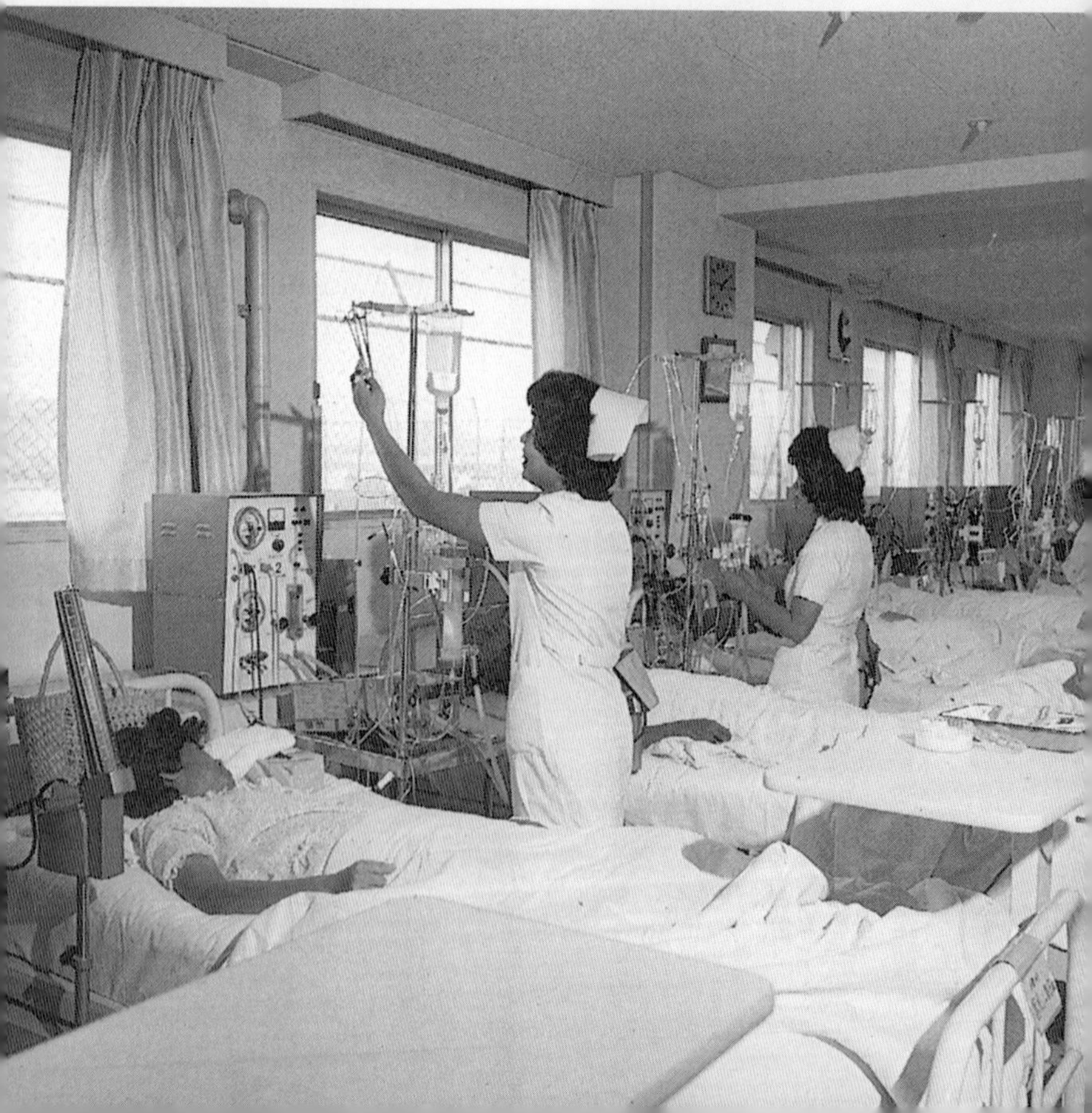

救急患者が冷たく
閉ざされた医院の門
から空しく引き返し、
一〇軒も二〇軒もタラ
イ回しされたあげく、
一人の医師に脈を
とられることなく息
をひきとるなんて、
文明国家を標榜する
この国で起こりえて
いいのか。この国は、
夜になると医者一人いないアフリカの原野に戻ってしまうのか。
救急患者がいて医者がいないなんて「恐怖」以外の何ものでもないね。
こんなことを許しているのは、日本人が、政治が荒廃しているからだ。

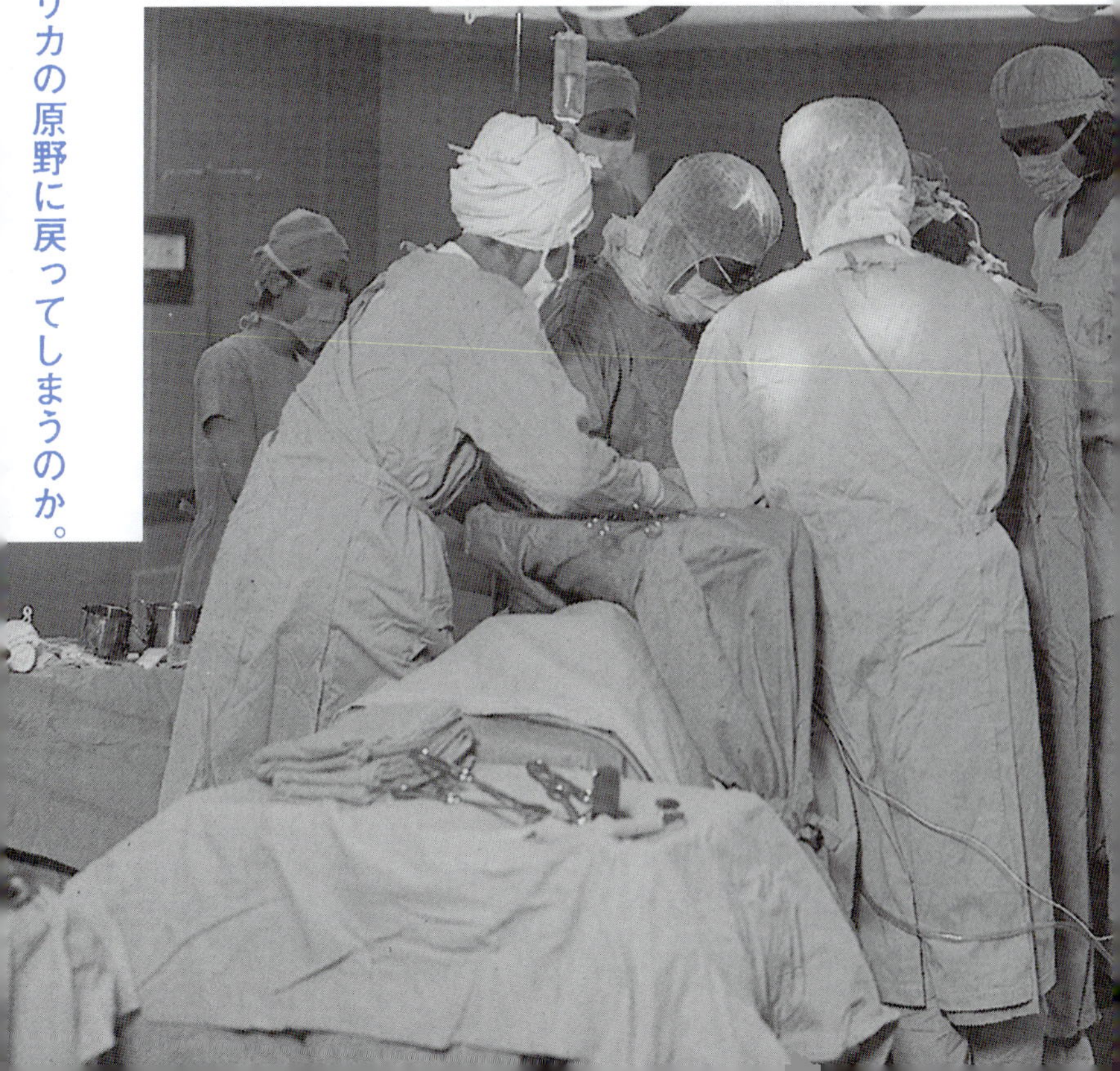

現在の**辺地医療**は、新卒の若い医師を〝修業〟に出しているにすぎず

本末転倒だ。

いまの日本の医者の約九〇%は学問をしていない。

伝承医学です。

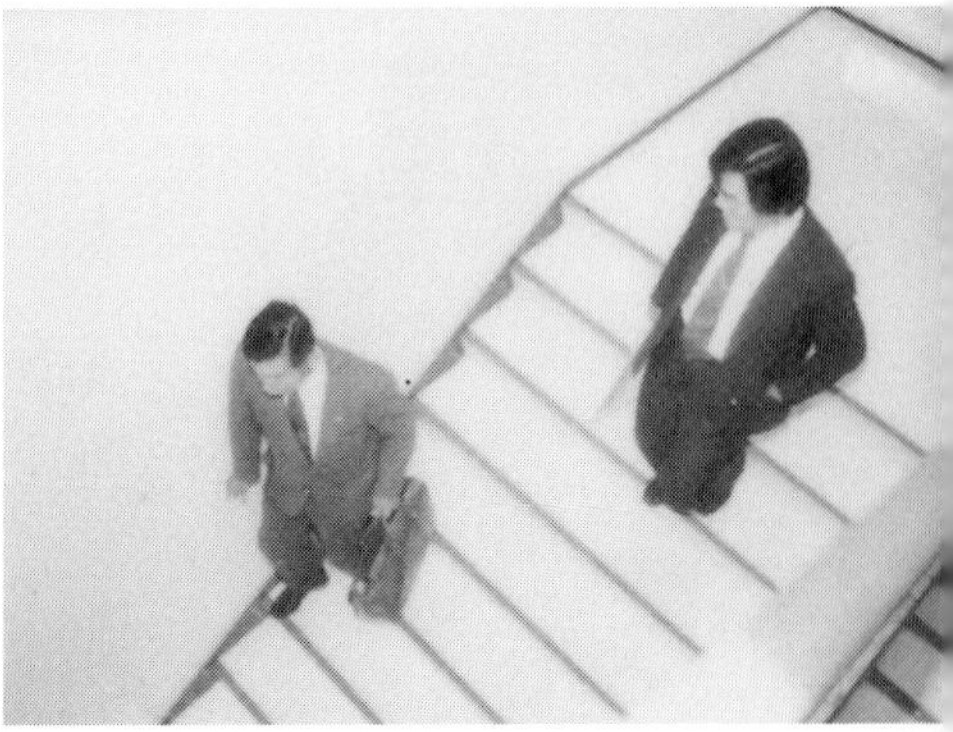

名医はどこへ行ったのか？　だからこそオレは怒るのだ。血気の怒りは有るべからず、理義の怒りは無かるべからずの精神だね。オレは、道にそむくような行為に怒らない人間をみると余計カッとなる。そんな人間が多すぎるからだ

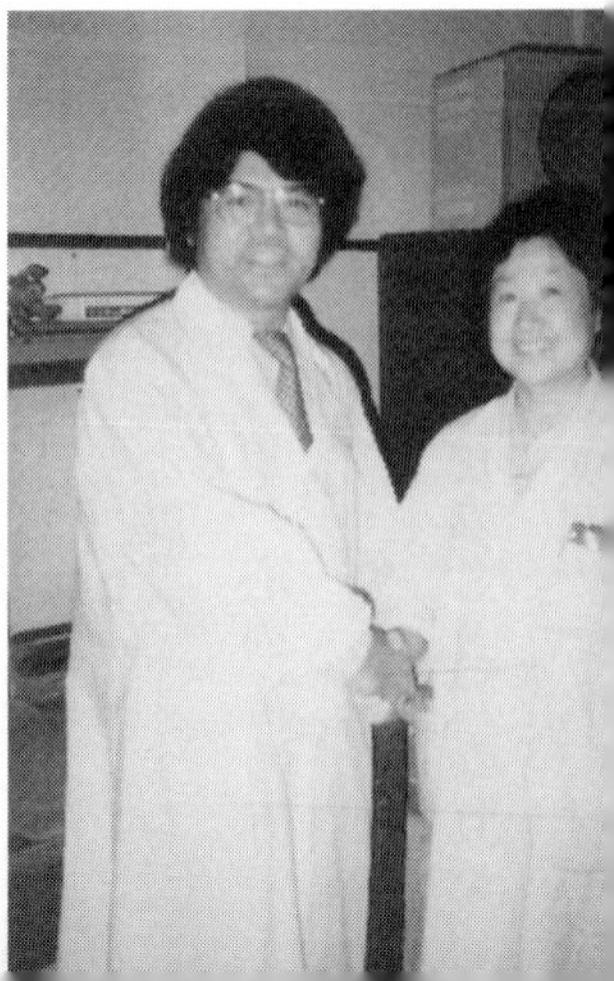

医学博士になったからといって、患者を診ることが上手な医者だということにはならない。

ましてや、ほんとうに患者のことを考える名医であることはまったく無関係である。

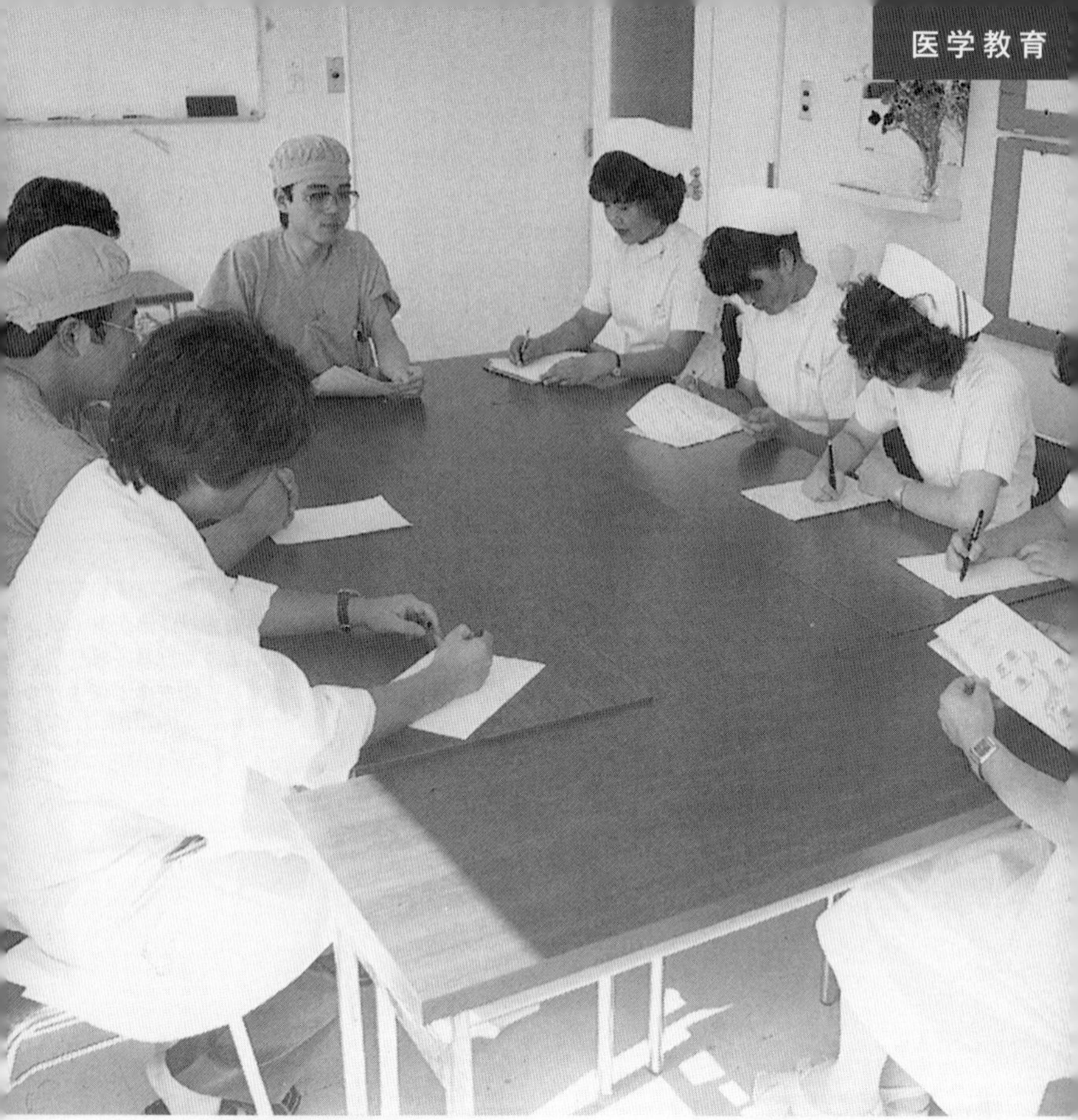

幸福は、その人が真の仕事をするところに存すだ。真の仕事は独善的な行動にはない。それぞれの立場と役割をキチンと守ることではじめて可能だ……。

医学は進歩していても**医学教育**は明治以来進歩していない。それどころか医療従事者のモラルの点では、むしろ後退しているといえよう。

医者という職業は非常に道徳的な職業ですよね。ところが、**心**のもち方ひとつ誤ったら、これほど不道徳なことになりやすい職業はないんです。

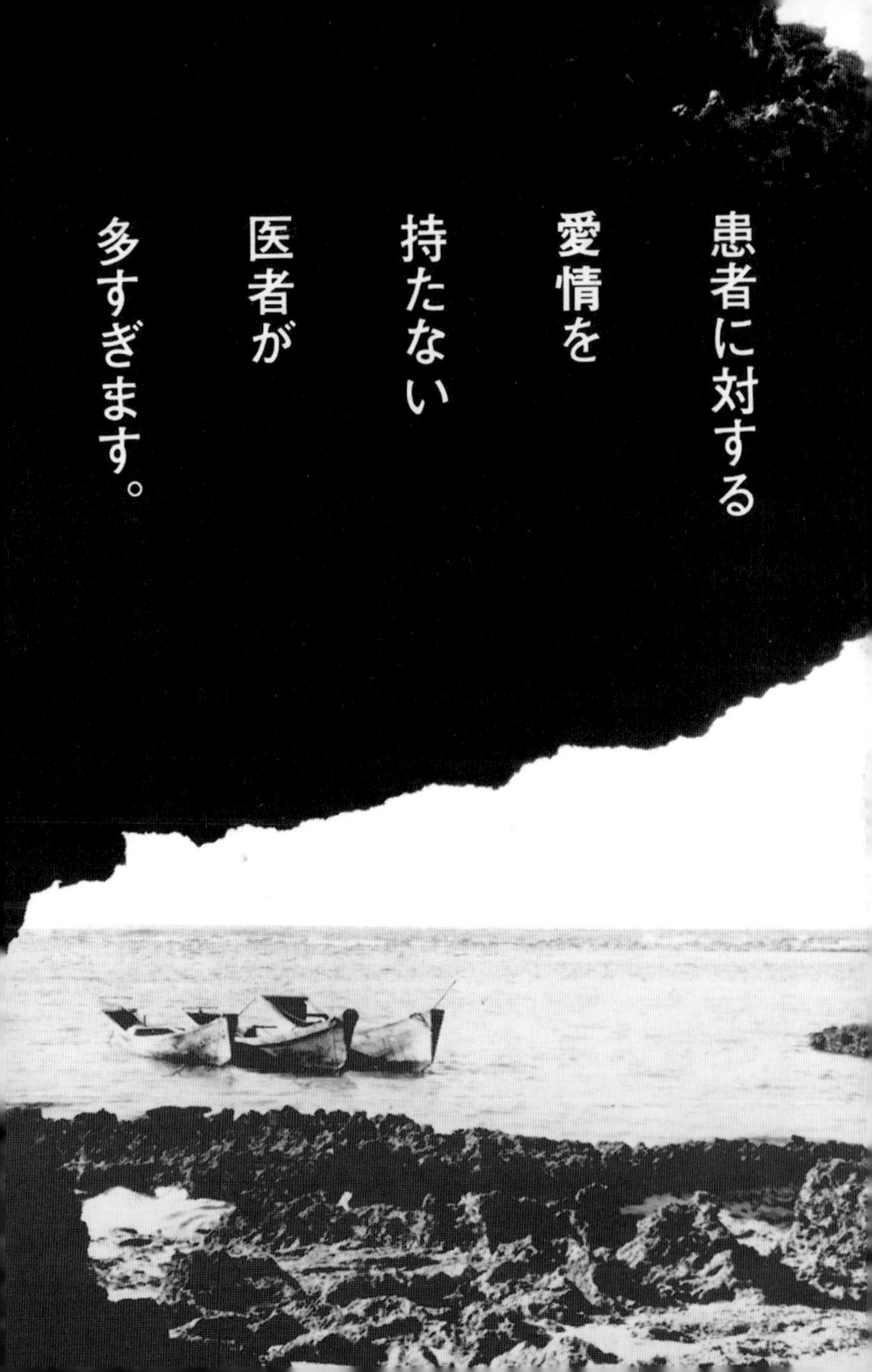
患者に対する
愛情を
持たない
医者が
多すぎます。

患者あっての医療

医者は患者あっての存在にすぎない。

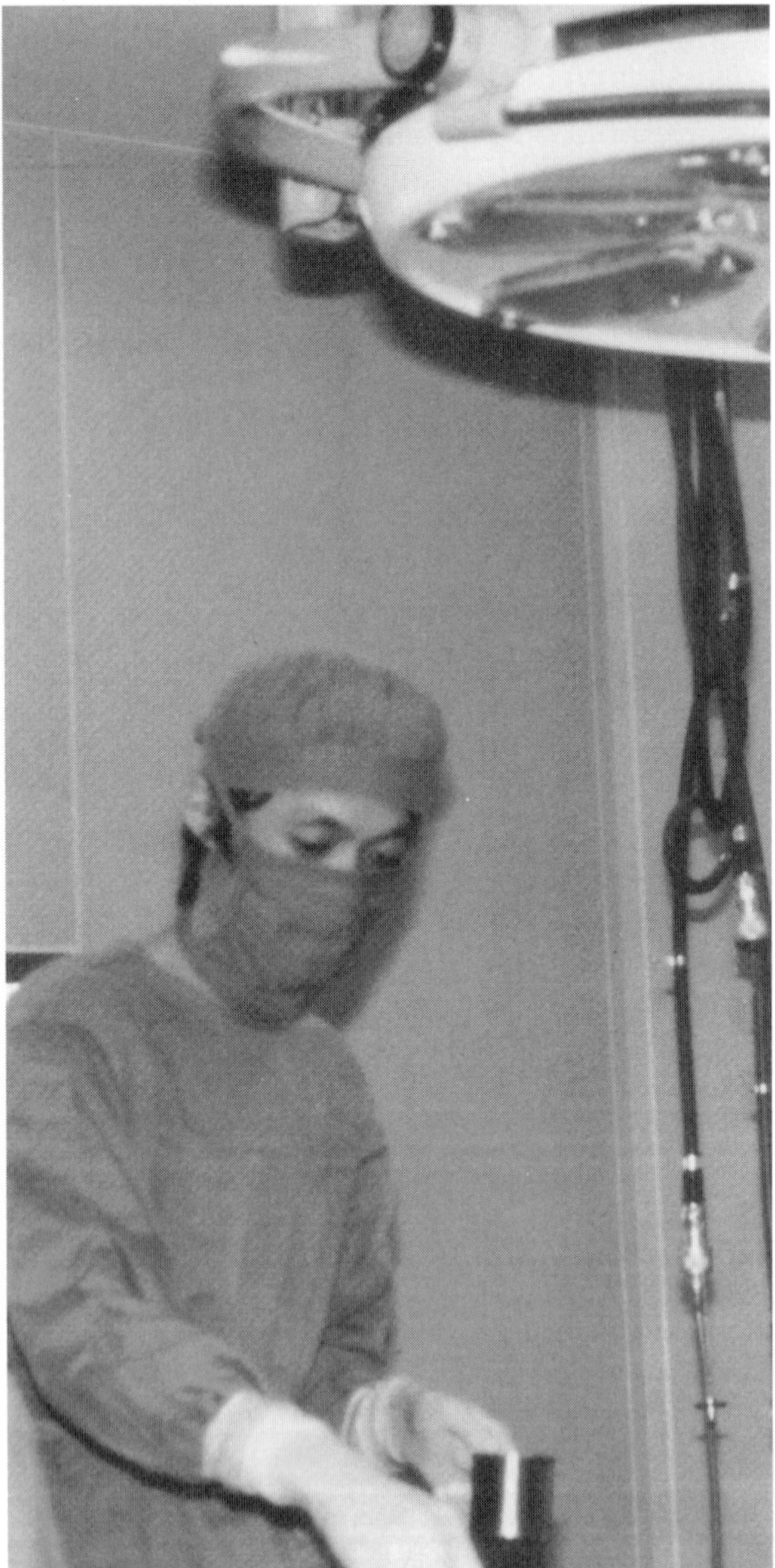

医師は患者に愛を惜しみなく与える人であるべきだ。
惜しみなく金も命も奪う人であってはならないのだ。

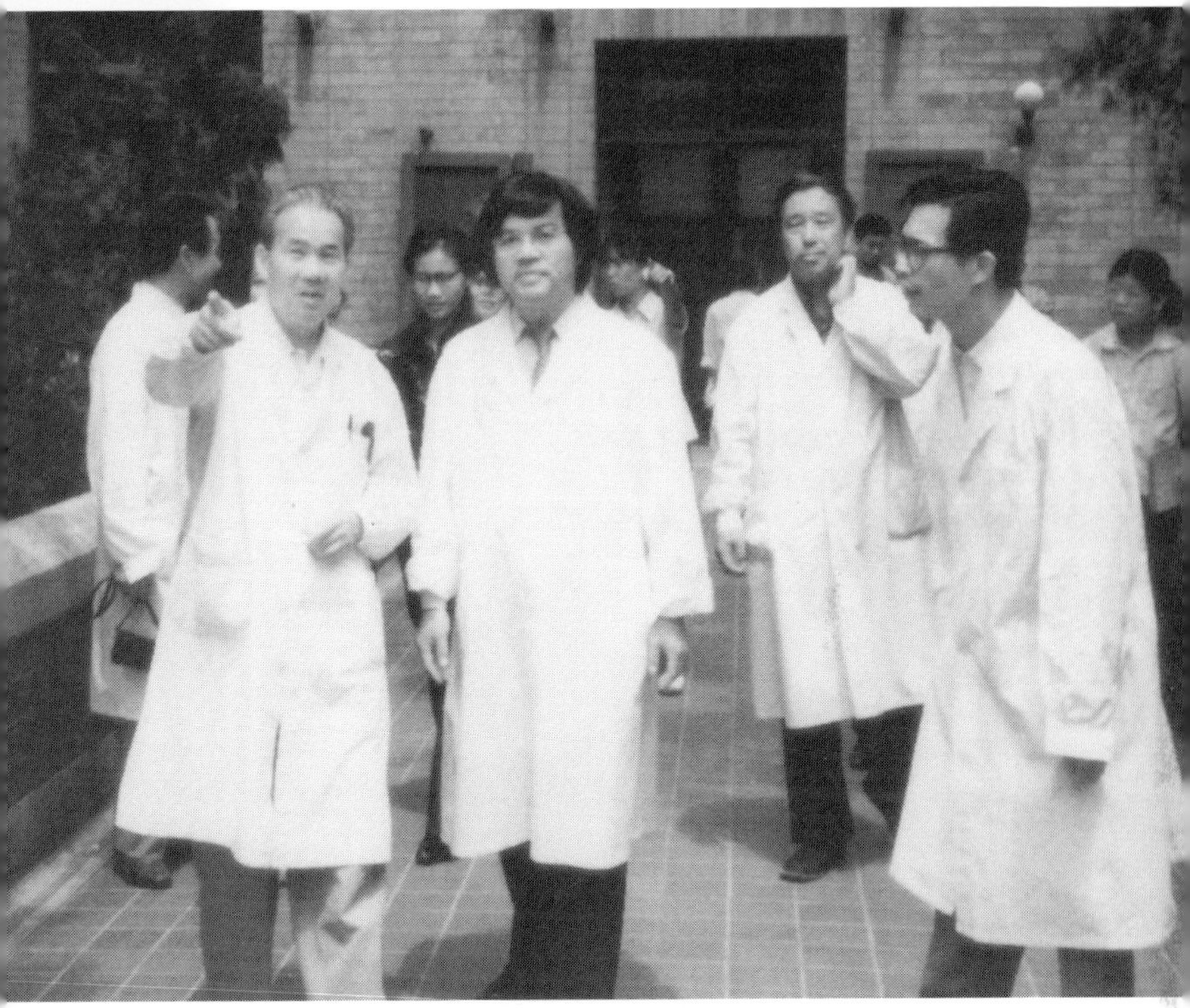

私は「医者になったからには、**せめて**当たり前の医療ぐらいはしよう」といっているだけです。

今までは、医療はむずかしい、わかりにくいものだとして勝手なことをしている医者が多かった。だから私は、医療なんて簡単だ、誰にでもわかる、と知らせる**運動**をしているわけ。

医療に生きがいを見い出せない人、医療に命を賭けられない人に医療をしてもらっては困る。

医者は、物理的にも精神的にも、一度は**最低のレベル**を経験しなければいけないと思う。絶えず**最低のレベル**に合わせて判断できるように。

医師が成すべき仕事とは何か？
幸福を享楽せんがために仕事はあるのか？
そうじゃないはずだ。
医師としての義務を遂行せんがためにこそあるべきだ。
医療従事者はまず義務をはたすべきだ。

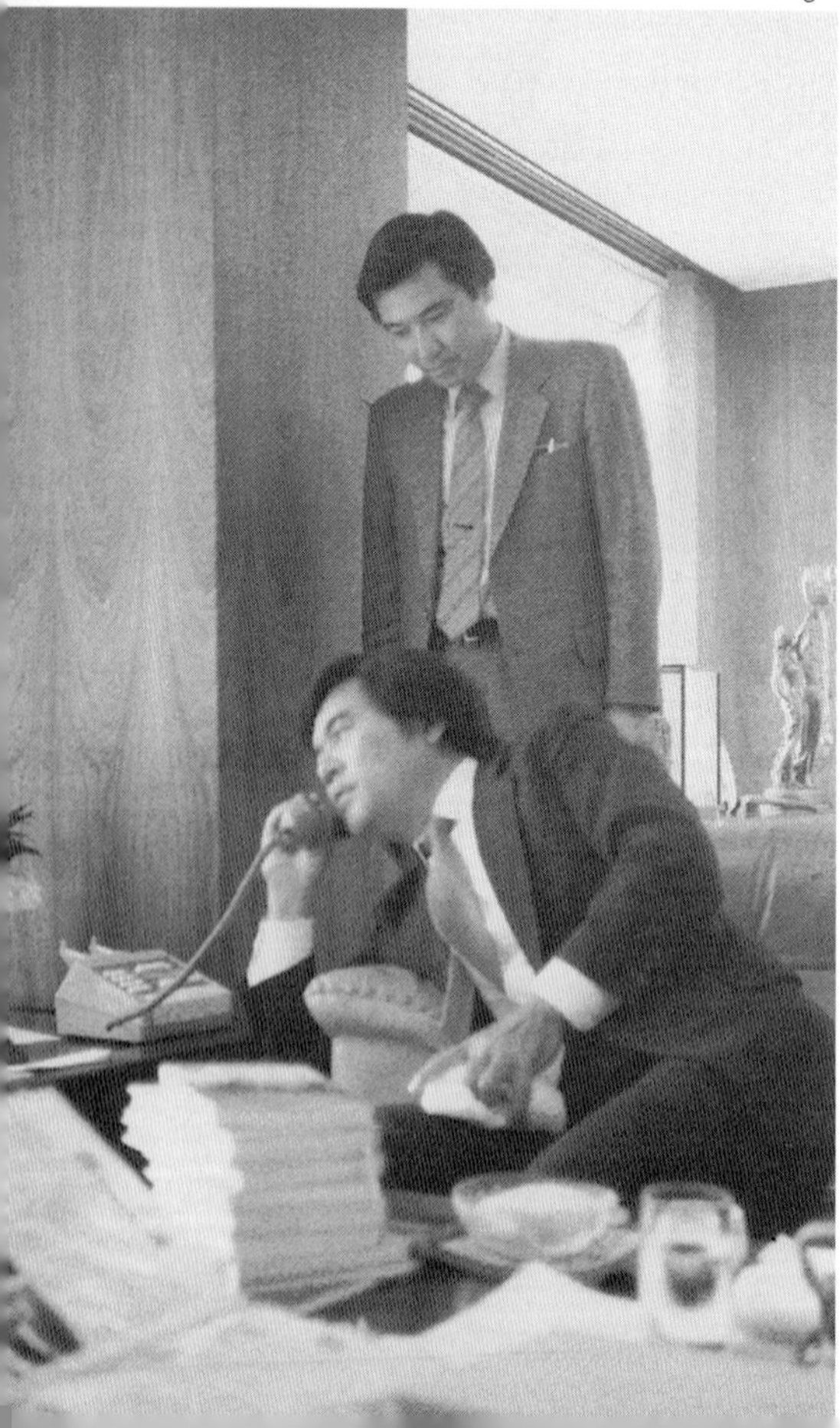

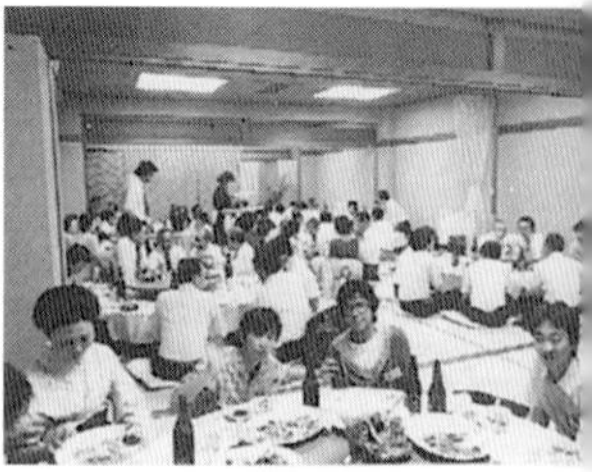

病院というのは、社会の恵まれない人の集まる所です。
そこで、病人に金の心配や医療の心配をさせるわけにはいきませんよ。

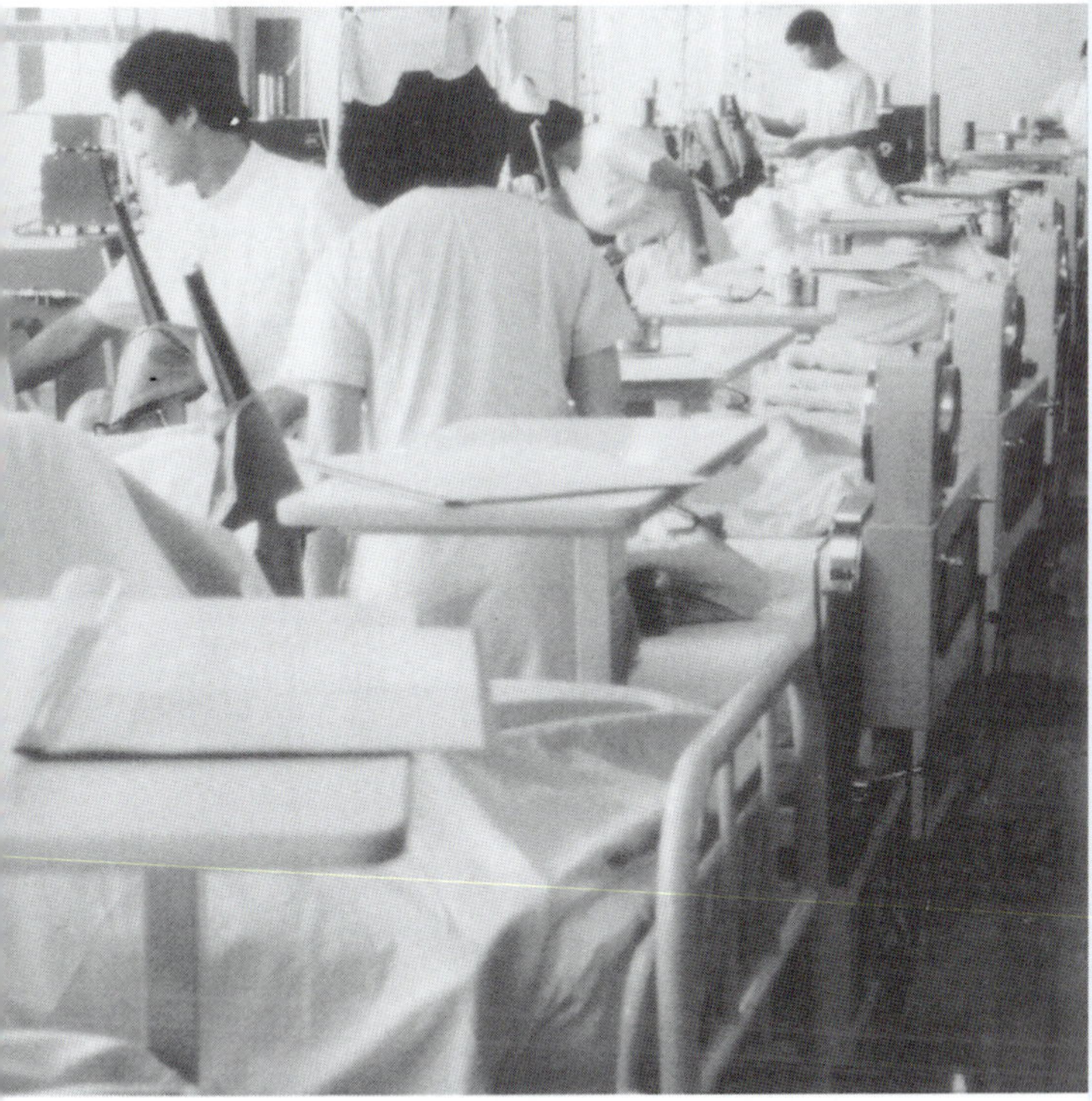

医療費は、とれなければ
とらなくてもいいのでは
ないか。とれないからと
いって、そのために
死ぬ人はいません。
しかし診なかったら
死ぬ人はいる。

政治の原点は福祉にある。
福祉の**原点**は医療にある。医療の**原点**は急病救急医療にある。慢性病治療や予防は医者の都合のよい時間にやればよい。しかし、いつ起こるかわからない急病救急医療をなおざりにして、「医療をやっている」とは言えないはずだ。

しんどいからといって病院や医者側の都合だけで、死なずにすむ病人を深夜タライまわしにして死なせていいはずがない。

受け付けてくれない病院は、**石**を投げてぶち破るんですよ。
ぶち破っても絶対に警察に引っ張られることはない、こっちは生きるか死ぬかなんですから。物ぐらいこわして何が悪いか。
病院は患者を診るのが当たり前なんだ。

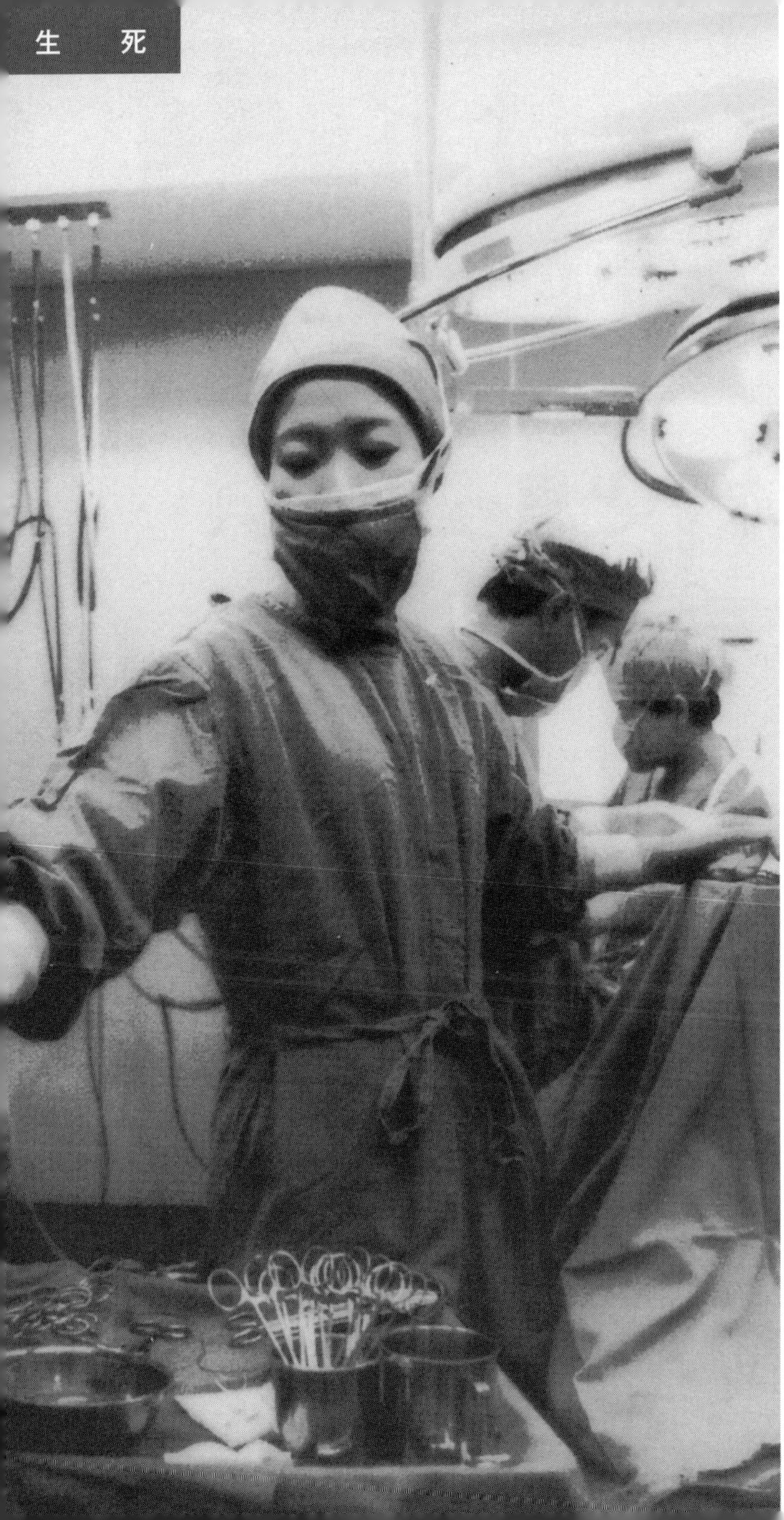

私たちにとっては、しんどいかしんどくないかの違いが、患者にとって生きるか死ぬかの違いなのだ。**生死**の境をさまよっている人を前に、私たちはどうして「しんどい」といえるのだろうか。

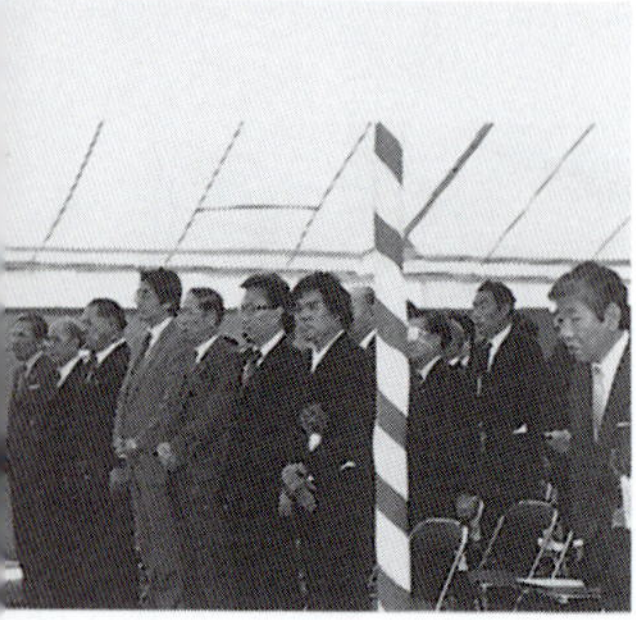

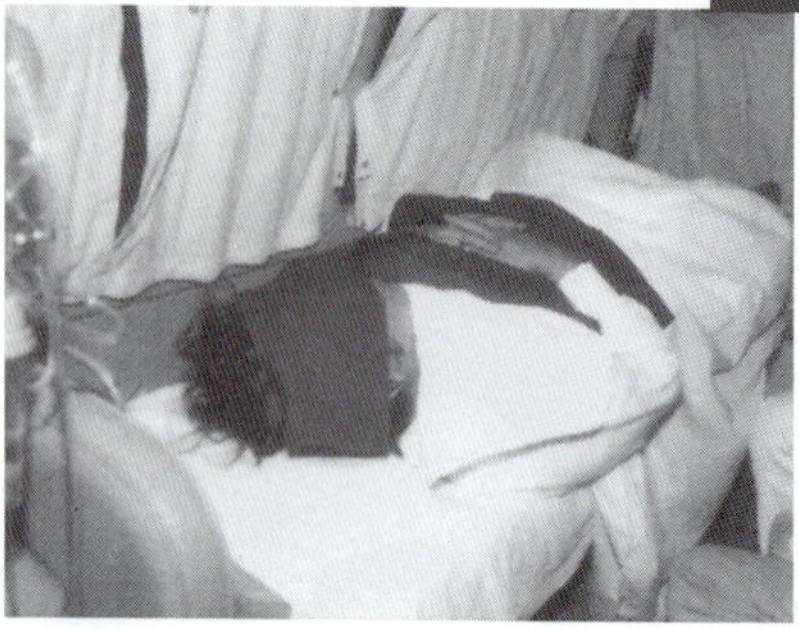

救急車はたまにはベッドに早変り。

こすぎないと思ってほしい。

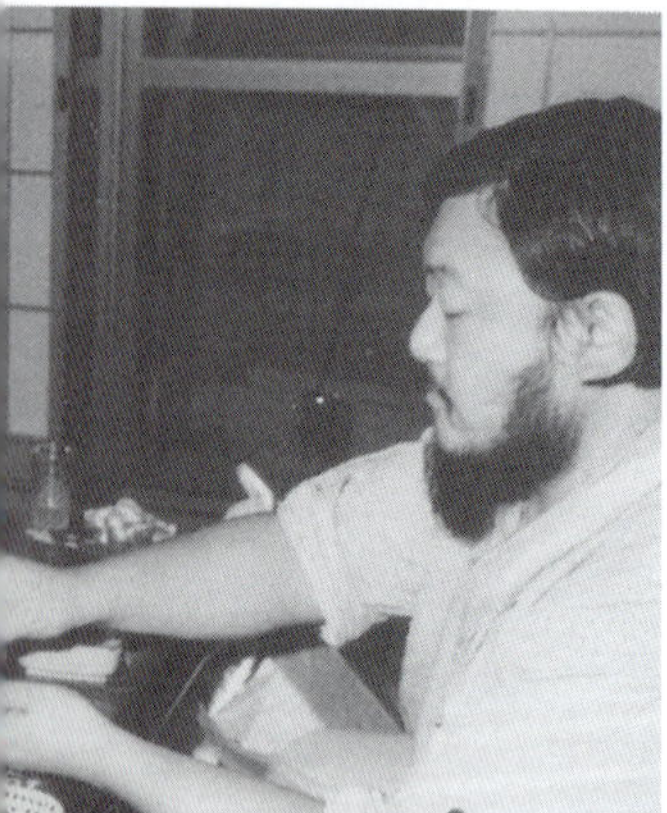

自宅でのインタビュー中もTELが……。

医者というものは、普通、勤務時間なんかをどうのこうのというべきではありません。医者が労働者だと思うのは間違い。労働者になりたければ医者になるなといいたい。

医者も人間だからという人は人間では

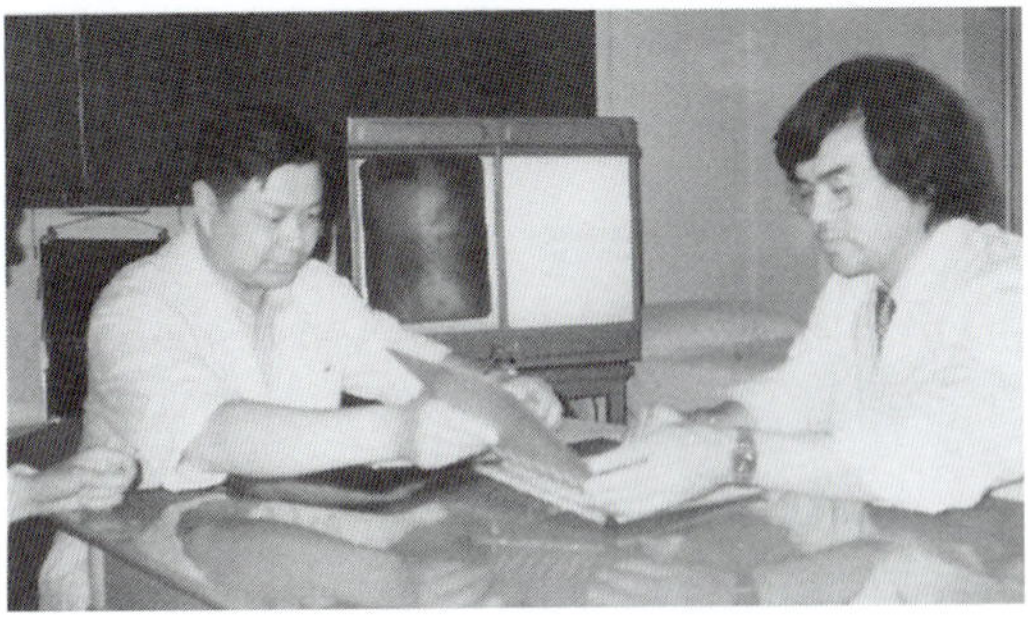

医者の給料は経費

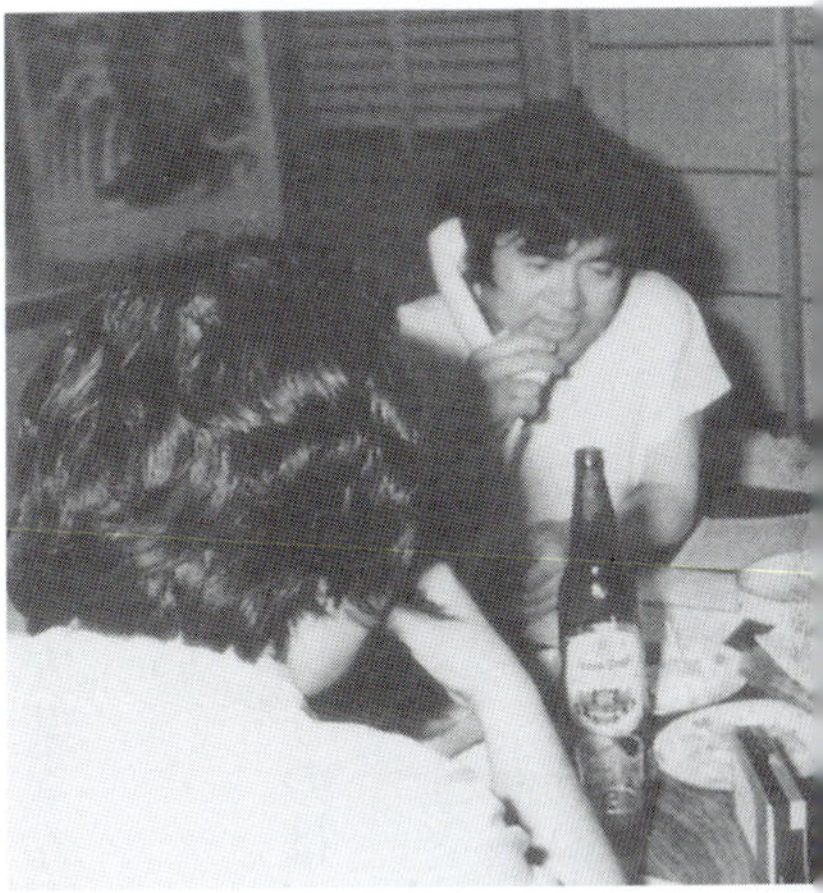

医学部に入った時からもう**働く**時間にけじめがないという覚悟をしてもらいたい。人間だからある時間からある時間まで**働けば**よいというのは、もう医者ではないわけです。

ぼくに**権力**を持たせたら、国公立病院はむろんのこと、全ての病院に対して救急医療をしなければ即刻つぶす、といい渡す。

安楽死はね、今の医療では認めてはいけないんですよ。
夜の一二時になると診てくれないという状況の中で、
安楽死を論じてはいけないと思います。

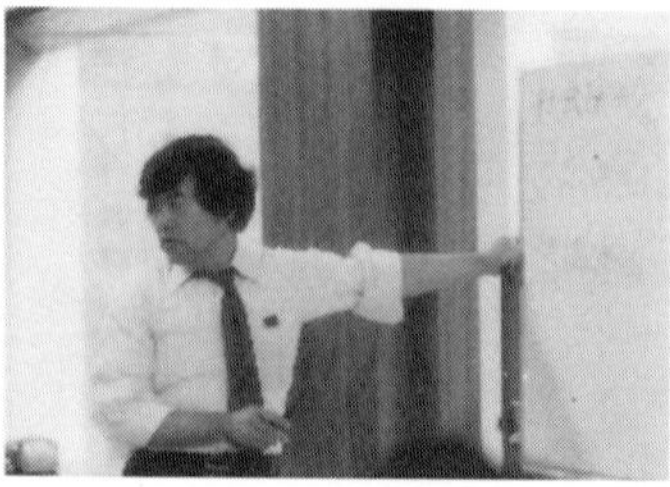

人は誰も同じ
風立ちぬ
いざ生きめやも

意識不明になって一年たったから殺すという。

しかし本人は安楽なんです。

全然苦しくない。

それを殺すというのは、まわりの人を安楽にするために本人を殺すという意味です。

そうなると、まわりの人を安楽にするためなら人を殺してもいいという論理になってしまう。

過疎地にも人はいますよ。
大多数のためだけではなく、
過疎地の一人のためにも医療は必要です。

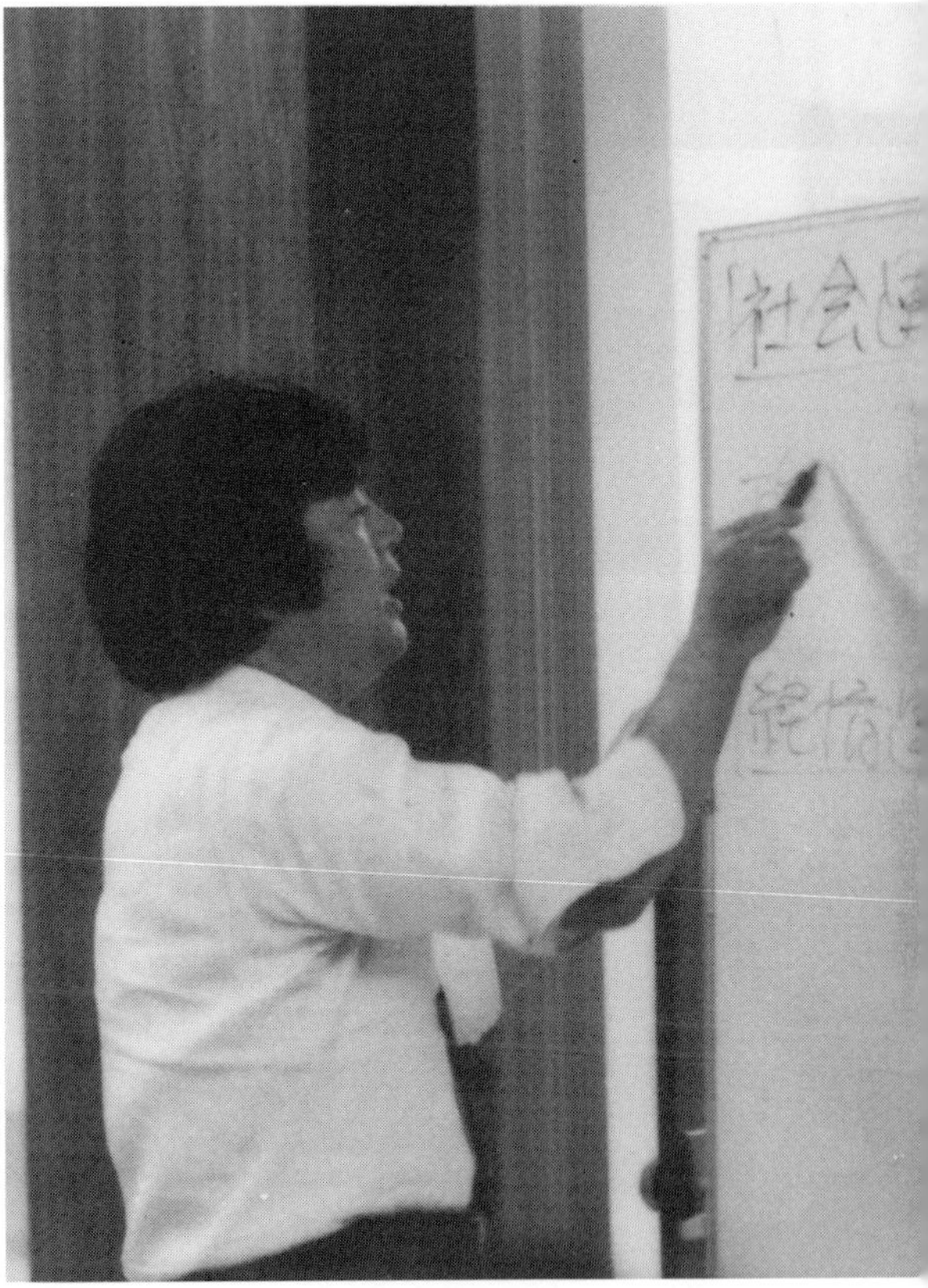

大多数の下に少数をおくべからず！

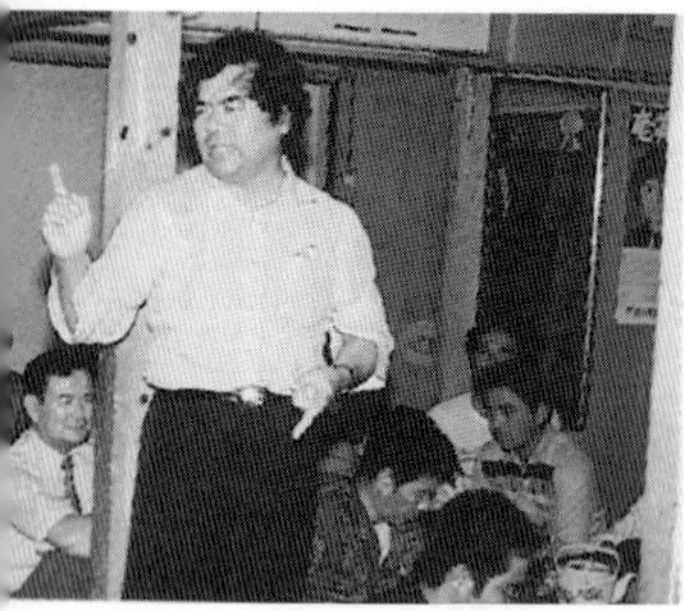

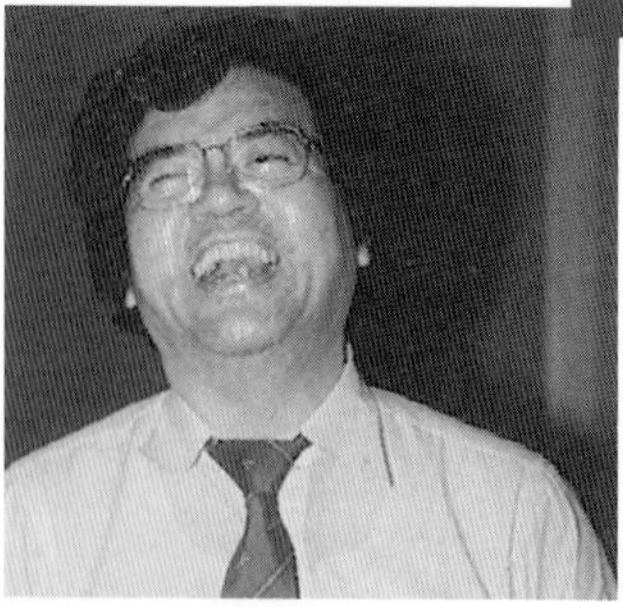

医療は、医学プラス人間学です。

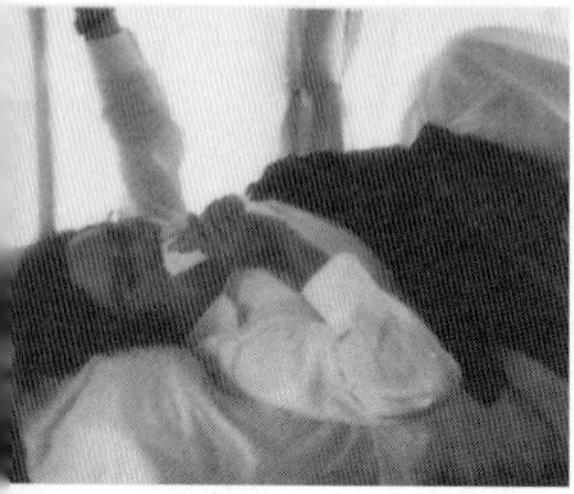

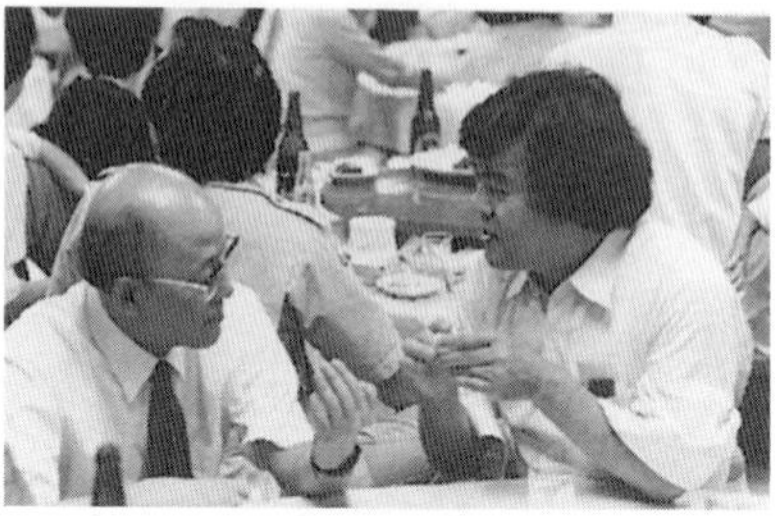

人間は社会的動物だ。真理のためにただ場所を与えよ、そして眠っているときに真理を縛るな。

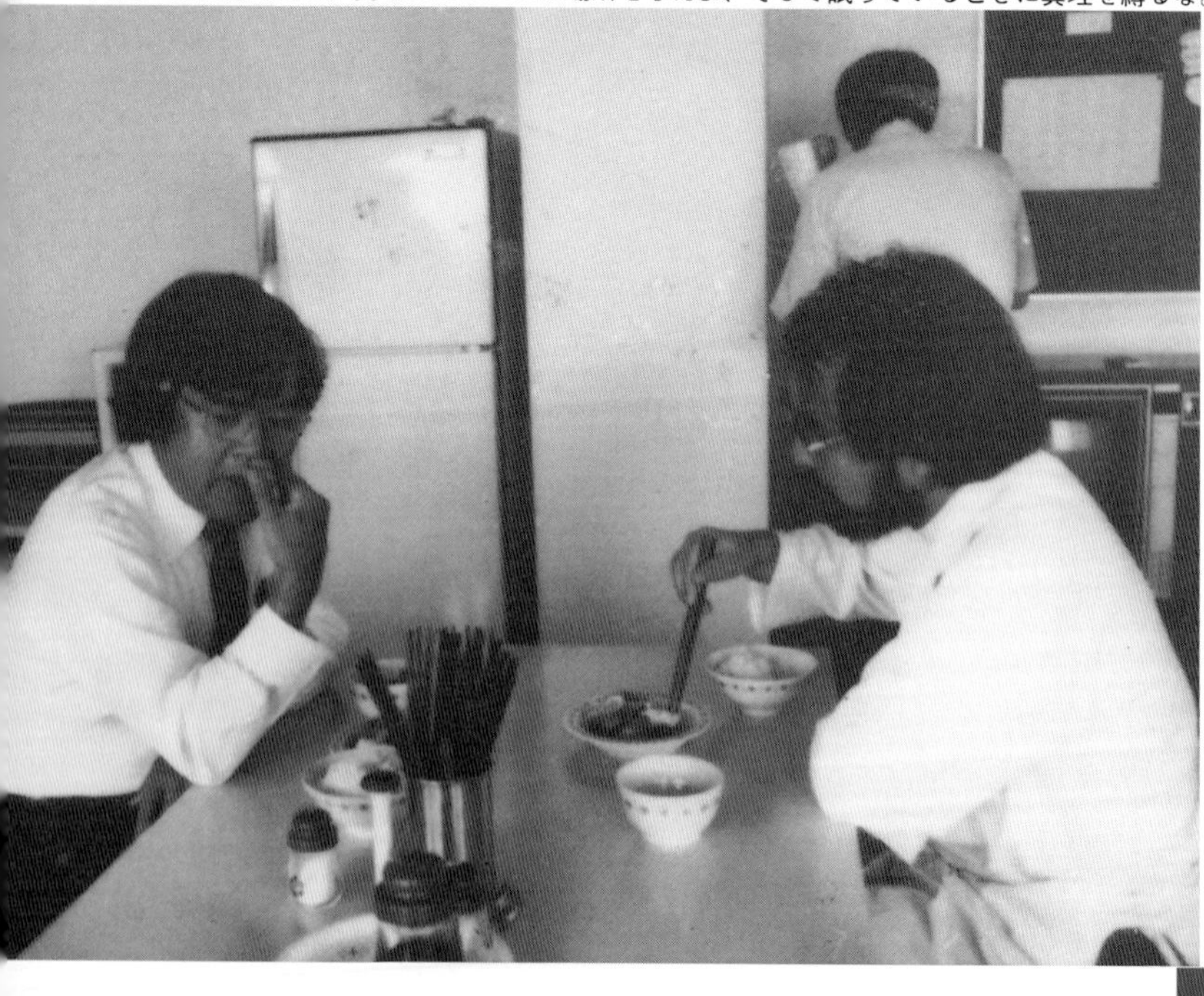

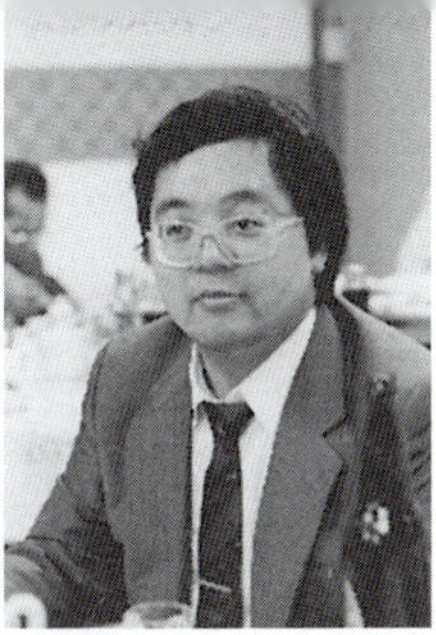

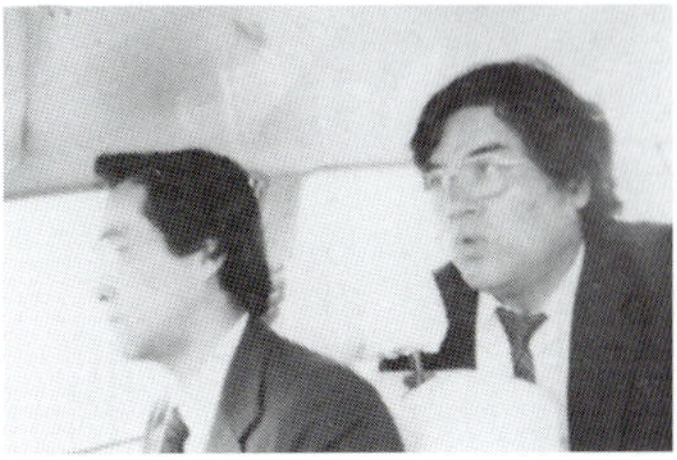

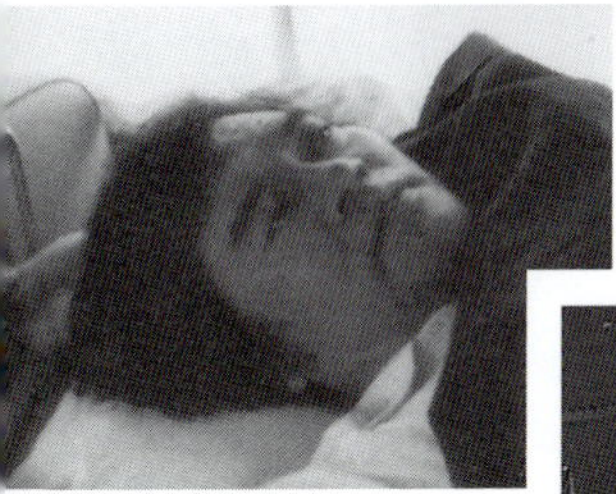

ぼくはつねに理解しきれない自己を
背負い、読むことのできない未来に
向って悪戦苦闘しているつもりだ。

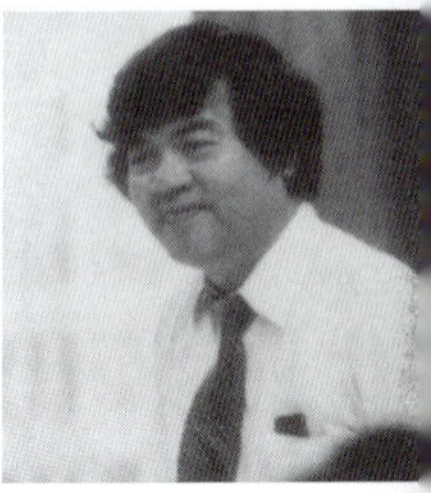

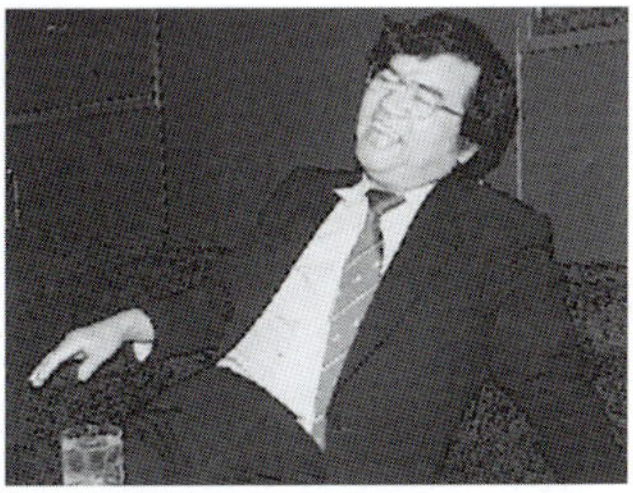

医学部を一〇〇人卒業したとすると、
七、八〇人は患者を診る立派な**臨床医**と
なるべきです。
医学の研究は、あとの二、三〇人の本当
に研究に向いた学究はだの人間に任せる
べきだ。

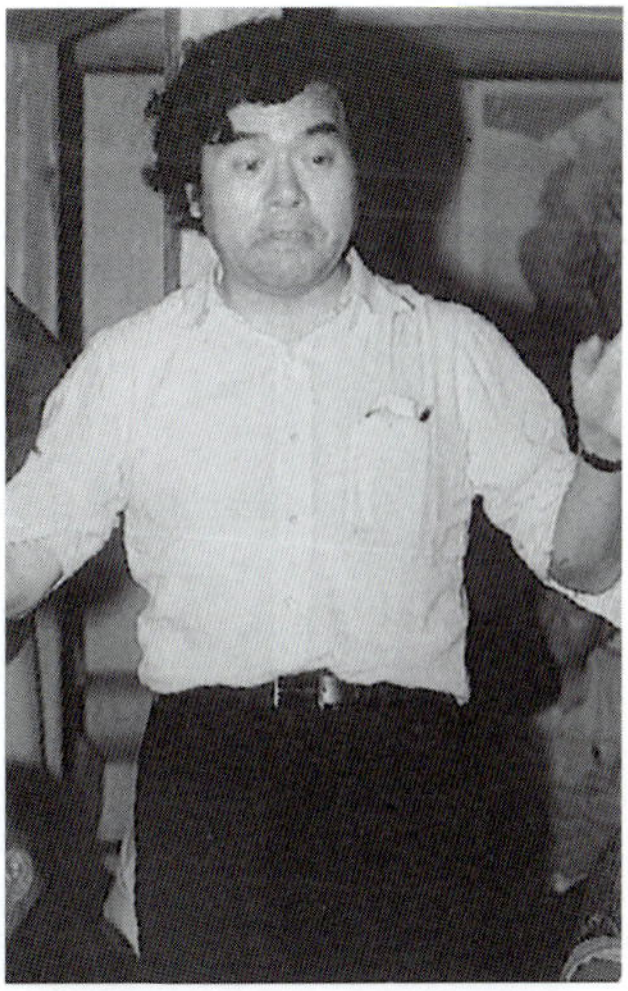

発展途上国の医療は、**徳之島的発想**でやらねばならない。医療そのものはハイクォリティだが、徳之島の人が治療が受けられるようなローコストでなければ。

海外に出ている企業の日本人だけで二〇万人、彼らにとって医療の問題は切実です。彼らのための医者が必要なんです。もちろん現地の人たちの診療にも応ずる――。**海外進出**と国際協力を真剣に考えないと、あらゆる点で手遅れになってしまいますよ。

人の数だけ異見がある（テレンチ）がしかし、最後に結論を下すのはトップだ。主客相殺し、天地唯一の現実を凝視し、真理の確認のあるところへ向けて結論を下すのがトップだ。

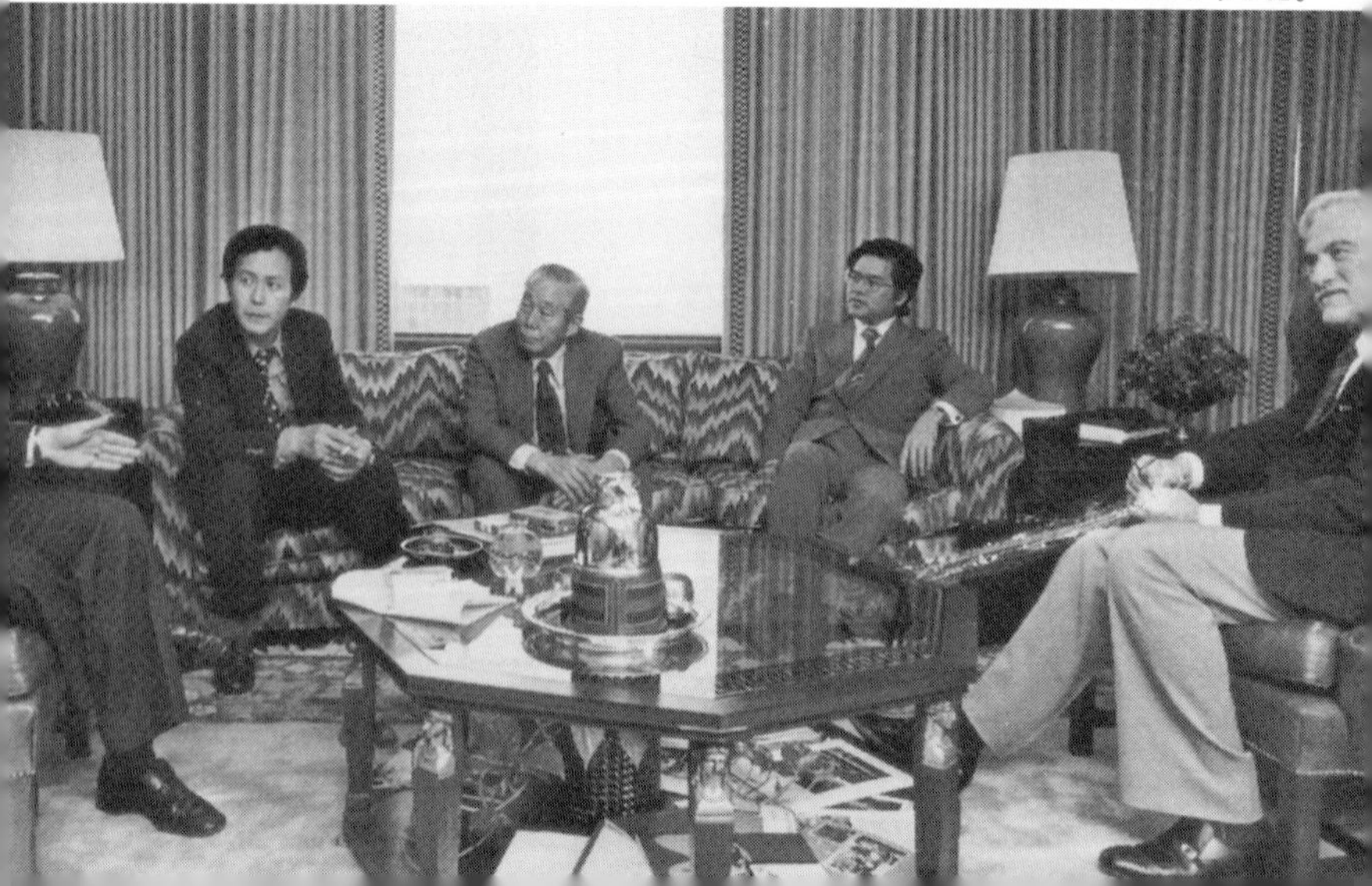

告発なんて、ぼくは全然考えていない。
日本の医療をどうこういうのではなく、
この道が自分の可能性を最大限に
生かせる道と思っているんだ。

日中医療の架け橋のために調印。

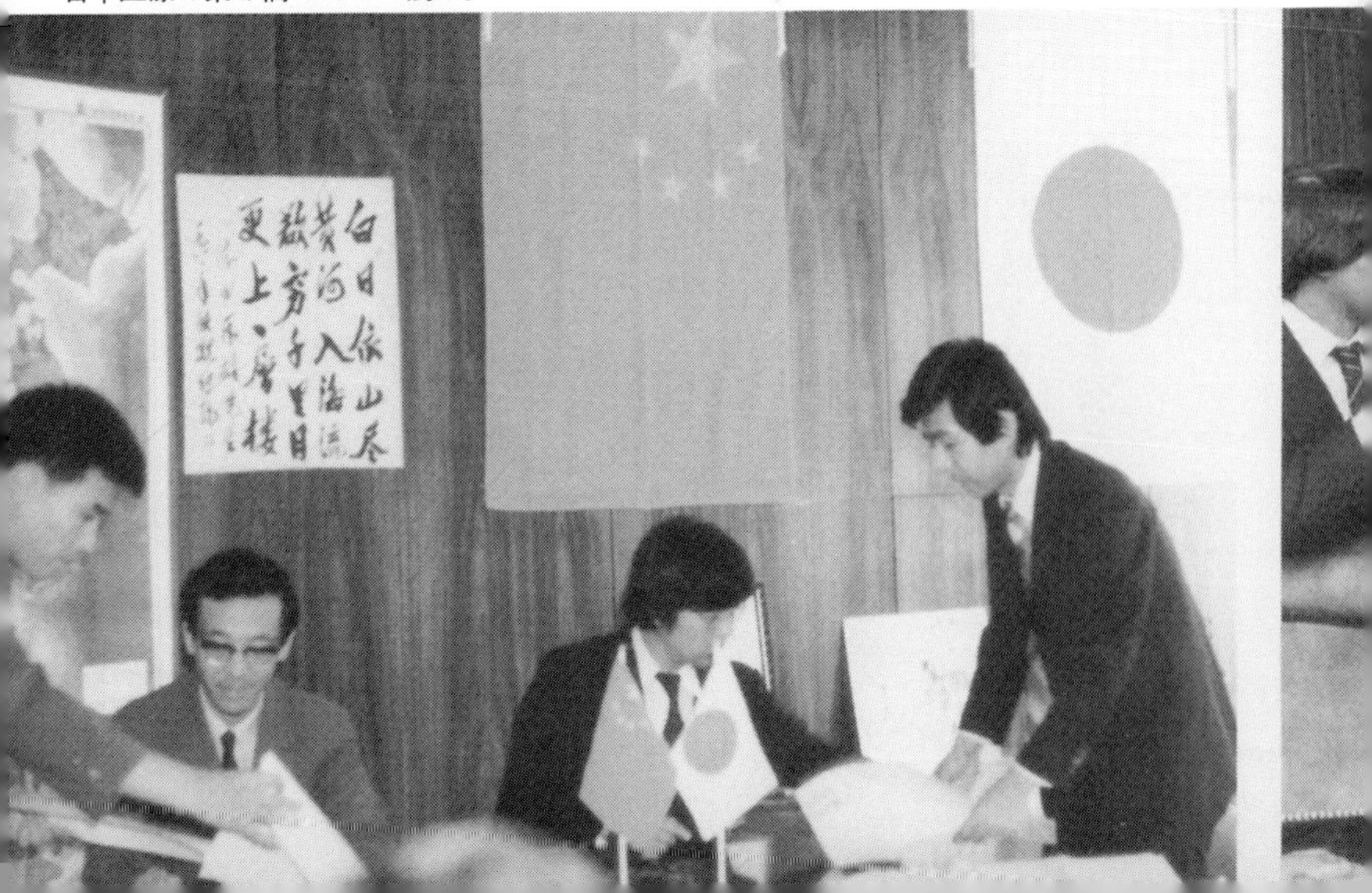

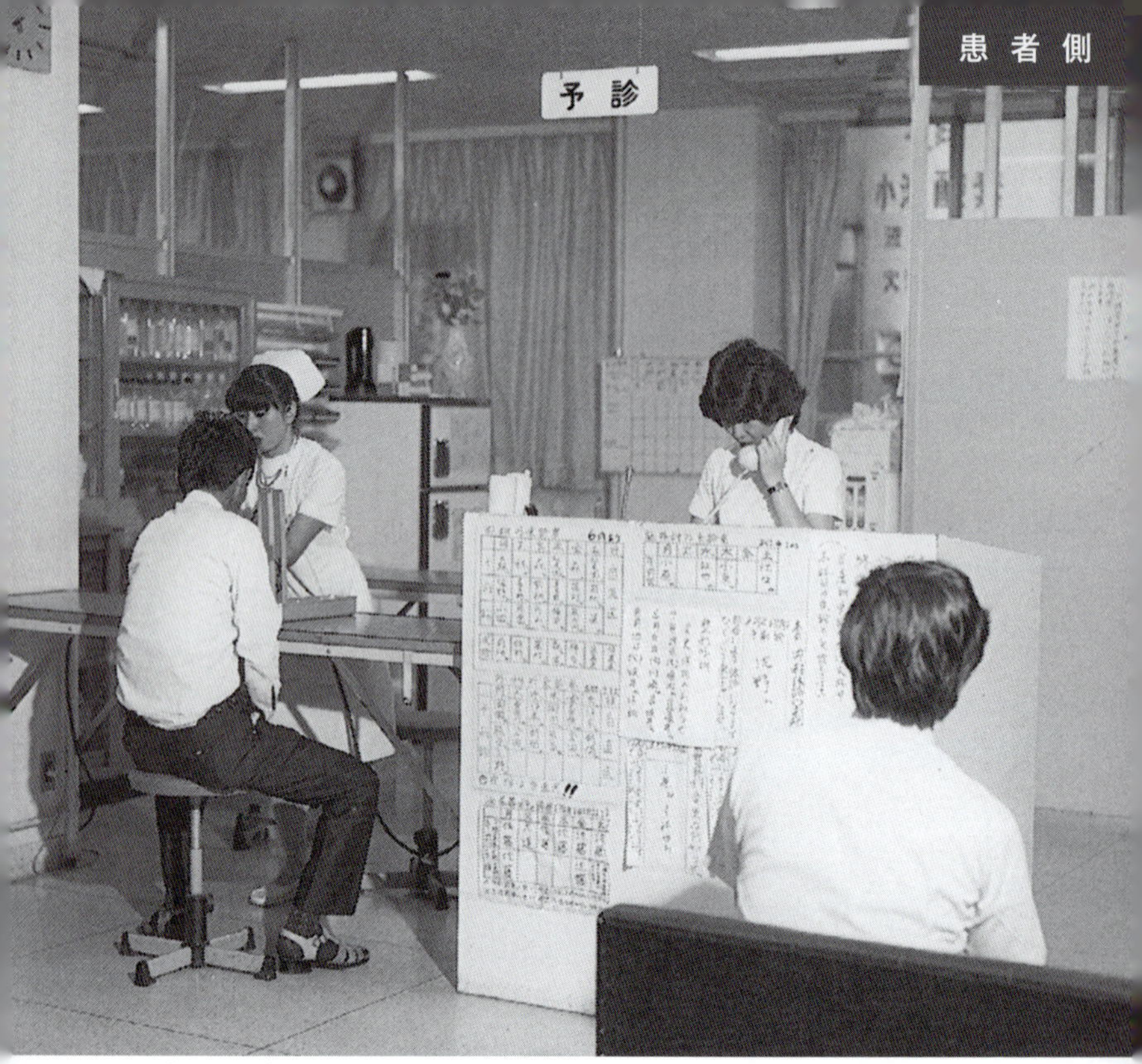

いのち。この時、この場所で共にあるいのちに感謝。

病院というのは、結婚して相手に不満のない人がいないのと同様、**文句**をいわれるためにつくるんだ、ぐらいの気持ちが必要。

問題が起きてくるのはなぜかと考えたとき**患者側**も、あまりに無防備ではなかったか、ということがいえると思います。

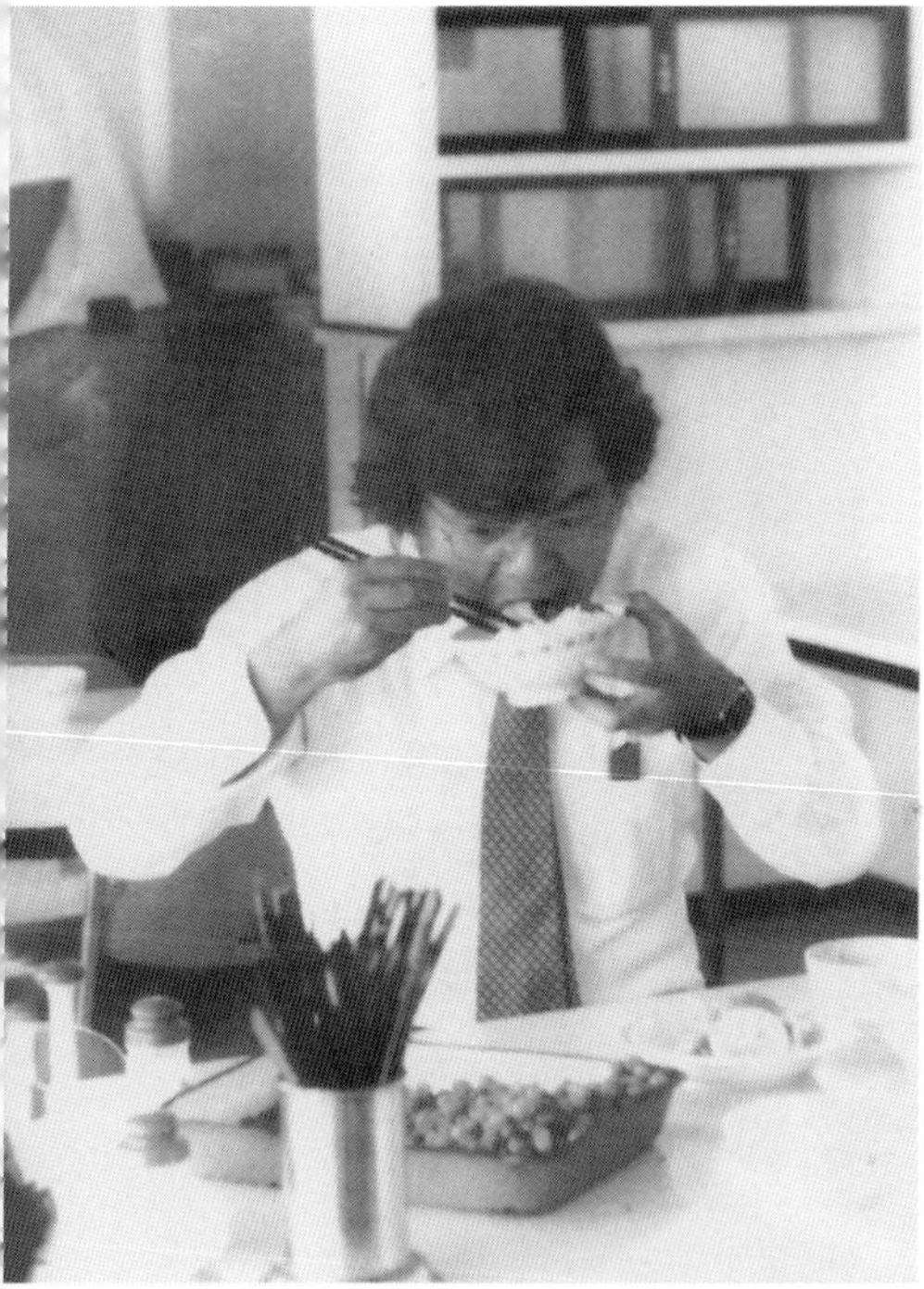

自分で自分を守れなくなったら医者にかかるんであって、医者にかかる前に自分で守らなくっちゃ。

徳洲会の道

患者が望む病院をつくって失敗するわけがない。

病院は患者のためにあるのであって、**職員**に
メシを食わせるために作ったわけではない。
だから患者のための病院運営をする。
これが当り前というのだ。

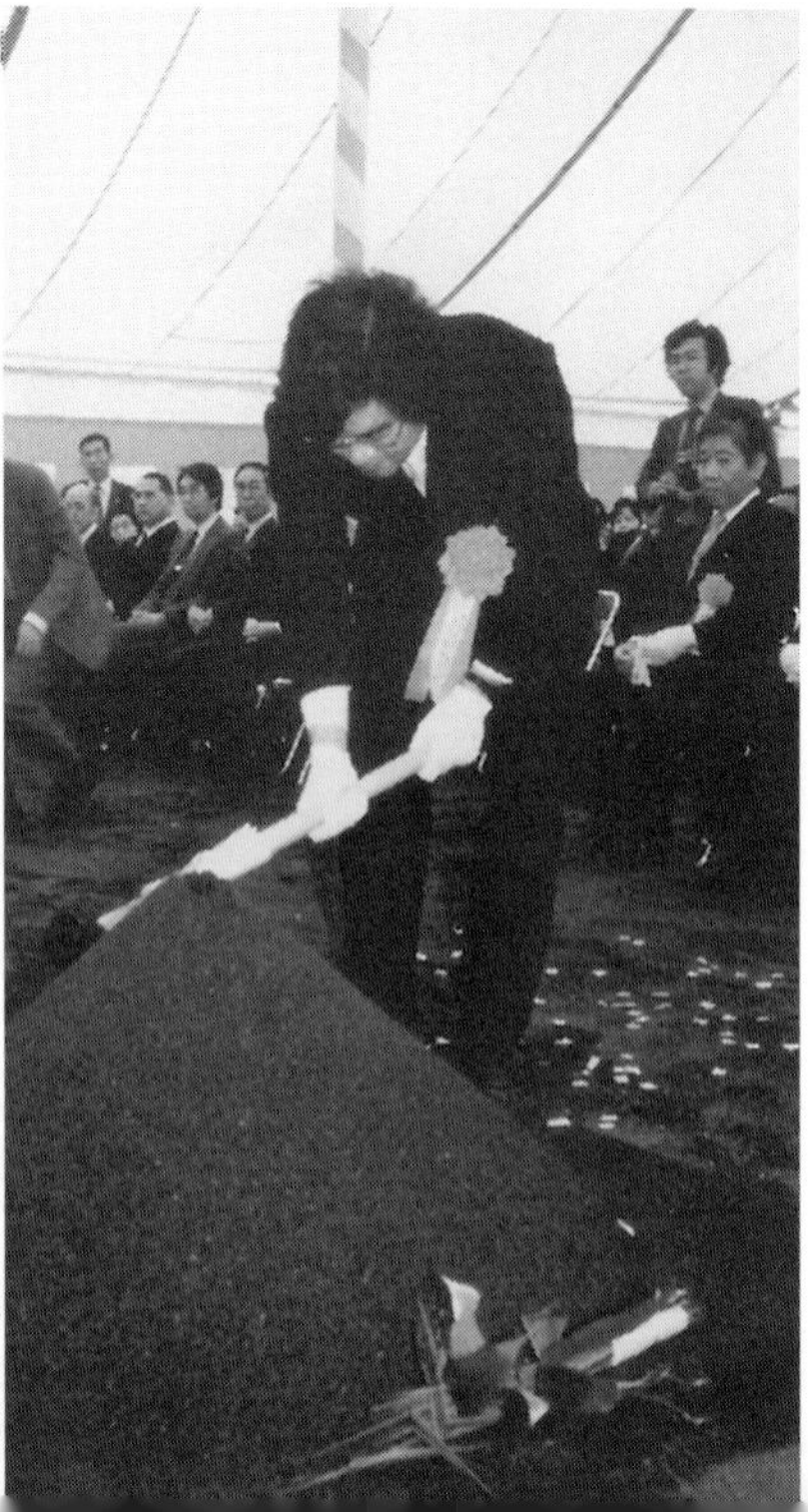

奄美の中に人間を磨き上げる美がある。
そうおもってぼくは一歩を刻んでいる。

国民医療とか医療荒廃とかいいすぎたものだから、
結局自分でやらざるを得なくなったんだ。

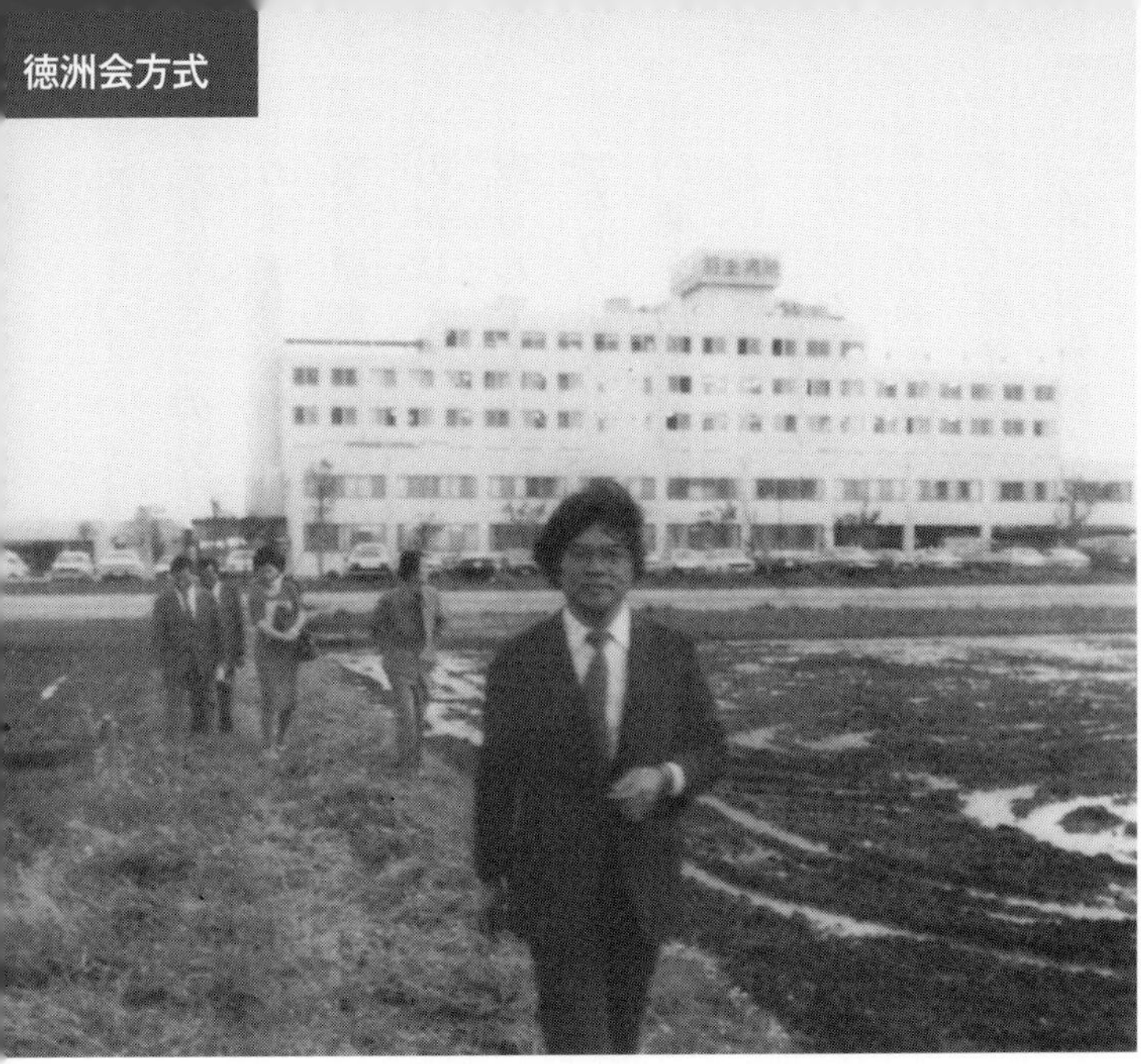

エマーソンが述べるように、オレもひとりでこの世を歩いていくしかない。
オレが望んでいるのは壮大なる夢であり、すべては寓話であるのかもしれぬ。
しかし、何としても実現させずにはおかない。羽生病院を後に……。

ぼくの目的は日本の医療、世界の医療
を変えること。金もうけをしようとする
人は、もうからんと頭にくるでしょう
が、ぼくらはちがう。
アップアップでいいんだ。

病院をつくって成り立たす三つの方法があります。水増し請求に架空請求し、脱税するのがひとつ。二番目は、取らんでもいい胃を取ったり、出さなくてもいい薬を出す。採らなくてもいい血を採り、レントゲンを浴びせ倒す。これが過剰診療です。そして最後に人の、二倍、三倍働くことです。この三つから選ばなくてはならない。

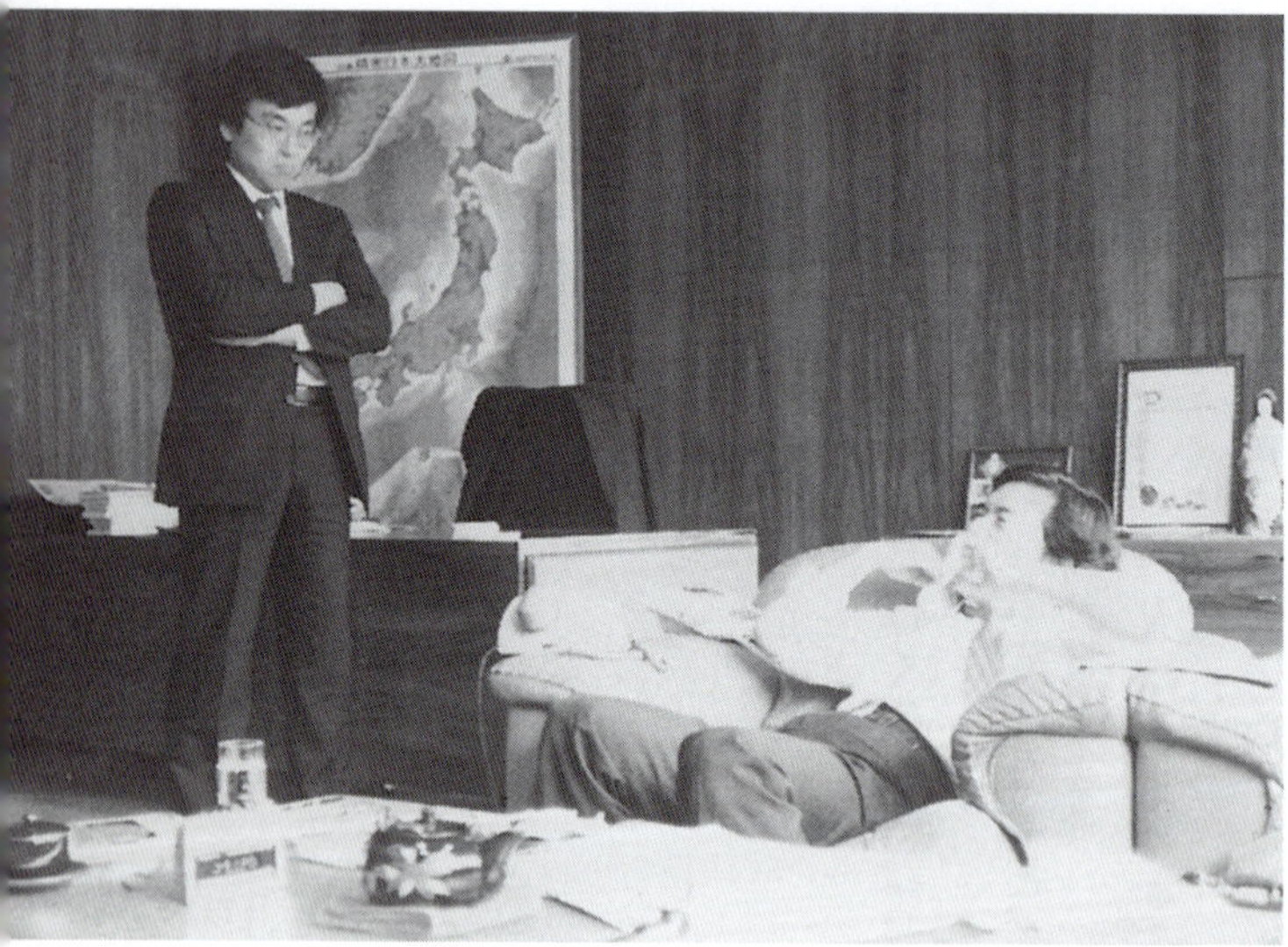

ぼくたちの病院が成功している理由はいろいろあると思うが、基本的には、第一に理念、第二に適正な場所、第三に人材、第四に最新の医療機器を導入していることです。

私は、たまたま、
三番目を
選んだだけです。

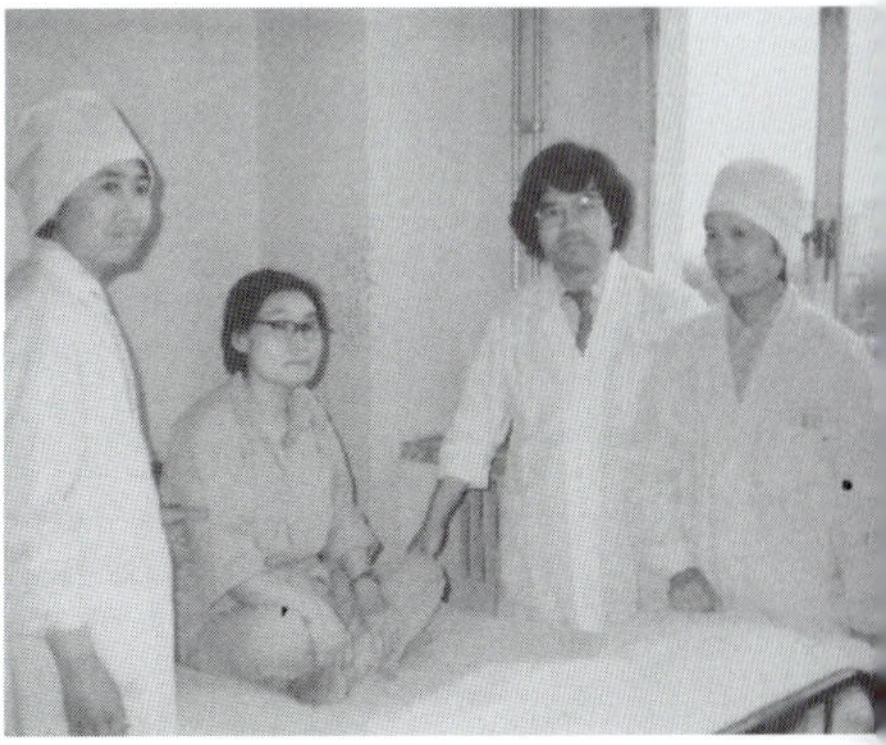

私たちの病院でも、**ケアレス・ミス**はあります。そういう場合、私は正々堂々と謝る。とにかく本人に謝れ。医師会にも持っていって調停させろといいます。もし訴えられたら訴えてもらえと。そのために、一流の弁護士をつけております。

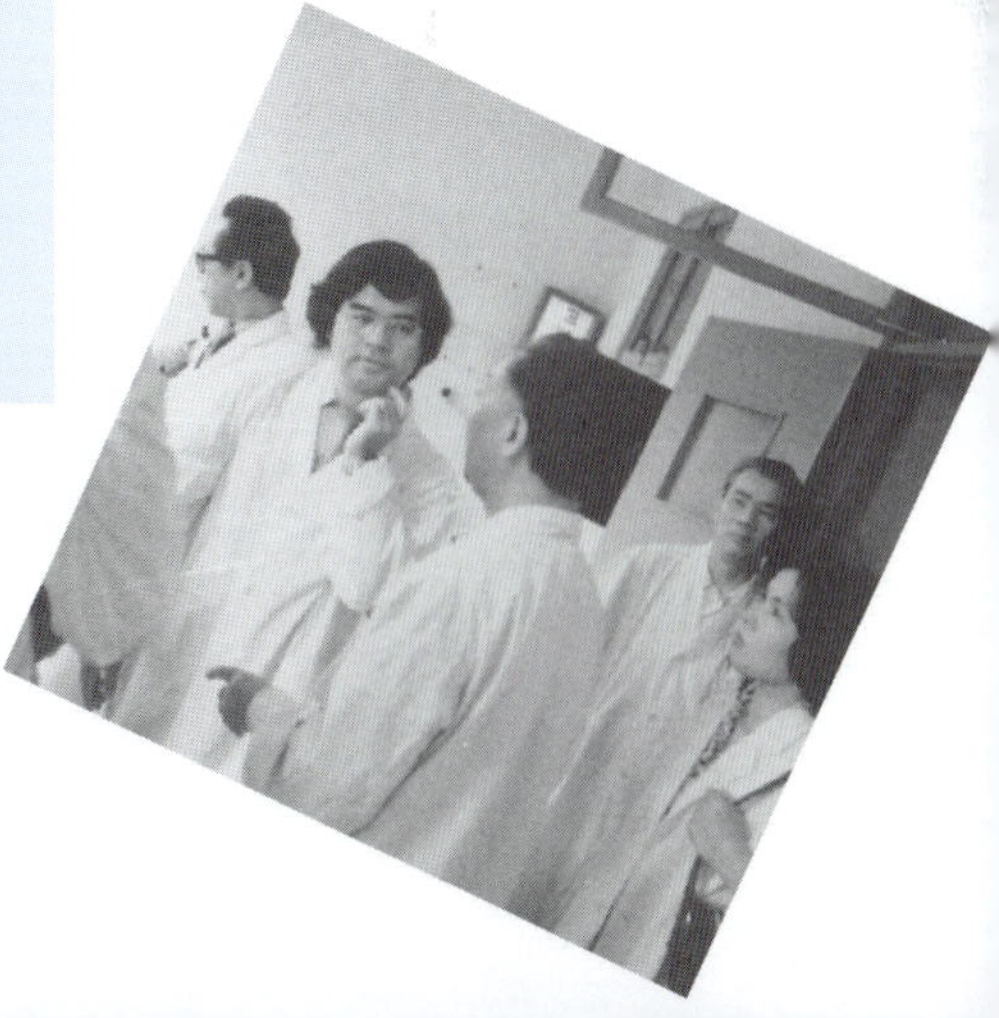

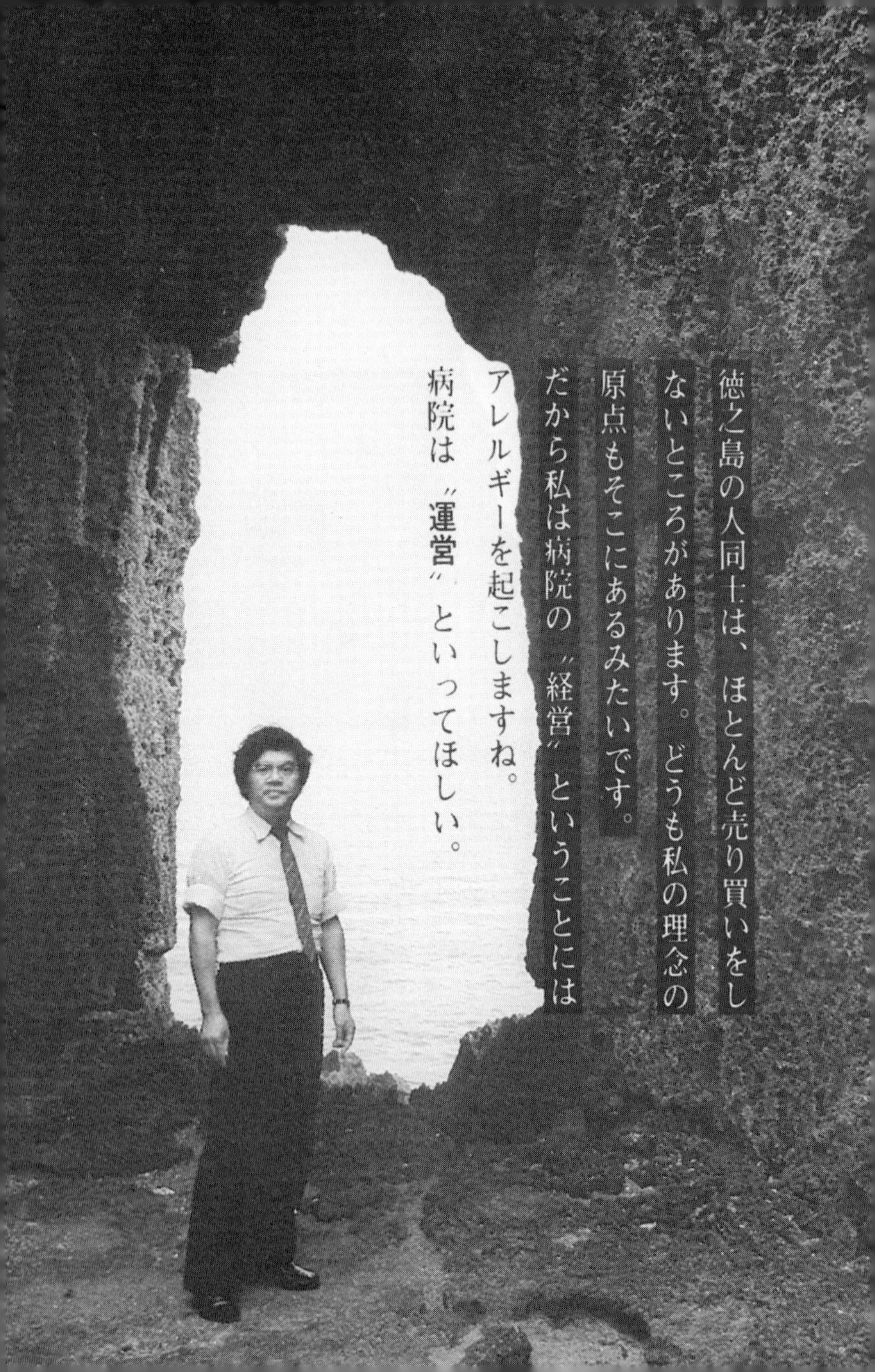

徳之島の人同士は、ほとんど売り買いをしないところがあります。どうも私の理念の原点もそこにあるみたいです。
だから私は病院の〝経営〟ということにはアレルギーを起こしますね。
病院は〝運営〟といってほしい。

チェーン展開とか、ものすごいむずかしい理論をいうてる人がいるけど、そんな面倒臭いことぼくは考えたことないですよ。徳之島を思いながら理念を生み出し、徳之島に病院つくらなあかんと思って走り回っている間に病院が増えてきただけ。

経営のことを考えながら医療をやるのは本来おかしいわけで、医療部門の責任者を院長に、運営部門の長を事業部長にした。その上に本部を置き、一種のシビリアンコントロールをとっているわけなんだ。

徳之島小唄の碑の前で（田端義夫氏と）

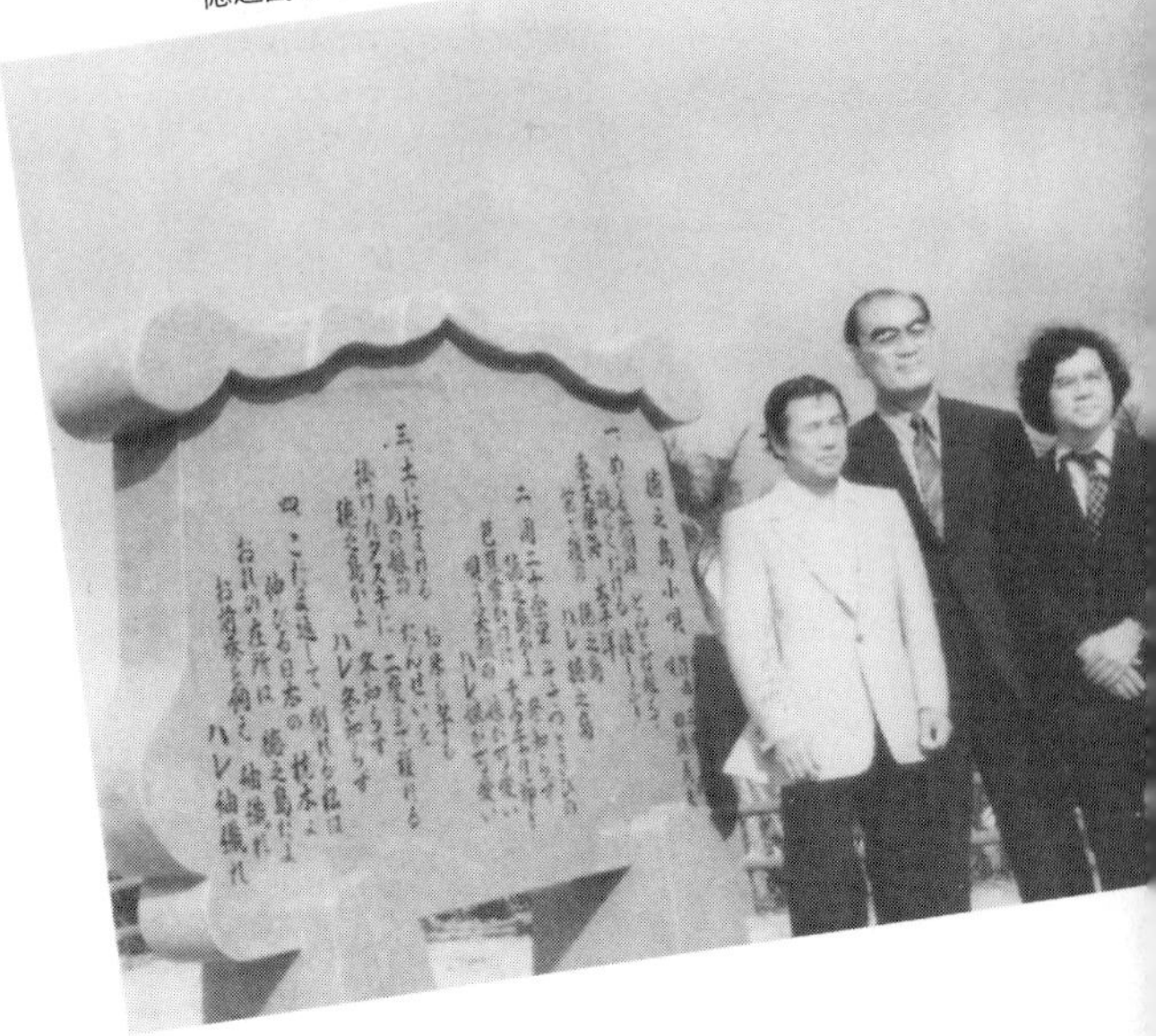

徳洲会病院は、医師の理想なしには成立しない。

献身と努力が成功を生み出すということを、病院としてシステム化したのが徳洲会方式であり、それが実際に利益もあげている。

医師はたいへんな**理想家**でもあるんです。教育も、社会的地位も、収入も人を上まわっているのだから、理想的な医療ということを医師たちはもちろんみな真剣に考えている。

成功はその結果によってはかるものではない。
それについやした努力の統計ではかるべきだ。
徳洲会がついやした努力の量はいくらあるか。

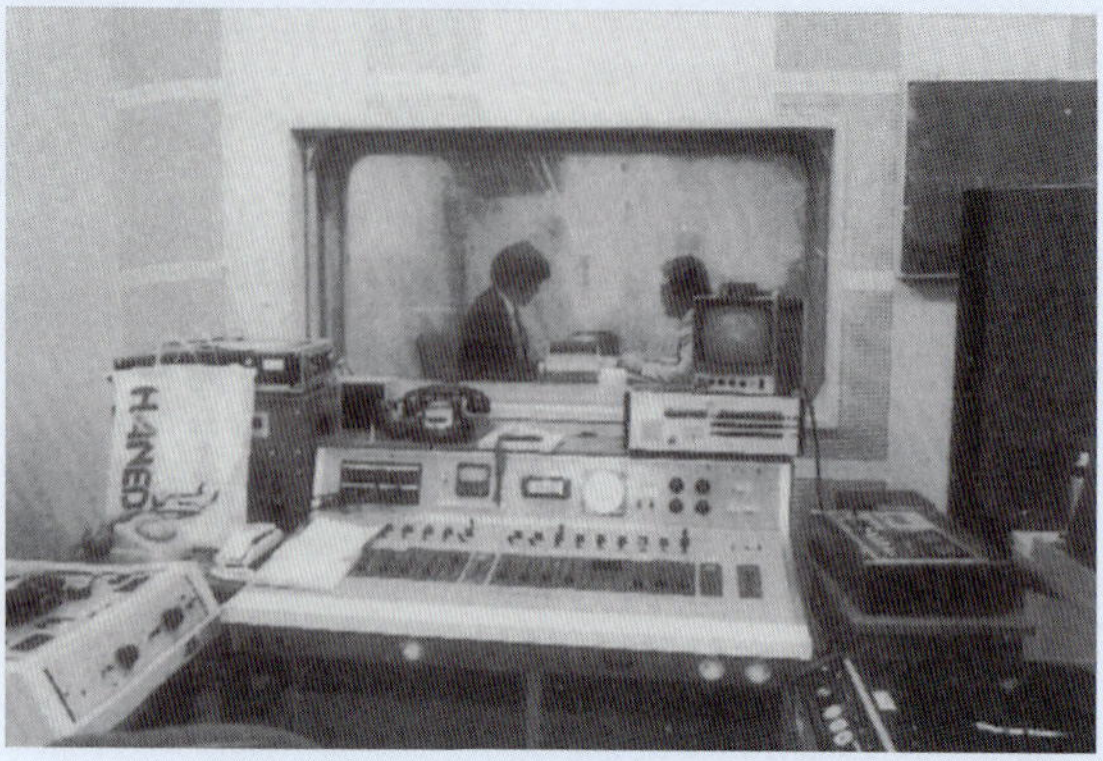

ぼくは病院は作るが、**オーナー意識**はまったくありません。医療なんて、終極的には社会的なもんですよ。

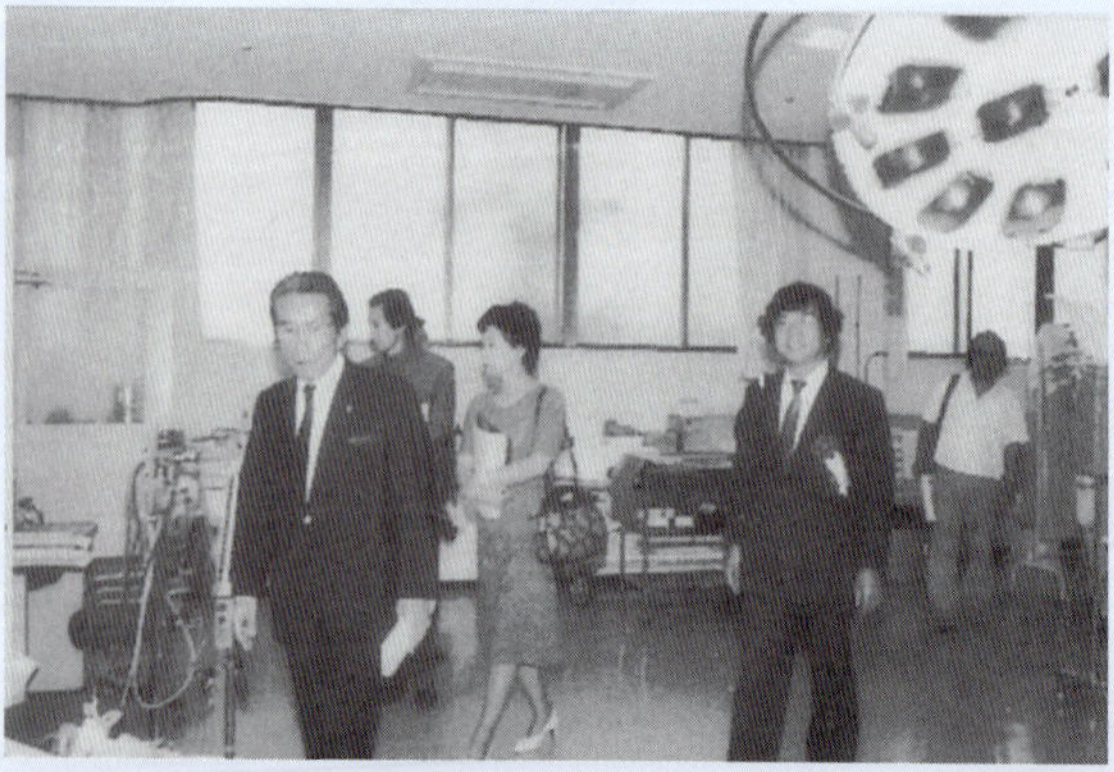

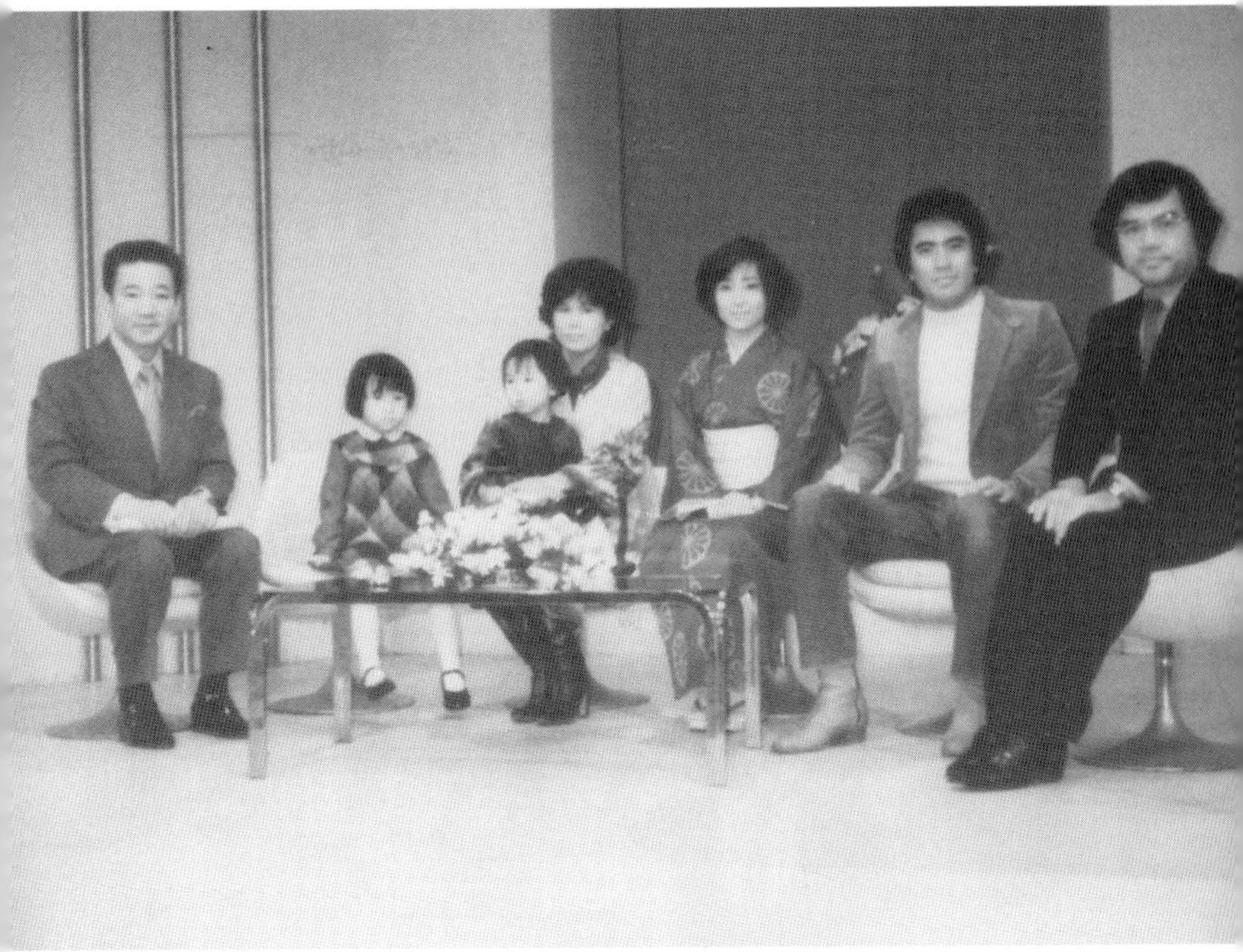

医療を良くするということは、人生の要素であり、人生の力であり、人生の価値であり、人生の悦びである。真実の悦びはふかい悲しみの経験のない者には味わうことができない。小川宏ショー出演の折に。

今の医療を良くするには、良い病院を多く作る以外にないと信じている。そのための、ぼくは**仕掛人**なんだ。

ぼくは日本の医療を良くする社会運動をやっているんだ。邪魔する奴は**銃殺**するからね。

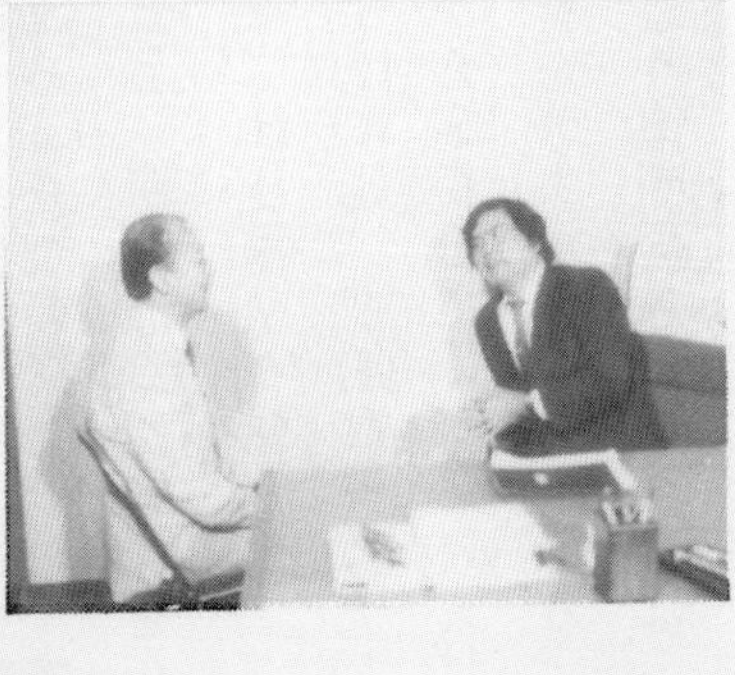

徳洲会病院は、いまのところぼくが**監視**の目を光らせているから、やってこれたわけです。でも私が死んでしまったら、うちの病院が一転して患者無視の病院になるかもしれない。そうならないように、どんな形にすれば常に住民の意識が反映される病院になるか、私なりに考えています。

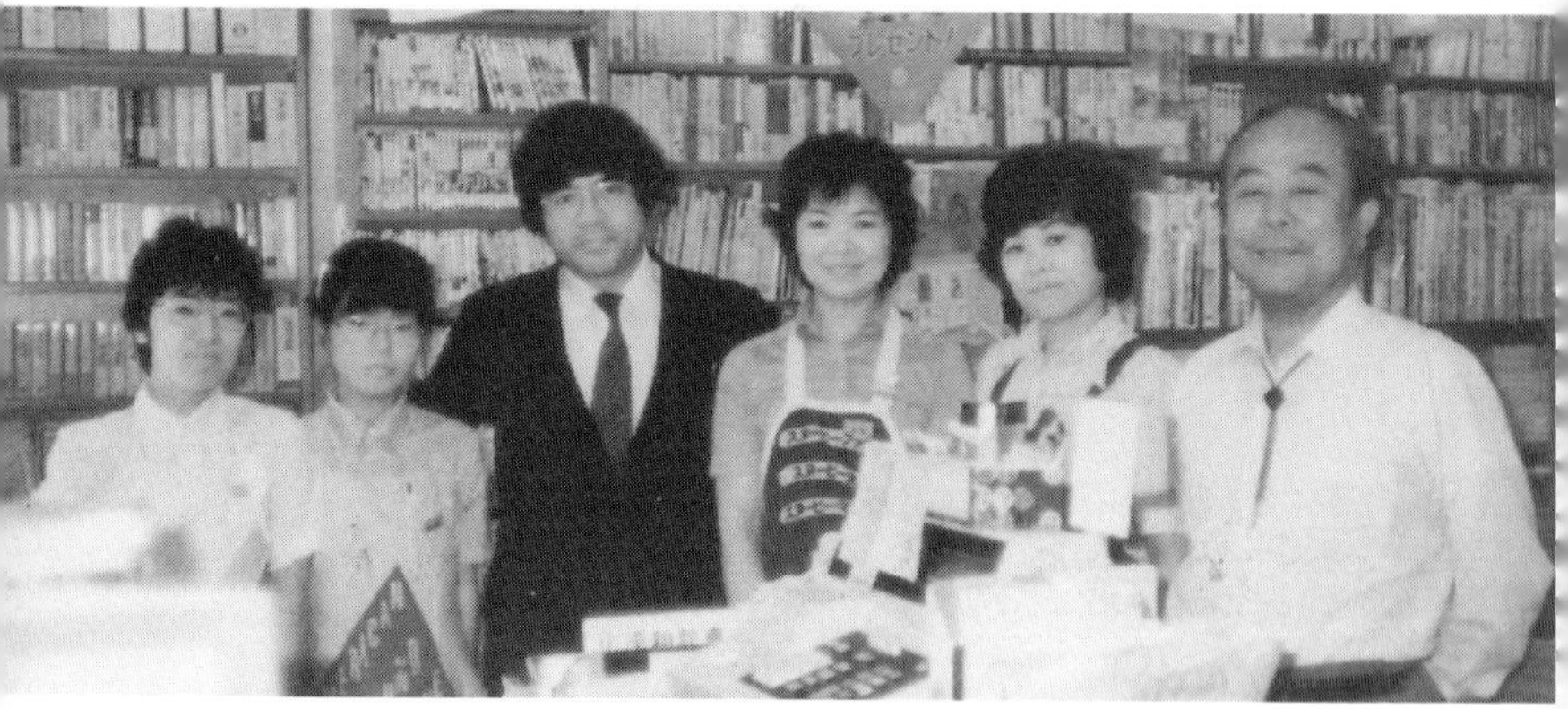

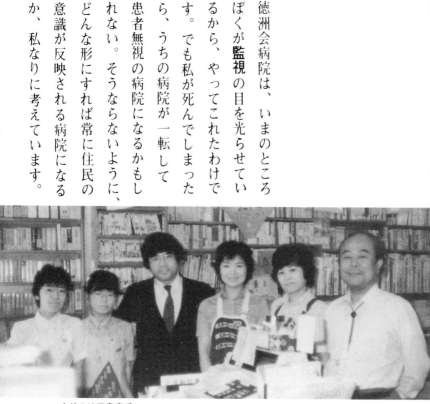

奄美の楠田書店で、

〝ふるさとの医療を良くする会〟が徳洲会に病院を作ってくれと頼んできて作ってもいいし、独自でやりたいから応援してくれといえば、喜んでノウハウを教える。もう徳洲会じゃなければ……という**発想**は終わったとぼくは思うわけ。

徳洲会の人間に一流、二流はない。
ほんとうに日本の医療を
考える人間こそ**必要**なのだ。

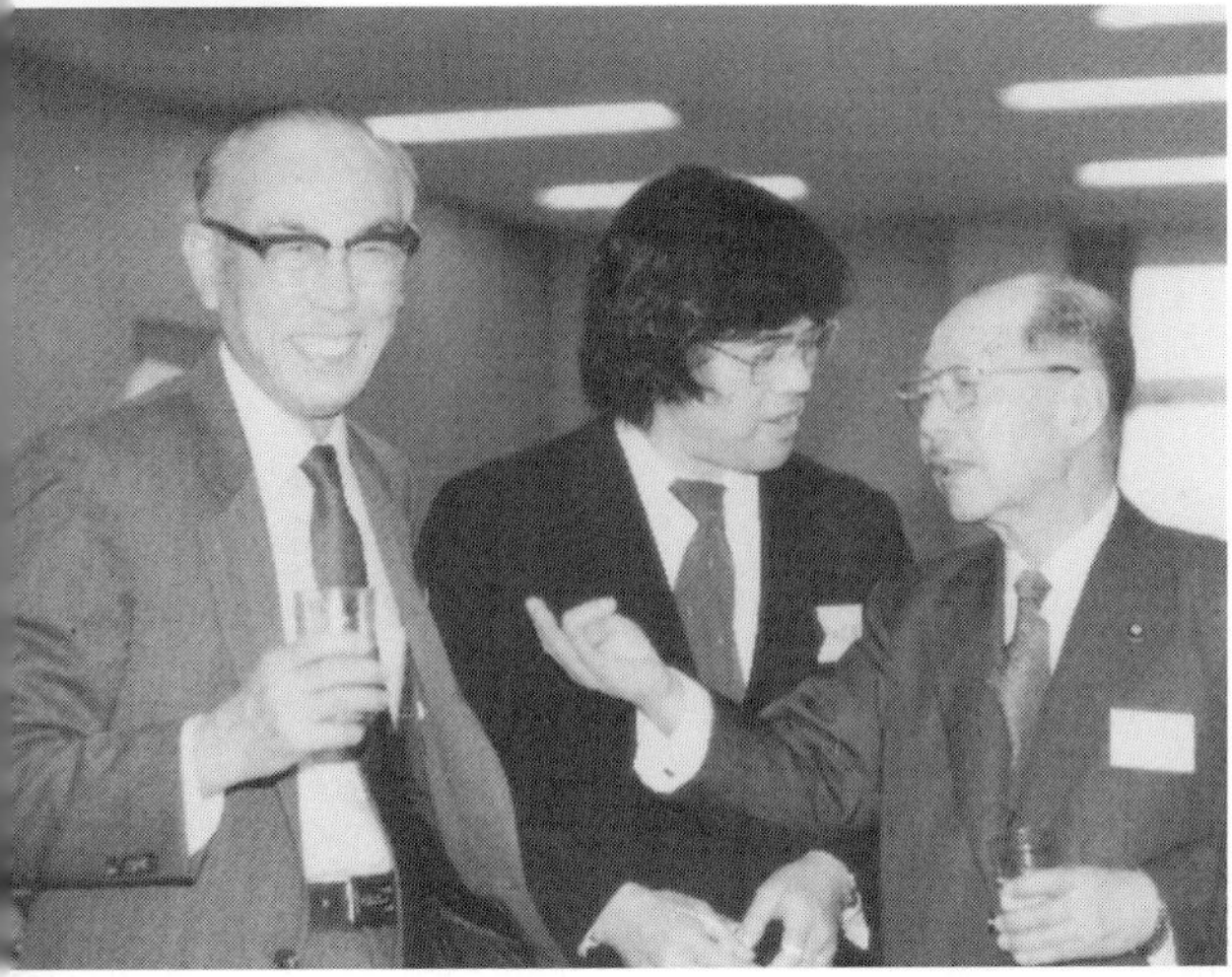

友と交わるには愛敬の二字を必法とす（貝原益軒）

真の**人材**は今の医療界で冷やめしを食わされているケースが少なくない。くまなくさがせば、学閥からも年功序列からもはずれたところにこそ、名医がひっそりと息づいているんです。そんな人々を集めるわけです。

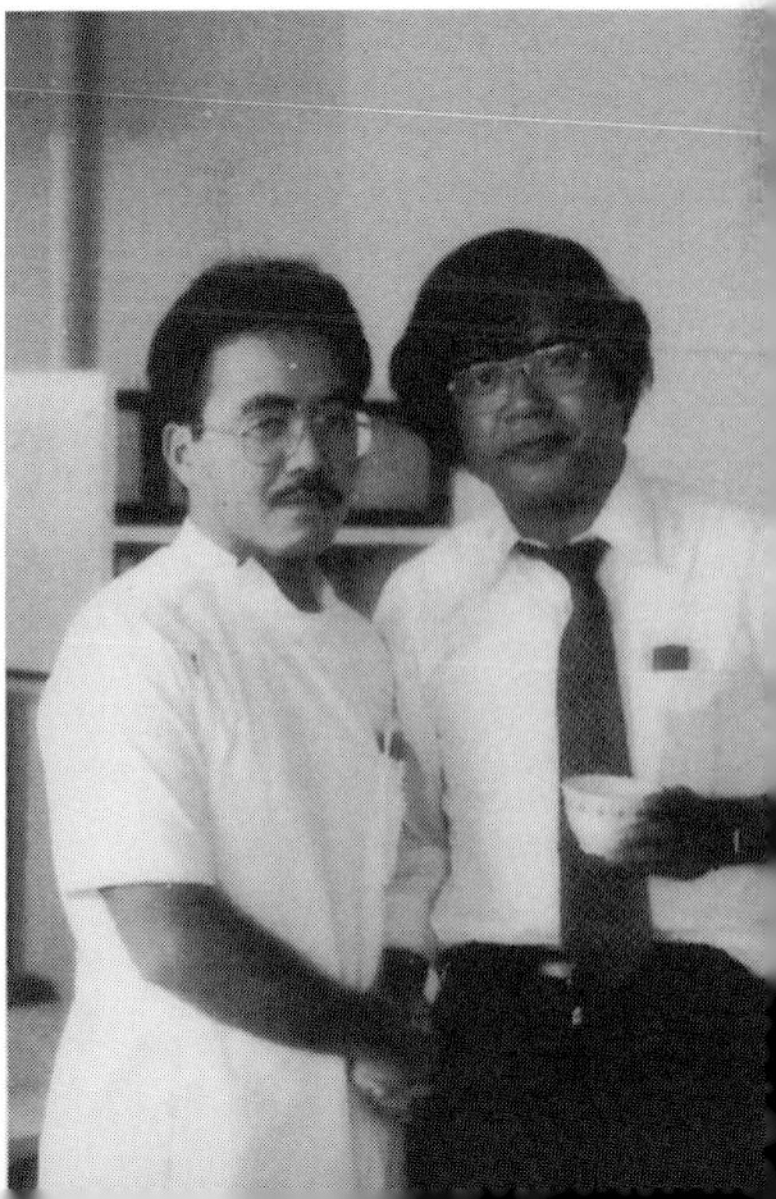

羽生病院で大久保明医師と。良き人材は良き友である。

うちに来ている医師は、単に金目当てで来ているのではない。徳田の言っている医療は、もしかしたら本物かもしれん、もしちがっていればやめる、というくらいで来ている。みんな**筋金入り**ですよ。

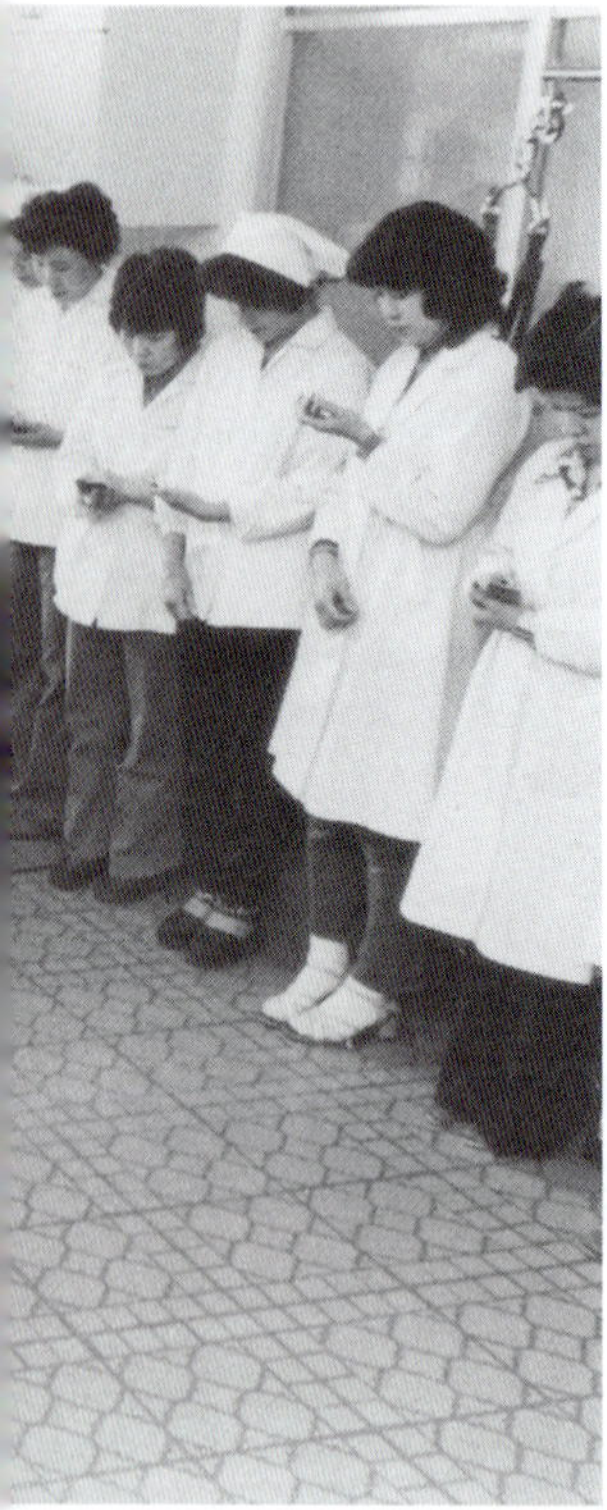

我々の信頼は何ものにも変えがたい財産である。信頼は黄金よりも尊い。

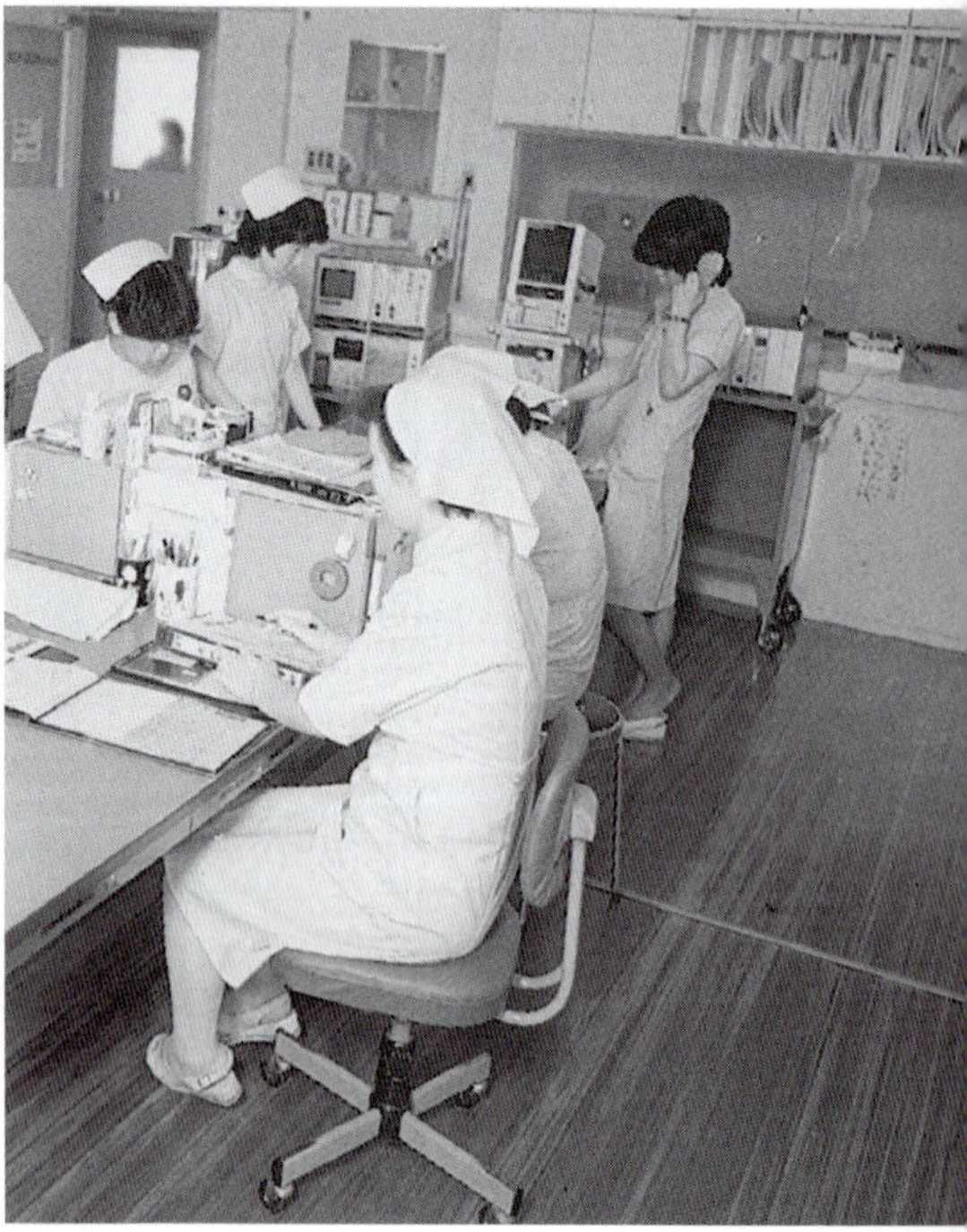

集団みたいなもの。

あちこちに、こういうことをやりたい、ああいうことを考えている**ゲリラ的**な医者がいる。彼らにハードウェアを持たせれば、その人がその人なりの方法でやってくれると思うんです。

良心よ、知性よ、いまこそ反抗せよ！反逆せよ！
オレたちの朝の一歩は戦場のような心構えでスタートする。

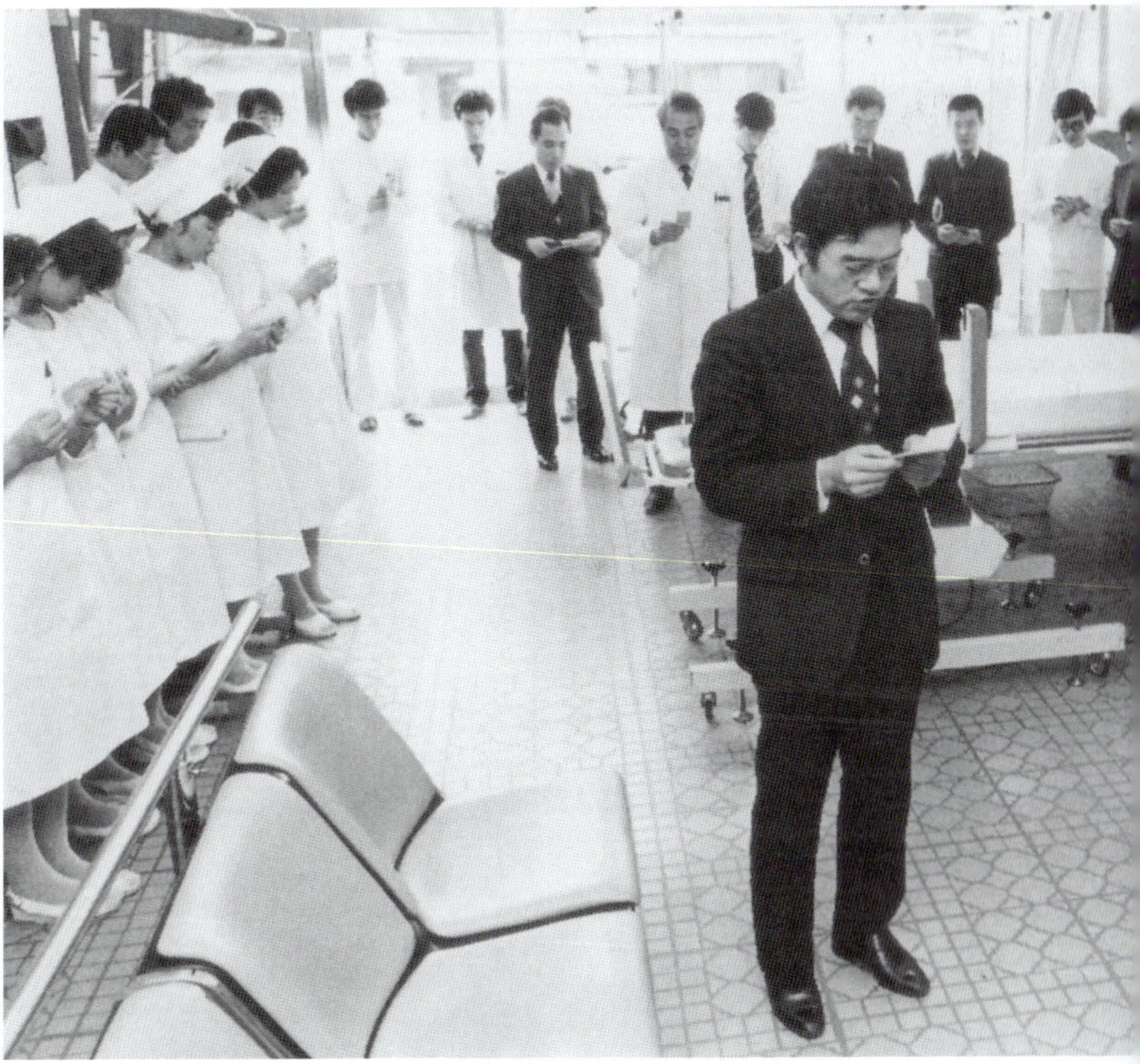

うちはアウトロウの

私たちの
ところには、
経営者も
労働者も
ないんだ。
いちばん
労働して
いるのは
ぼくだ。

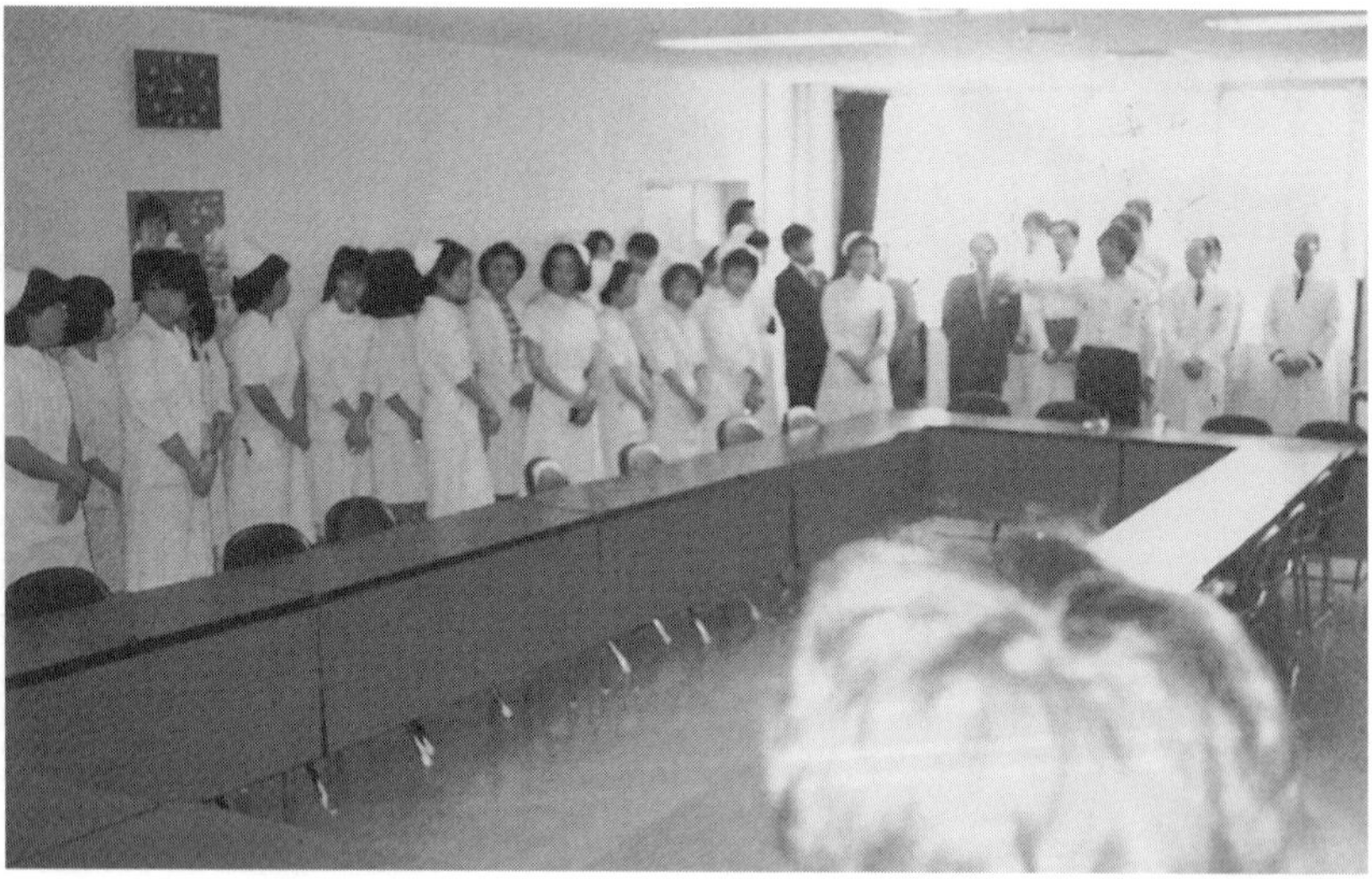

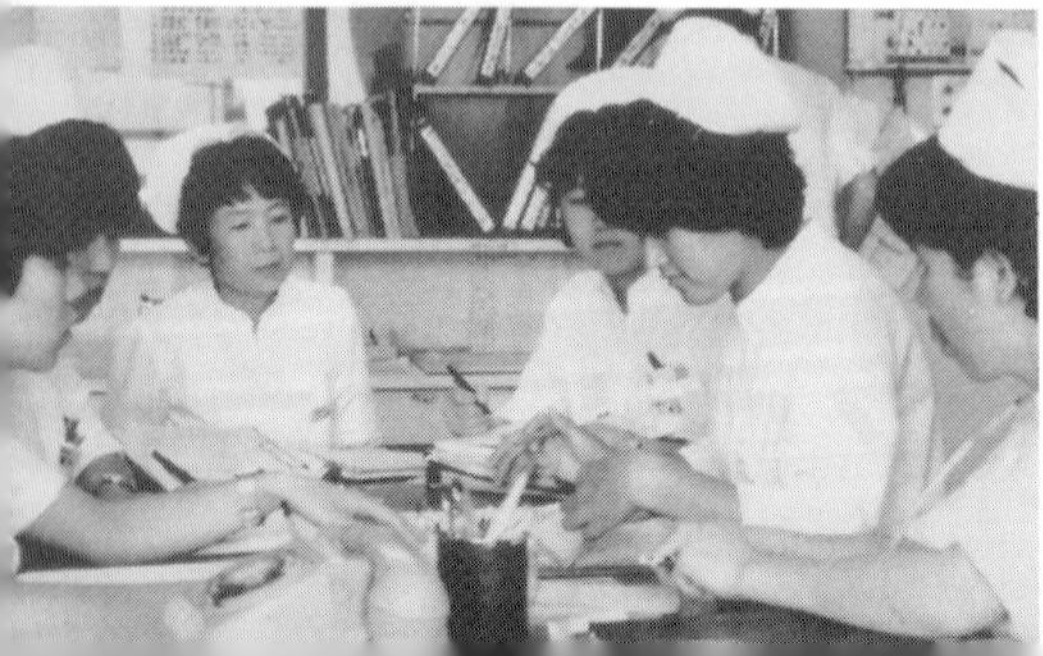

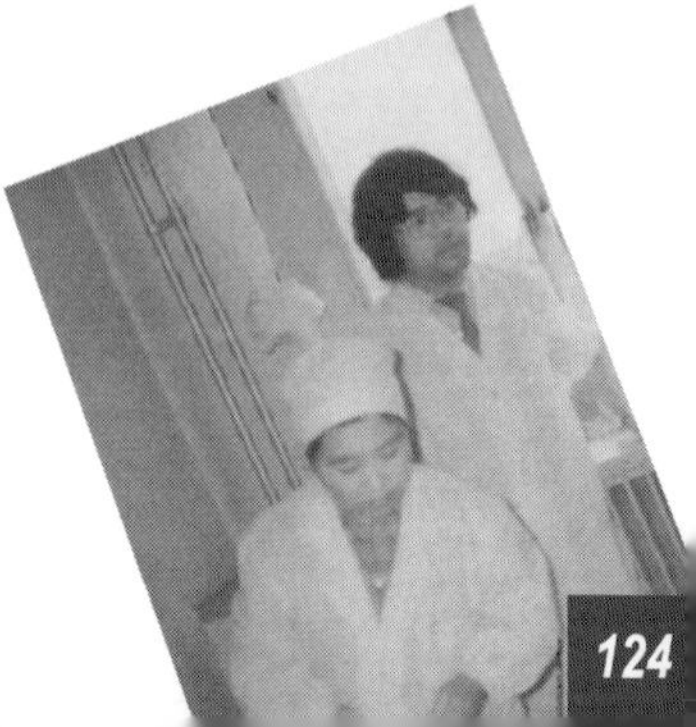

アメリカの病院経営は、徳洲会に似ている。姿勢もローコスト・ハイクォリティと我々と同じでした。しかし、根本的にちがっている点は、彼らは株式会社であり営利追求を目的にしていることです。その結果が社会的に役立っていればいい。我々はあくまで**社会運動**なんです。部分的に学ぶところはありますが、基本的に彼らとちがうわけですよ。

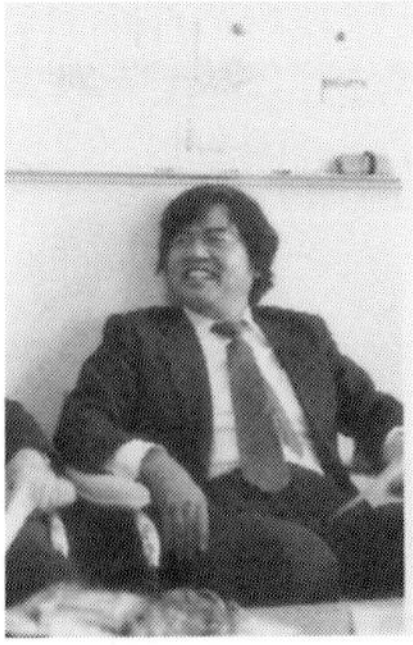

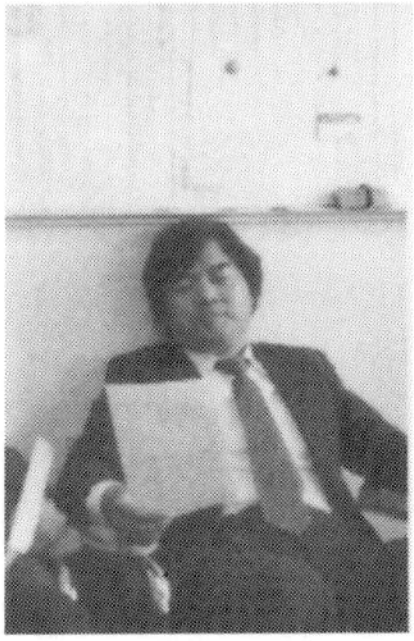

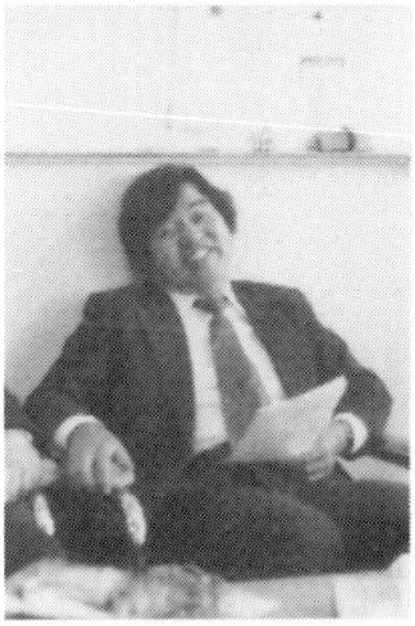

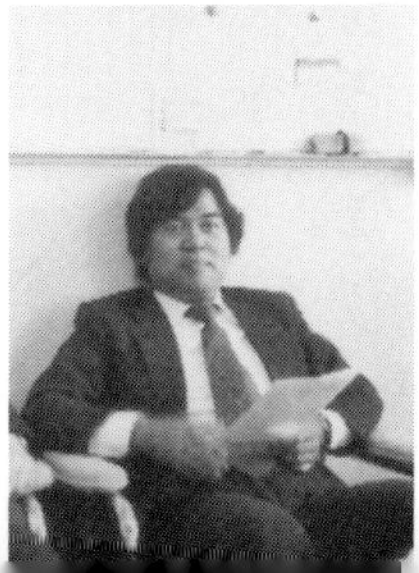

ぼくは国際資本は原則的には使うべきやないと思っている。ただ、日本の医療を良くしようという者に対して、日本の金融が相変らず古い対応しかしてくれないなら、オイル・ダラーやユーロ・ダラーも考えている。その点は流動的やね。

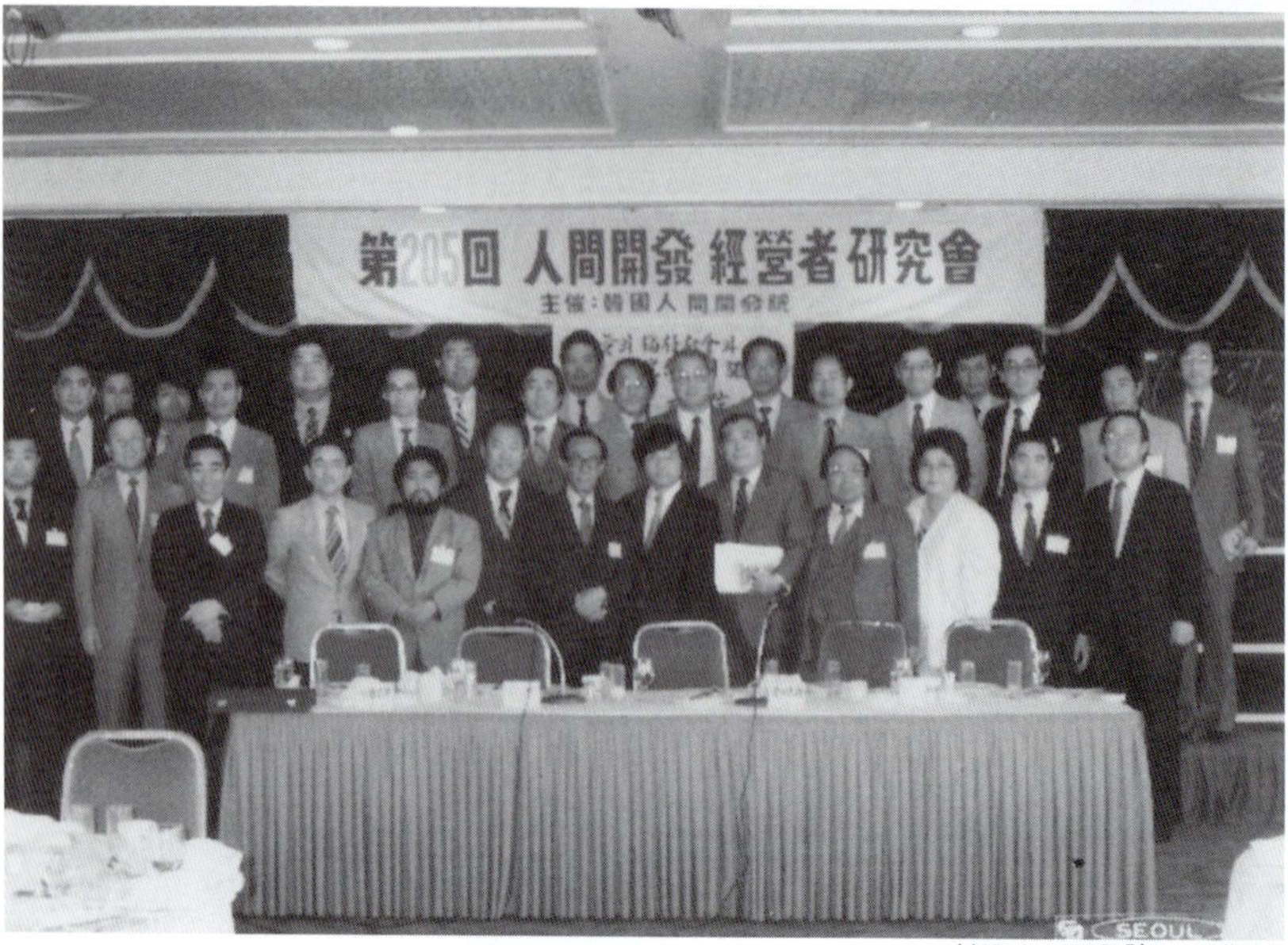

韓国人間開発院での講演、

病院づくりとしては、ぼくの生きがいは、もうほとんど日本を離陸しかかっている。これからは世界だ。五〇億の人の命と健康が改善されればどんなにすばらしいか。

世界の医療を日本人がやるべきだ。
日本人にはそれができる、やるべきなんだ。

世界を歩いて、医療に恵まれない国がたくさんあることを知った。これからは世界の医療を考えずして真の医療人とはいえないと痛感しました。

一〇〇年前にドイツから医学を教えに、三ヵ月も船に乗って日本にきた人々がいる。それなのに日本人は何もしていない。日本人医者の身勝手、**エコノミックアニマル**じゃないか。発展途上国のために何もしていないじゃないか。飛行機でどこへも行ける時代だというのに。

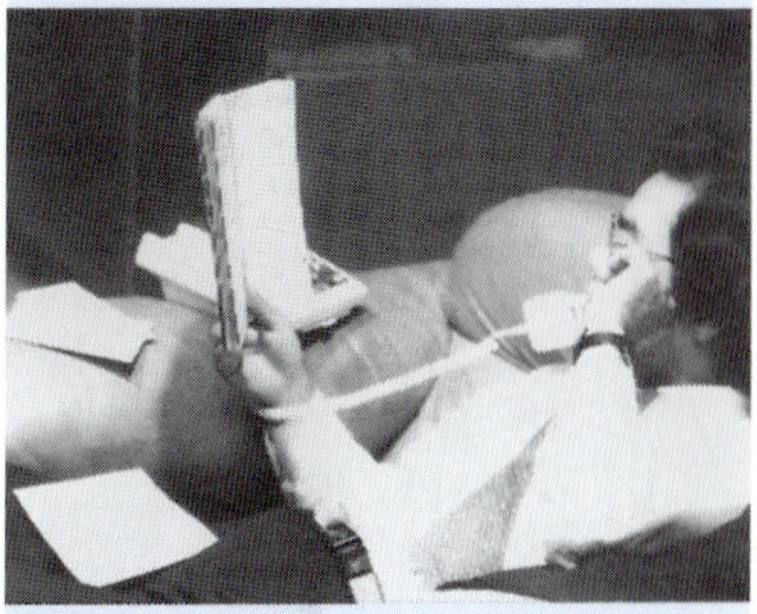

東京本部で。スケジュールは目じろ押しだ。

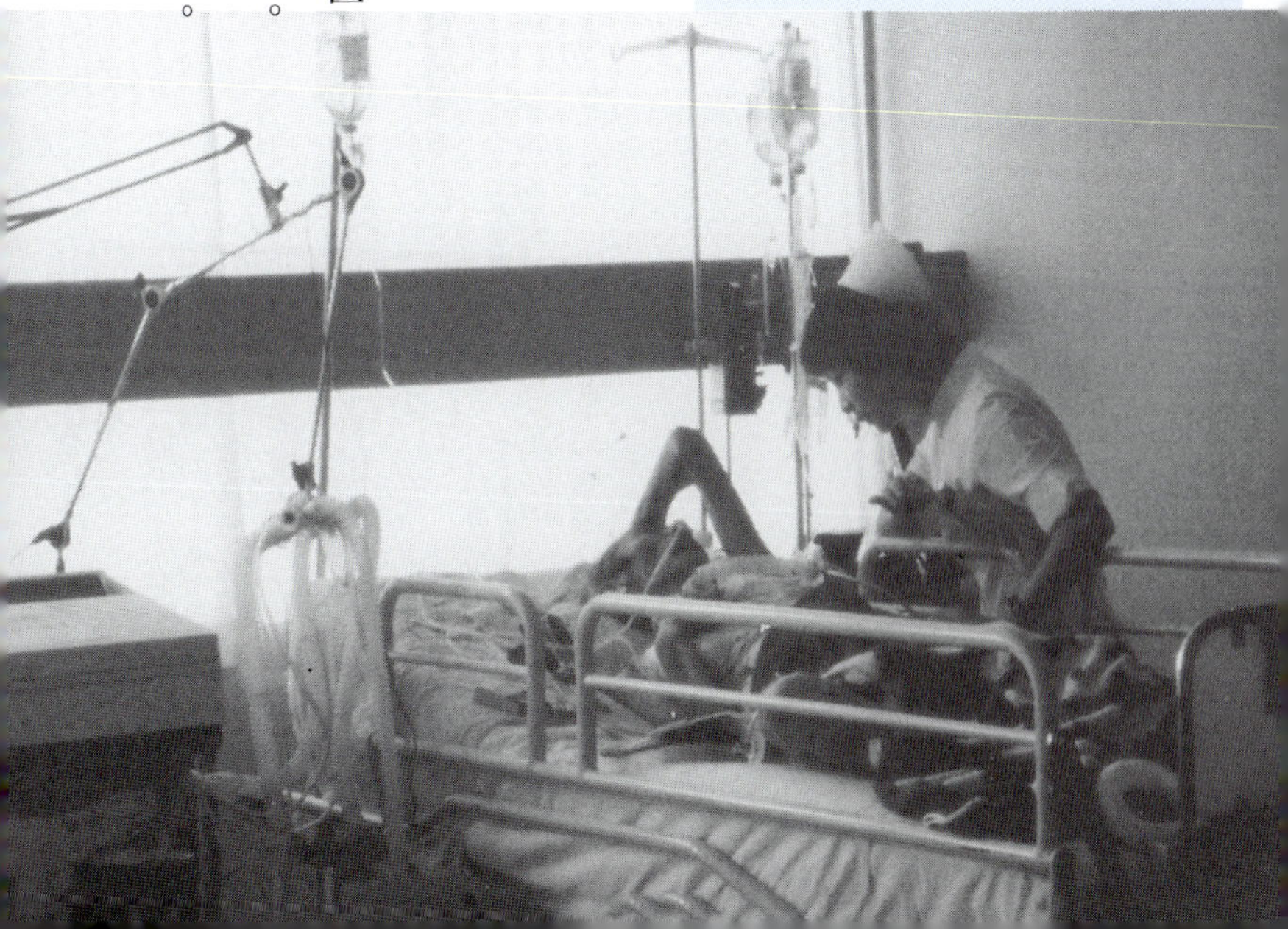

未来は人を成功に導く信仰である。

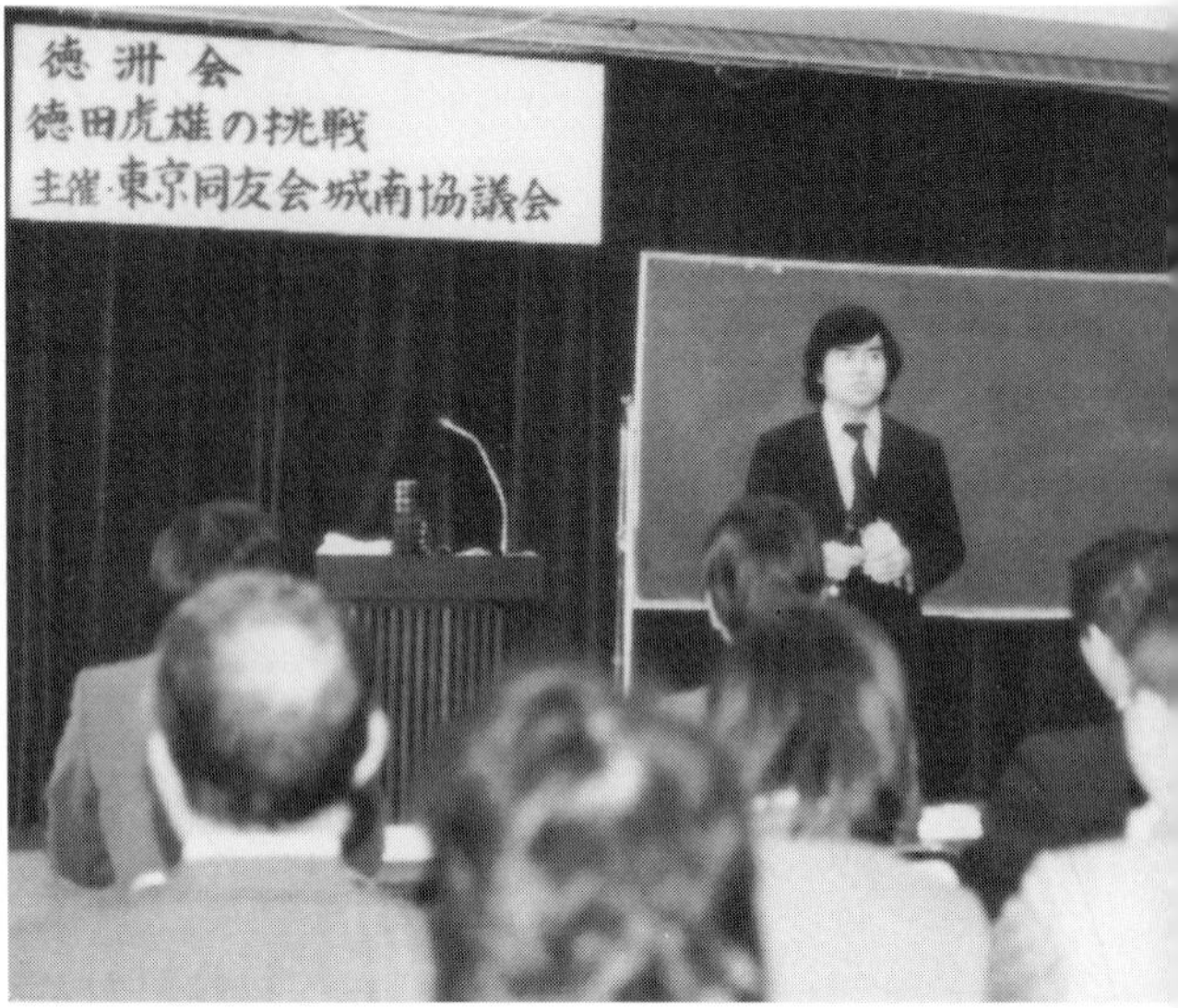

世界の医療は徳田が**変える**といって、アメリカ・ソ連・中国に協力する。必ず他の一六〇ヵ国から依頼が来ますよ。そうすると、私は各国にひとつずつ病院をつくって、その病院を全部大学に格上げして、その大学で医学部の学生を育てて、その国の農村・離島の医療をする。これが私の夢です。

徳洲会の院長から看護婦のみんなは、一〇年後には**マダガスカル**とか発展途上国にいると思ってくれ。五〇年後には天国かな。

私には大きな目標がある。
日本の、そして世界の医療を根本から変えるという、
とてつもなく大きな目標である。

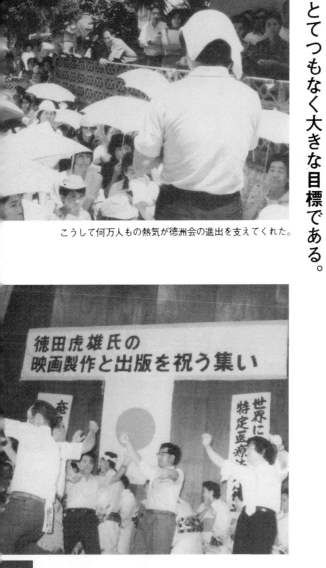

こうして何万人もの熱気が徳洲会の進出を支えてくれた。

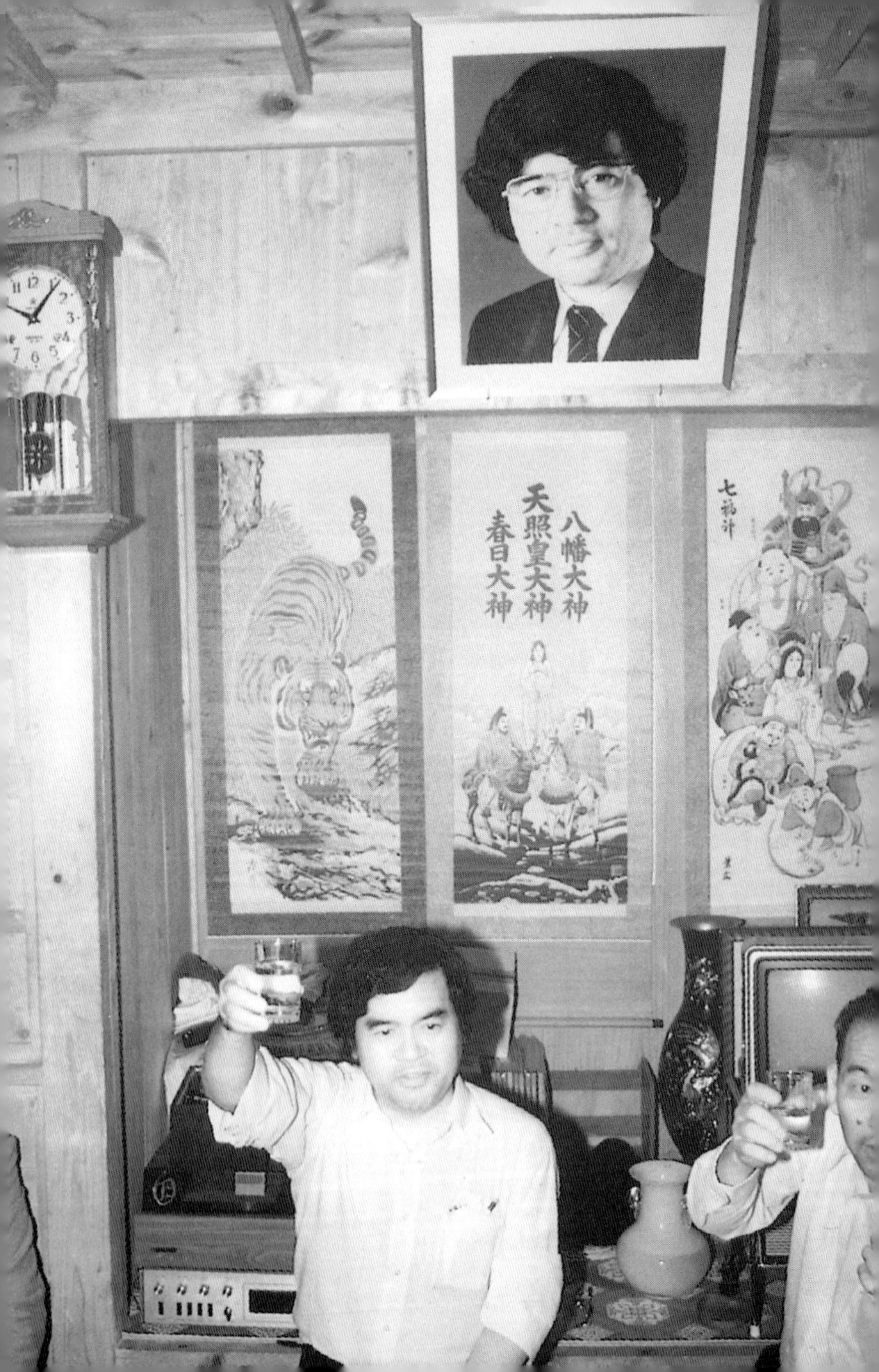
八幡大神
天照皇大神
春日大神

性を開く
可能

挑戦する人生

自分の人生が陳腐なまま終わることへの恐怖心。

人生とは何か、といえば、それは生まれたときから死ぬまでの時間だ。いかにそれを有効に使うかが、**人生**の根本問題である。

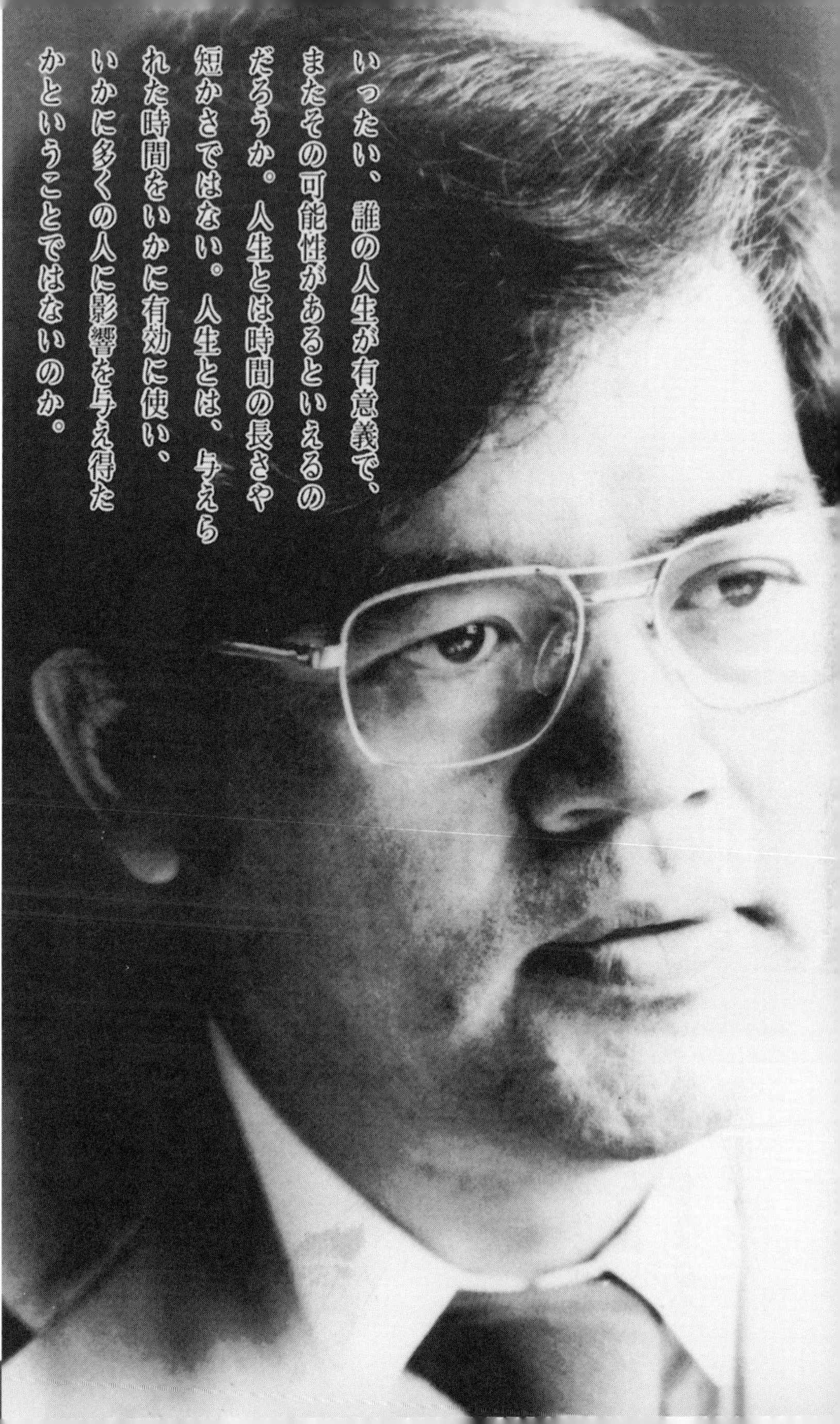

いったい、誰の人生が有意義で、またその可能性があるといえるのだろうか。人生とは時間の長さや短かさではない。人生とは、与えられた時間をいかに有効に使い、いかに多くの人に影響を与え得たかということではないのか。

人生というものは能力の差じゃない。
心の姿勢、体の姿勢、それにリズムなんです。

人生に王道なしです。
行動するか、しないか。
行動あるのみですよ。

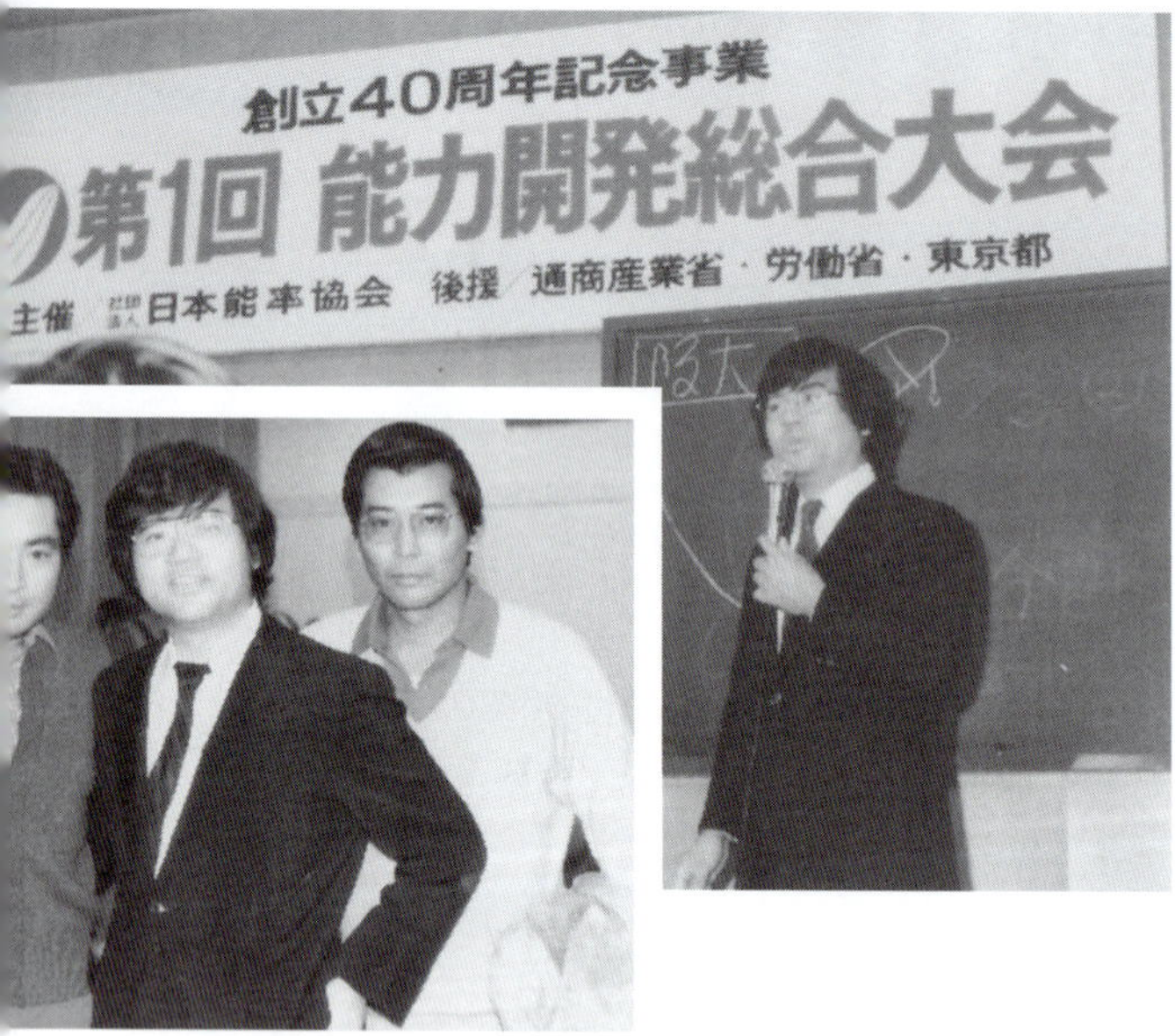
創立40周年記念事業
第1回 能力開発総合大会
主催 日本能率協会 後援 通商産業省・労働省・東京都

人生死ぬまで闘いだ。
一番大きな敵は、
己れとの闘い、
自分のなまけ心
との闘いだ。

心の姿勢が一番大切です。
心の姿勢は、絶対の忠誠を誓える相手、もしくは物事を持つと一番良くなります。世界の医療を変えるといった理想を持つとか、絶対信頼のおける奥さんを持つ、または上司や部下を持つということ、そうした人はものすごく伸びるんです。

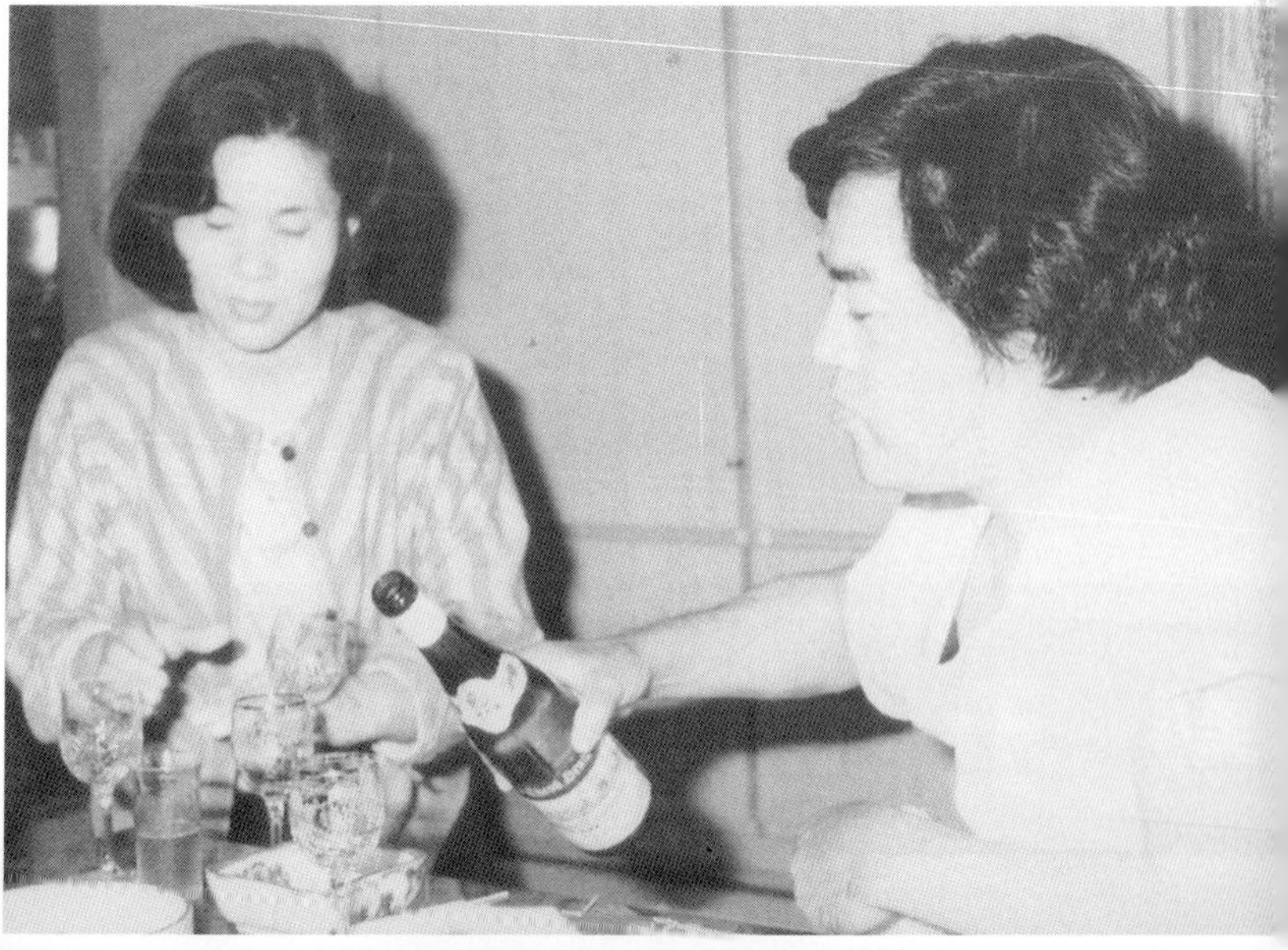

なぜこんなにまでして走らなくてはならないか。それが**悲しみや怒り**というものでしょうね。どうしても、ほおっておけないことが多すぎるじゃないですか。

苦しみが自分を育てる原動力になる。
苦労が喜びになってくれれば**本物**だ。

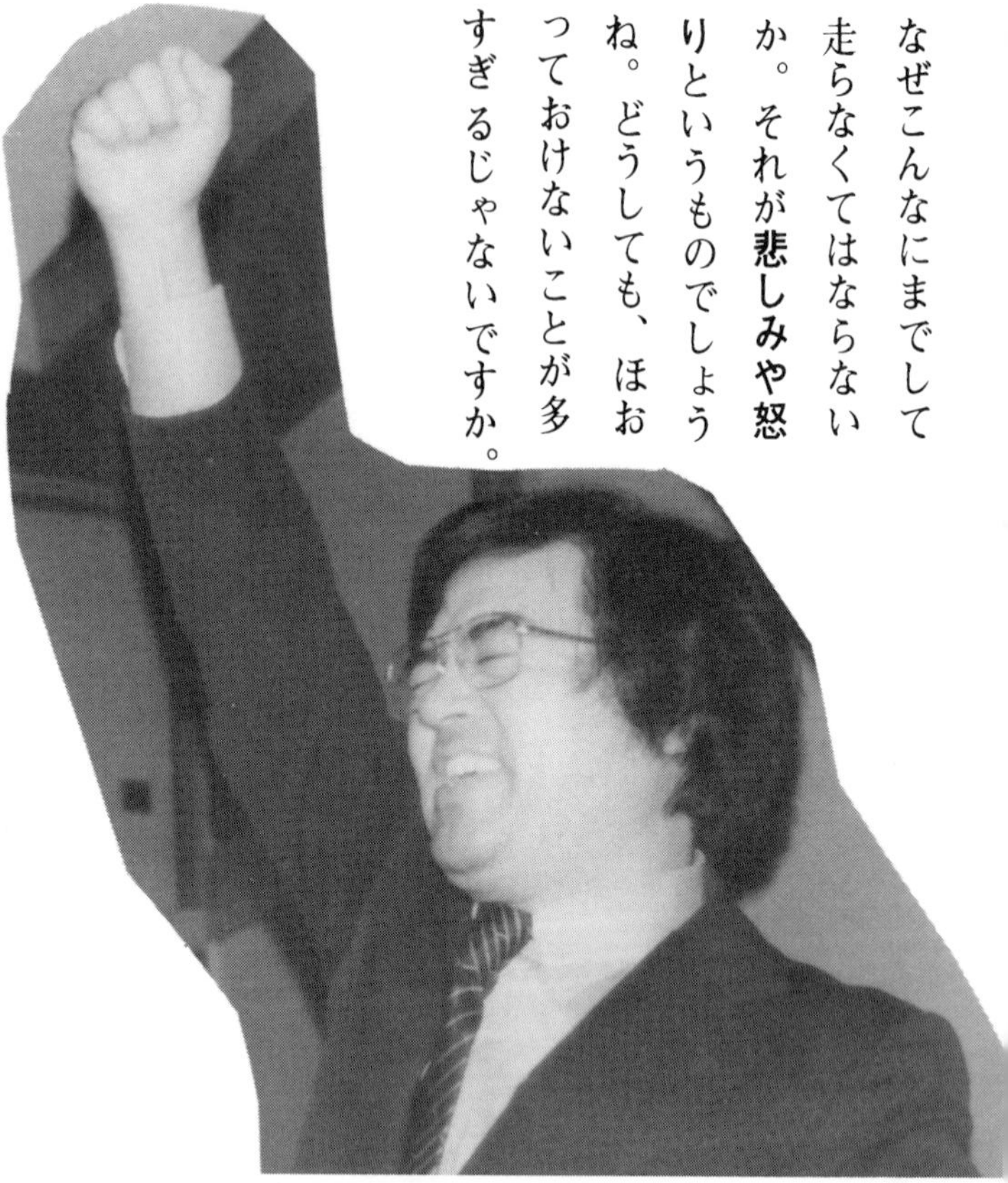

島でのエイッエイッオー。

動力は怒りだ。

人間には、壁に突き当ったとき、結果がよくなる人と悪くなる人がいる。常に前向きで、積極的な心の姿勢があれば壁は越えられる。目標への道が開けないのは、失敗したときのことばかり考え、後ろ向き、消極的になるからである。

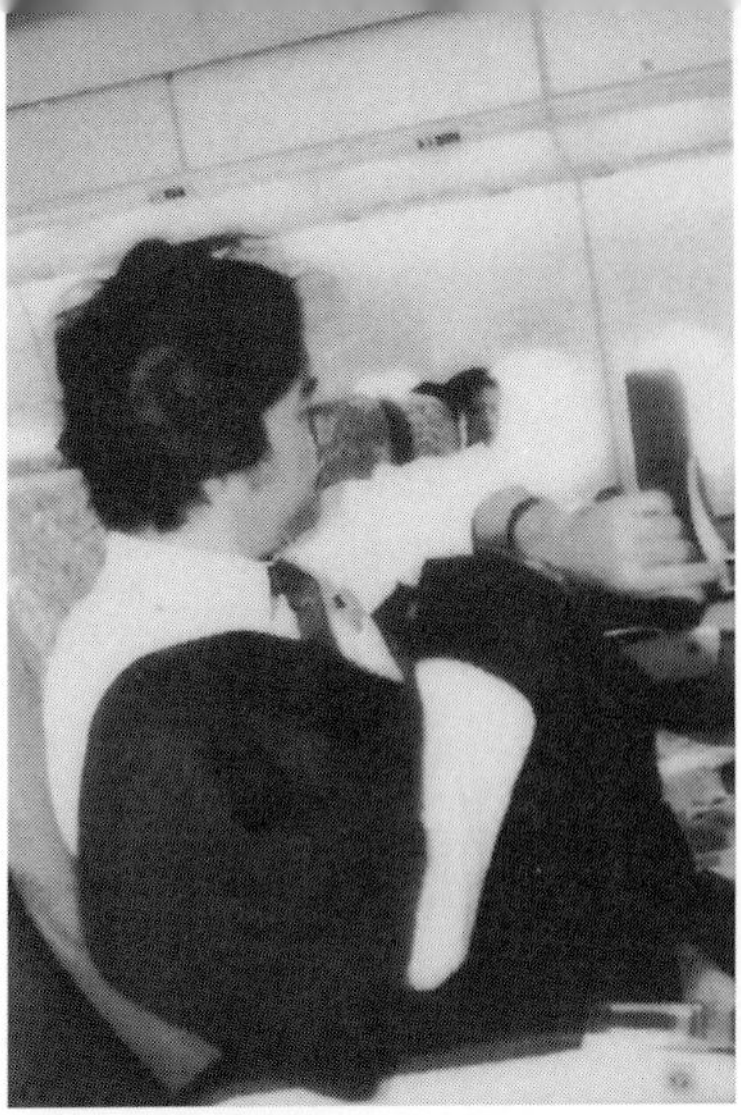

人生に往復切符はない。

今の人たちは、その追い込まれ方が生ぬるい。

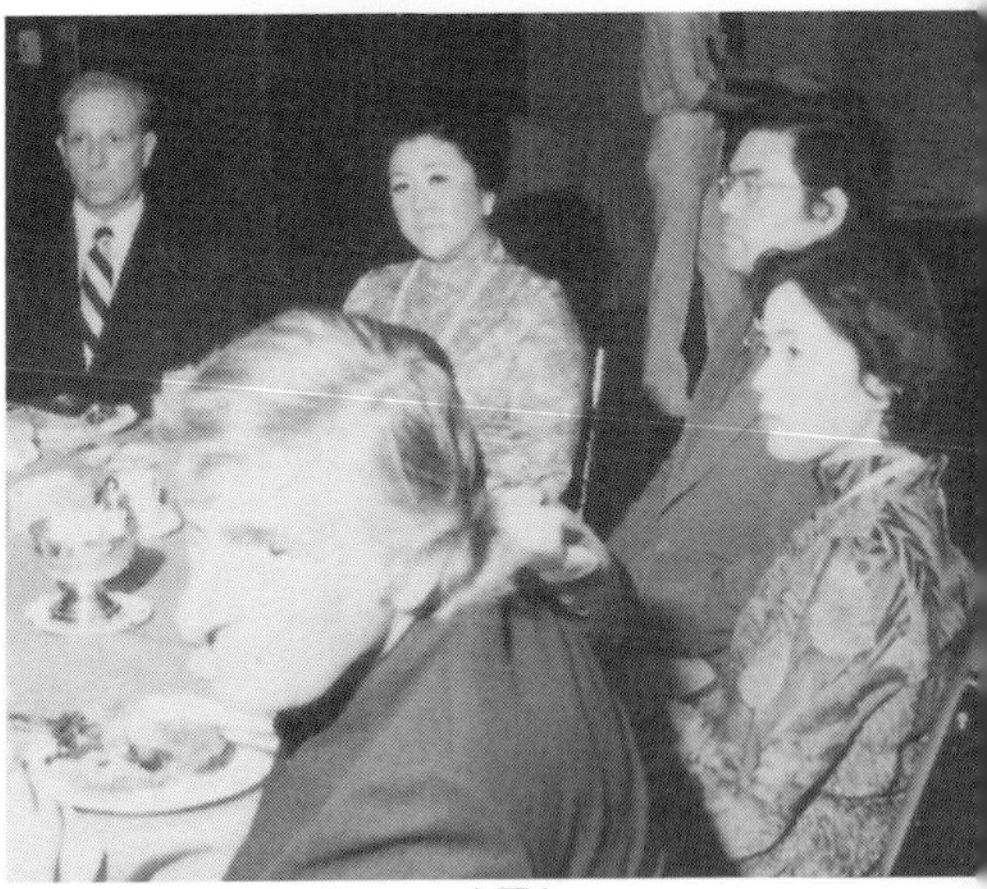

アメリカでのパーティー、女房と

ぼくの原

怒りと悲しみと恐怖心が
私のエネルギーの源泉だ。
特に恐怖心。
くだらない人生を
過ごすことへの恐怖心、
停滞への恐怖心が。

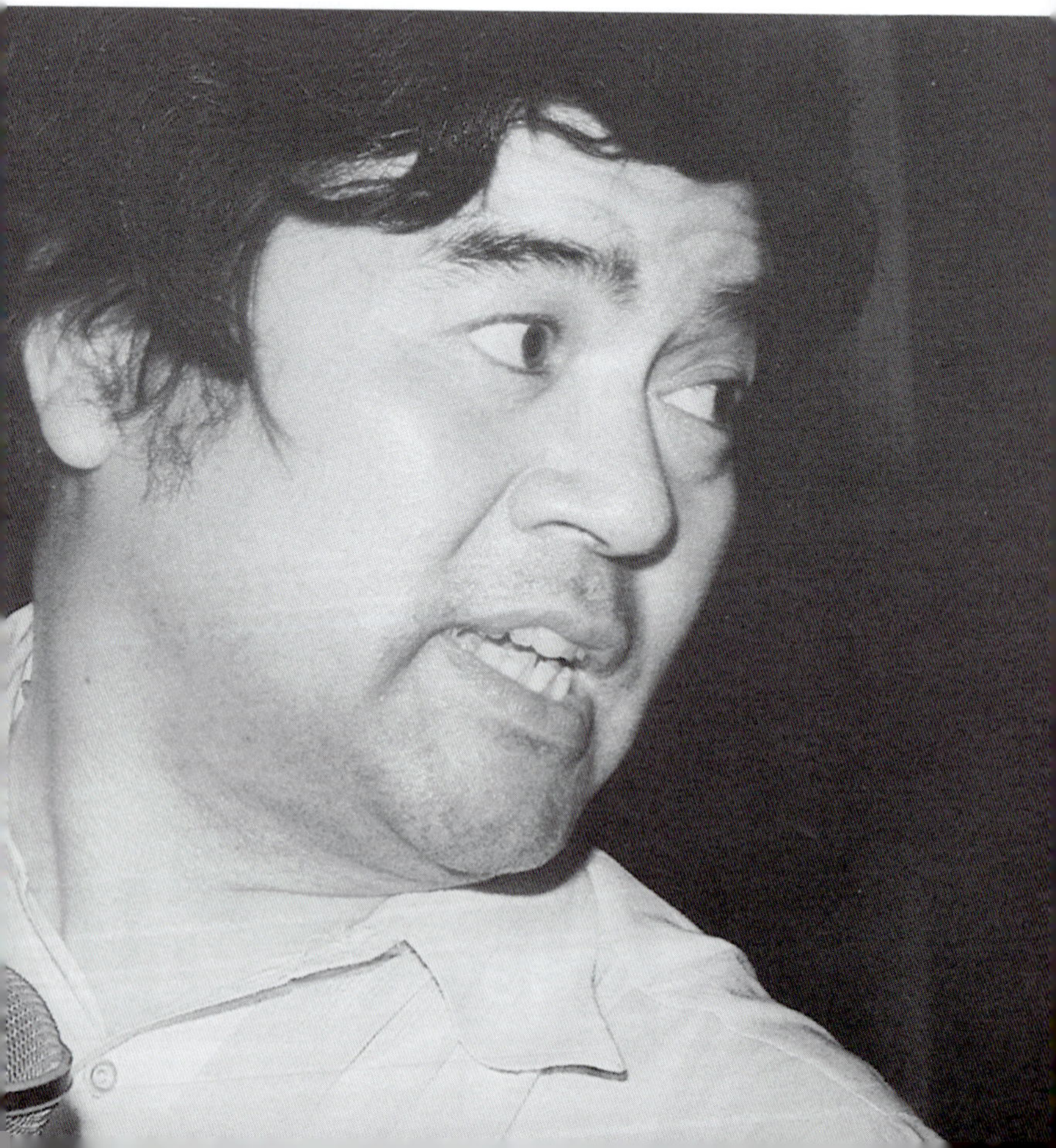

四〇歳までは、生きがいを持っている人は年寄りに見える。四〇歳を過ぎると若く見え出す。

希望と恐怖は切りはなせない。
希望のない恐怖もなければ、恐怖のない希望もない。

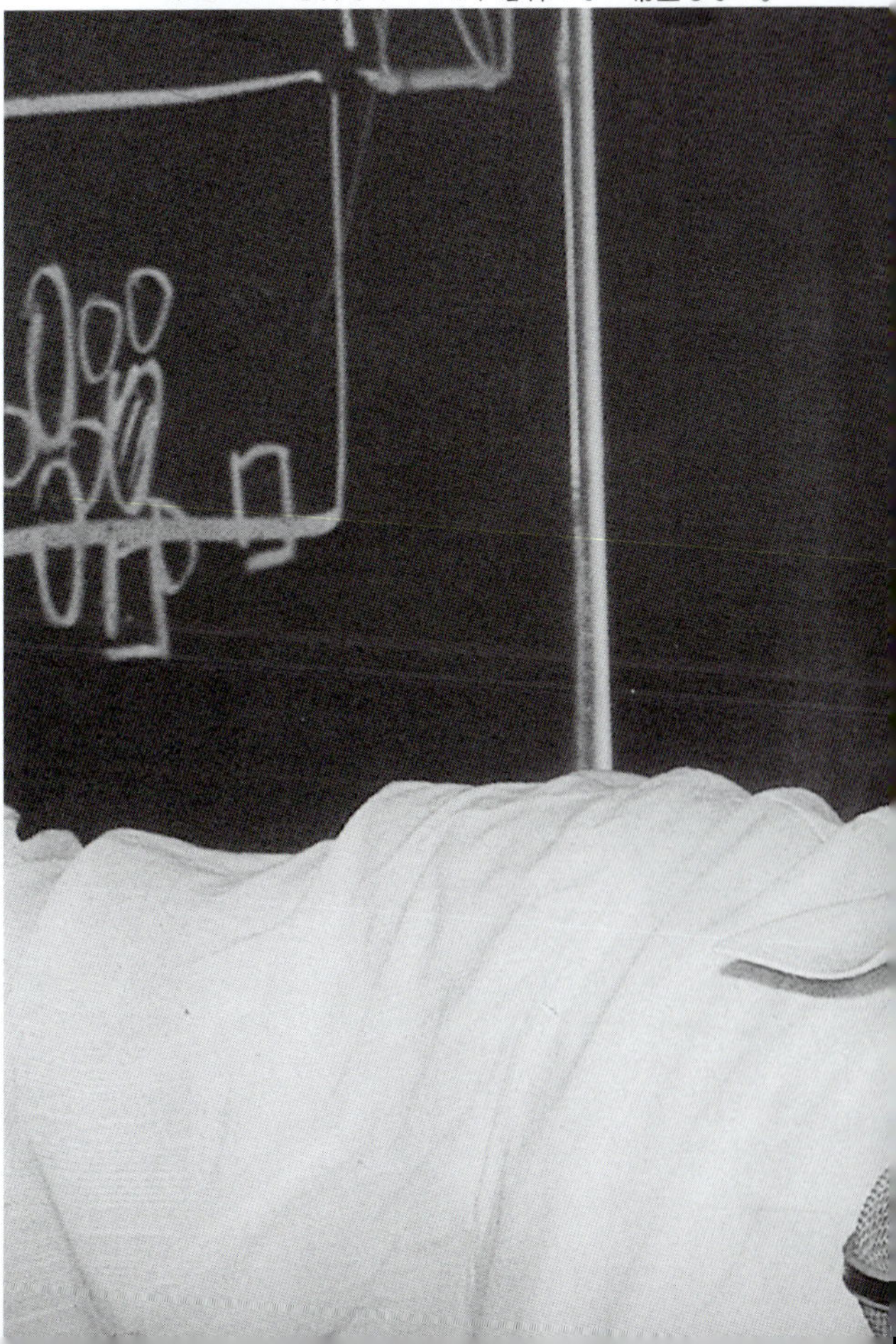

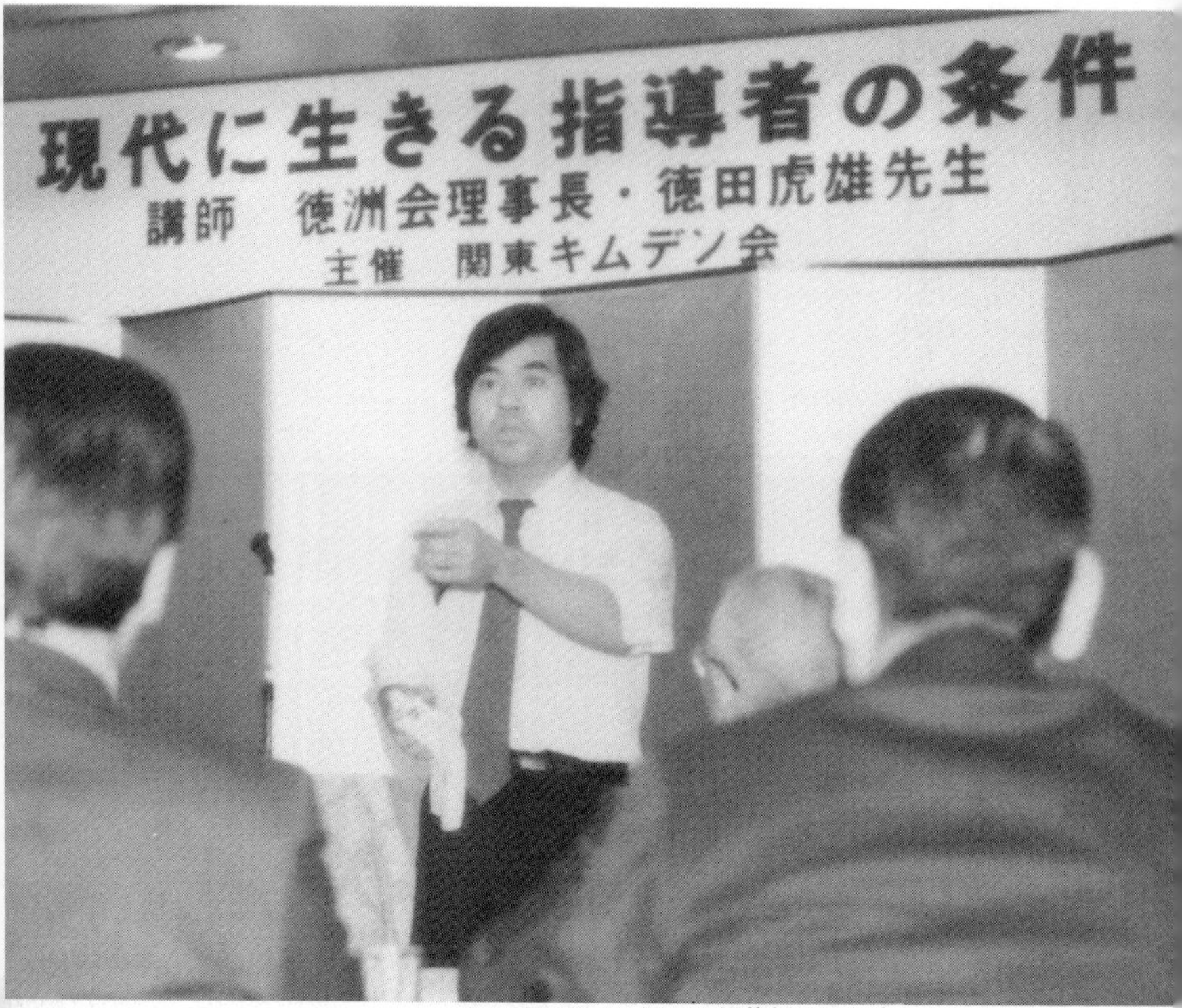
現代に生きる指導者の条件
講師　徳洲会理事長・徳田虎雄先生
主催　関東キムデン会

組織はほっておけばすぐ硬直化をきたし、官僚化していく。つねに新しい人材を送り、その人に道をあたえ、新しい思想を導入していかなければならない。

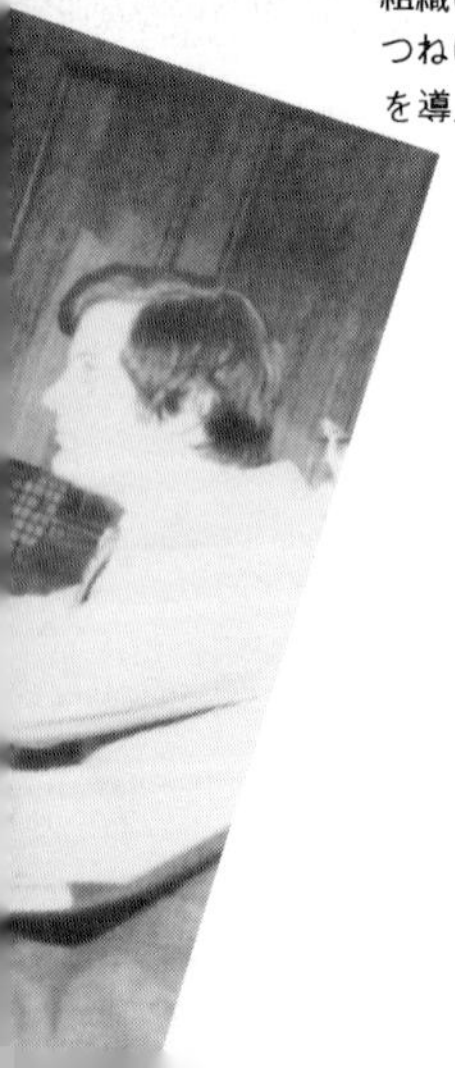

時代は高度成長期が終わって
生きがいを大切にする時期に
なってきた。
人間、本音と建前が一致
させられるほど楽しいことは
ないですよ。

乗っ取られていい人に
乗っ取ってもらう。
これが**原則**なんです。
自分の人生、一生懸命
つくったのをいい人に
任すというのは当り前
じゃないですか。

創るということは、乗っ取られるために
創るんだ。
息子は嫁に、娘は婿に乗っ取られるもん
でしょう。
ようはいい人に乗っ取られること。

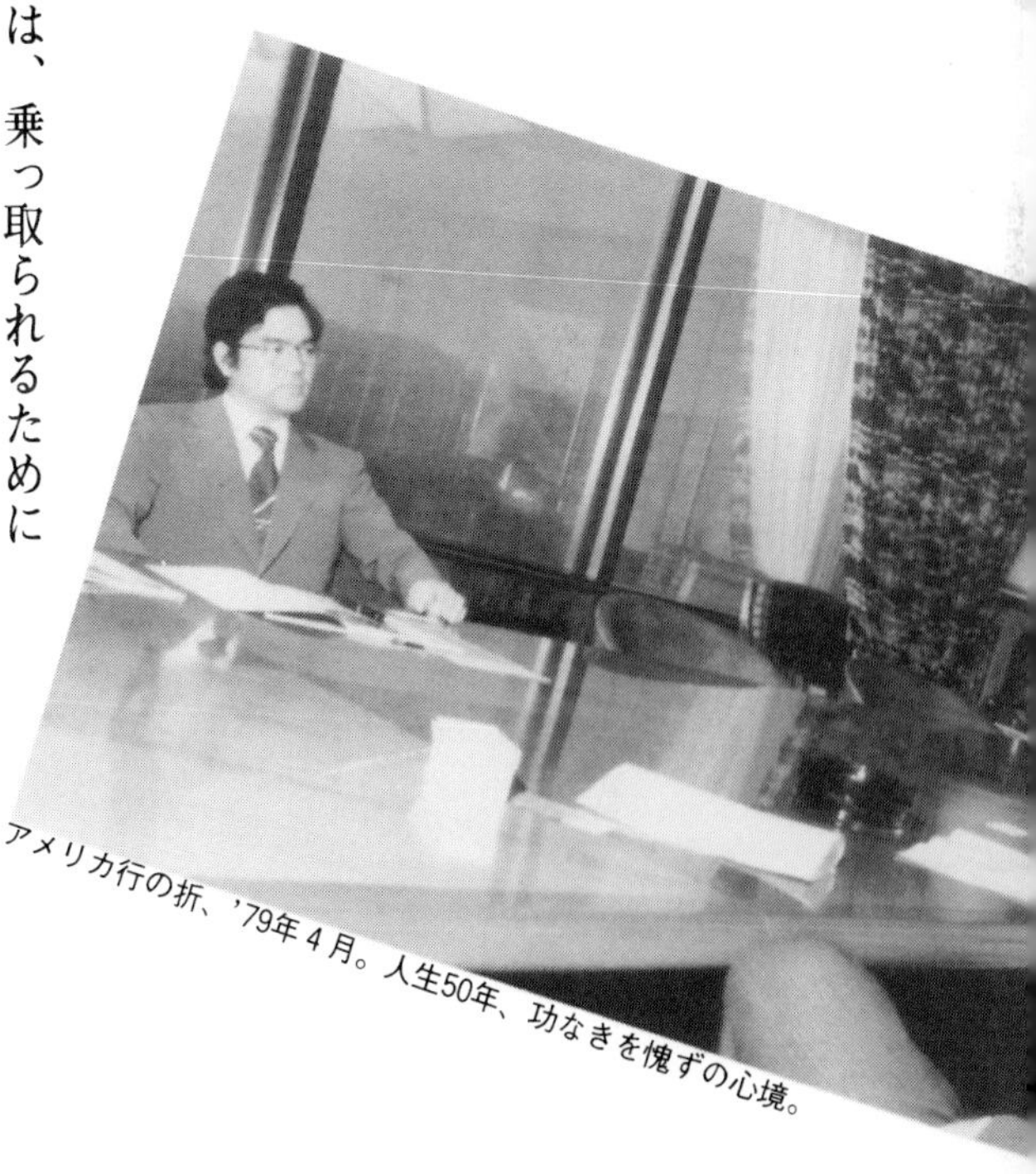

アメリカ行の折、'79年4月。人生50年、功なきを愧ずの心境。

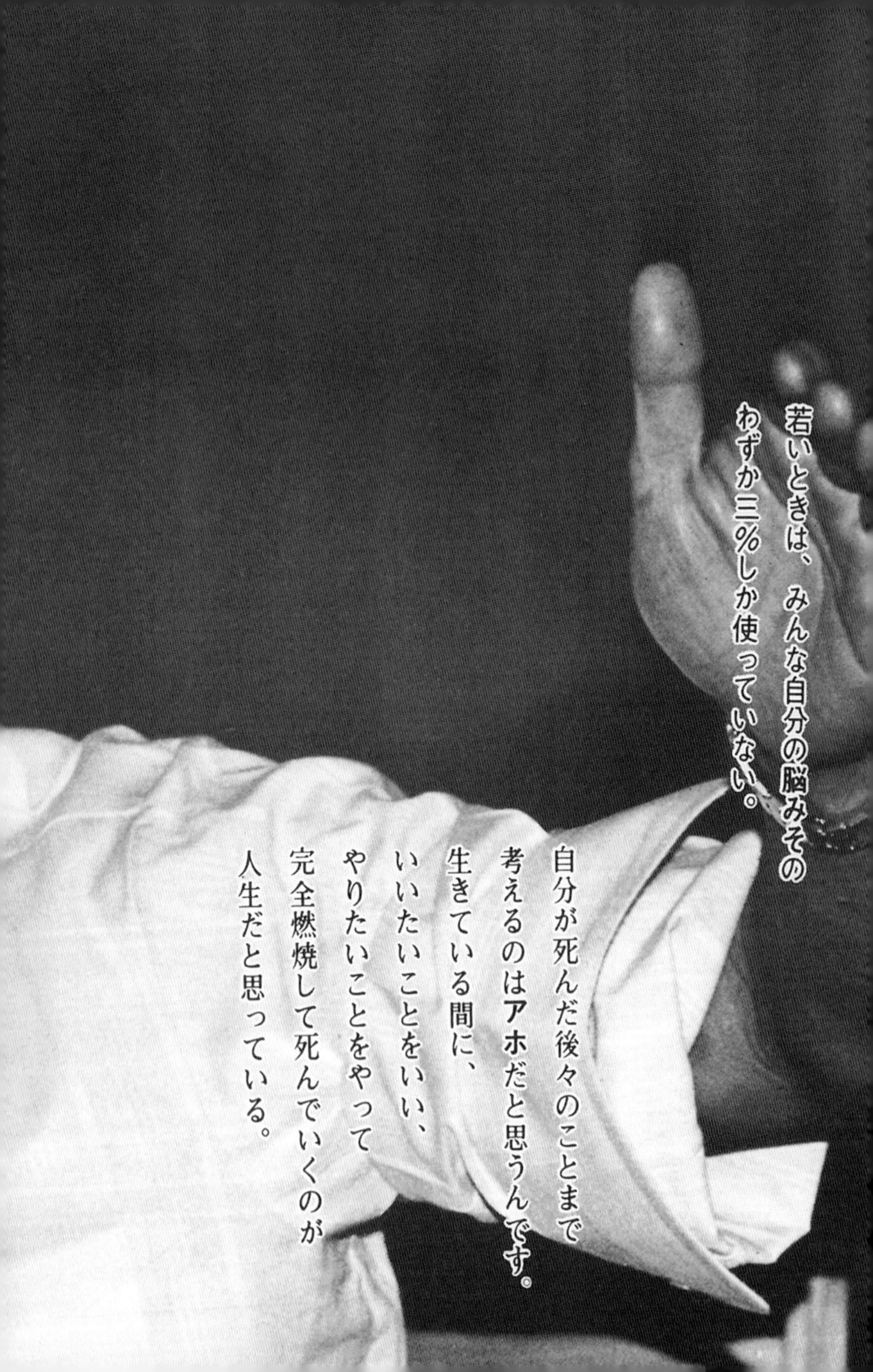

若いときは、みんな自分の脳みその
わずか三％しか使っていない。

自分が死んだ後々のことまで
考えるのはアホだと思うんです。
生きている間に、
いいたいことをいい、
やりたいことをやって
完全燃焼して死んでいくのが
人生だと思っている。

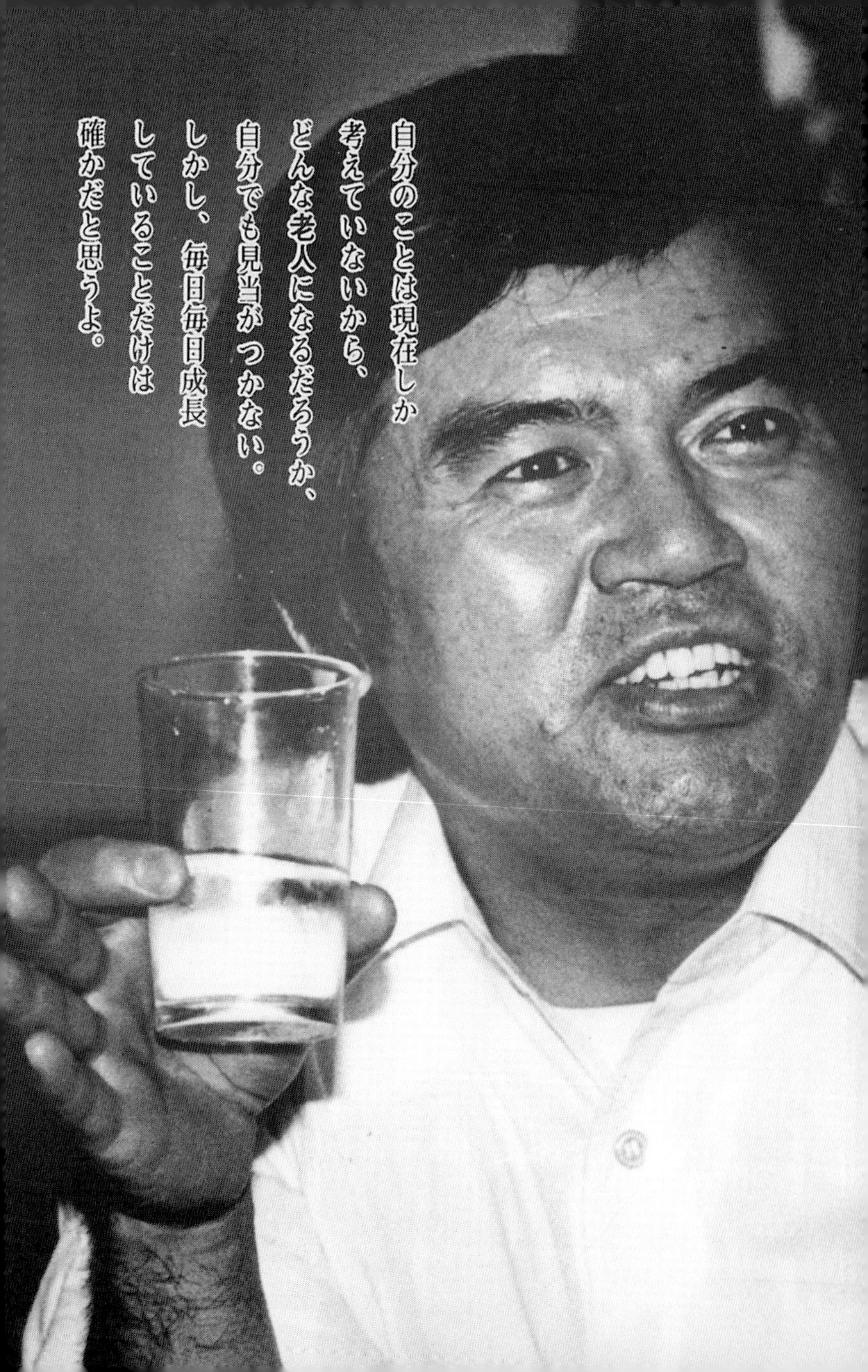
自分のことは現在しか
考えていないから、
どんな老人になるだろうか、
自分でも見当がつかない。
しかし、毎日毎日成長
していることだけは
確かだと思うよ。

お釈迦さんやキリストさんは、人間の心を救ってくれた。
お釈迦さんは元王子様。
徳田虎雄は水呑み百姓の息子。
キリストさんは週に一日休めというた。
徳田虎雄は昭和二九年以来**三〇年間**、一日も休んでいない。
しかも徳田虎雄は医者です。人間の〝心〟も〝体〟も、両方救いたい。

大きな希望、大きな夢を持つことが大切だ。
人生の目標、これが**大欲**。地位や金や名誉は小欲。具体的目標に使い、確実にクリアしていく。その間も**大欲**を忘れず積み重ねていくと、大きな夢が実現する。

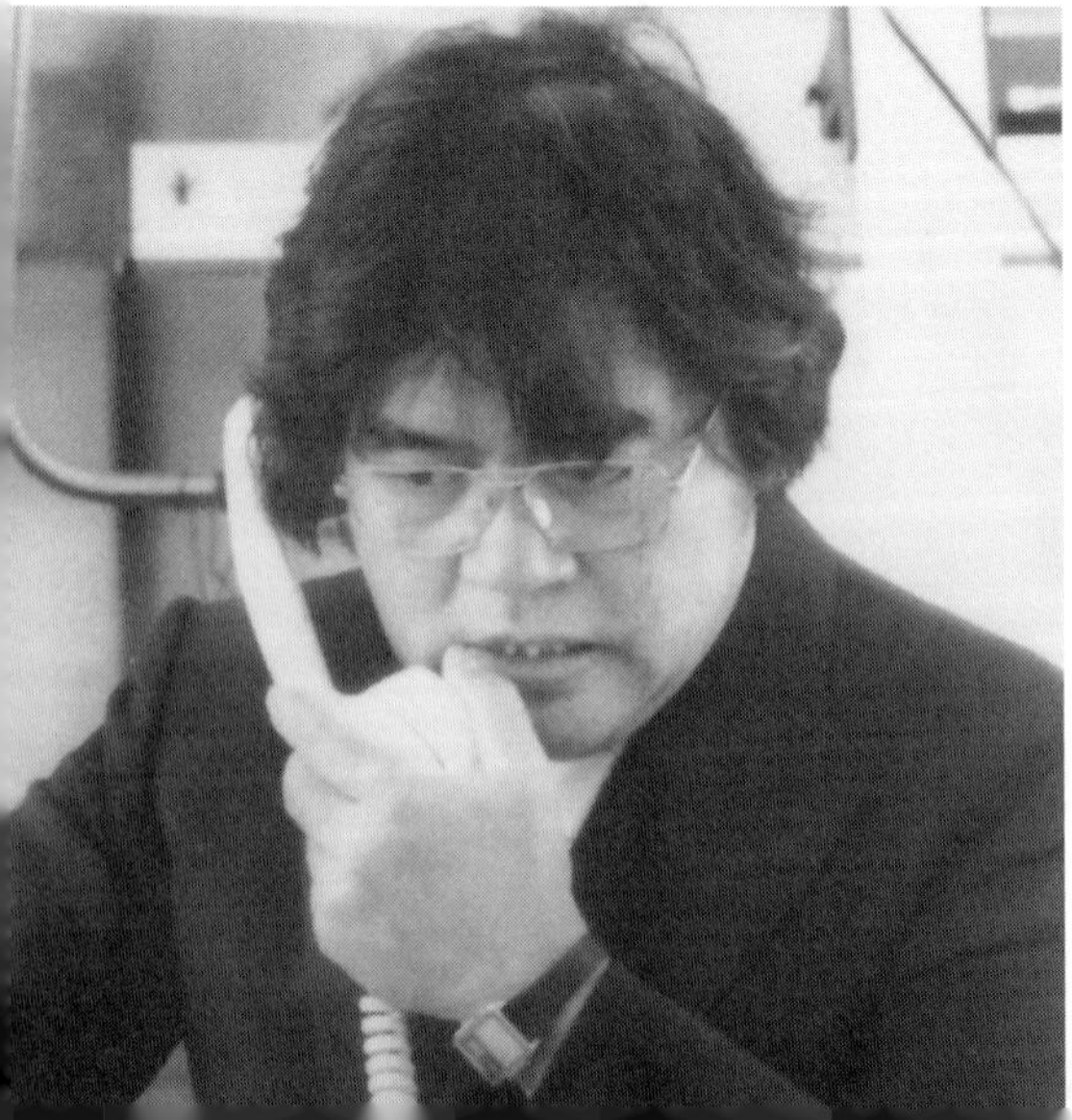
札幌病院の地鎮祭で。我、事を指示するに後悔せず、の心境。

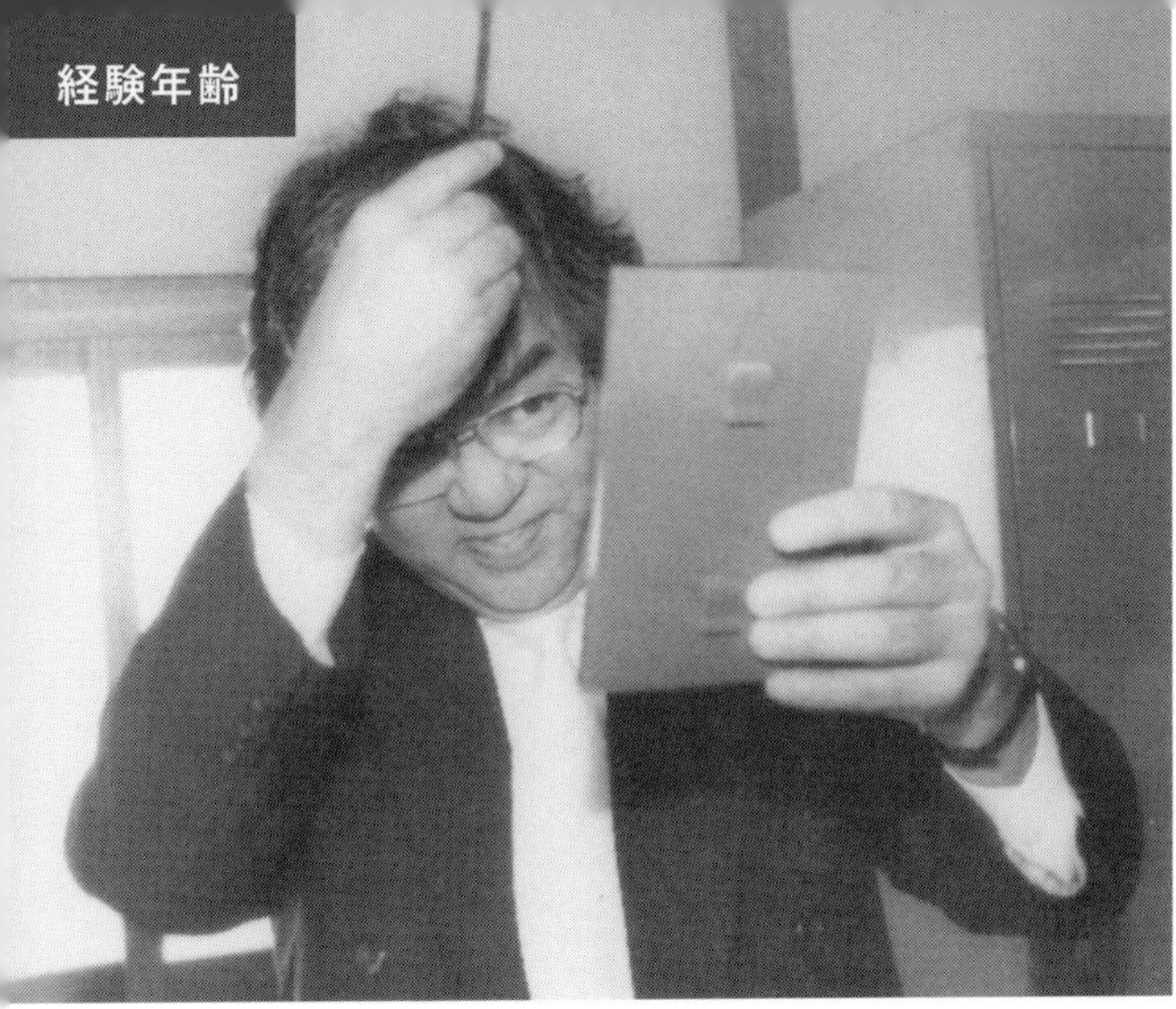

ぼくの肉体年齢は四七歳だが、
一六歳以降他人の四倍がんばってきた。
つまり三一年の四倍に一六を足して
経験年齢は**一四〇歳**ということになる。

自分を一四〇歳だと考えるのはいいことだと思っている。

しかし、これは他人の四倍働かなければ自覚できないから、相手に対しても申し訳がたたない。

何もしないで、自分は五〇〇歳だと思ってもだめですよ。

本当に四倍やっているという**自信**がもてて、はじめてその思い込みもできるんです。

路地での講演会

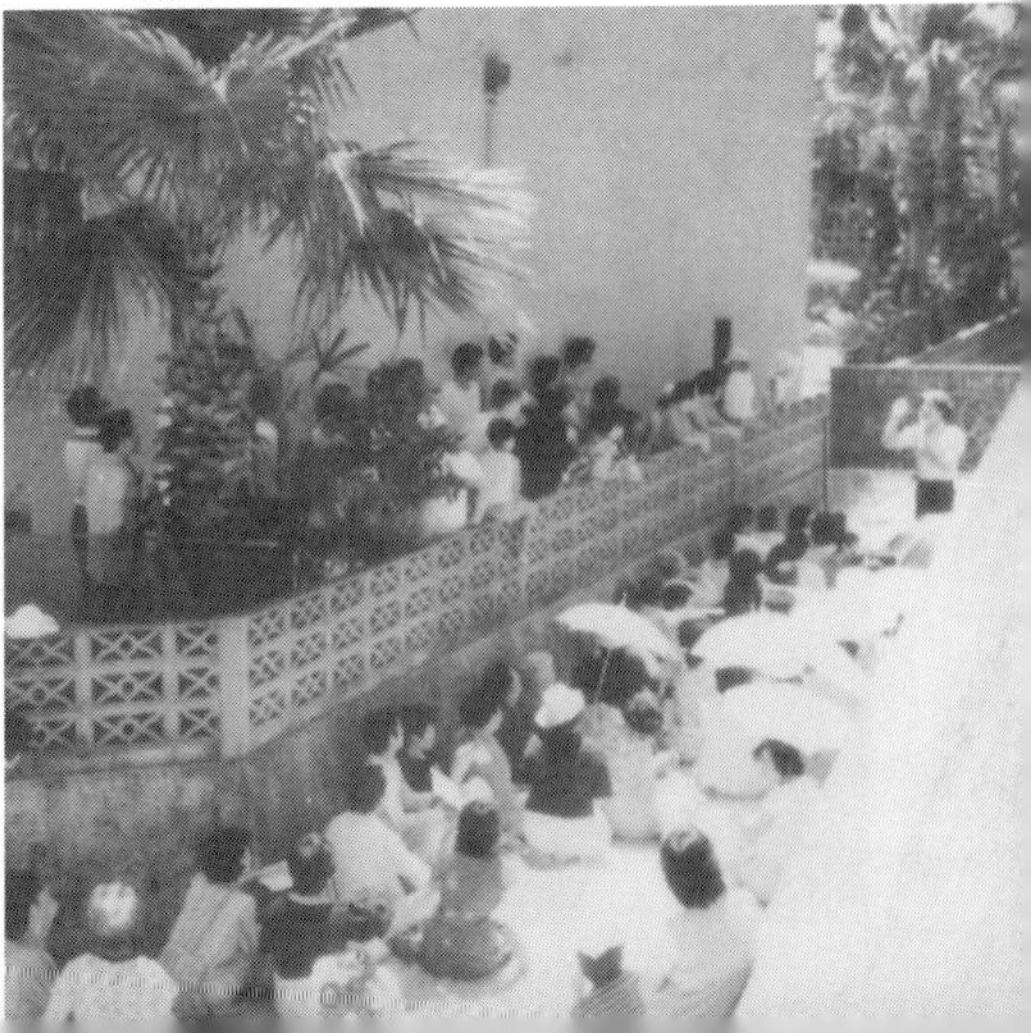

人間、生まれたばかりの赤ん坊の時は誰でも
総理大臣や大統領、もしかしたら釈迦や
キリストにだってなれる可能性を秘めている。
それが大人になるにつれて、
可能性をだんだん狭めていく。
しかしぼくは逆だ。一介の百姓のせがれが
医者になれた。病院もつくった。政治も
やろうとしている。
しまいには神様にもと……(笑)。

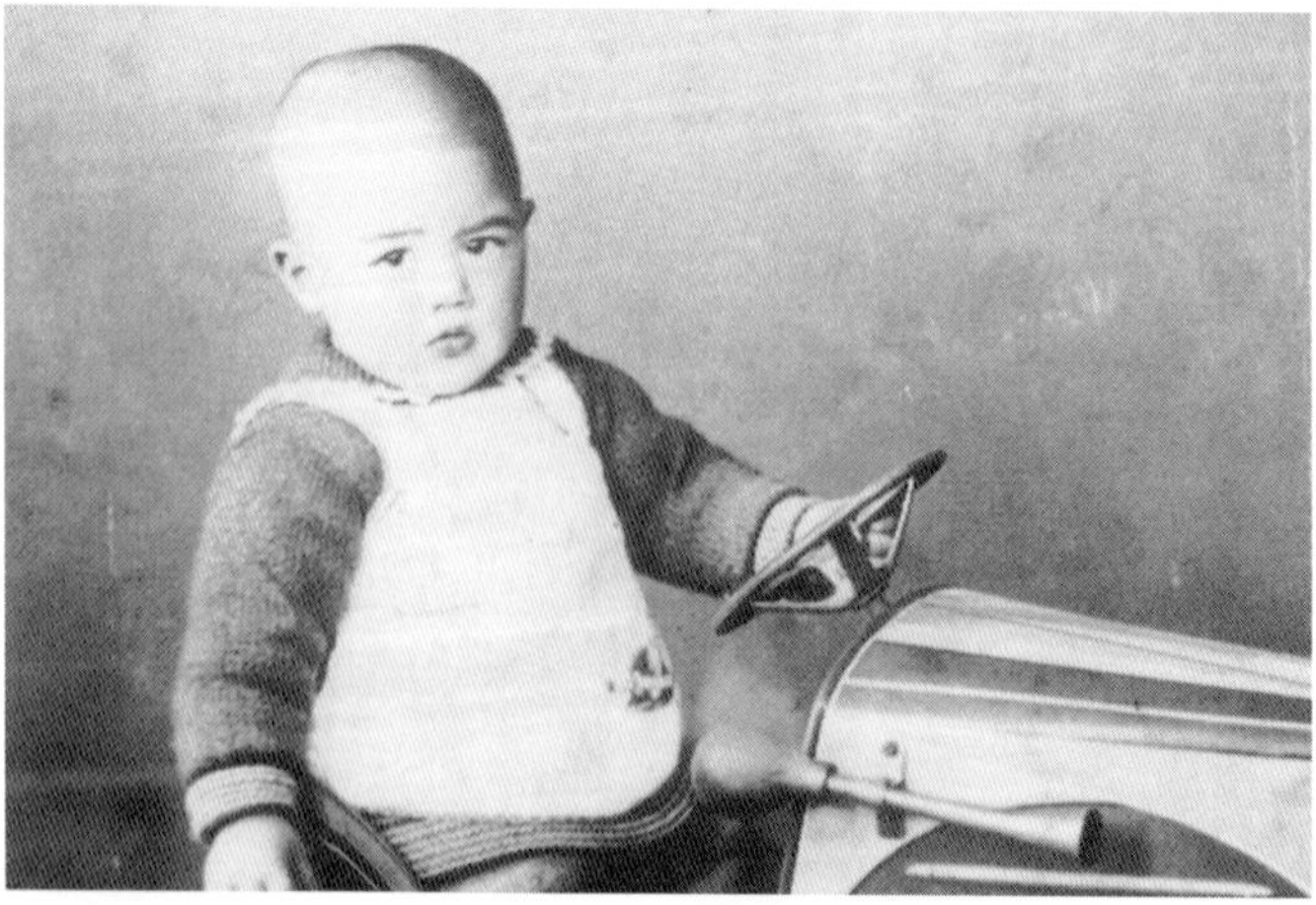

ぼくの栄光。一度も失敗しなかったことにあるのではない。倒れるたびに、スランプのたびに起きあがったことにある。

実現できない**夢**はない。

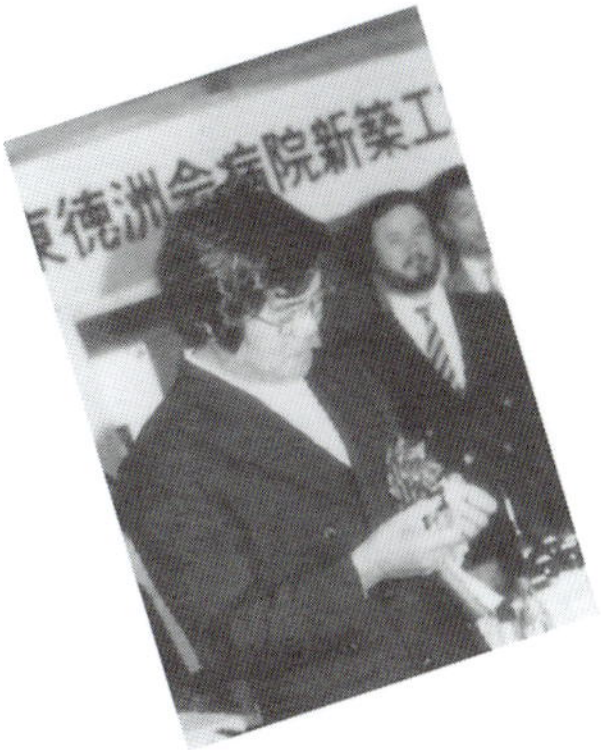

自分の**将来**にエンドマークの幕を張るようなのは人生じゃない。どこまでも拡げていって、徹底的に生きるのでなくちゃ。

人生というのはね、エネルギーの**最後の一滴**まで使いきるべきだと思います。楽しくね。やっている時は楽しくないですよ。あとで振り返ってみて楽しかったな、という程度でいいんですよ。

我が行動

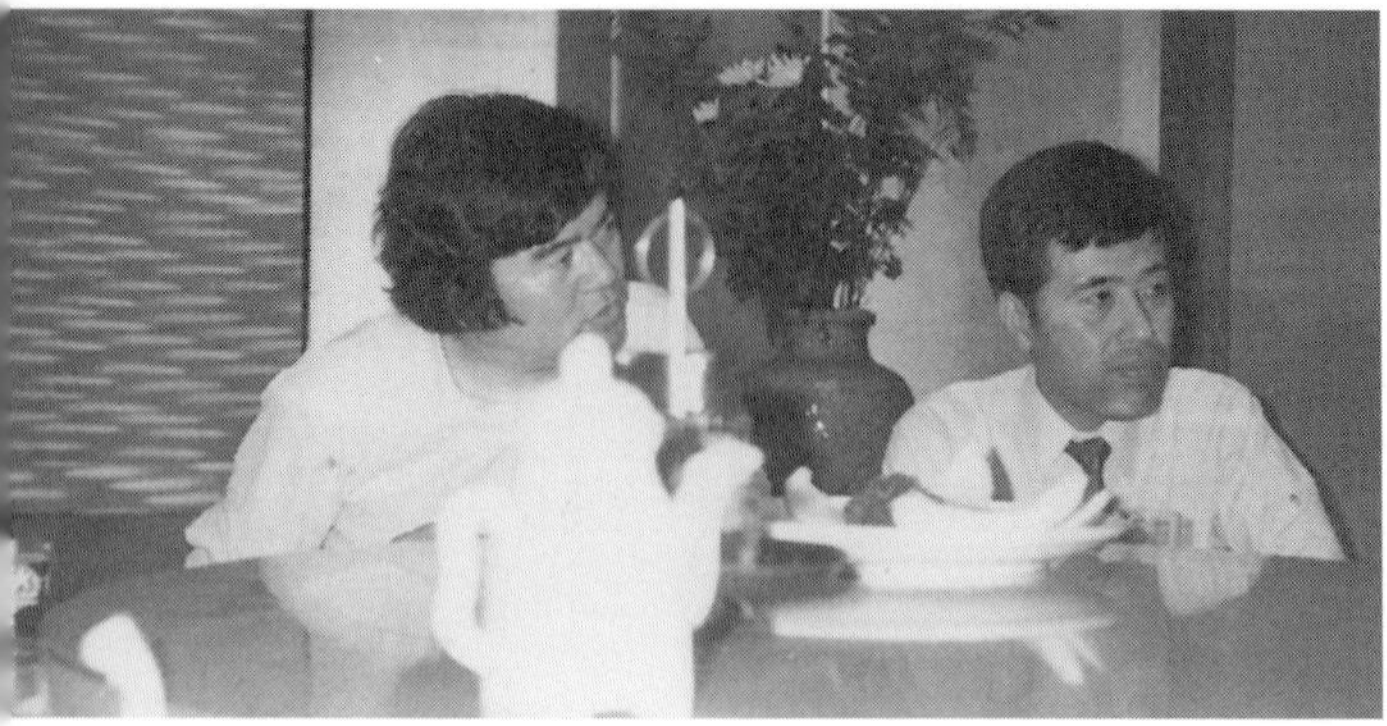

一日の計は朝にある。
朝はタッタタ。
昼はタッタタ。
夜もタッタタ。

反抗者は、憤りのために権威を打倒する人だ。（会議中に電話が……）

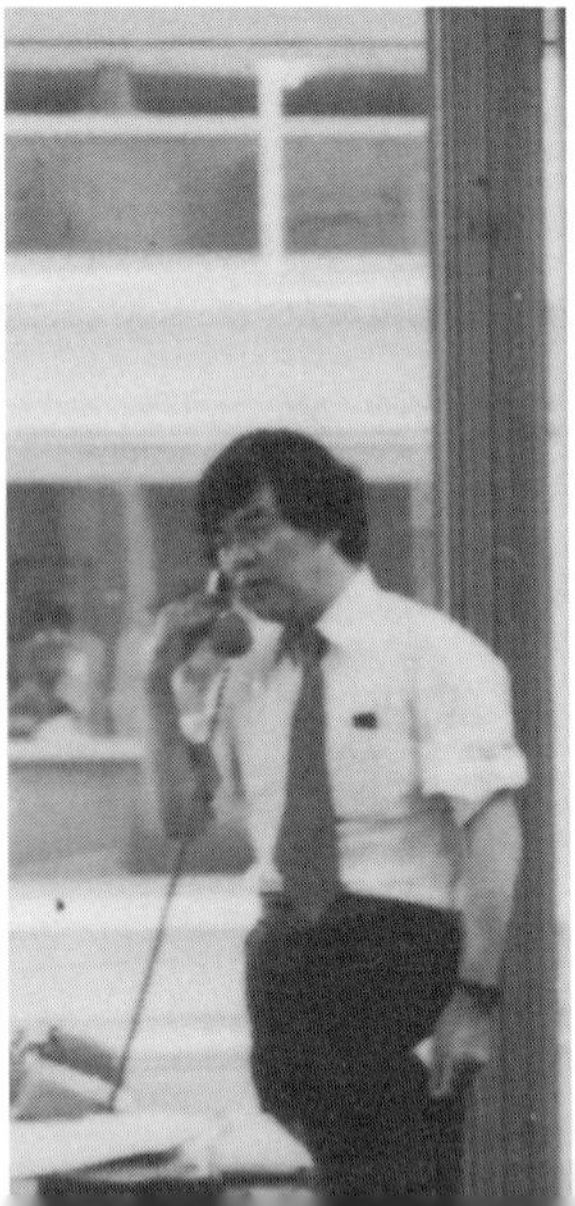

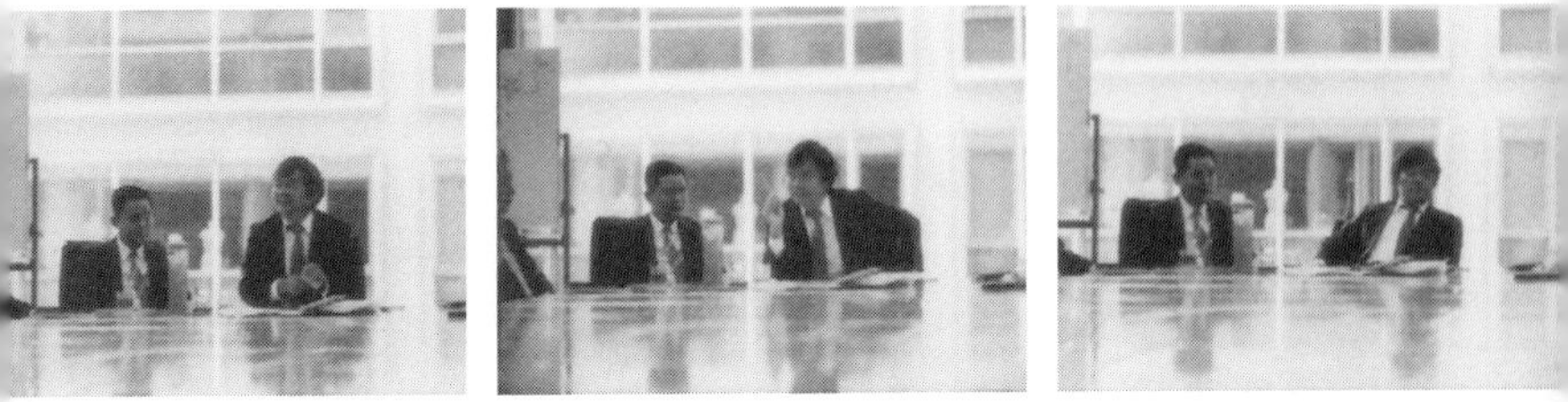

全部タッタタ、ですよ。

時間の量で勝つためには、
生活時間を縮めるしかない。
早めし早ぐそ、いねむり防止の
貧乏ゆすり、というスタイルで
生活時間を切りつめて、
ずっとやってきた。

朝起きて歯みがいてヒゲそって
便所に行って全部出して風呂に
入ってシャンプーしてリンスし
て体洗って出てきてふいて服来
て家出るまで、**一八分**。

新聞は座って読むものじゃない。

新聞を坐って読むなんて、それだけで他人からおくれとるよ。平凡でも必死に努力したものが勝つ。一生懸命やる奴が報われる。あきらめる、という言葉はぼくの辞書にないね。(羽田空港にて)

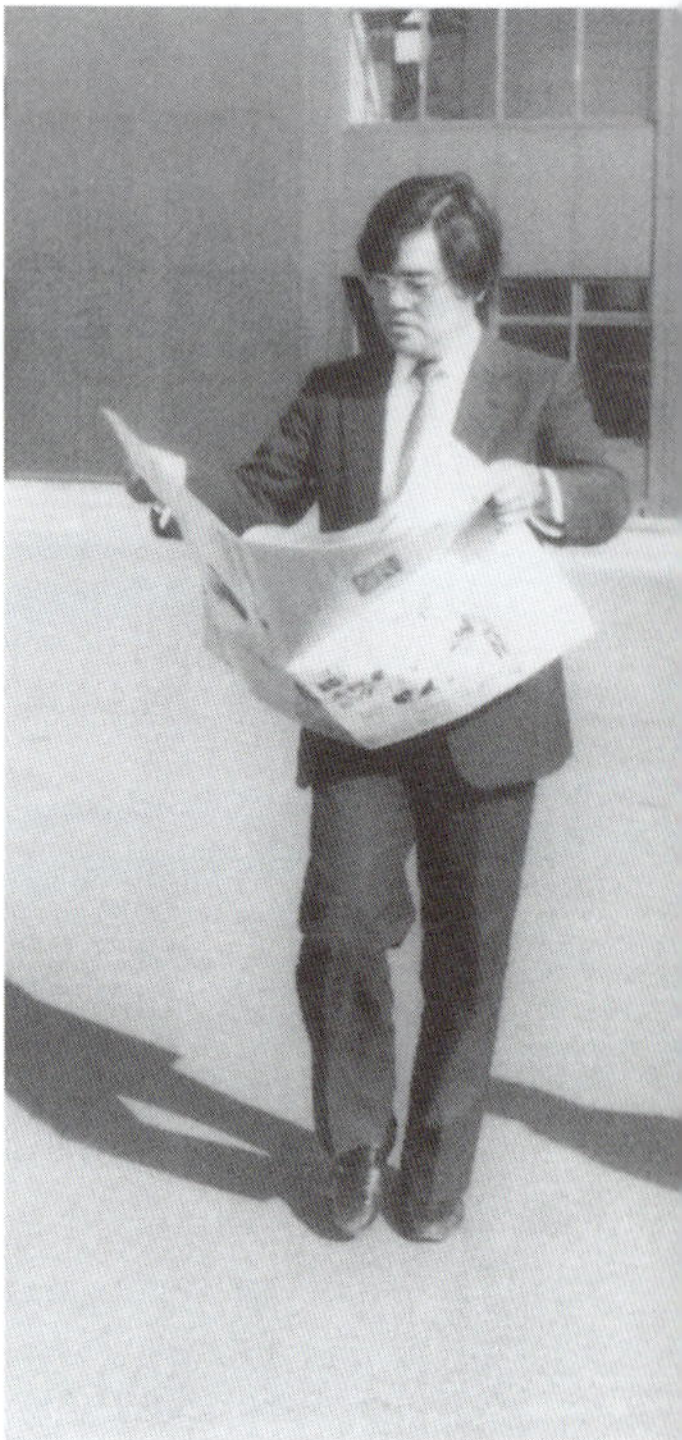

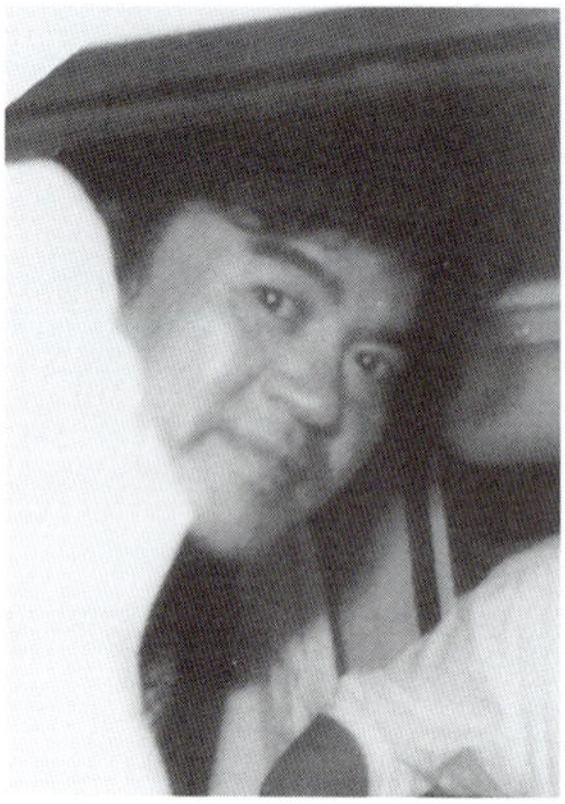

事務所の便所へ行くのに部下を付いてこさせて、行く途中はもちろん、用を足しながらも話してるよ。

人が一日八時間働くなら、私は一日一六時間以上働く。人が年に二六五日働くところを私は三六五日働く。人が一〇〇パーセントで完遂というなら、私は一五〇パーセントを自分に課して走りまくる。

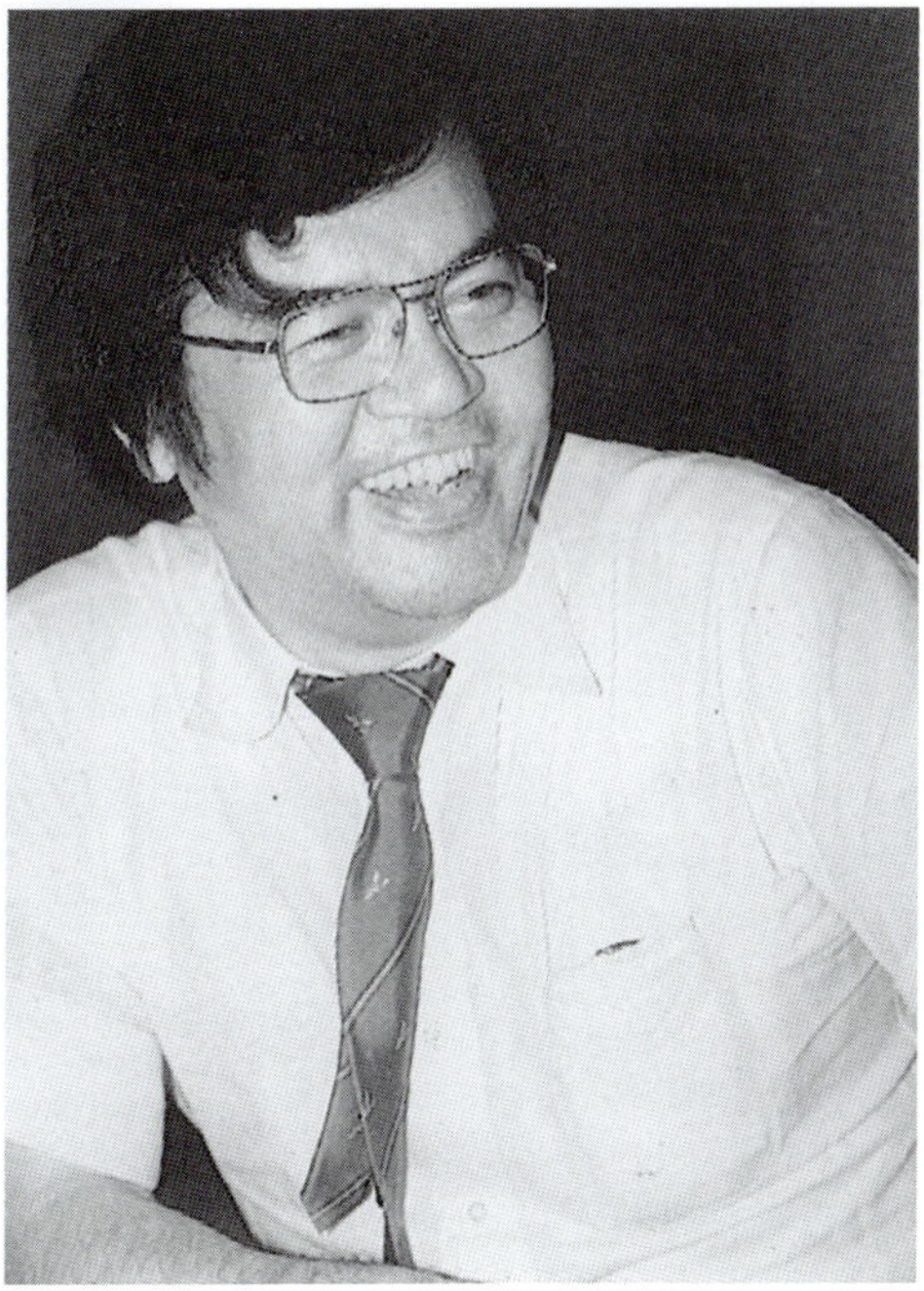

私のモットーは、「有言実行」だ。

私は口にしたことは実行する。
公言することで、
それを実行せざるを得ないよう
に自分を追い込んでゆく。

今のぼくは、
ホラを吹くのはじょうずだけど、
まだ**実力**はともなわない。

飛行機は寝台車がわり、**車はベッドがわり**、
救急車のベッドでもすぐ横になれるからね。
アイマスクは背広の上衣があればＯＫ。

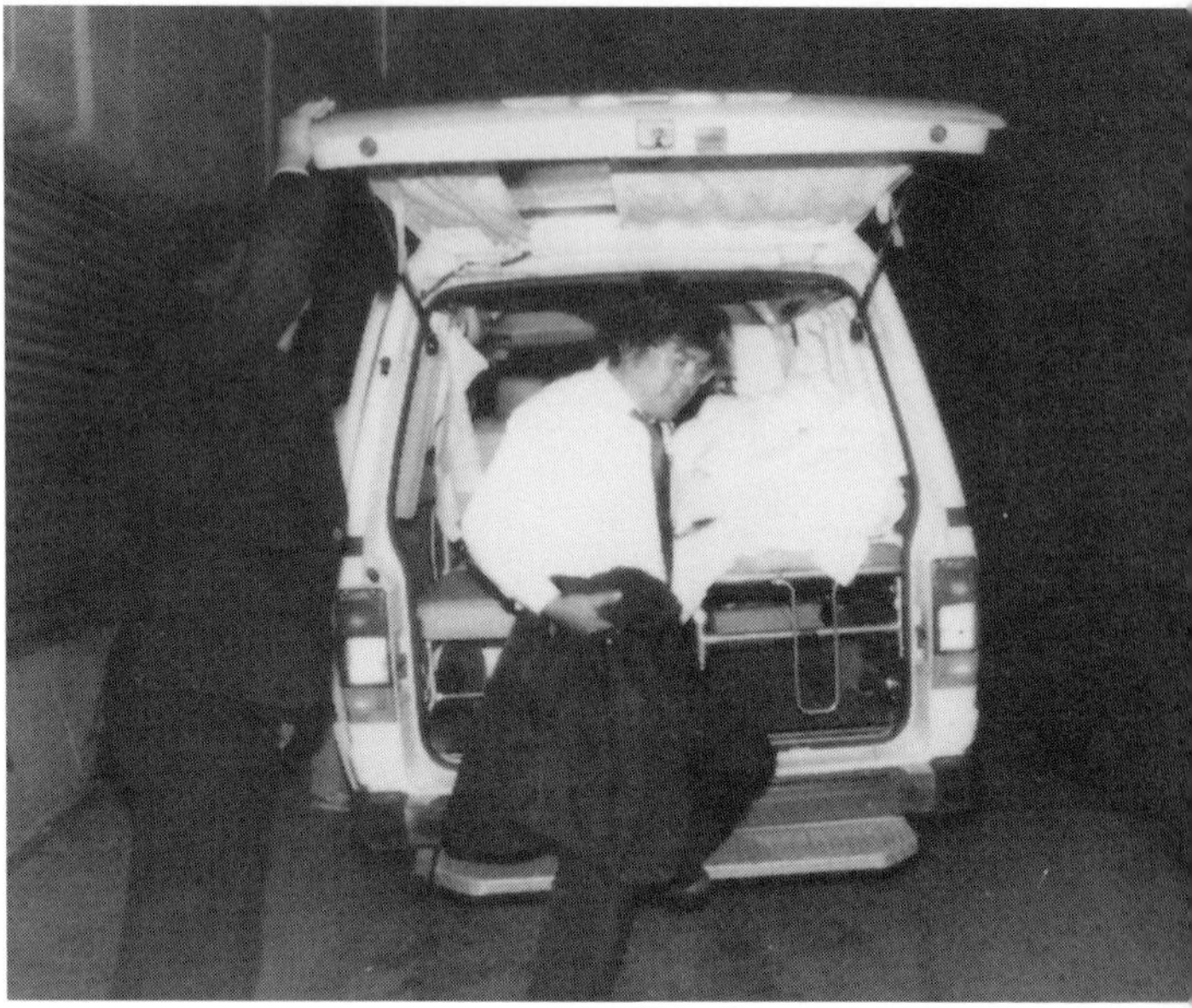

可能性はどこにでもある。手なれたものに飛躍はない。危険を犯してでも己れの直観に賭けなくっちゃ。（埼玉羽生病院から救急車で都内へ）

忙しくても一日六時間**睡眠**は
欠かしていない。
自分の健康も管理できない
人間は何もできないよ。

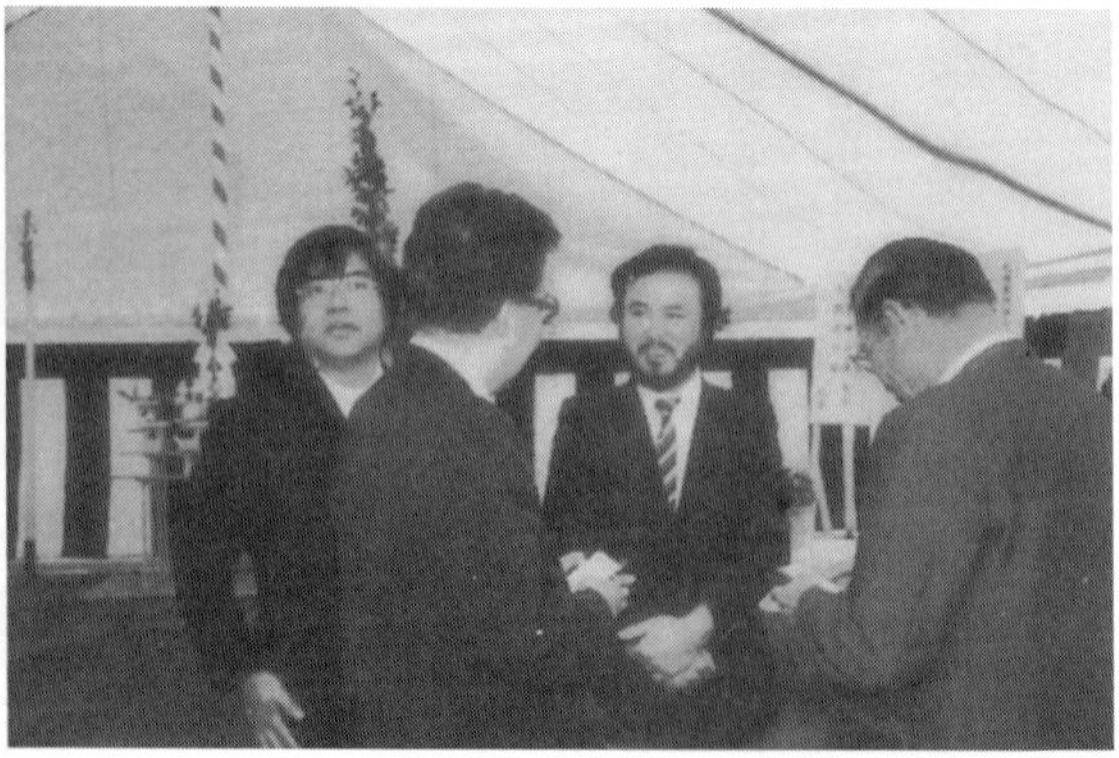

終身の楽しみありて、一日の憂いなし。（荀子）

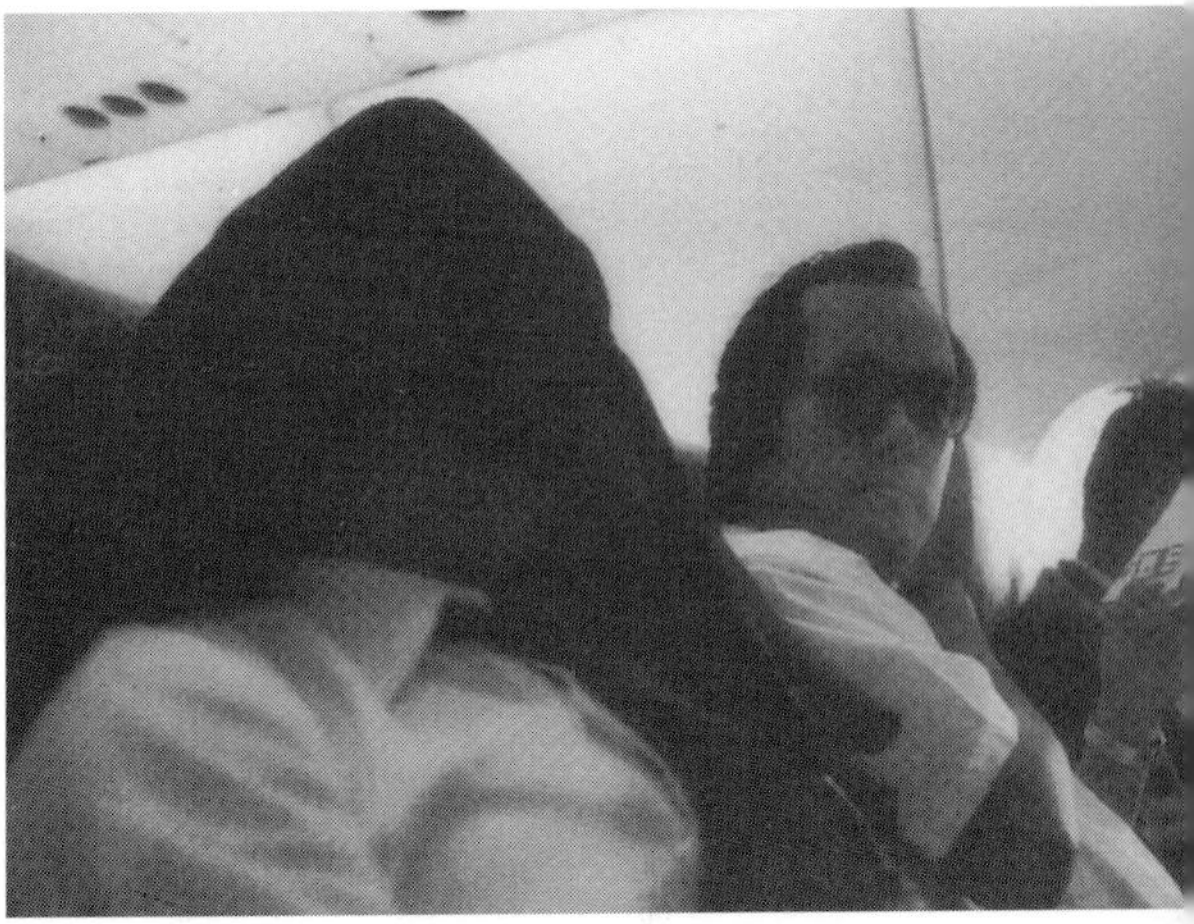

毎晩泊まる県がちがう。寝るのはビジネスホテルですよ。これはやっぱりさびしい。
眠るまでの一五秒間が、毎日わびしい、さびしい。

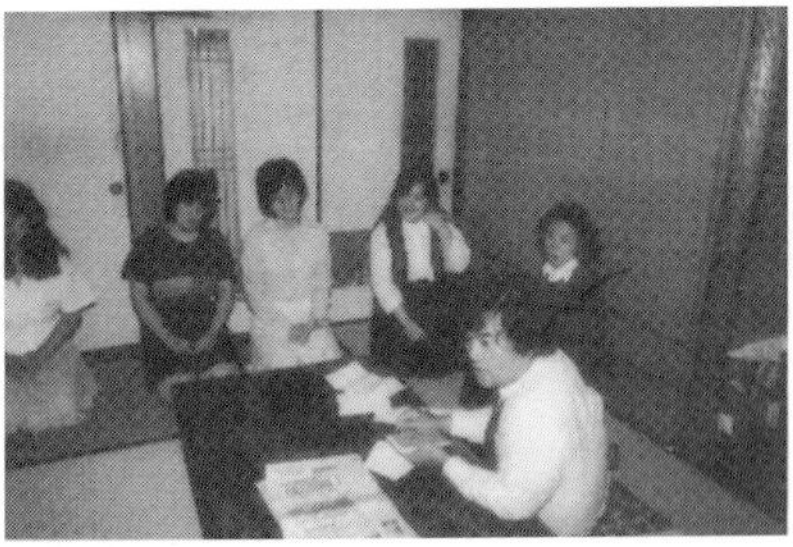

毎晩寝るときにさびしいことがあっても、
「幸せだ、幸せだ」と一〇回くらい唱えてみると、
本当に幸せなような気になってくるよ。

家内とアメリカ旅行中。もちろんこれも仕事の旅。もうすぐ日本中を走り回るよりも、世界中を飛び回るようになりそうだね――。

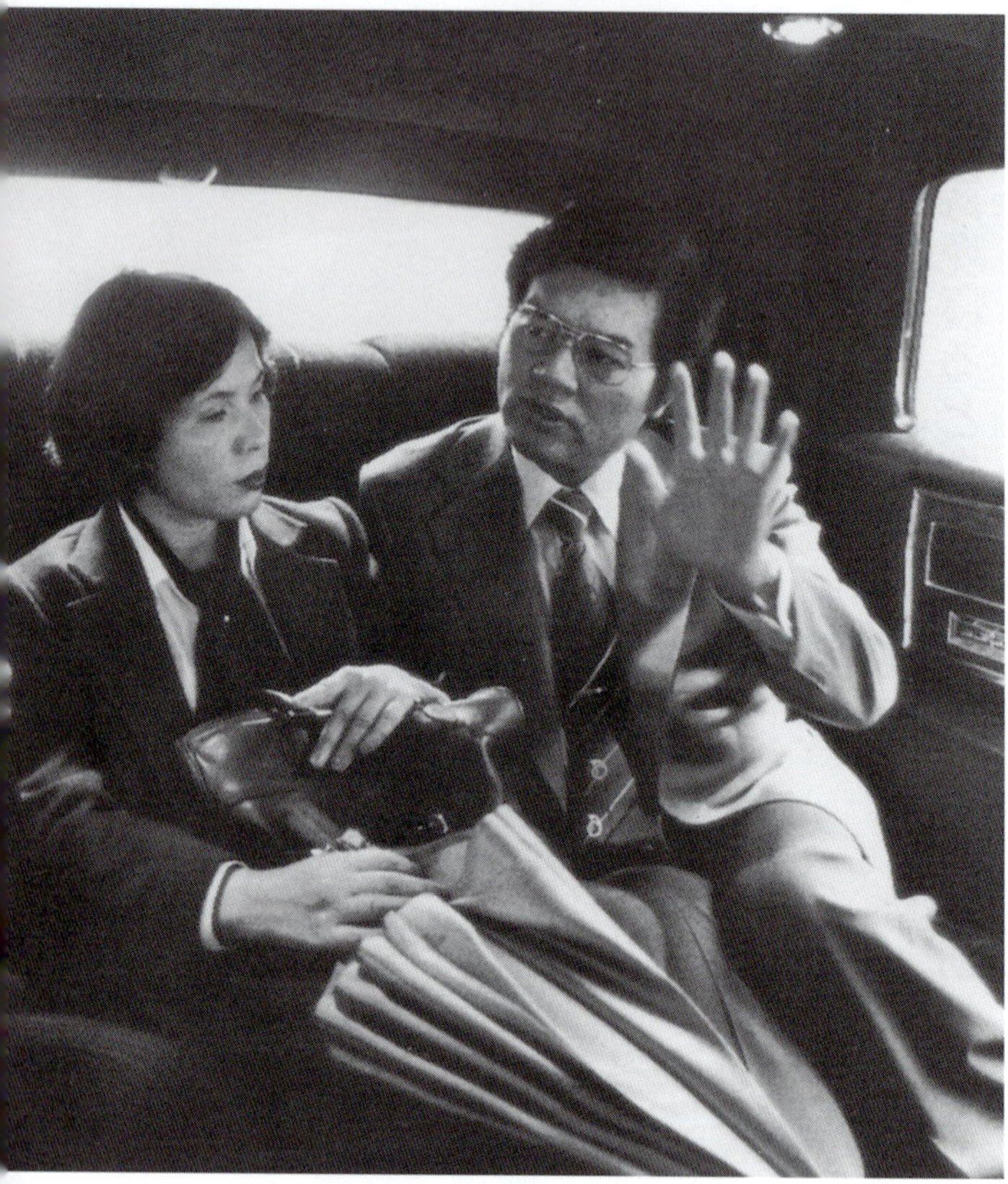

一ヵ所にいるといい考えが浮かばない。日本中を歩きまわっていると発想が飛んでいく。

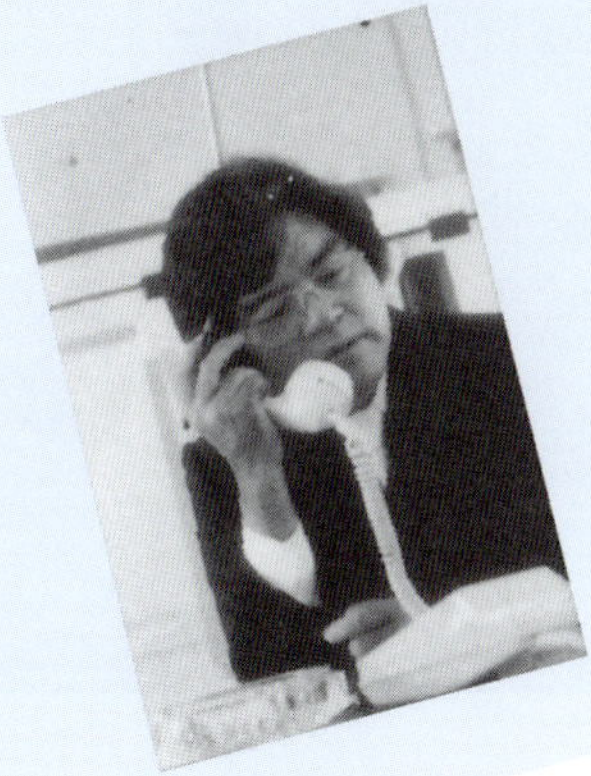

ぼくの主義は、
〝据え膳食うのは男の恥〟なんだ。
つまり難攻不落を、
いかに落とすかなんだ。
その落とすプロセスに**快感**を覚えるね。

わたしが飛ばすジョークは、真実を語るためだ。

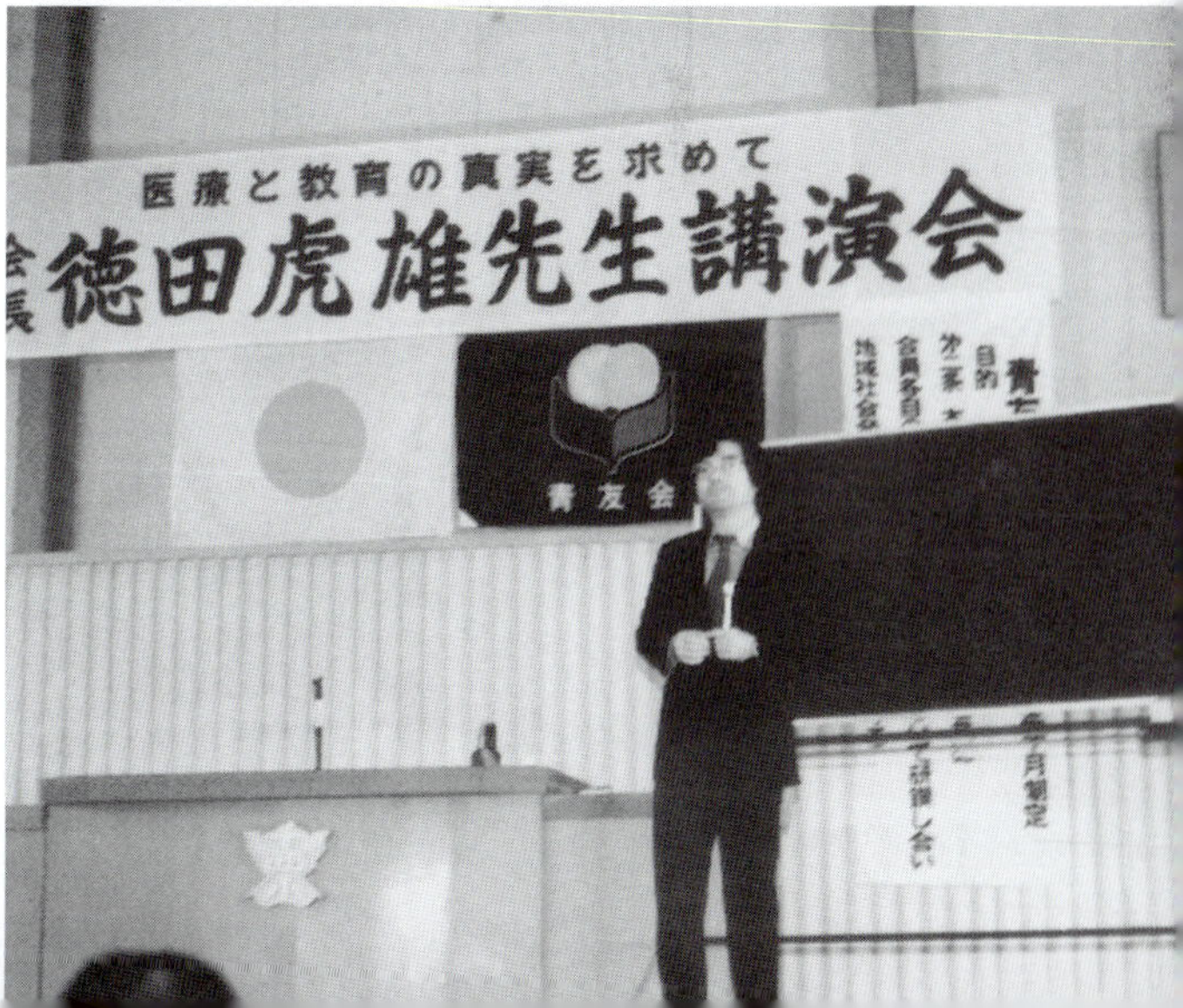
医療と教育の真実を求めて
徳田虎雄先生講演会
青友会

ぼくはすごい**楽観論者**でね。
自分が正しきゃ正しい人は
寄ってくると信じてる。

私が完全に〝**私心**〟を捨てきっているかといえばそうではない。
忙しすぎて**私心**を出す暇がないだけである。

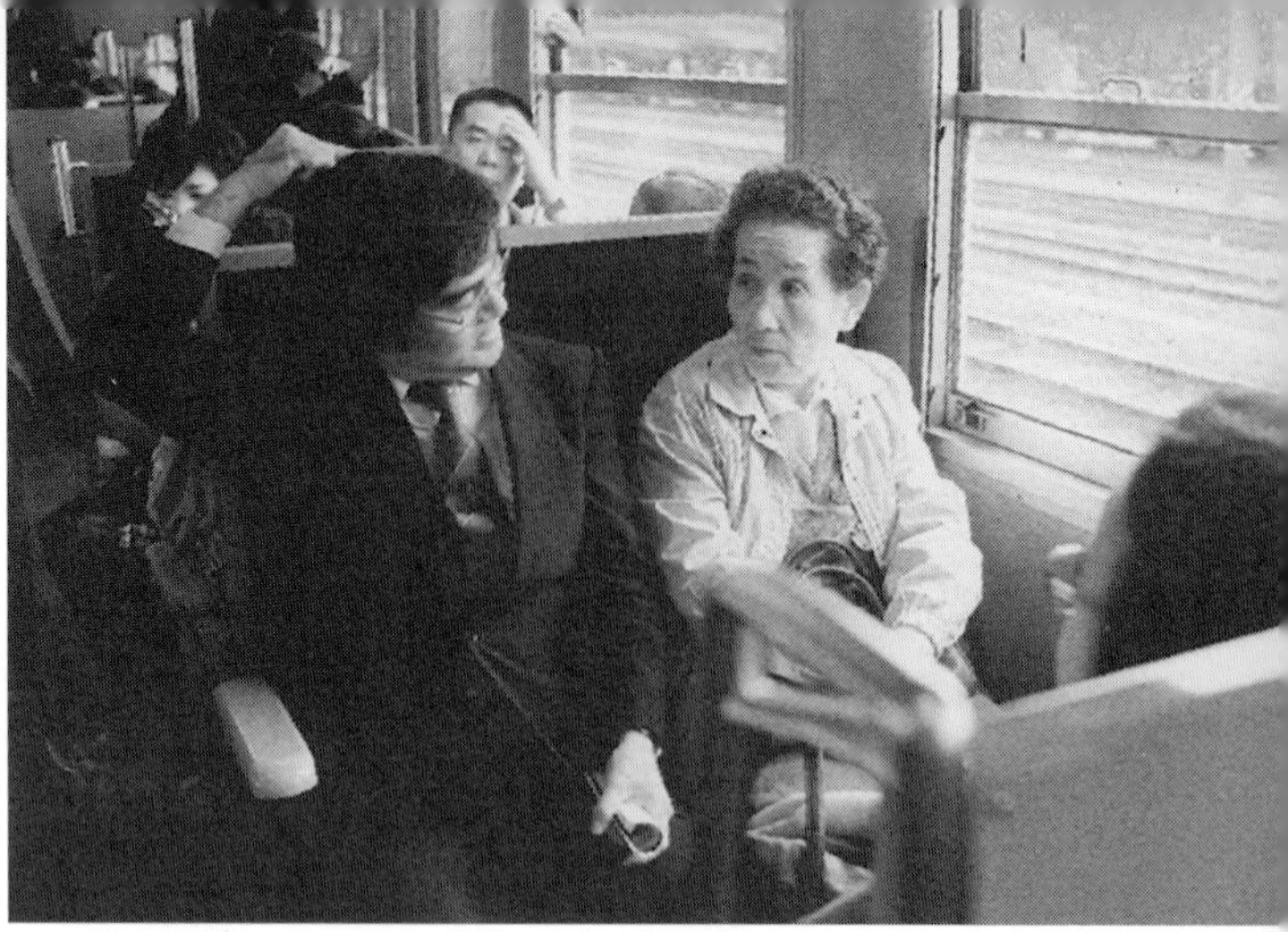
ぼくには珍しい汽車での一コマ。

自分の右には、楽して遊んで
暮らしたい徳田虎雄がいる。
だが、左側には**小学校三年生**
の徳田虎雄がいる。
清く正しく美しくの徳田が。

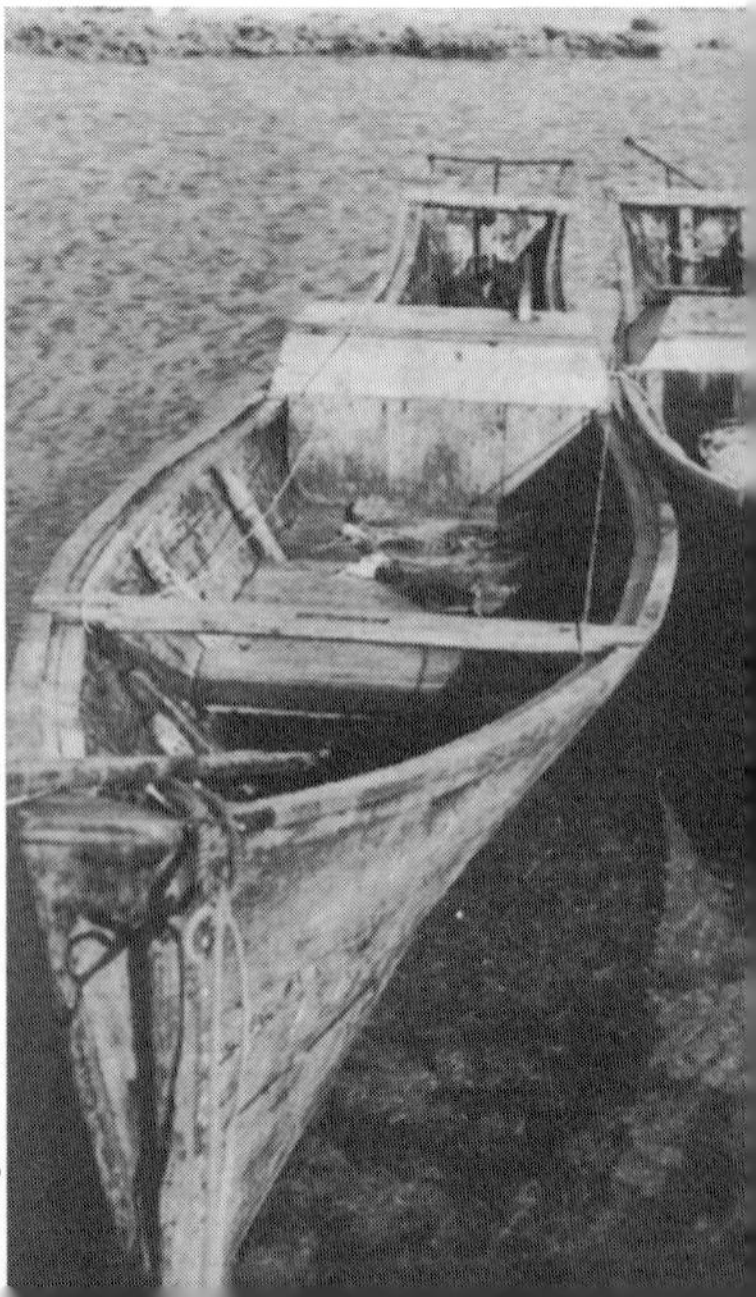
職業は生活の背骨である。奄美はぼくの背骨である。

ふつうの人の**息抜き**
というのはダラーンと
休むことだけど、
ぼくは息を吸ったらす
ぐに吐く。これがぼく
の**息抜き**であって、
それ以上休むのは
ズボラっていうんだ。

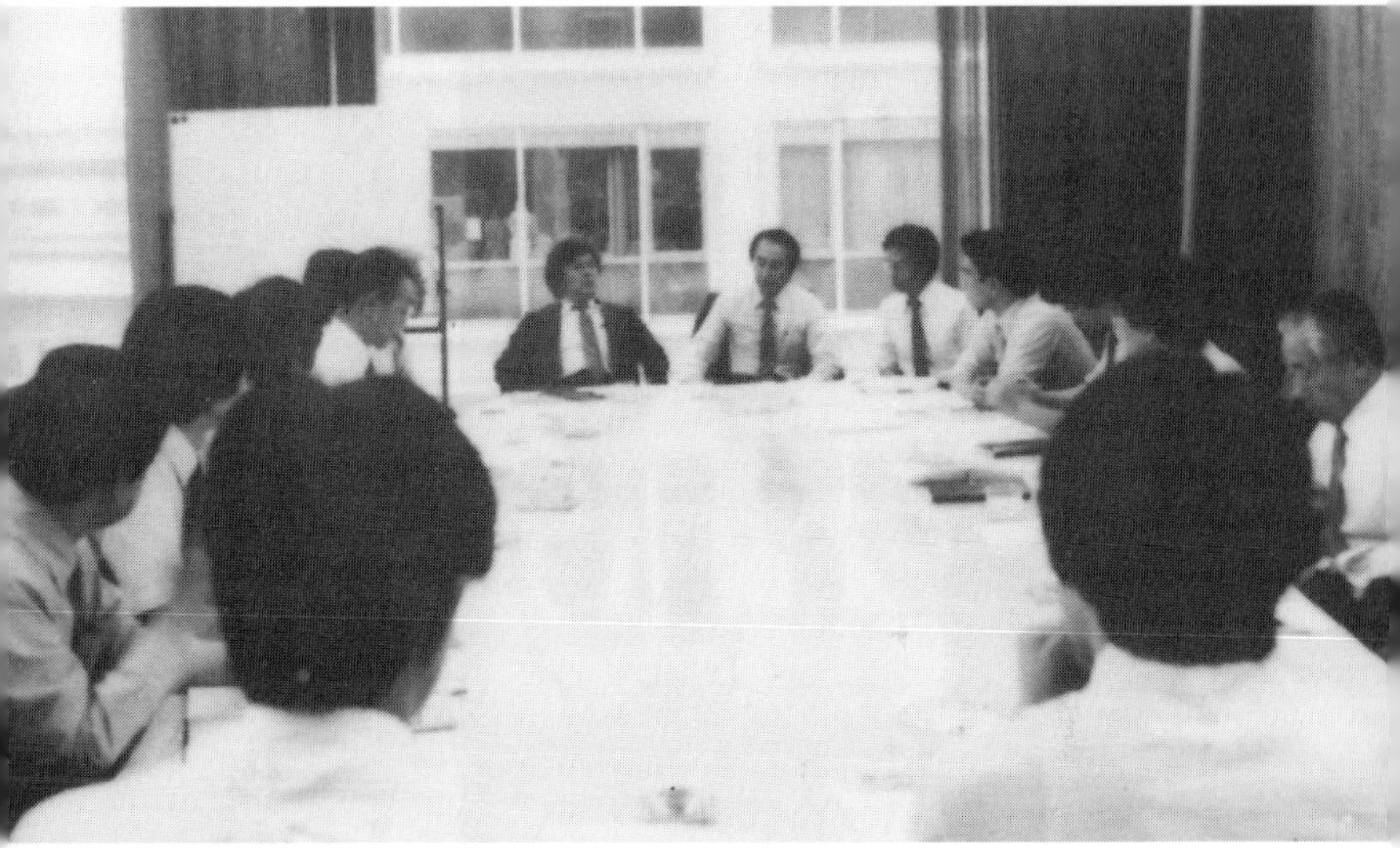
怒ることのない人間は愚かだ。怒るから息抜く間がない。

矢野公明党書記長と

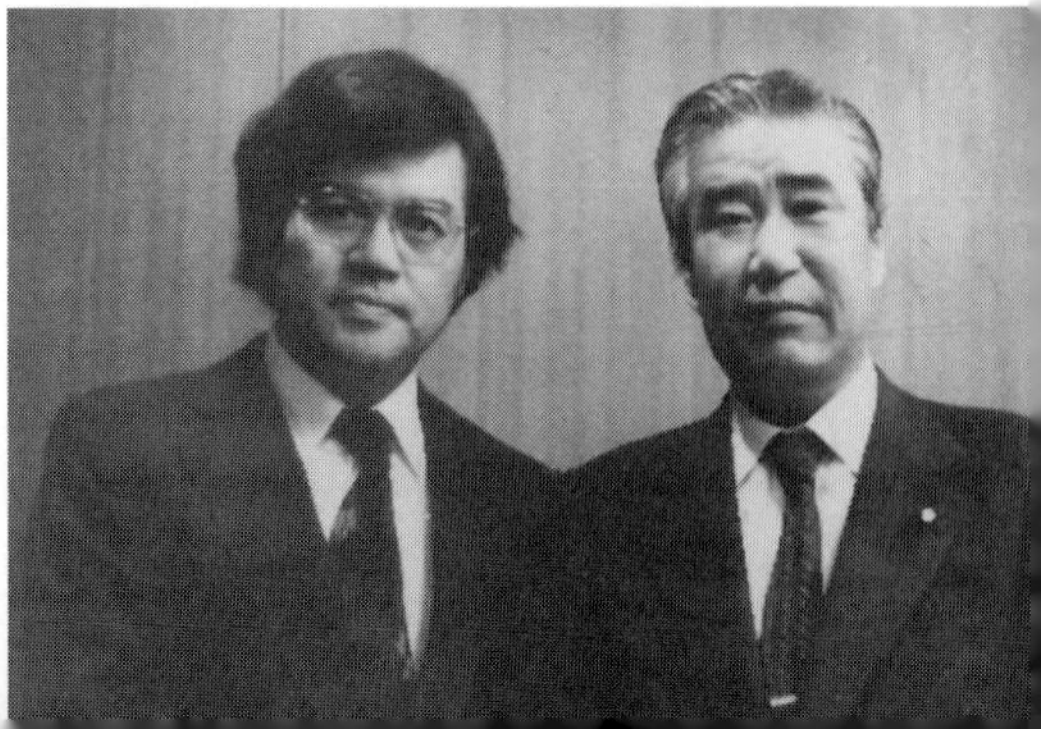

常人だったら、
ぼくに三日間ぐらい
つきあったら、
二日は休まないと
しんどいだろうね。

私が裏切りにあう可能性はあるだろう。あるが、それでもいいと思っている。自分に代わる人間が、私以上にやってくれるなら。裏切った人間の方が哀れだ。

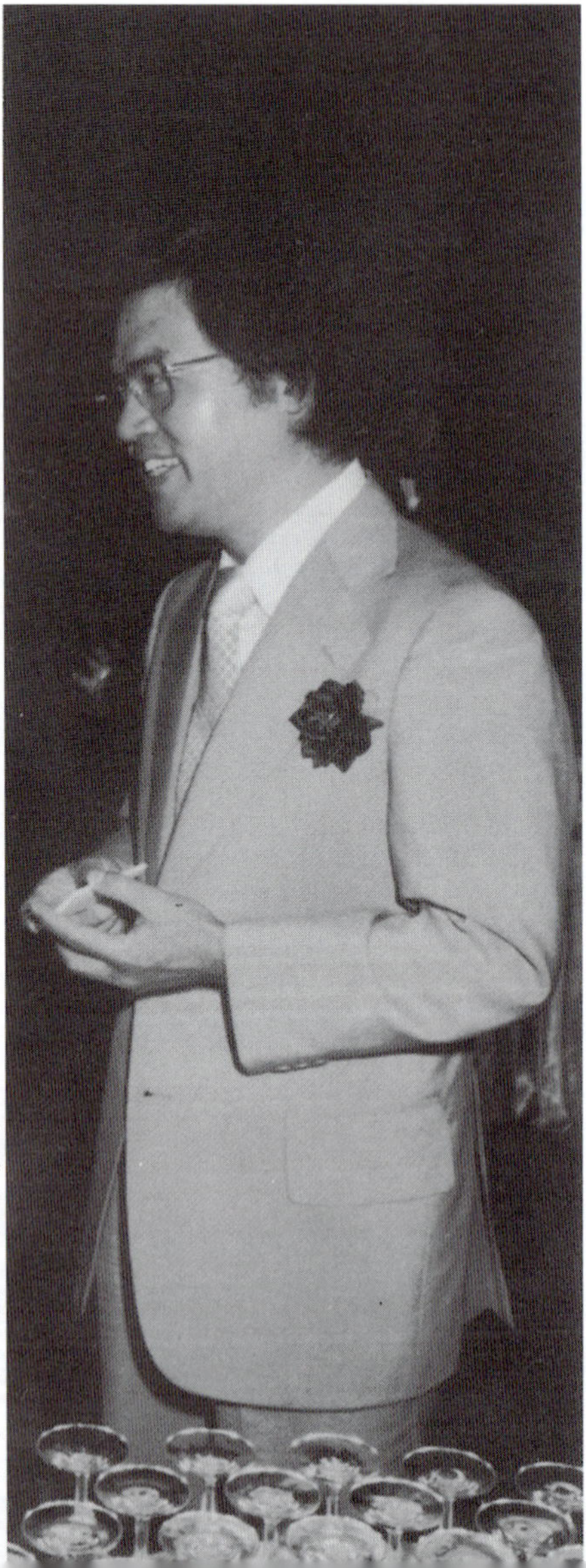

大いなる知は表面はおっとりとしているが、小さな知はいつもあくせくと気を配っているものさ。それにつけてもあくせくとしたパーティが多すぎるね。大いなる知よ、目ざめよ！（或るパーティで）

感動する心は必要だが、感動にひたりきっていてはいけない。病院を作ってもそう、花を見てもそう。母ちゃんと会ってもそう。

感動は次の行為へのステップでなければならない。

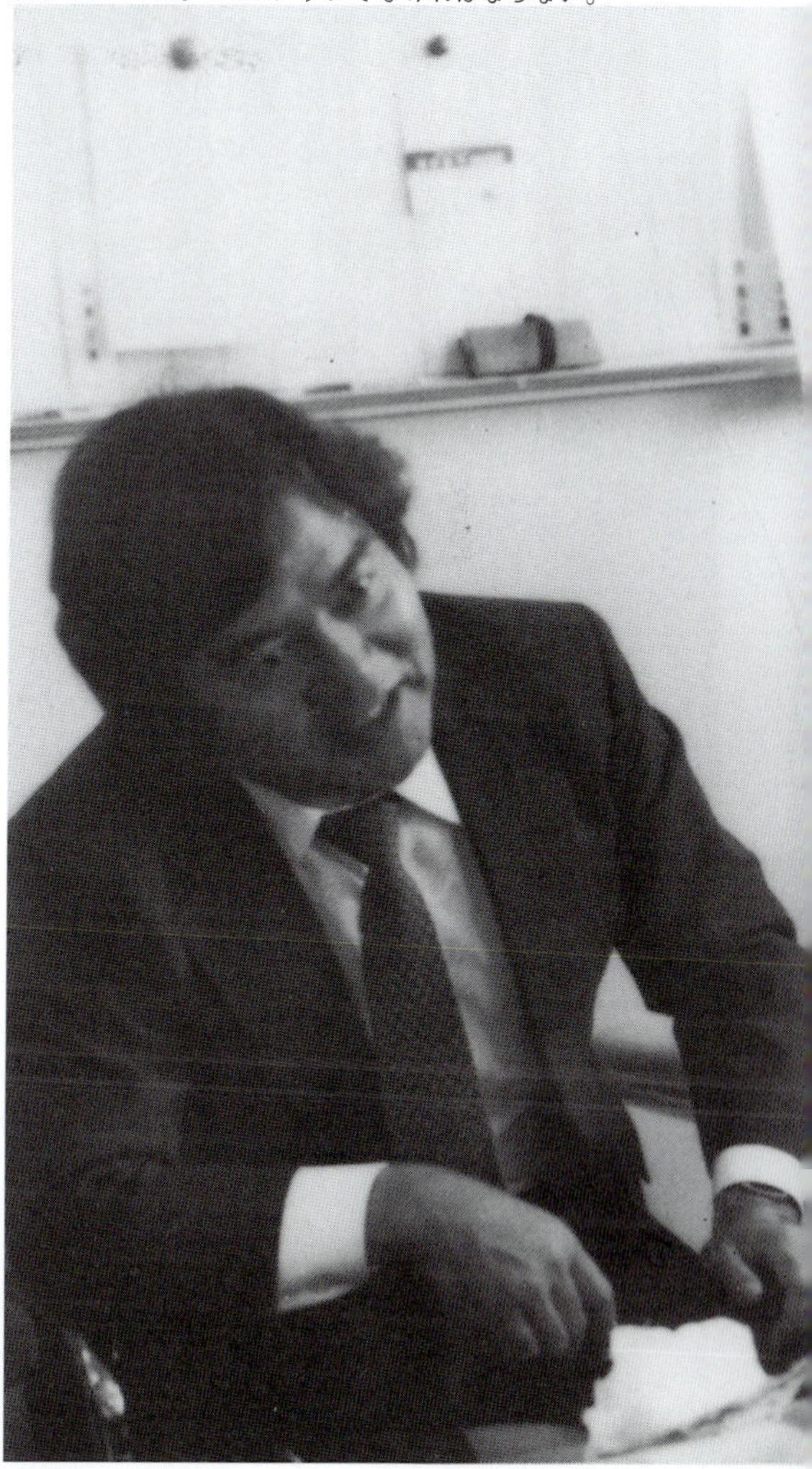

私は托鉢に出ているんだ。

毎日走りまわっていると突然、
わびしくなる時がある。
一体何のためにこんなことを、
やっているんだと思い出した。
するとハタ、と思いついた。
托鉢にまわっているんだ。
真実と正面から取り組んでいるんだ。
そう気がついた。

喜界島で。

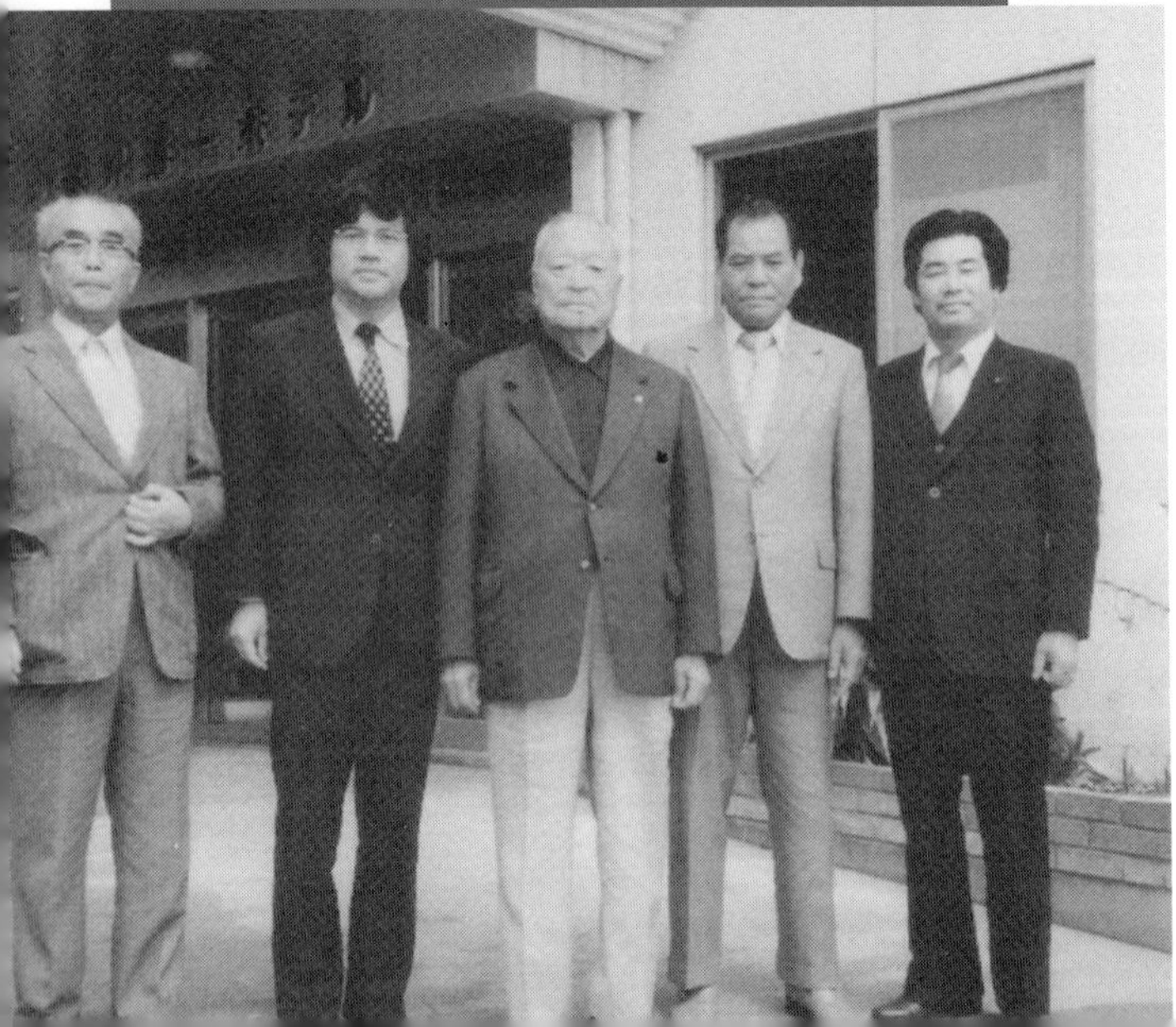

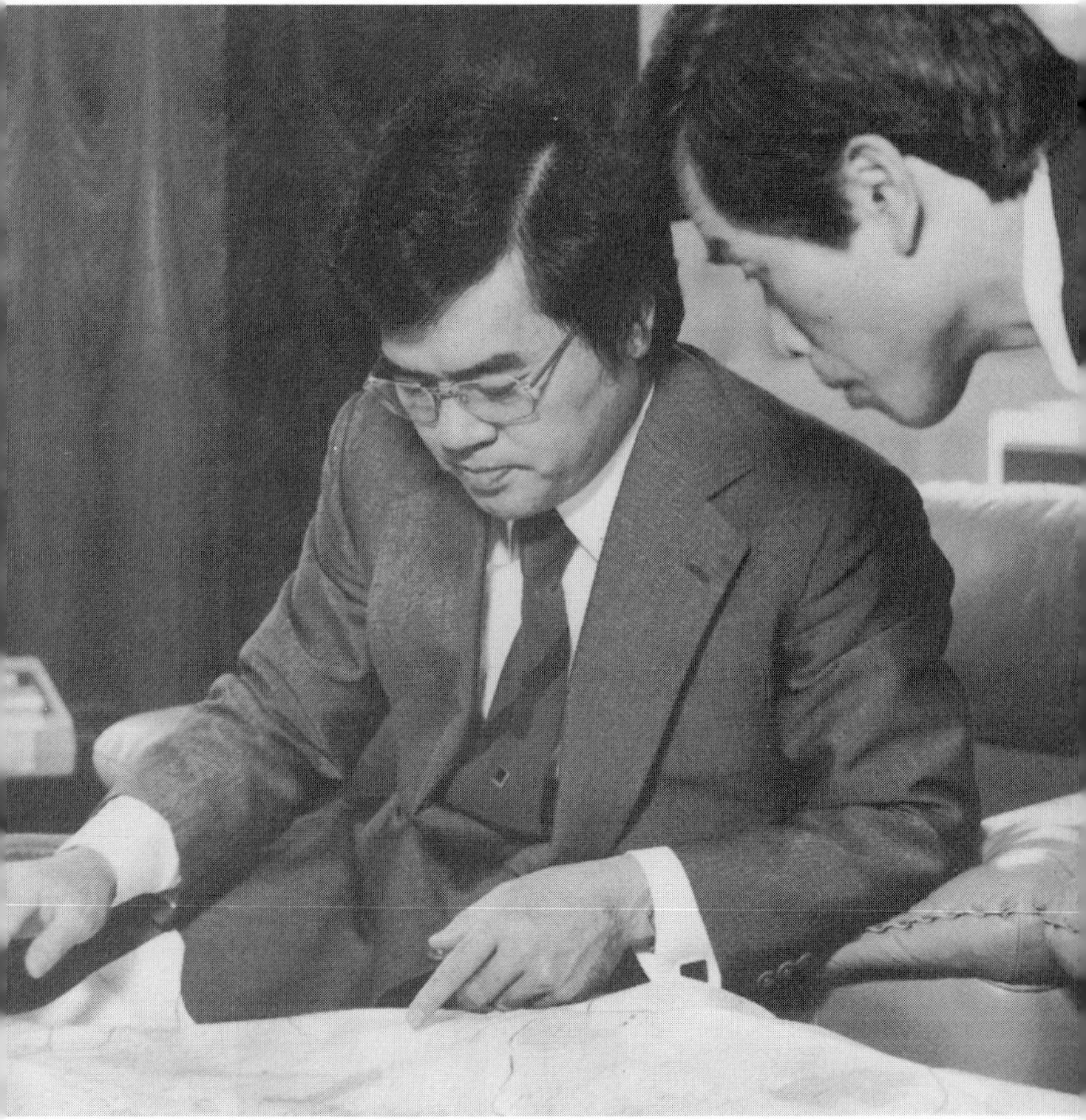
経験は最良の教師。想像力は知識よりさらに大切だね。

とにかく
安心できる
自分の
死に場所くらい
自分で、
つくるべきです。
ひどい人になる
と、墓まで自分
でつくっている
人もいるけど、
死に場所を
つくらないのは
間違いです。

自己管理法

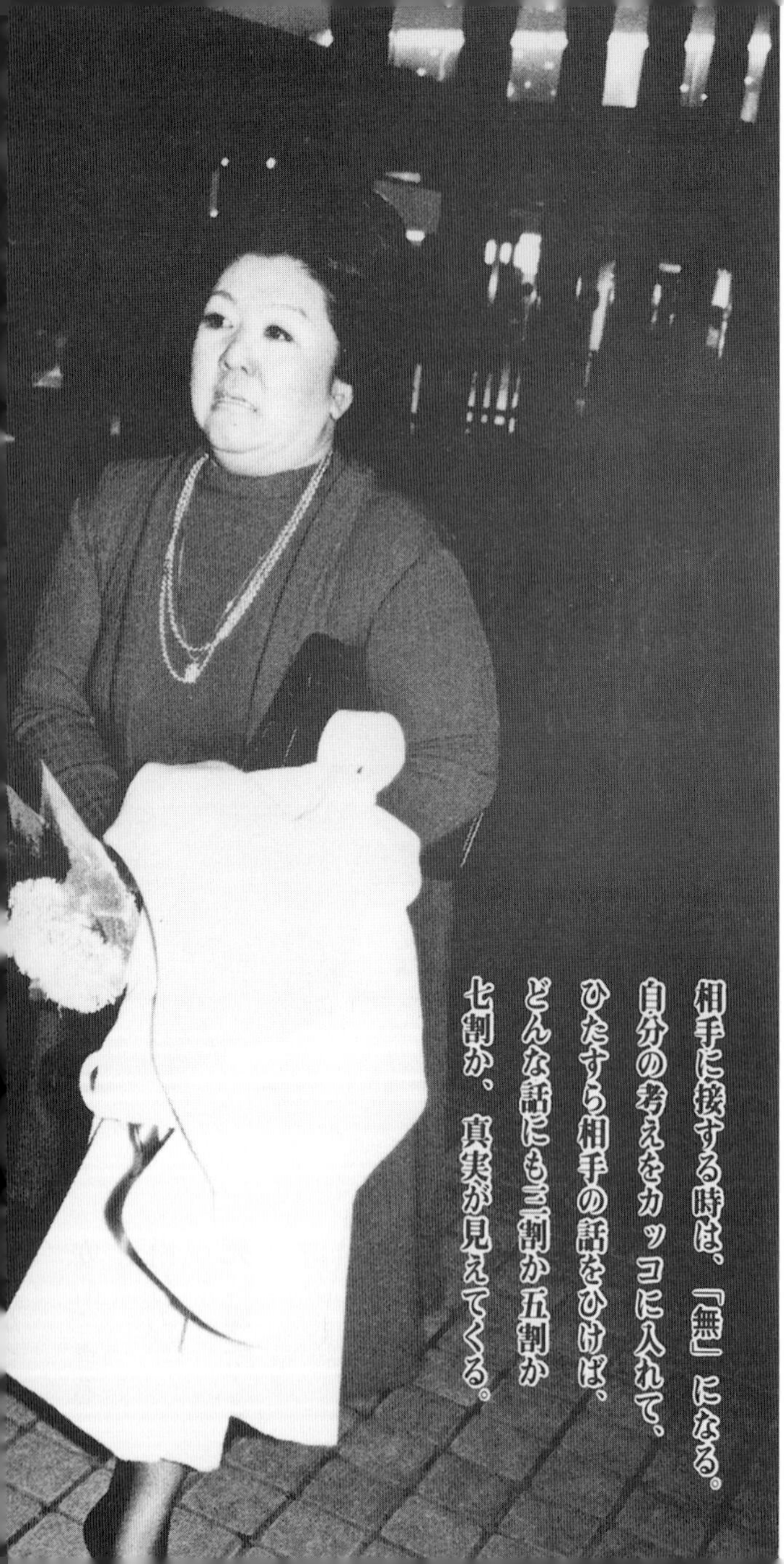

相手に接する時は、「無」になる。
自分の考えをカッコに入れて、
ひたすら相手の話をひけば、
どんな話にも三割か五割か
七割か、真実が見えてくる。

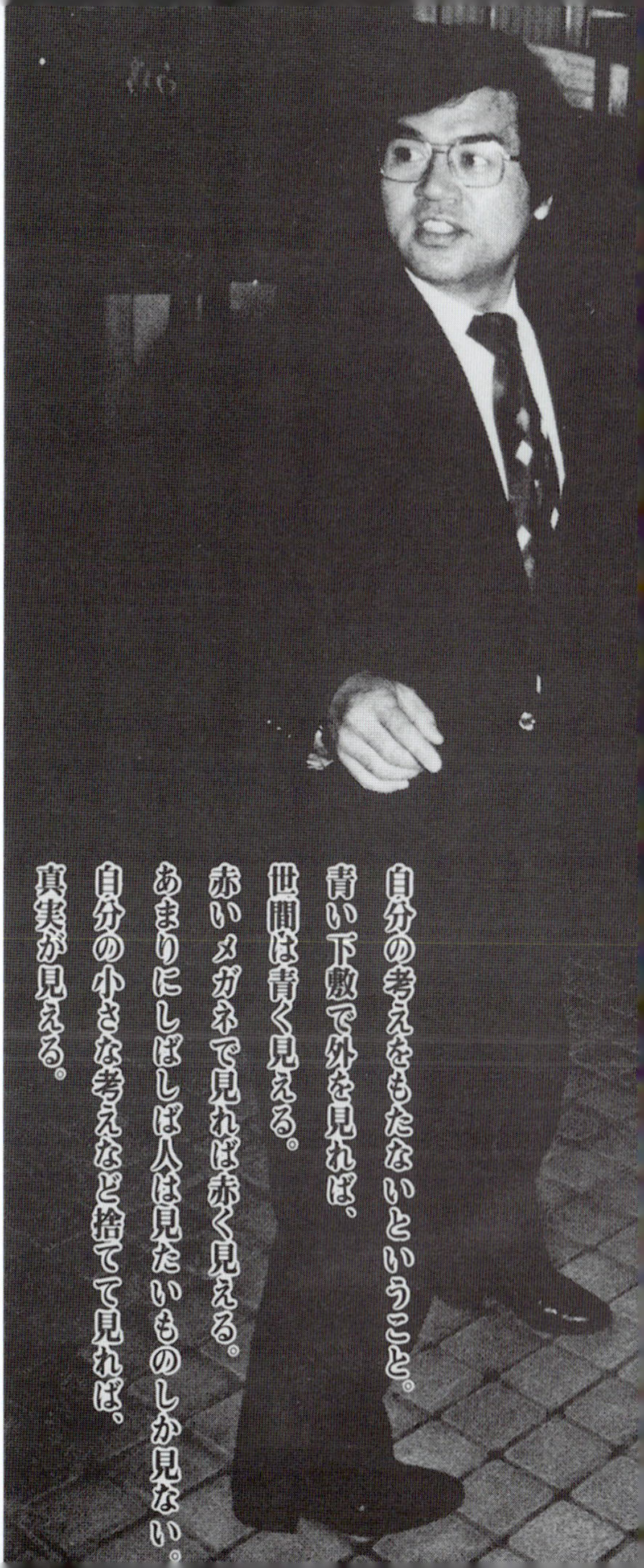

自分の考えをもたないということ。
青い下敷で外を見れば、
世間は青く見える。
赤いメガネで見れば赤く見える。
あまりにしばしば人は見たいものしか見ない。
自分の小さな考えなど捨てて見れば、
真実が見える。

私はいままで自分の考えで動いたことがないんです。
周りのすぐれた人の話を聞き顔を見て、
全部吸い取ってやってきたわけです。

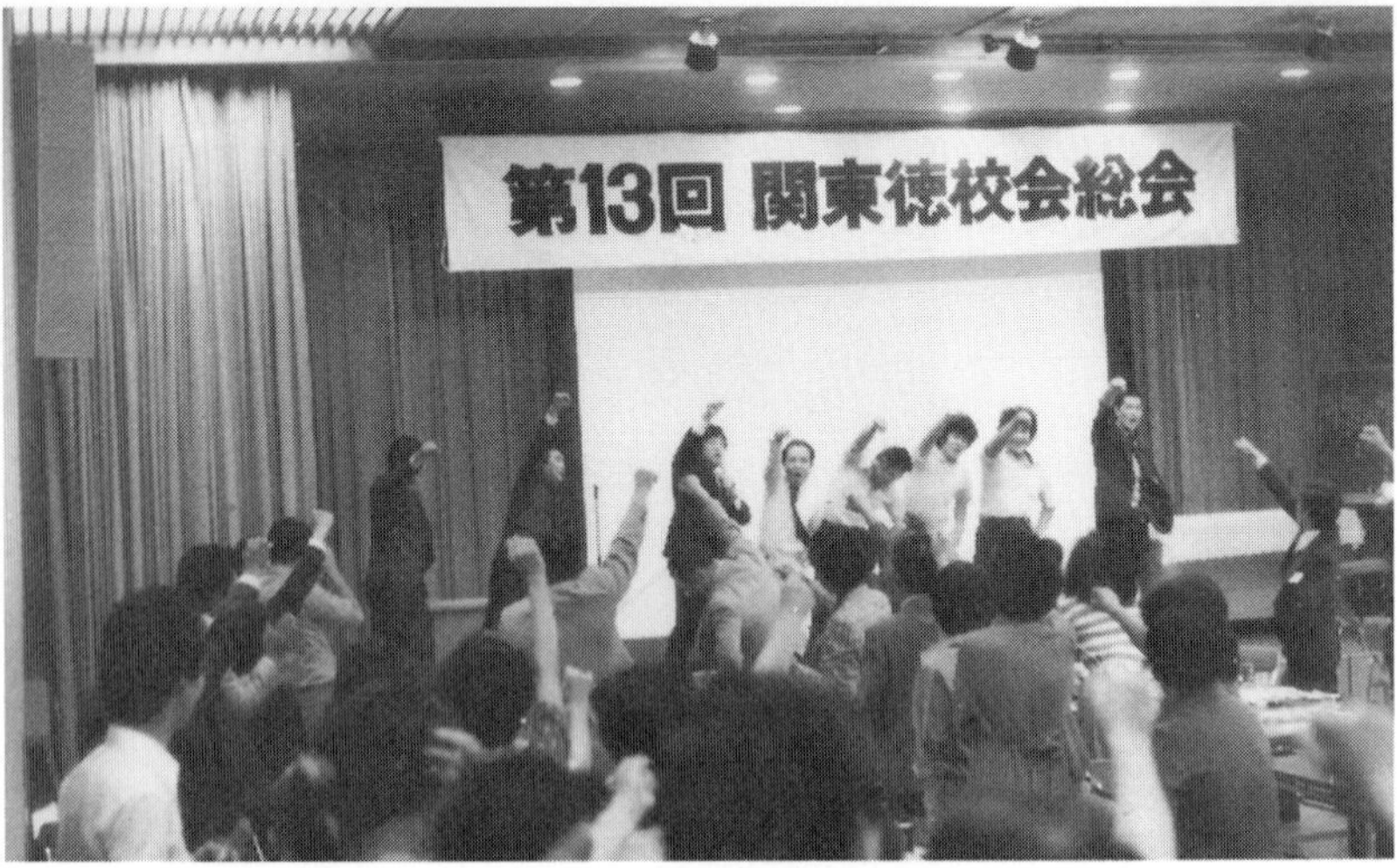

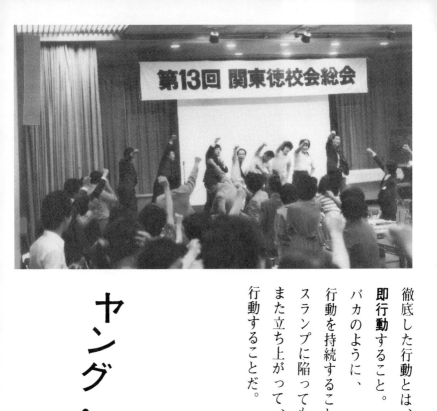

徹底した行動とは、
即行動すること。
バカのように、
行動を持続すること。
スランプに陥っても
また立ち上がって、
行動することだ。

ヤング・イン・ハート

年齢じゃない。
やる気を起こし、
すぐ行動に移す、
若い心が大切なのだ。

「やりたくない」と思うことを実行せよ。自分の**本能の反対**をやればいい仕事ができる。

ハートワーク

ボディワーク

ヘッドワーク

心をくだけ、汗を流せ、徹底して考えよ、ということだ。

この順に大切だろう。

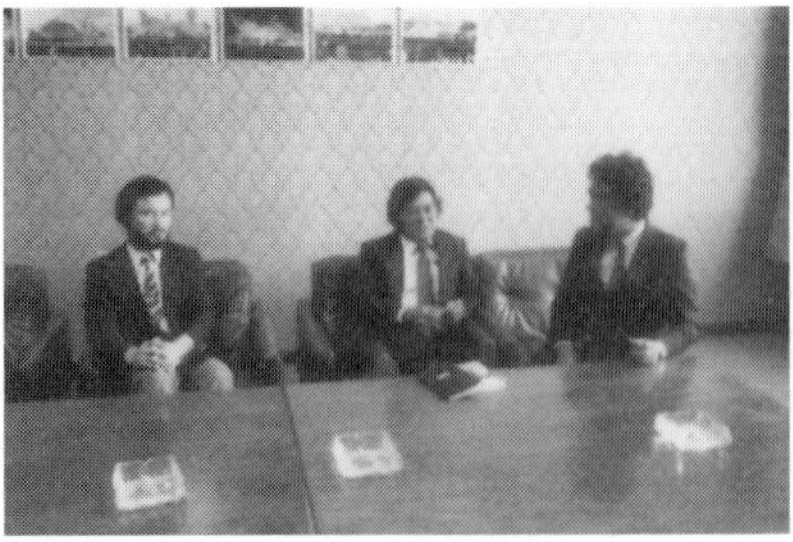

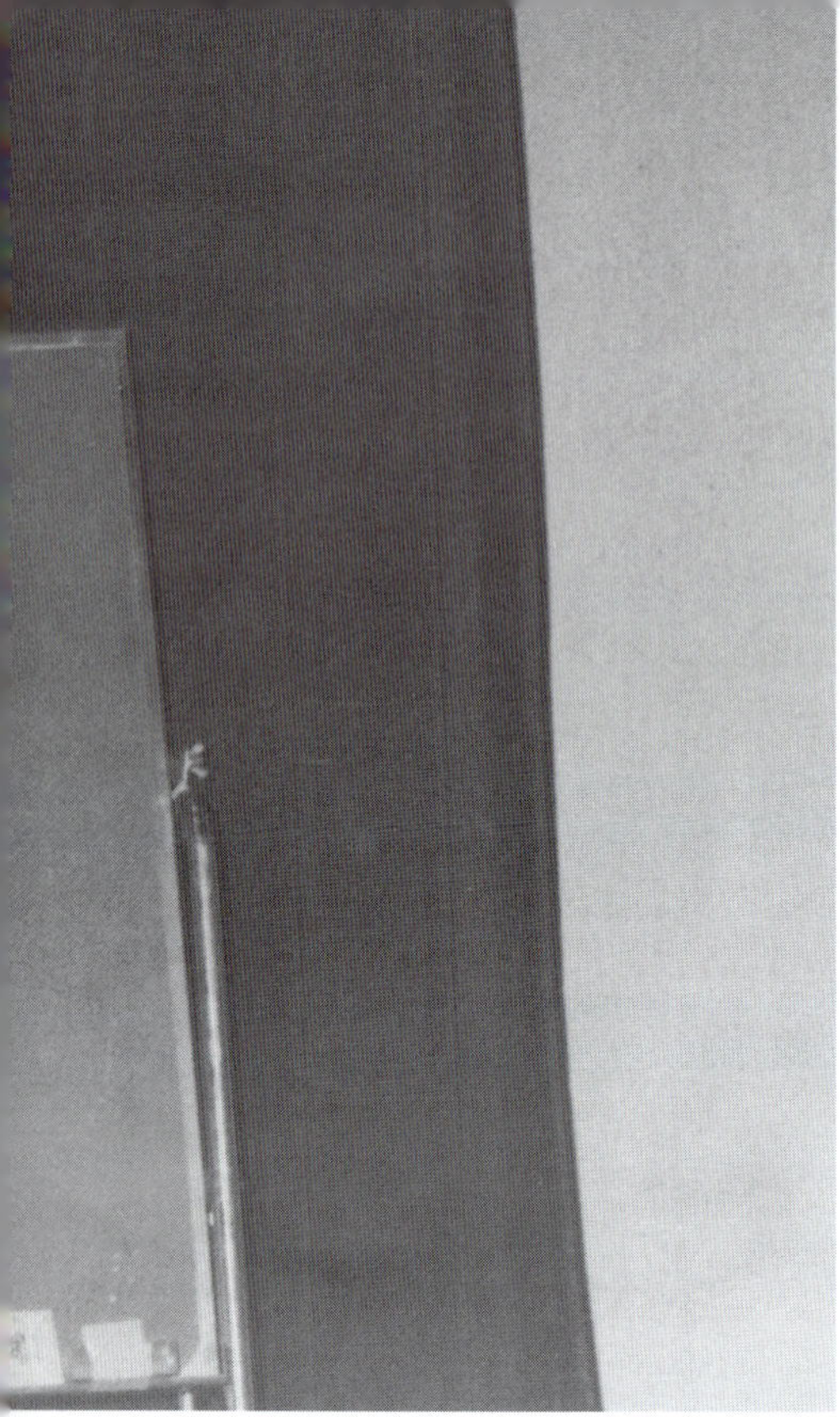

目標はいくら大きくてもいいが、
あくまでも正しい目標でなければならない。

目標はホラでいい。
ホラを吹くのだ。
それも生半可なホラでは駄目だ。
大ボラを吹くことによって、
自分自身を**追い込む**必要がある。

目標を立てたなら、
ただちに行動すべきである。
たとえその準備ができていなくともかまわず、
即行動を起こすべきである。

心にひっかかること、うしろめたい
ことはしてはならないと悩みながら
努力してきた。

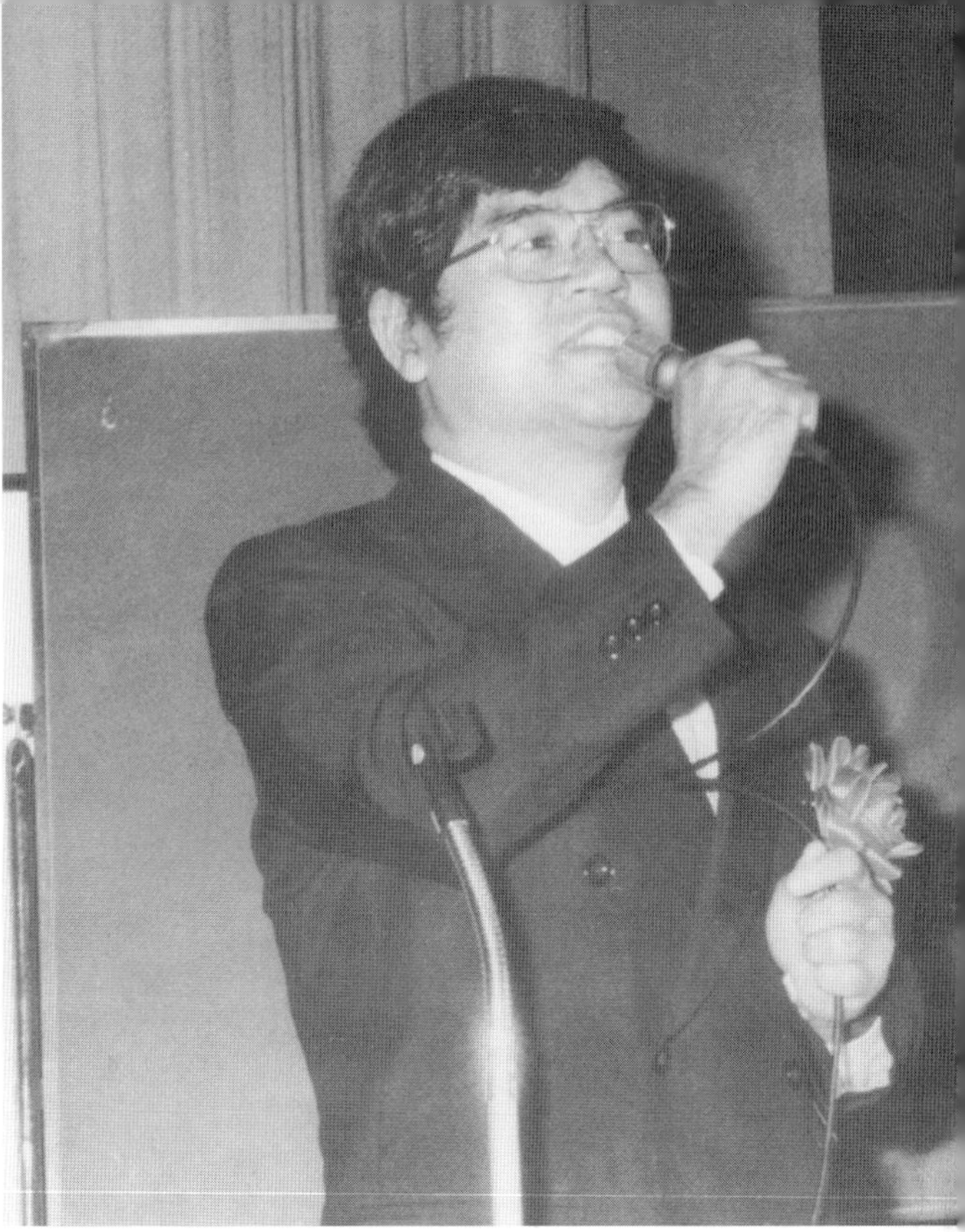

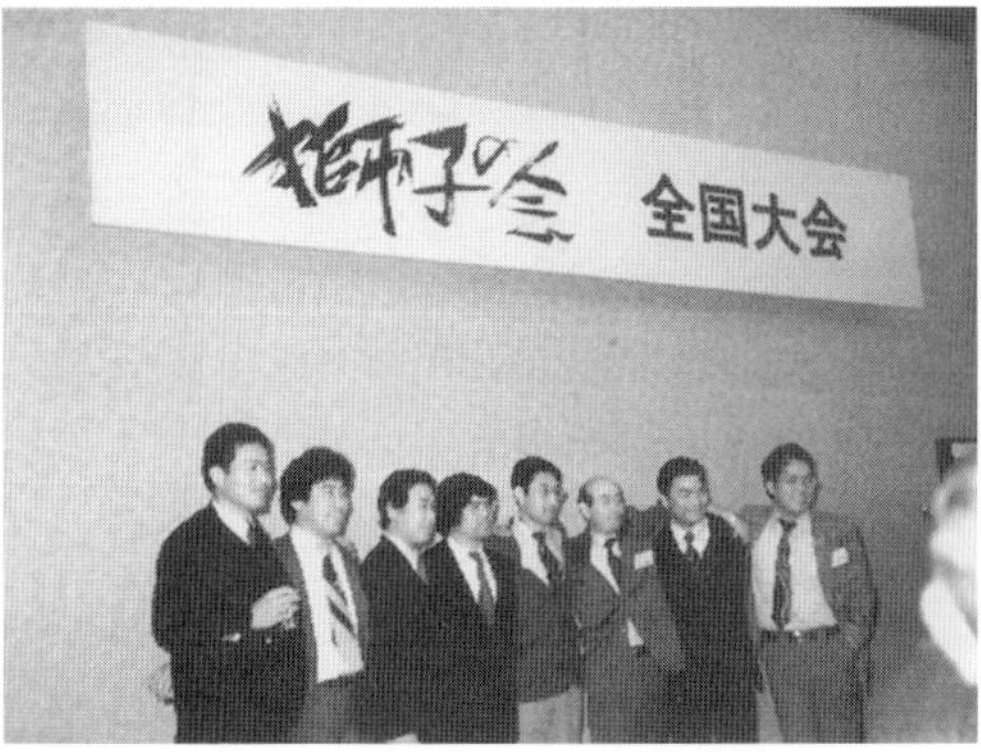

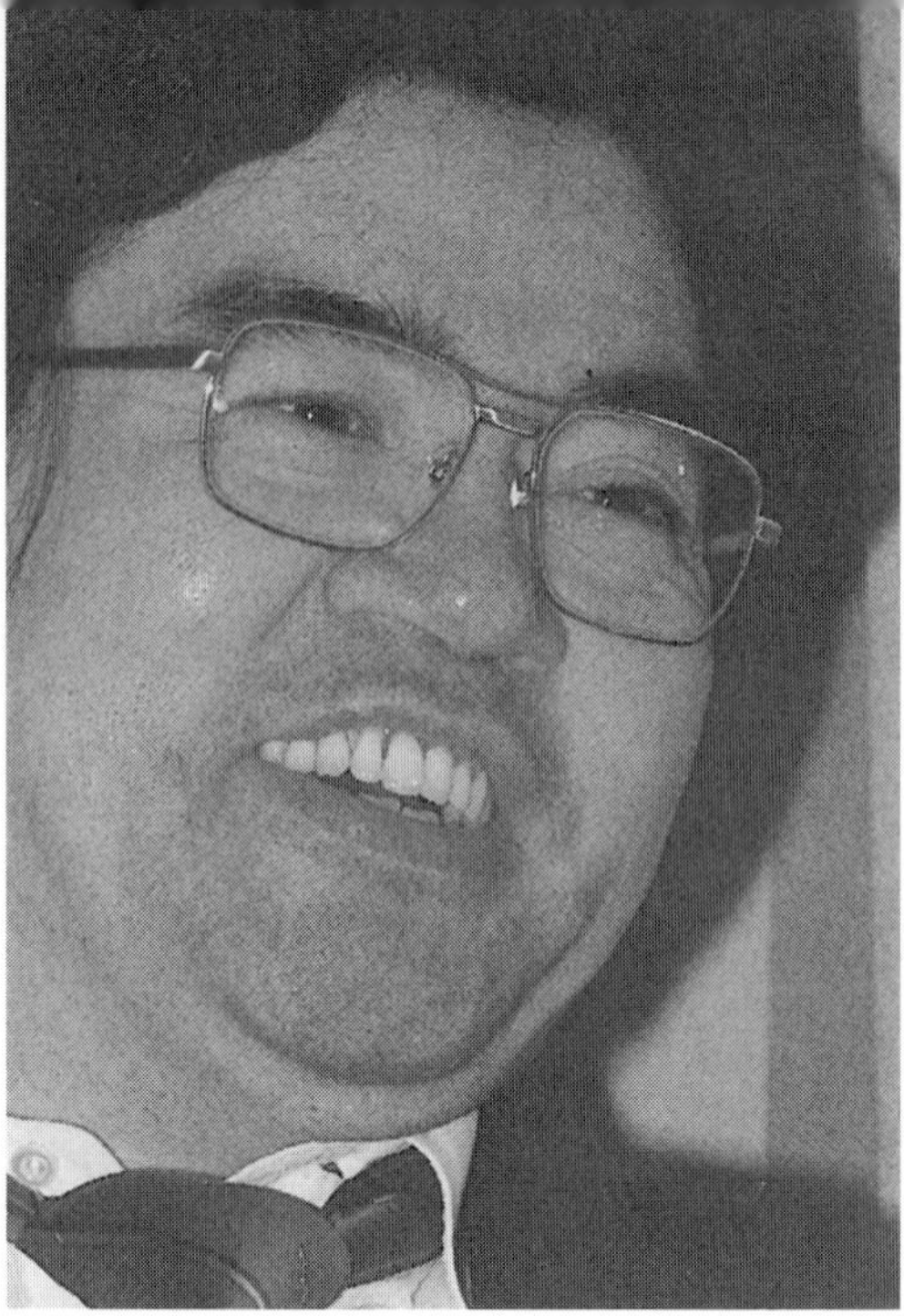

即、行動の次に大切なことは、
「これは必ずできるんだ」
と信じて行動すること。

理屈抜きに信じこむには、
理屈抜きに行動することだ。

信じこんでやるか、
そうでないかは壁に突
き当たったときに
決定的な差を見せる。
信じこんでいれば壁に
当たっても、何とか

何事も命賭けでやる。
気を抜いてやるくらいならやらない方がいい。
いいかげんな決定を下してはダメだ。

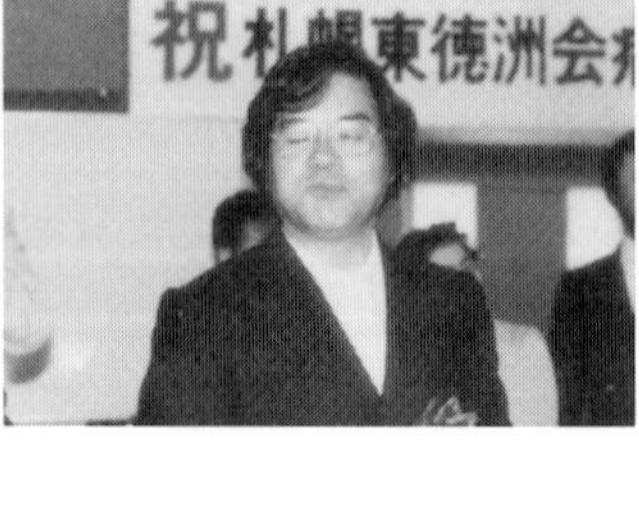

乗りこえようと発想を変え、やり方を変えて努力するが、**疑心暗鬼**だと「やはり――」と諦めてしまうことが多い。多くの人が目標を達成できないのは、あまりに早く諦めてしまうからである。

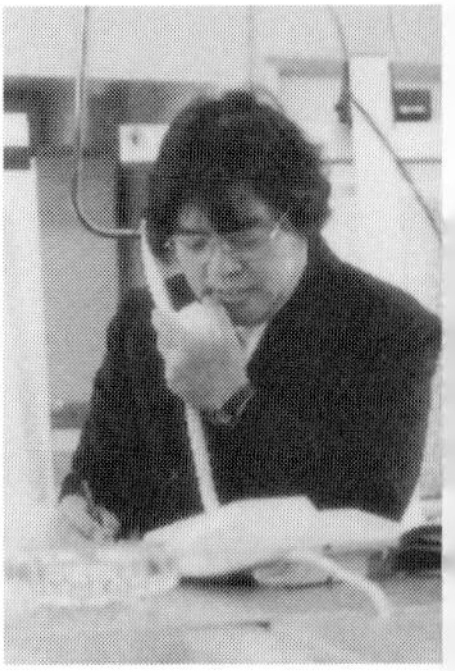

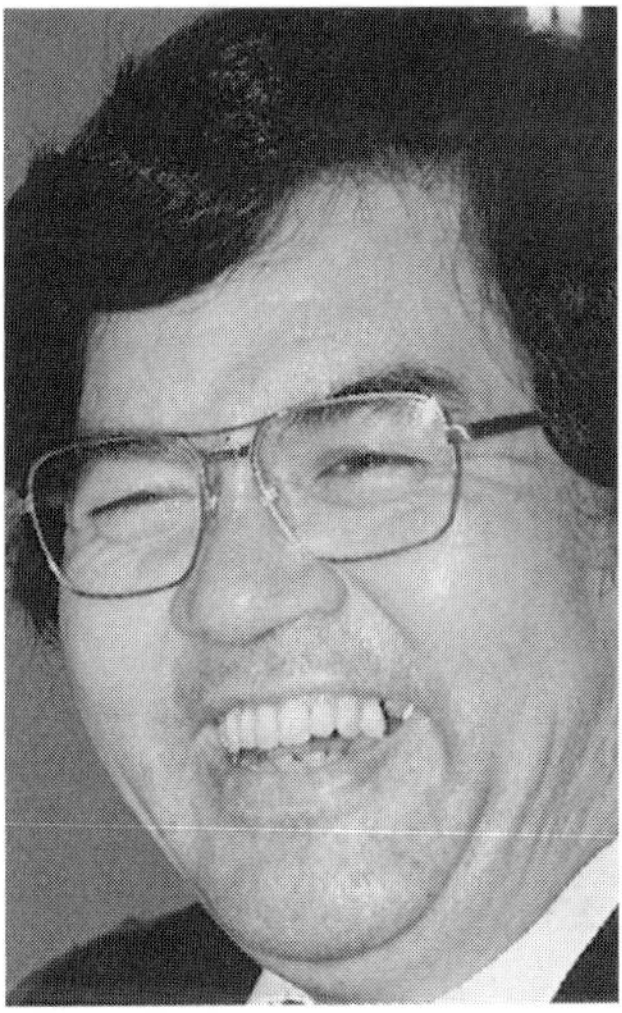

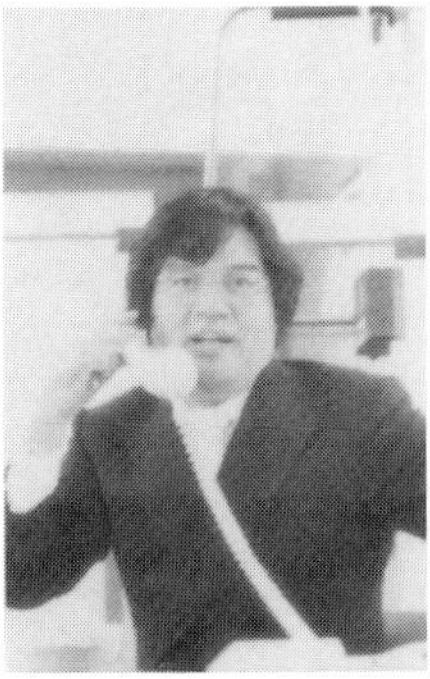

ホンネとタテマエを一致させてやると効果的で楽だ。

その時、その日、その週、その月、その年の可能性を最大限に生かそう。

全力投球をしていくことが、その可能性をさらに拡げていくことにつながる。

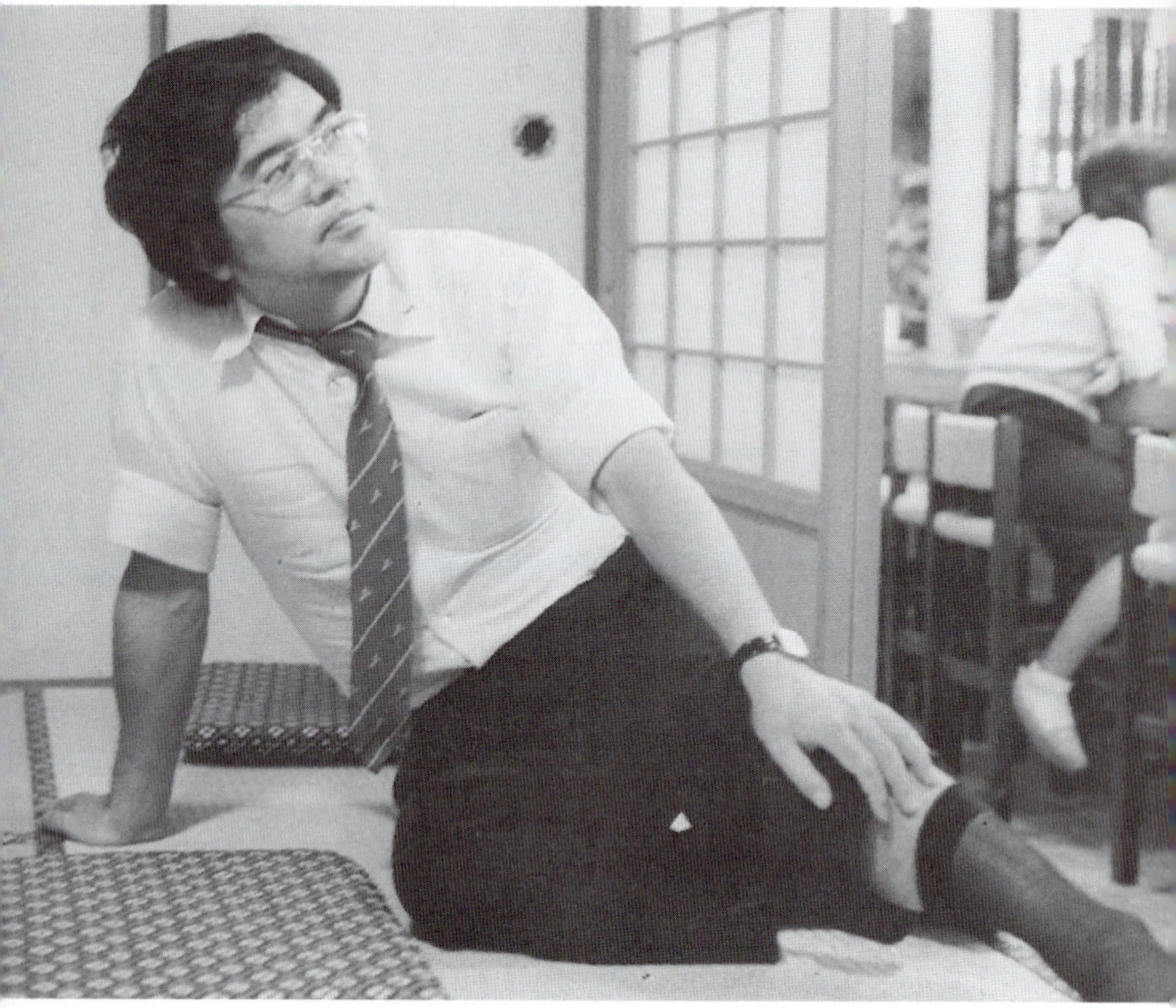

自己愛はあらゆる人間的なもののうちで最も人間的なもの。

スランプで立ち上がれないのは立ち上がろうとしないからだ。スランプで**挫折**するのは、まだ心の中に甘えがあるからだ。

自己愛が強ければ強いほど、プライドを傷つけられることを恐れ、狂ったように行動する。

失敗は成功の元、というが、
それは行動を起こしている
最中の失敗だからだ。

サイン会で、

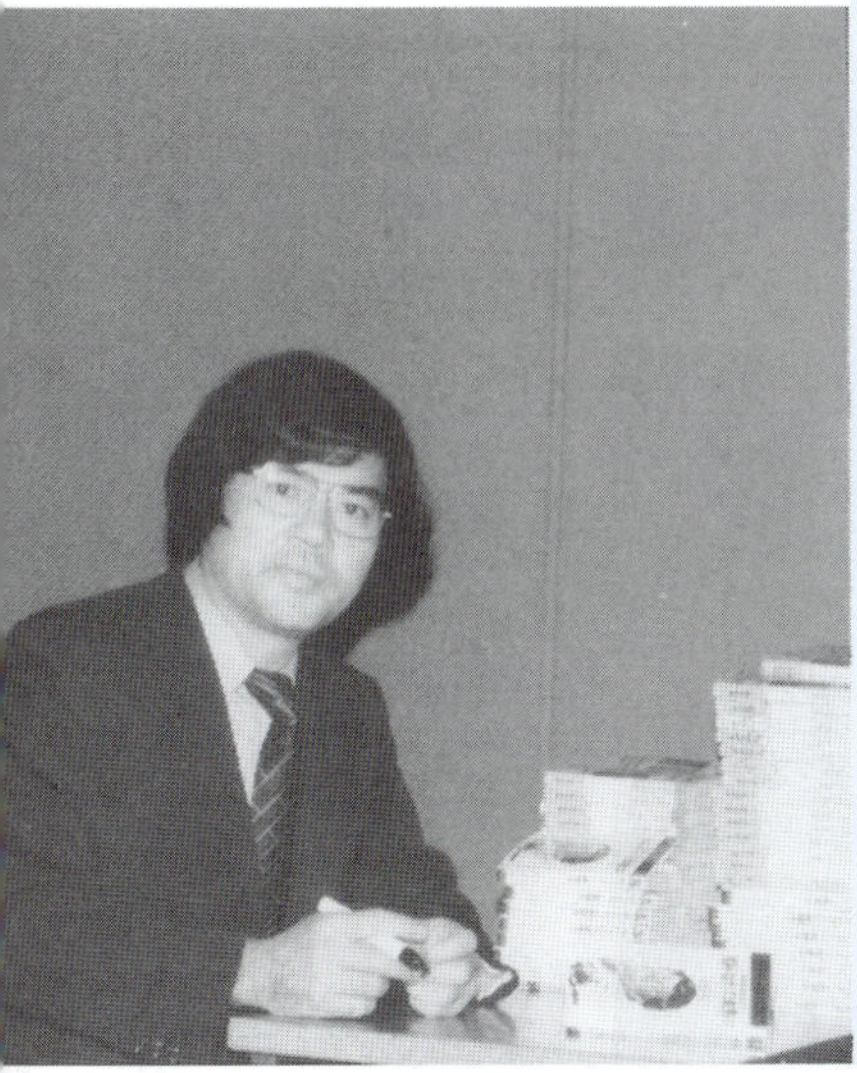

人間は自己監視、
相互監視しないとサボるんです。

失敗は真実を求める行動の学校ではないか。

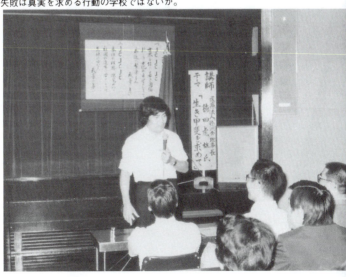

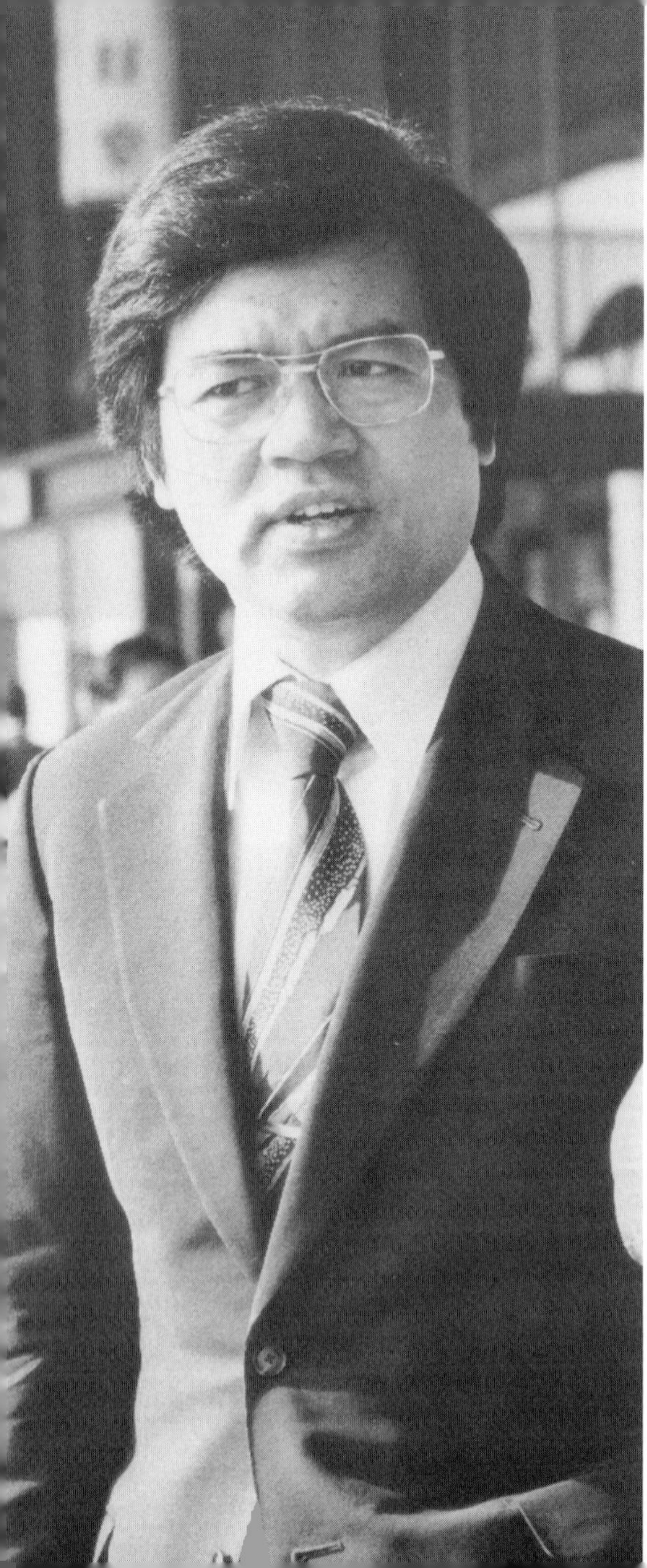

相手に誠心誠意を尽くす——
茶道でいうところの
「一期一会」の心構えでのぞむ。

「お願いします」などと決していうな。

他人の力はできる限り借りてはいけない。
いつも借りていると**借り癖**がつき、
借りなくてもすむことまでつい借りて
安易に事を運ぼうという気持ちになる。

いいたいことをいえるのは、ぼくは何も**しがらみ**がないからで、ちょっとでも誰かに世話になっていると、その人物なり事なりに対して、いいたいことが、いえなくなるんです。

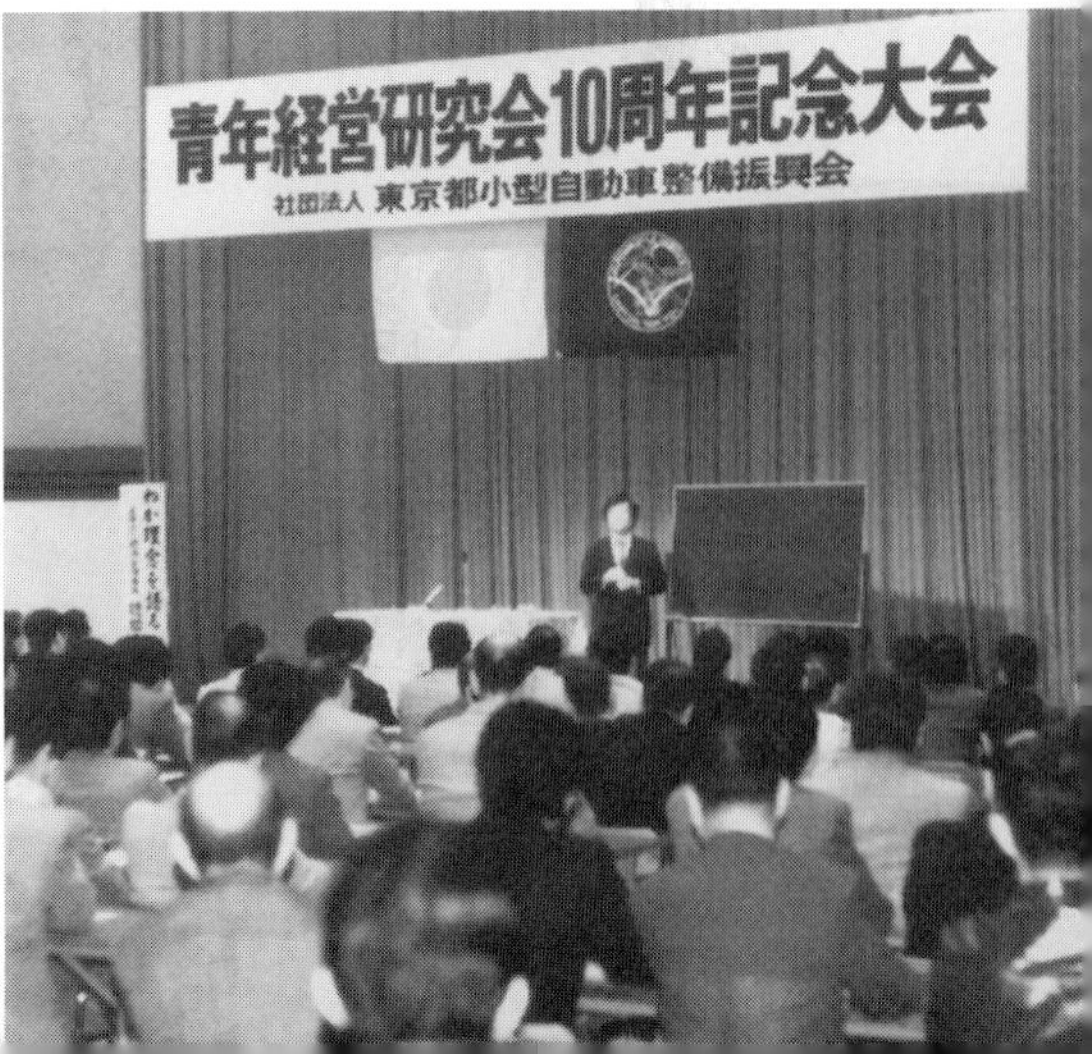

人間なら誰でも心に傷もあれば、
悲しみも怒りもあるはずだと思う。
人間はそこから**出発**する。
だからこそ走ることができるんだ。
それぞれの原点に目を向ければ、
どうしても走らざるを得ないはずだ。

努力をしている人のなかには
「一生懸命やっているからいいじゃないか。いつかは相手もわかってくれるはずだ」と考えている人が少なくないが、それではいけない。
努力していることを第三者にも客観的に認められるようにしなければいけない。

悲しみを知らない奴に

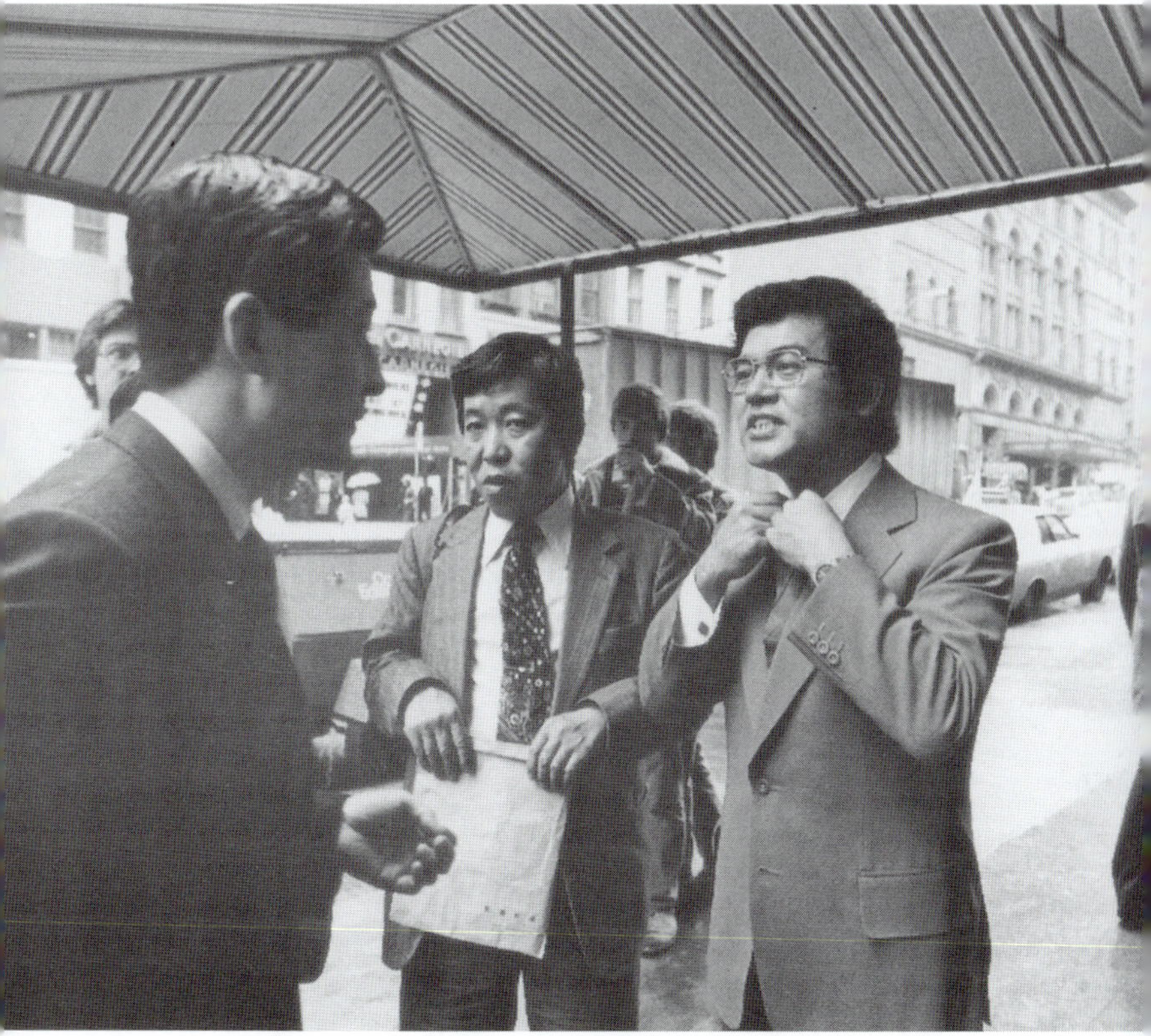
怒りはおもいもよらぬパワーを発揮させる。道理にかなった怒りである限りでは。

真の怒りを知らず
エネルギーはない

単調さに
耐えらない
人間には、
歴史はつくれない。

弱音を吐きながらでいい。
泣きながらでいい。
命がけの努力を単調に続ける。
その時はしんどいが、
ふりかえるとよかったと思う。

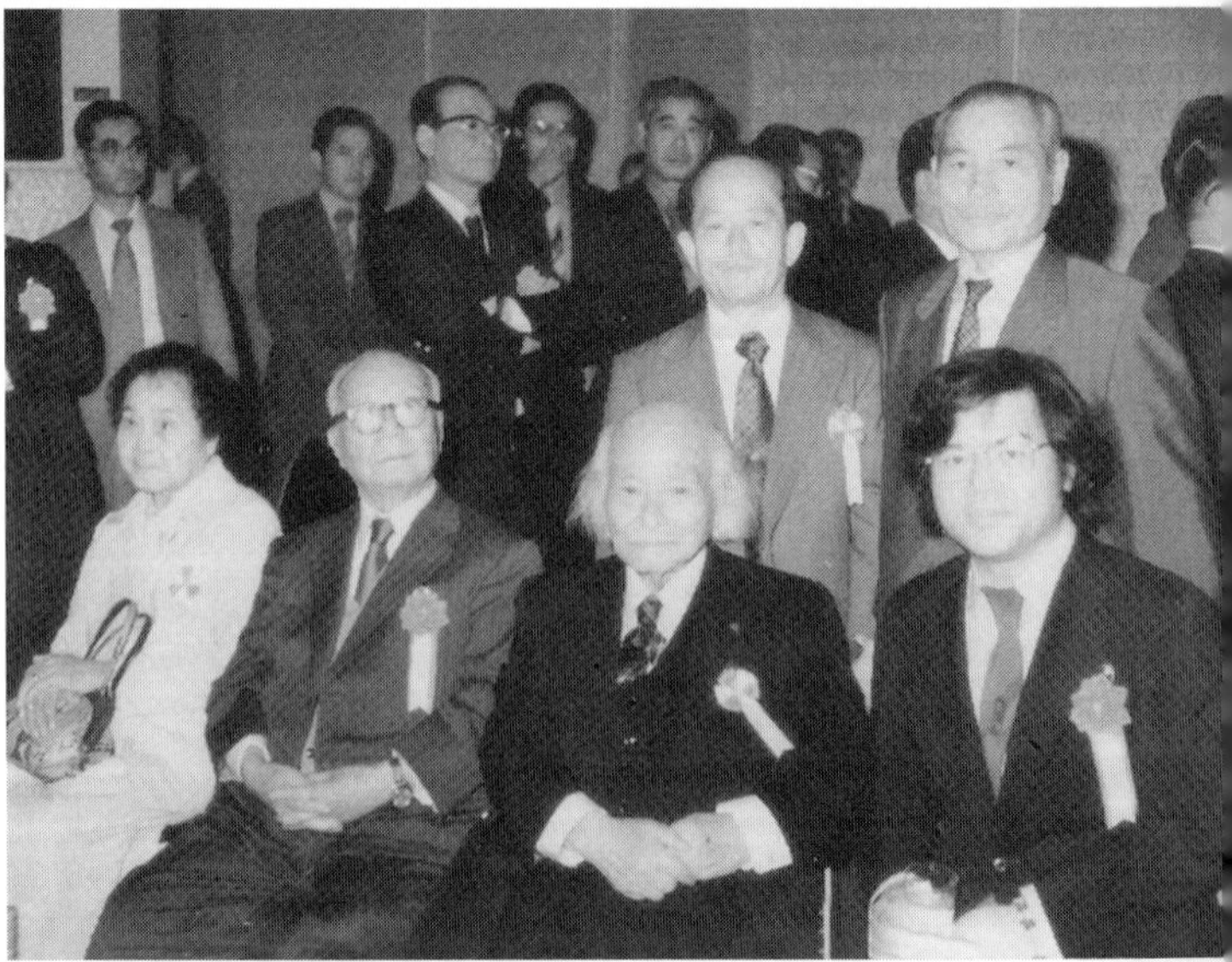
奄美の誇る大教育者龍野定一先生を囲んで。

石の上にも三年という。
ぼくは石の上に四年といいたい。
鈍才だから。

首から上でわかったつもりになってもダメだ。
首から下で、**身体の感覚**でわからないと。

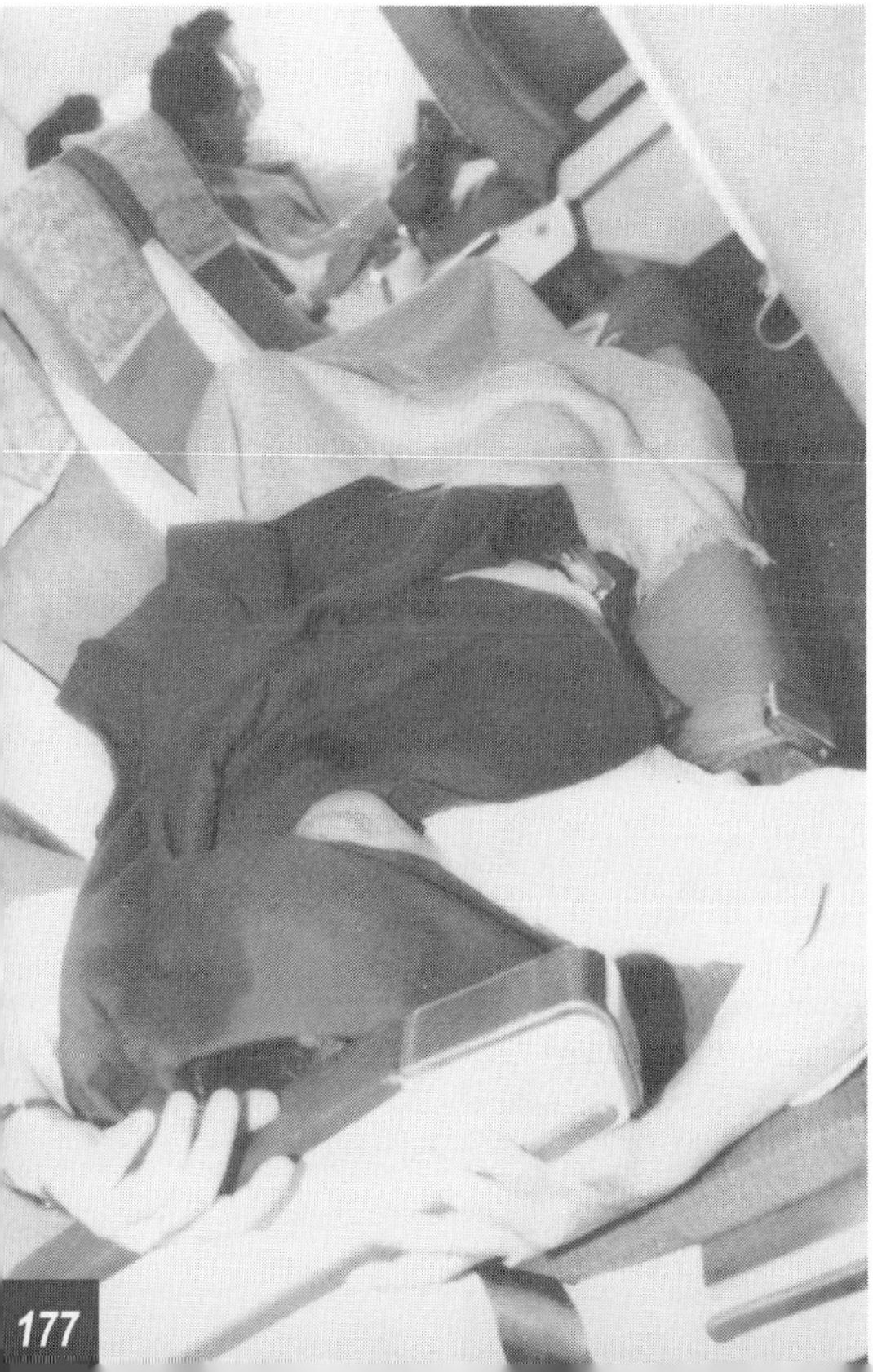

一生懸命生きようと考えるからこそ、これでよいのかという迷いが、生じてくるのだ。
何も考えないで、日々を安逸に送っている人間には**自家撞着**は生まれない。

自由とは、努力の生みだすものである。
今自由があって努力しなければ、
将来の自由はそれだけ減少している。

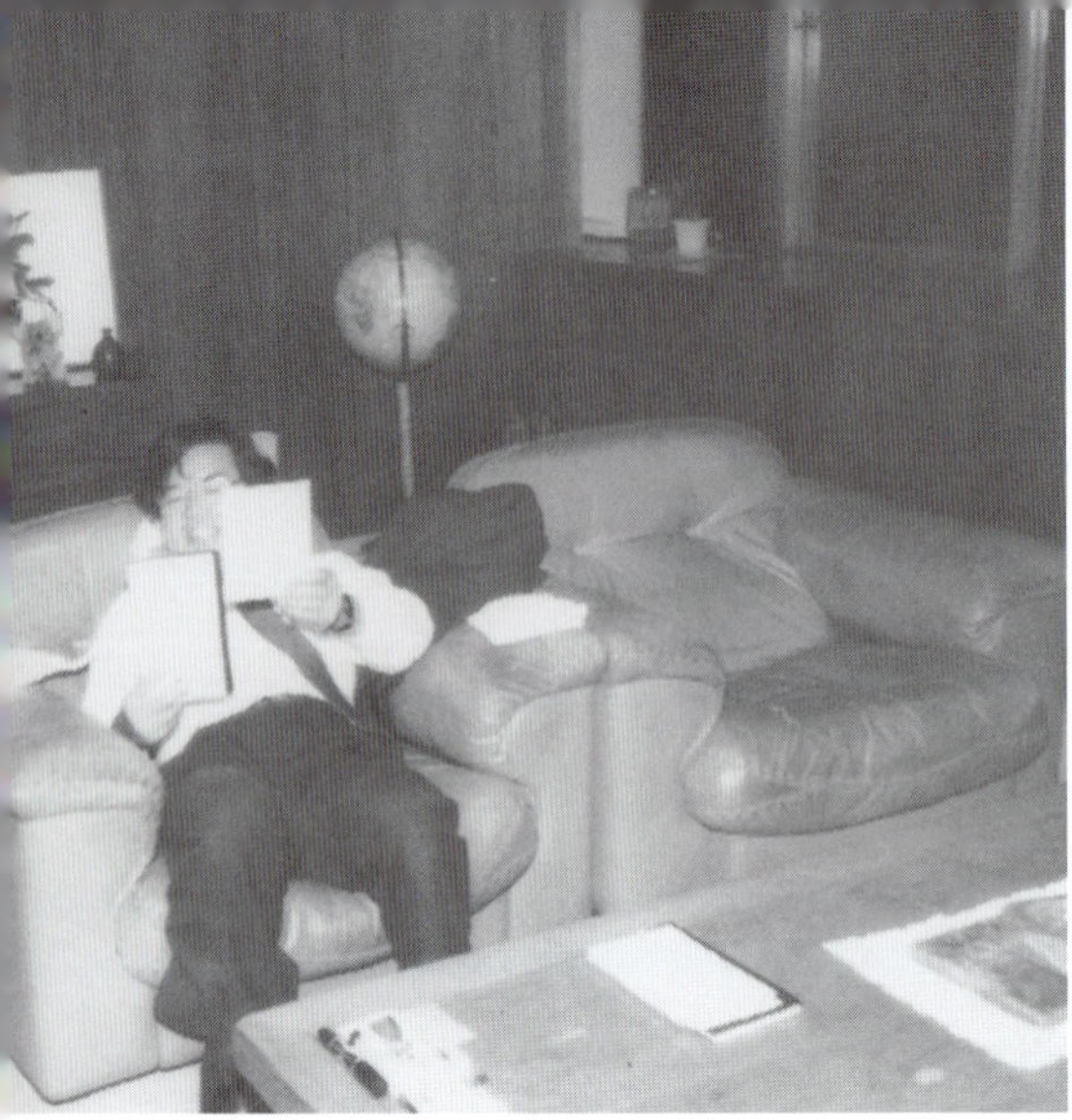
東京本部で。

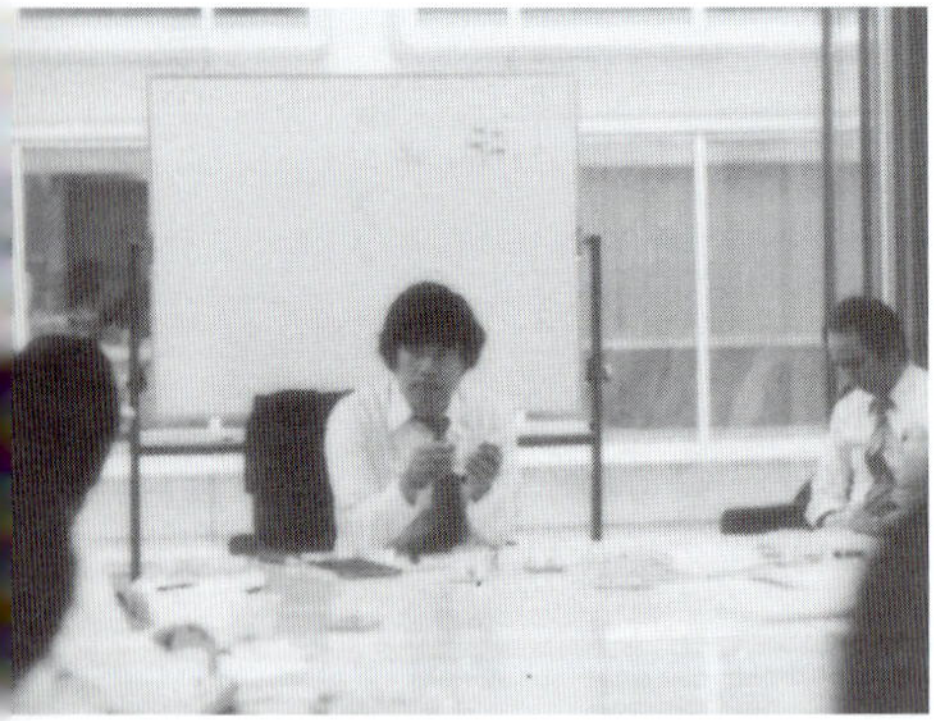
大阪本部で。

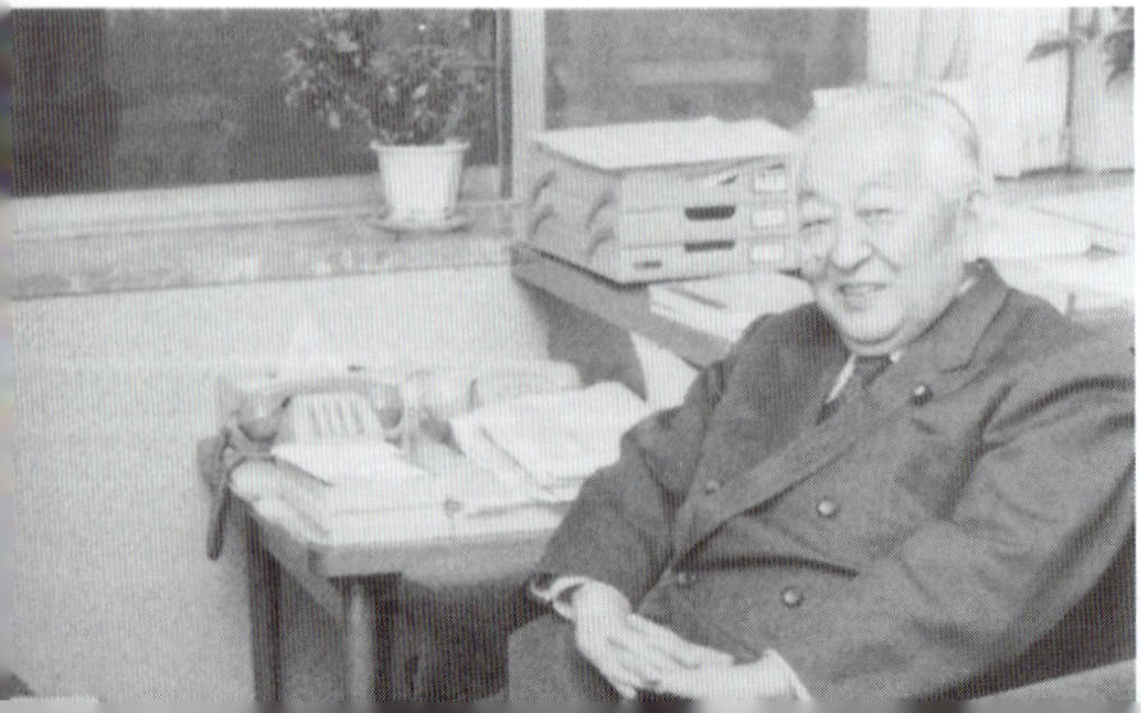
宇都宮徳馬氏と。

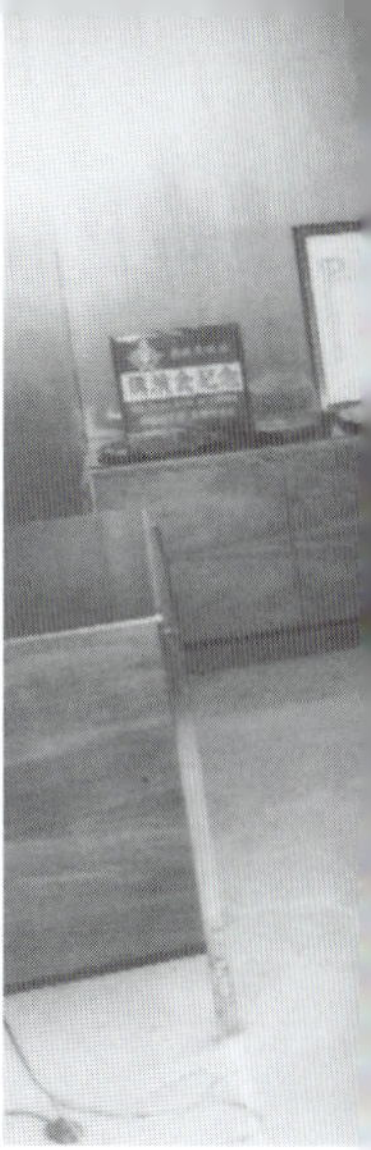

競争のないところに
進歩はない。
進歩させるためには、
徹底した**競争**をやら
せてみることが、
一番です。

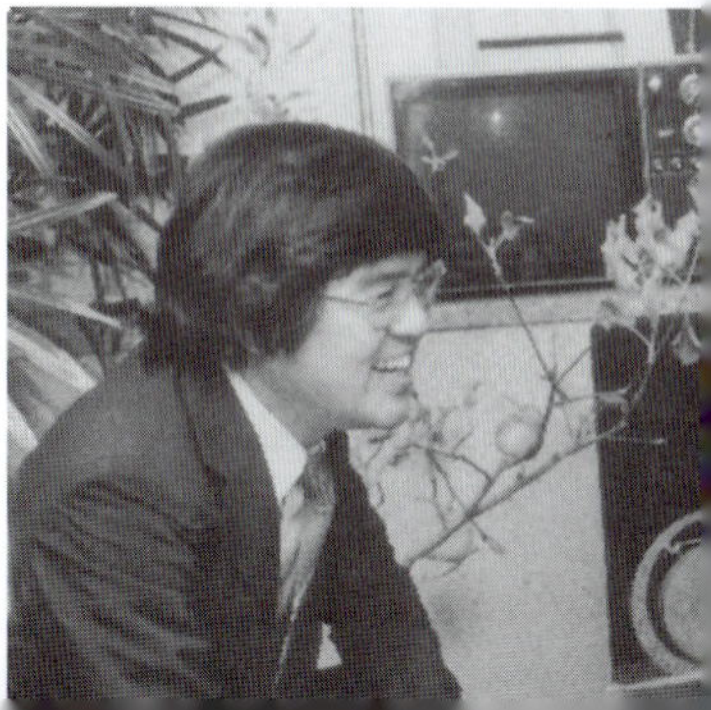

性エネルギーをセックスに浪費するのではなく、
目標に立ち向かうエネルギーに転換せよ。

天才とは何か。
才能ではなく努力で生まれるものだ。
寝てもさめても同じことを考えて、
朝から晩まで同じことを続けている
のを**天才**というのだ。

人間なら誰でもおシャカさん、
キリストとは**競争**しなくちゃいけな
いと思う。愛と心で**競争**する。
ぼくには彼らの偉大さがわかるから
そういうんだ。

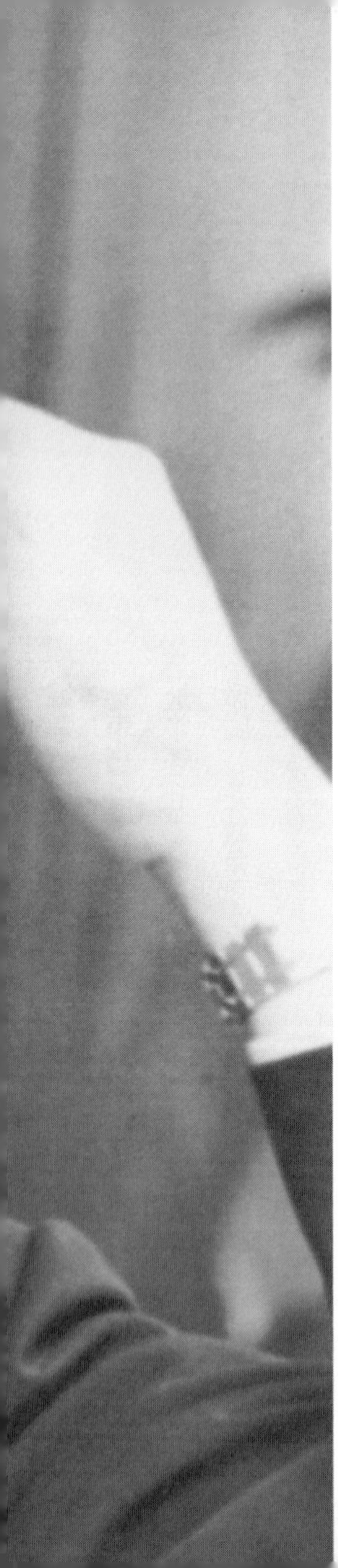

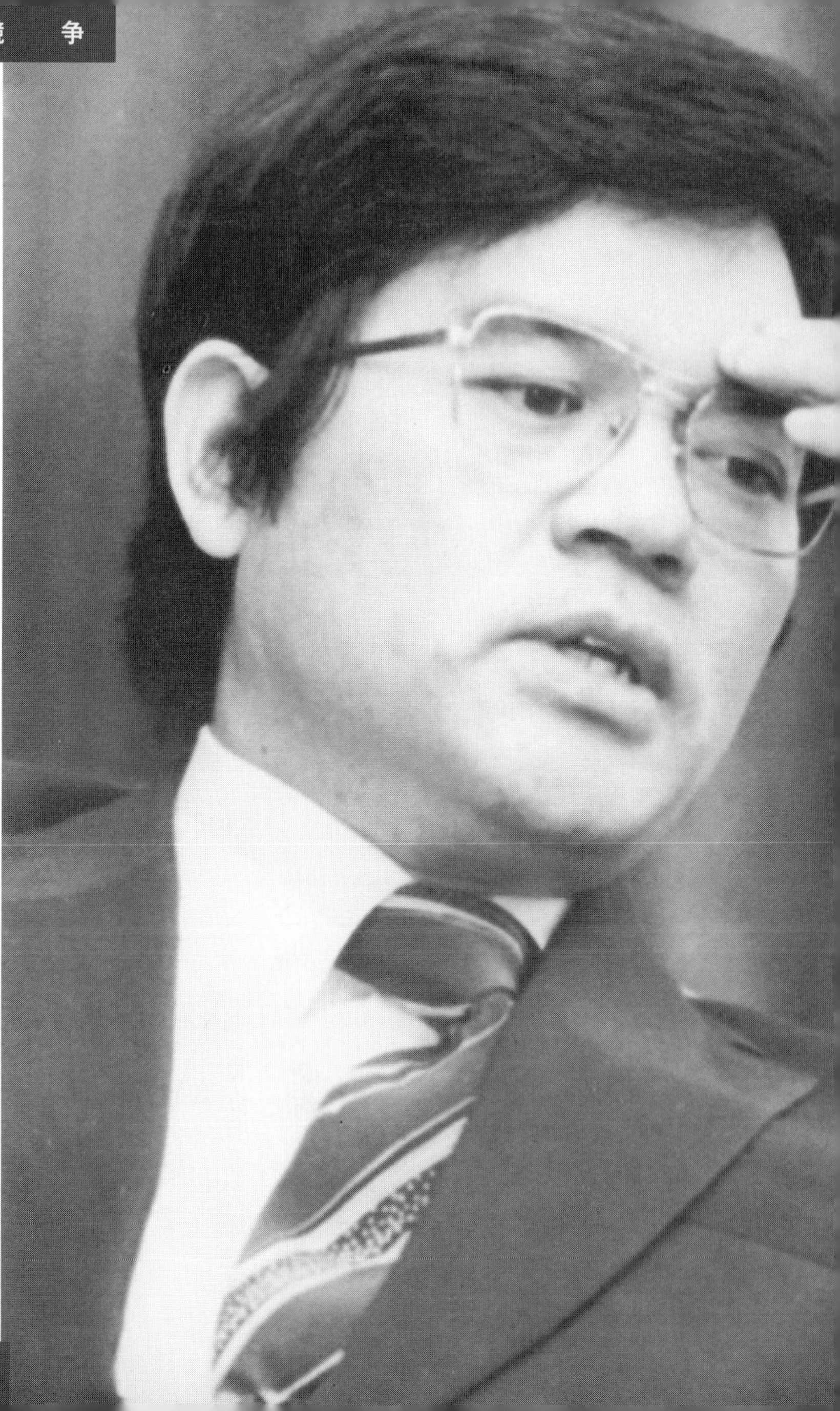

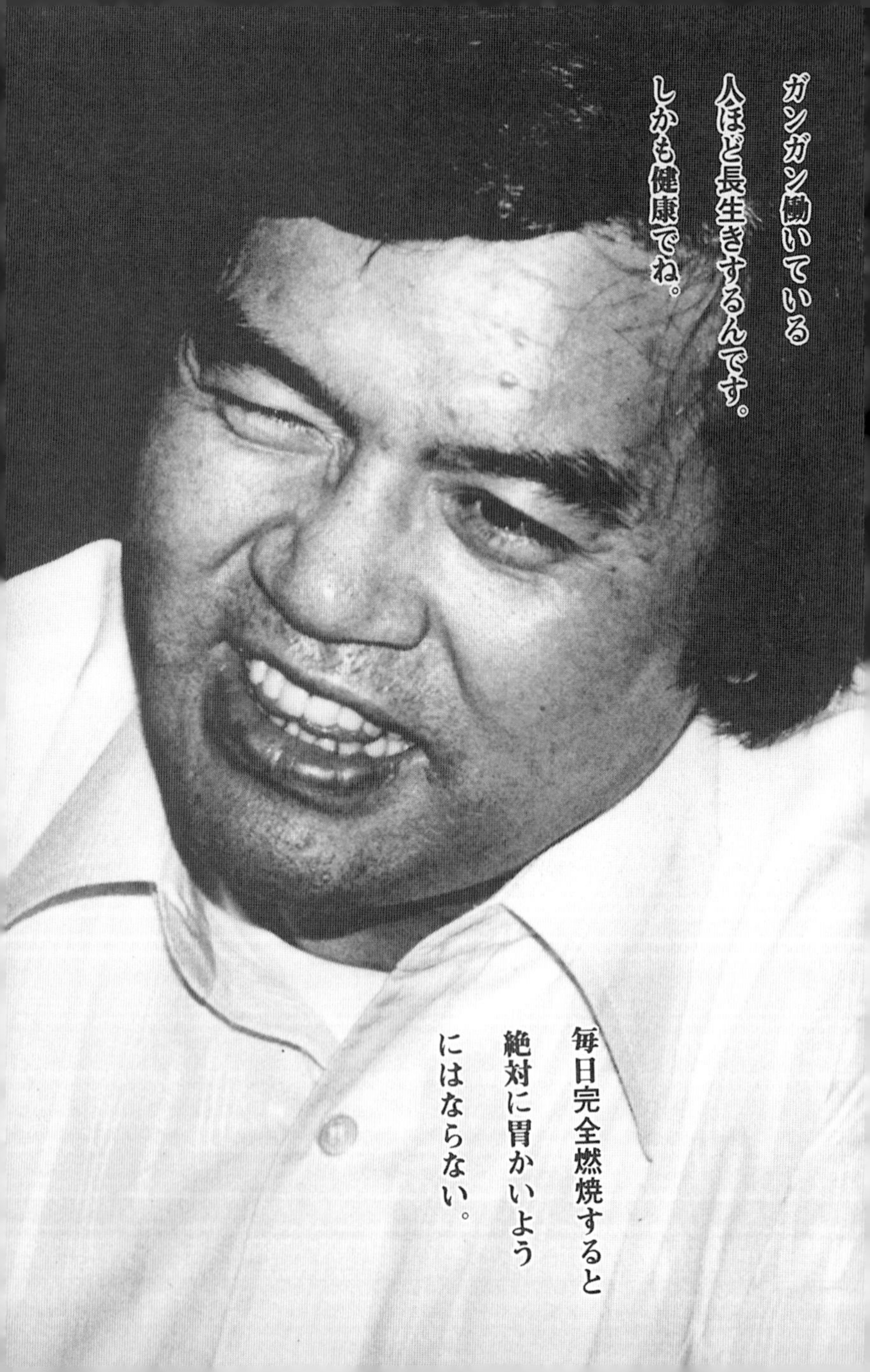
ガンガン働いている
人ほど長生きするんです。
しかも健康でね。
毎日完全燃焼すると
絶対に胃かいよう
にはならない。

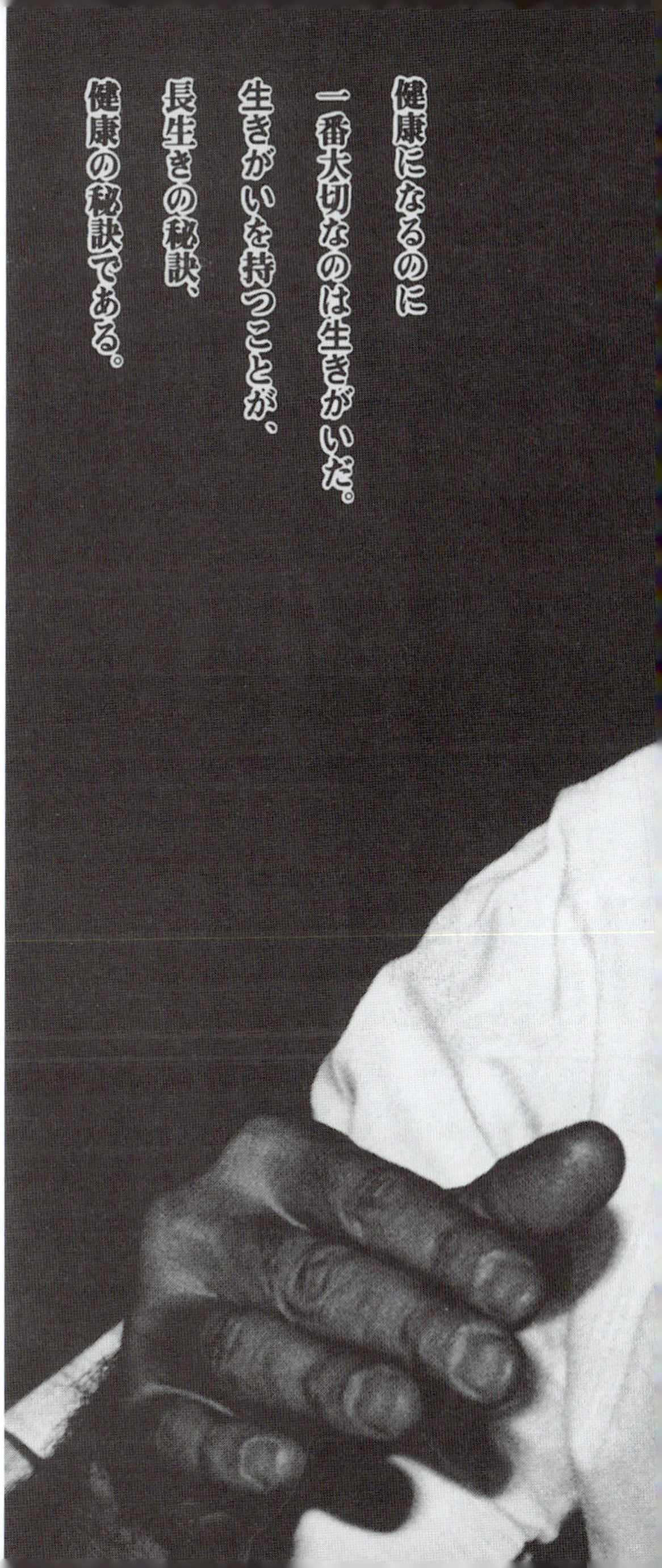

健康になるのに
一番大切なのは生きがいだ。
生きがいを持つことが、
長生きの秘訣、
健康の秘訣である。

庶民として生きねば、
庶民の心はわからない。

ぼくはいままでも
「計画帳」と書かずに、
「生か死か！」と書くんですよ。

「生か死か！」
「真実を求めて」
「愛、努力、忍耐、全力投球」

と書いて、また開いたら
「生か死か！」と書く。
ぼくのノートはすべて決っている。

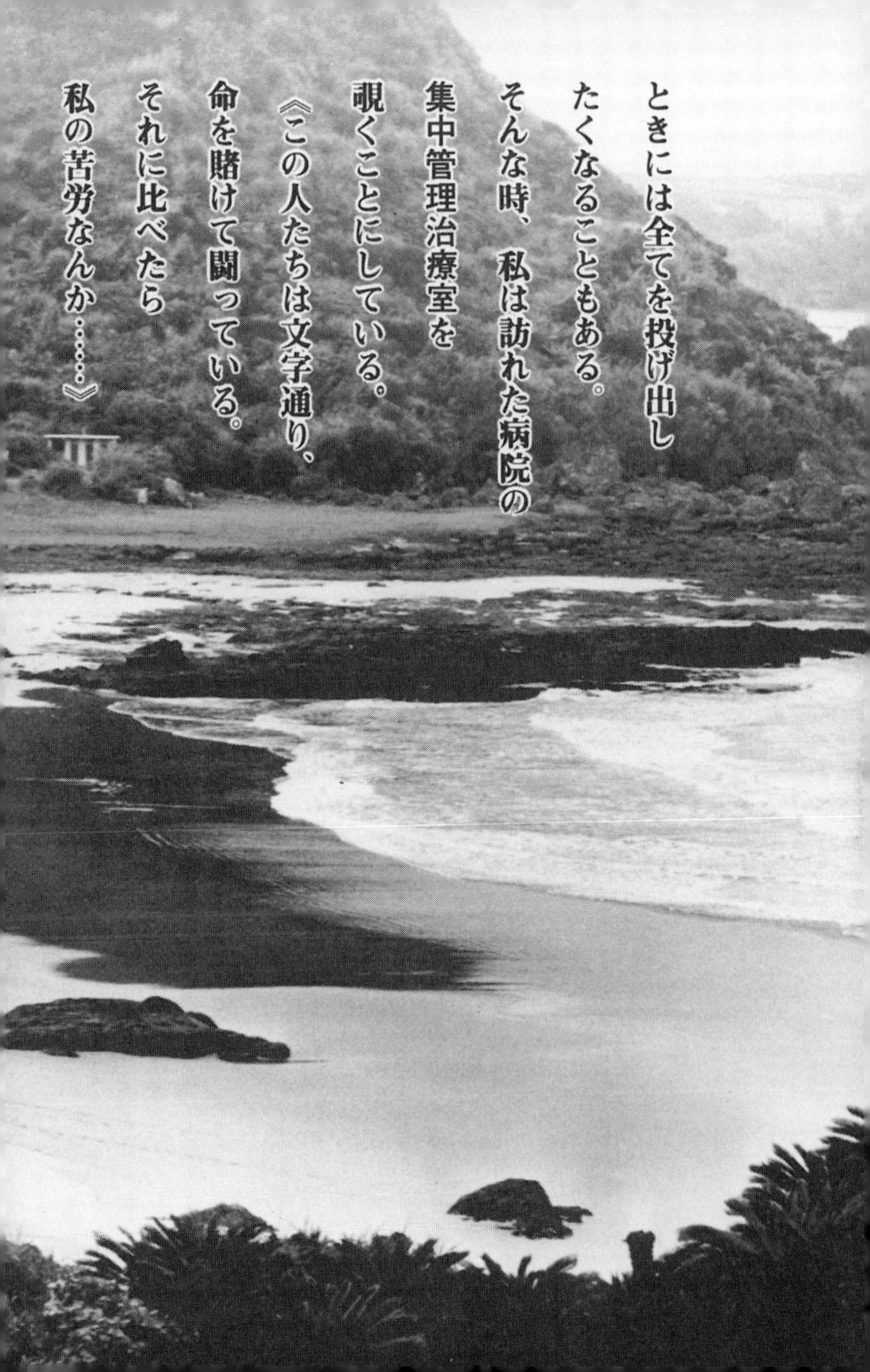

ときには全てを投げ出し
たくなることもある。
そんな時、私は訪れた病院の
集中管理治療室を
覗くことにしている。
《この人たちは文字通り、
命を賭けて闘っている。
それに比べたら
私の苦労なんか……》

組織と指導者

指導者の十分条件——それは、愛情の大きさで決まる。

ホンモノの愛とは
弱きを助けること。
親孝行すること。
故郷を大事にすること。
世界に目を開くこと。

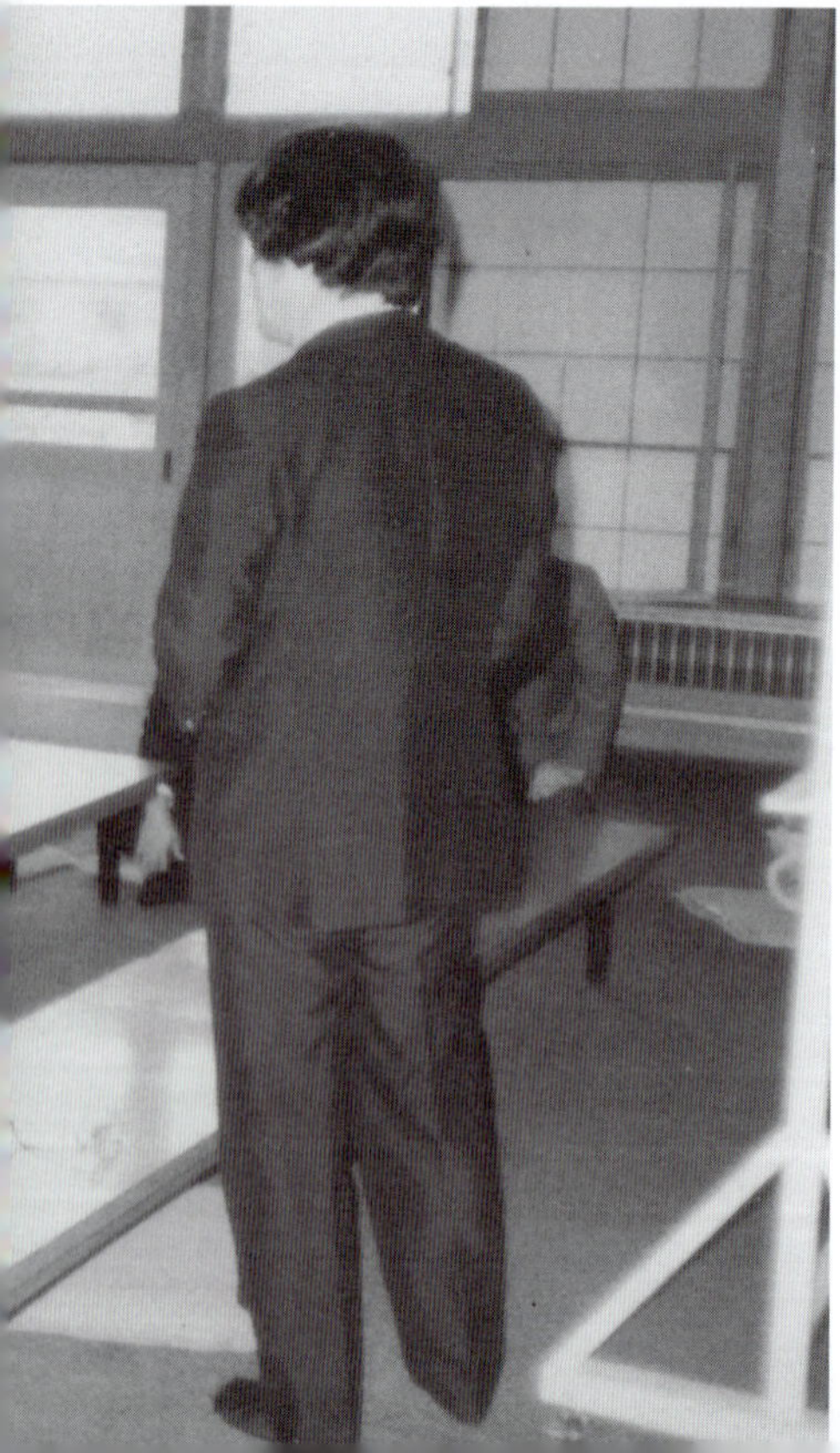

資質のあるなしに関係なく目標を持つことが**指導者**の第一歩。そして目標が大きいほど大きな**指導者**だ。

率先垂範が、指導者としての第二の条件。

愛情の一番大きい人が指導者になる。

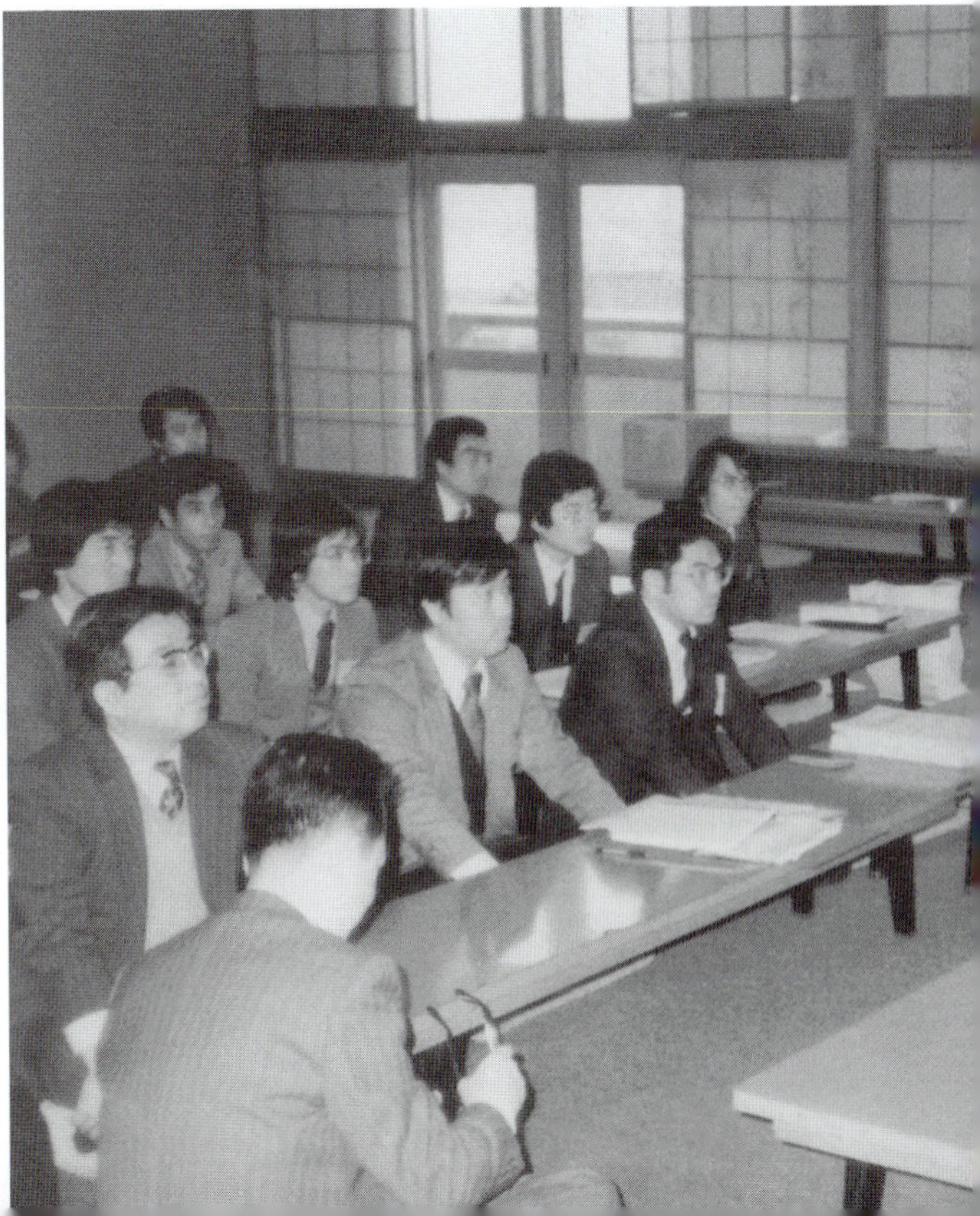

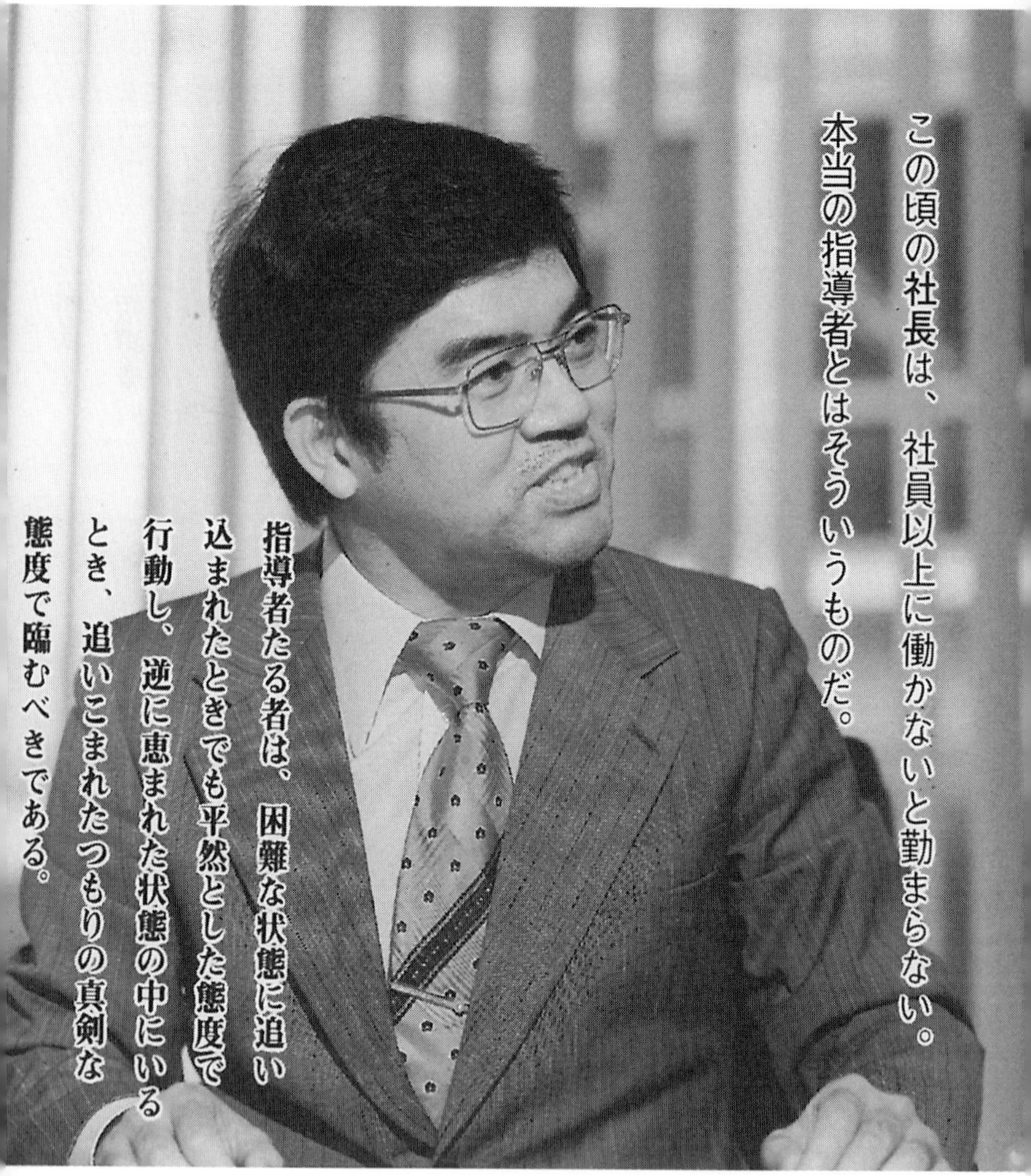

この頃の社長は、社員以上に働かないと勤まらない。
本当の指導者とはそういうものだ。

指導者たる者は、困難な状態に追い
込まれたときでも平然とした態度で
行動し、逆に恵まれた状態の中にいる
とき、追いこまれたつもりの真剣な
態度で臨むべきである。

あなた自身を組織の
全ての者に**認めさせよ。**
目標も率先垂範も愛情の
大きさも、それを協力者
に認めてもらってこそ、
真の指導者と、
いえるのである。

批判だけでは、
社会は変えられない。
率先垂範、
自分のことをやるべきです。

自分のために使う金は一円でも節約し、
他人のため、弱者のために金を使うのは、
おしんではならない。

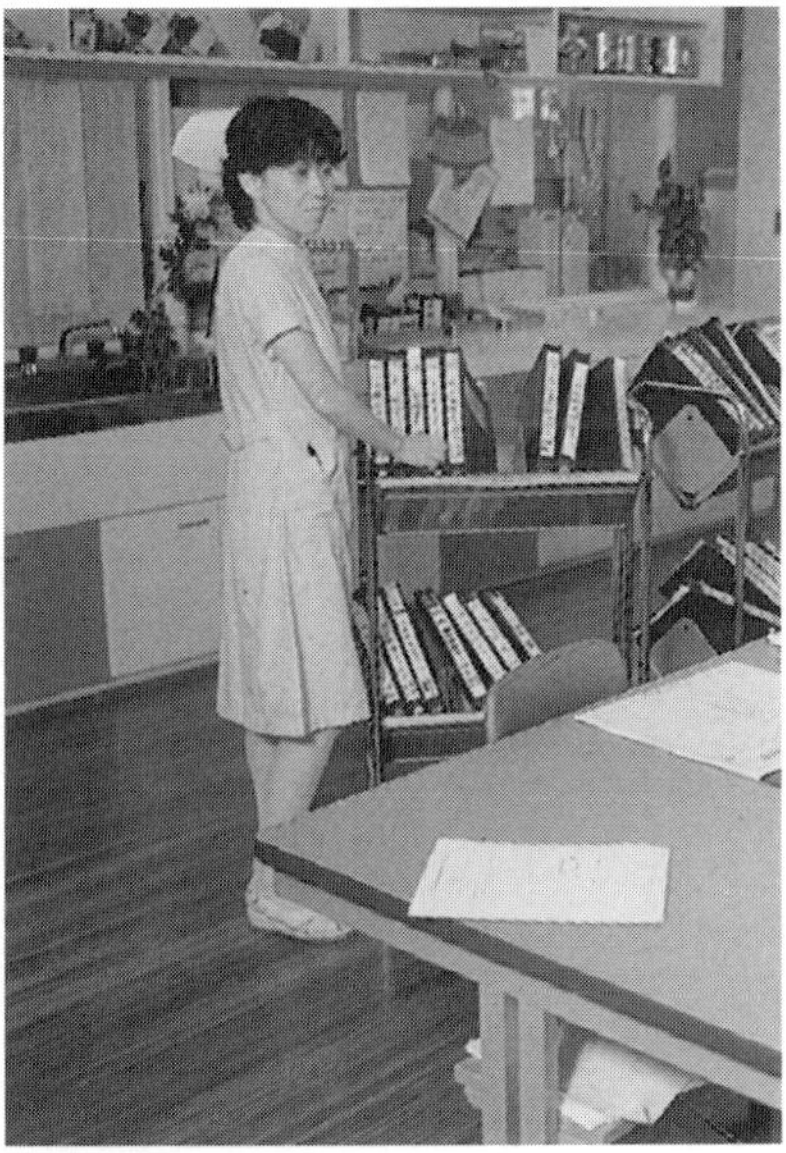

私心を出したら指導者でなくなる。

これからは人を使うという感覚では、真の指導者になれない。人は使うものではない。**協力者**にしなければいけないのである。

自分が突っこんで行って五人がついてきたらそれは五人の指導者。一〇〇人ついてきたら一〇〇人の指導者だ。

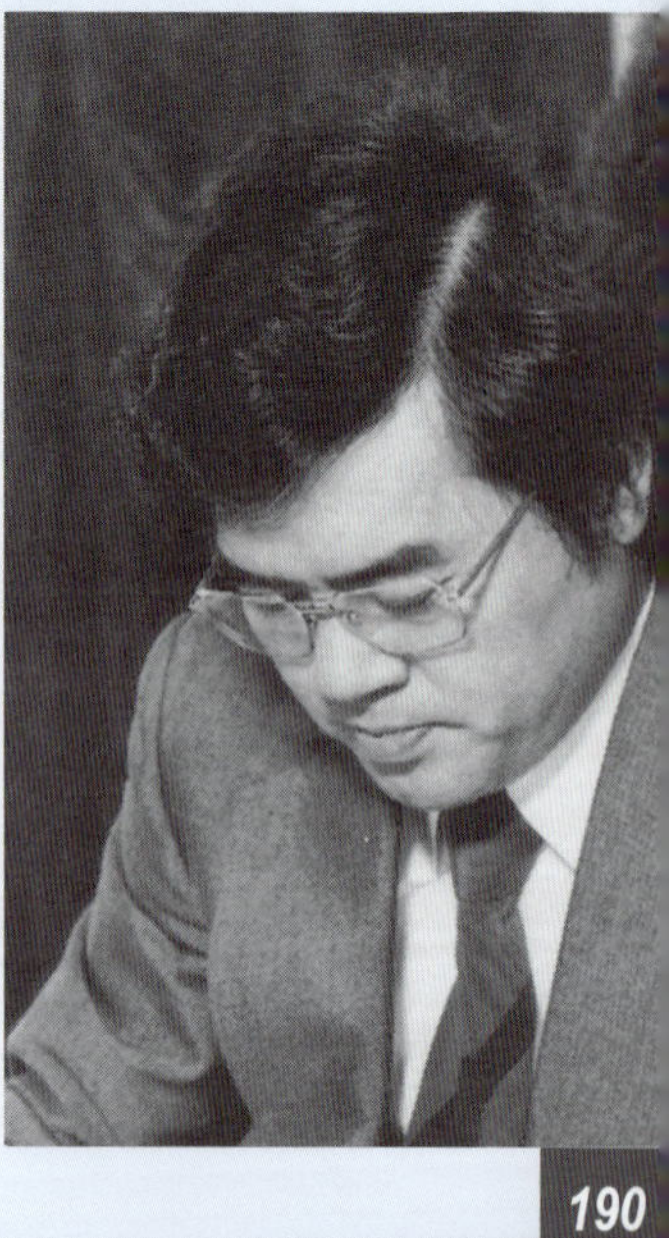

目標の大きさと頑張りに比例して、多くの人が協力したいと思ってくれるんだ。実力分だけ仕事をしても当り前。実力の一・五倍とか二倍をやろうとすると、まわりは妬いて足をひっぱる。だが一〇倍、一〇〇倍をめざせばどうか。少しは助けてやろうと思うものだ。

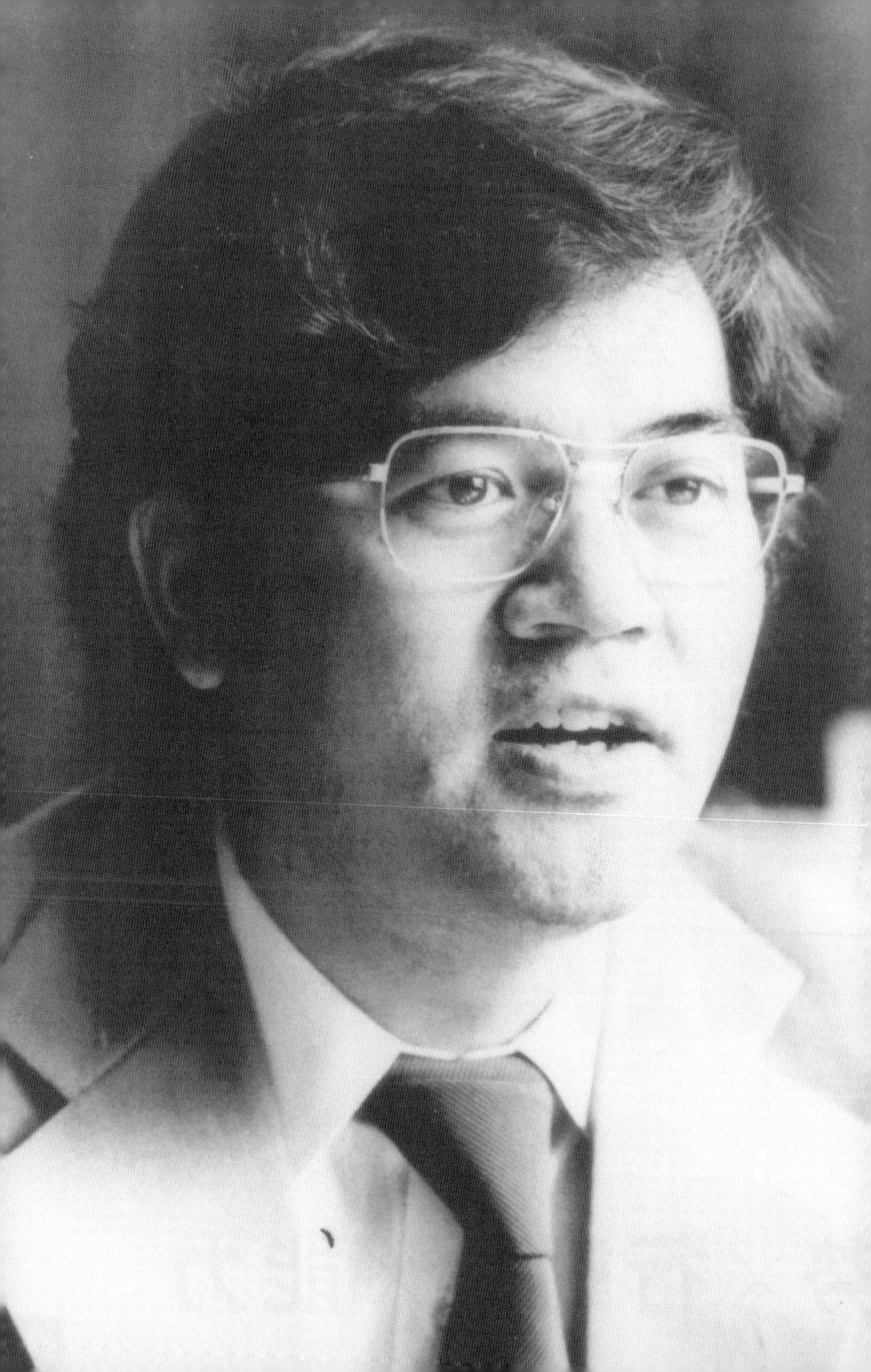

00倍に設定しろ。

目標を達成するためには、
戦略と戦術を
立てねばいけない。
戦略とは、
総合的、大局的な方策である。
戦術とは、
戦略を推し進めるための
具体的方策である。

戦術は、
その時その場所、その相手に
応じて使い分けることが肝心。
だが、
戦略は変えてはいけない。

借金はふやすものであって
減らすものではない。
どこまでふやせるかが
男の**実力**なんですね。

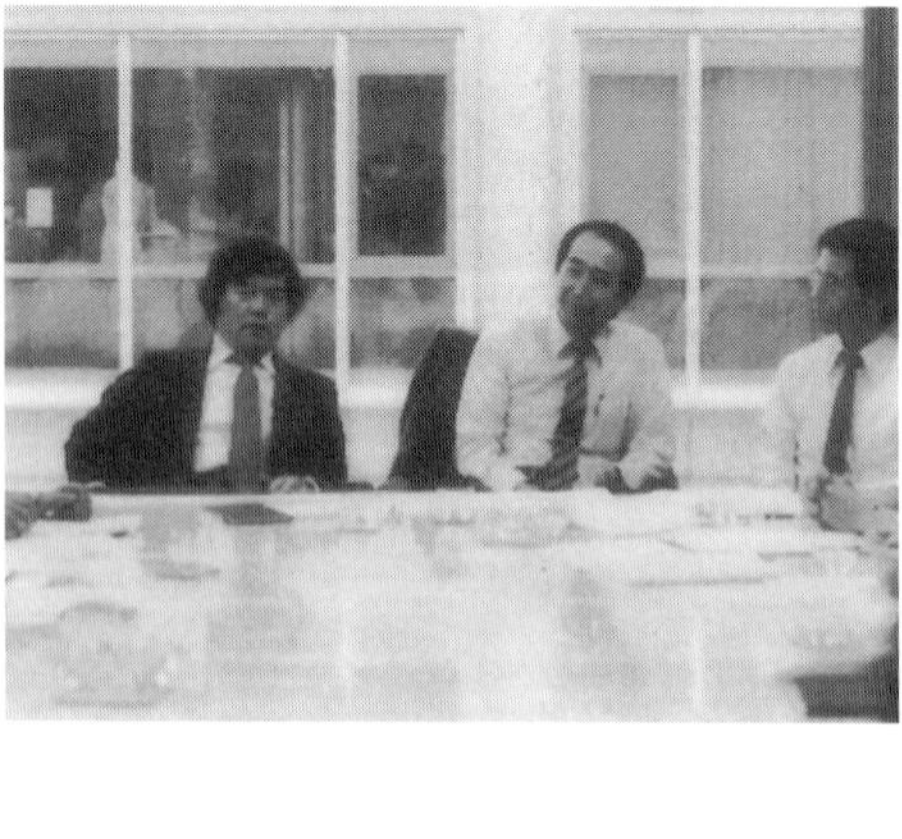

勢×行動力×能力

目標を、実力の

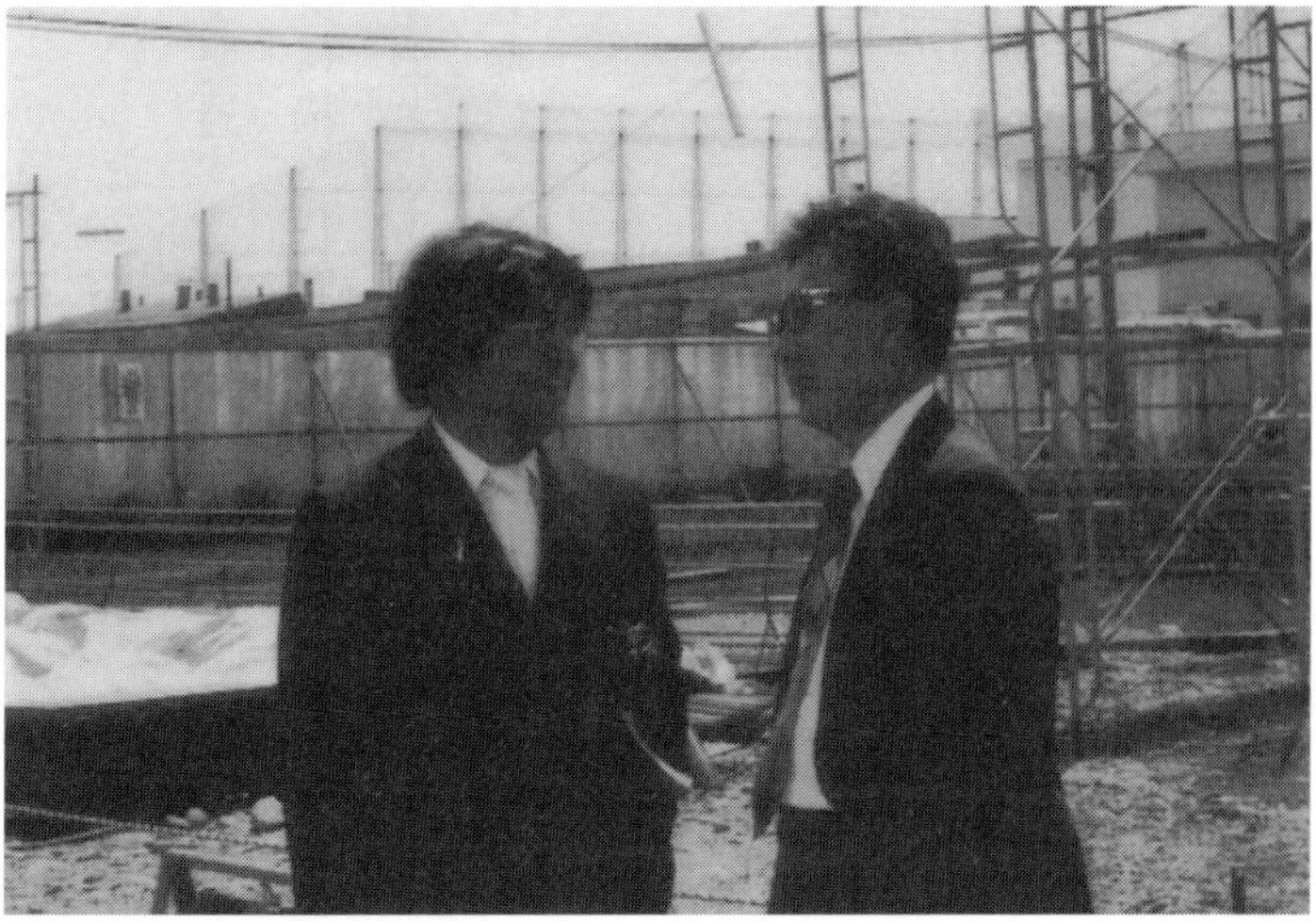

人間は自分の実力を
過小評価するものです。
だから一〇倍、一〇〇倍の
目標を設定するのが私の原則。
その次は戦略は、
絶えず前向きに積極的に、
理路整然と立てる。
戦術は、小さいことにでも
繊細な神経で、細心の注意を
払って**全力投球**する。

目標達成＝心の姿

ロマンというのは
何かというと、
将来を見通すことだ。
ロマンに描く状態も、
今、手もとはありう
べくもないことばか
りだ。

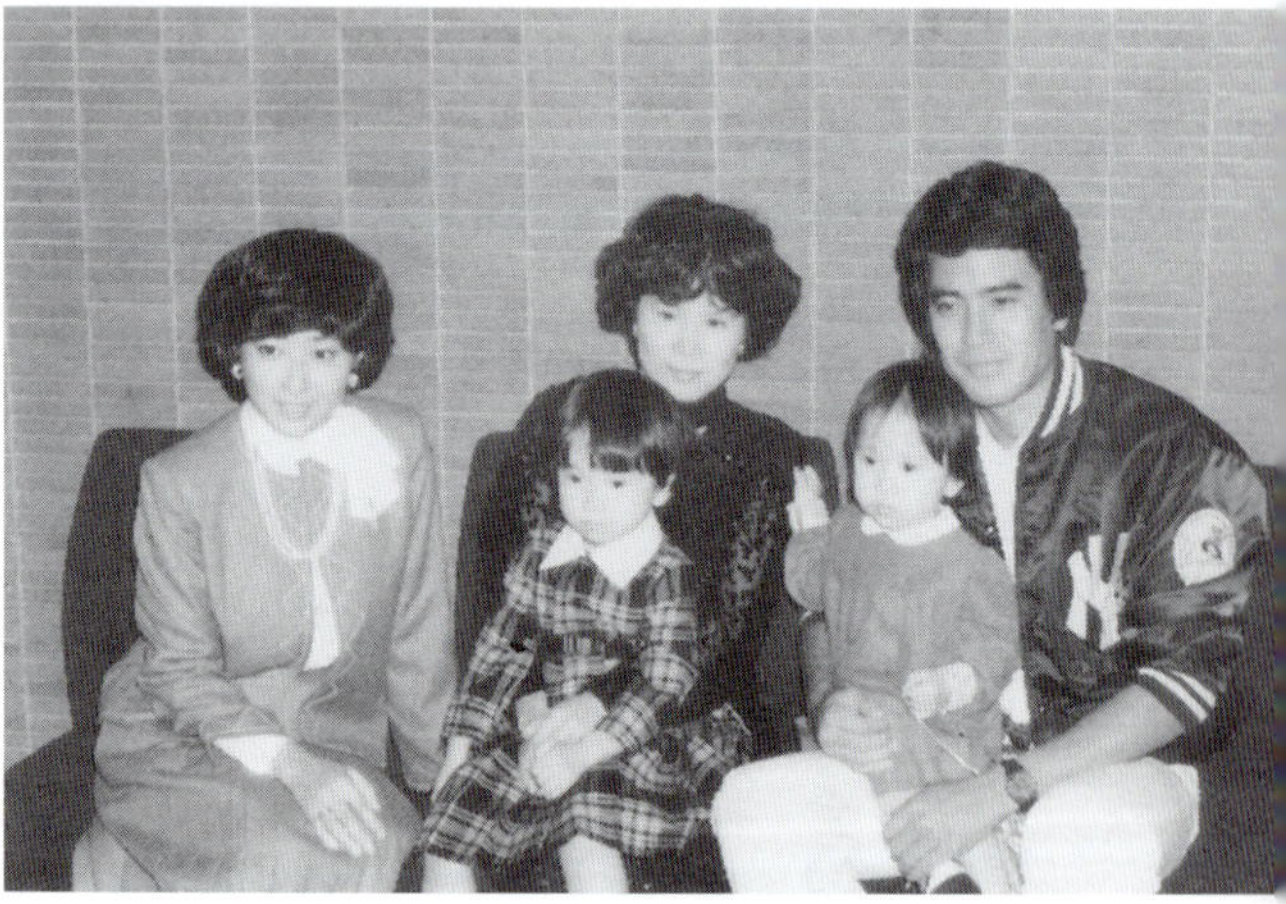

たとえば、
お父さんお母さんは
子供に**夢**のある話を
しないと務まらない。
会社の社長は、
社員に大きな**夢**を
与えねば務まらない。

経済運動や政治運動は〝小欲〟であり、
社会運動は〝大欲〟なのだ。

信念は人を動かす

組織を動かすうえでまず大切なことは、信じ合うということだ。

私は、仕事やつきあいで協力してほしいと思った人には**腹の底**まで見せる。それで、協力してくれるかどうか頼むのである。

協力者をつくるには、絶対に人を選り好みしてはいけない。あらゆる人を徹底的に好きになることが**最初の条件**だ。

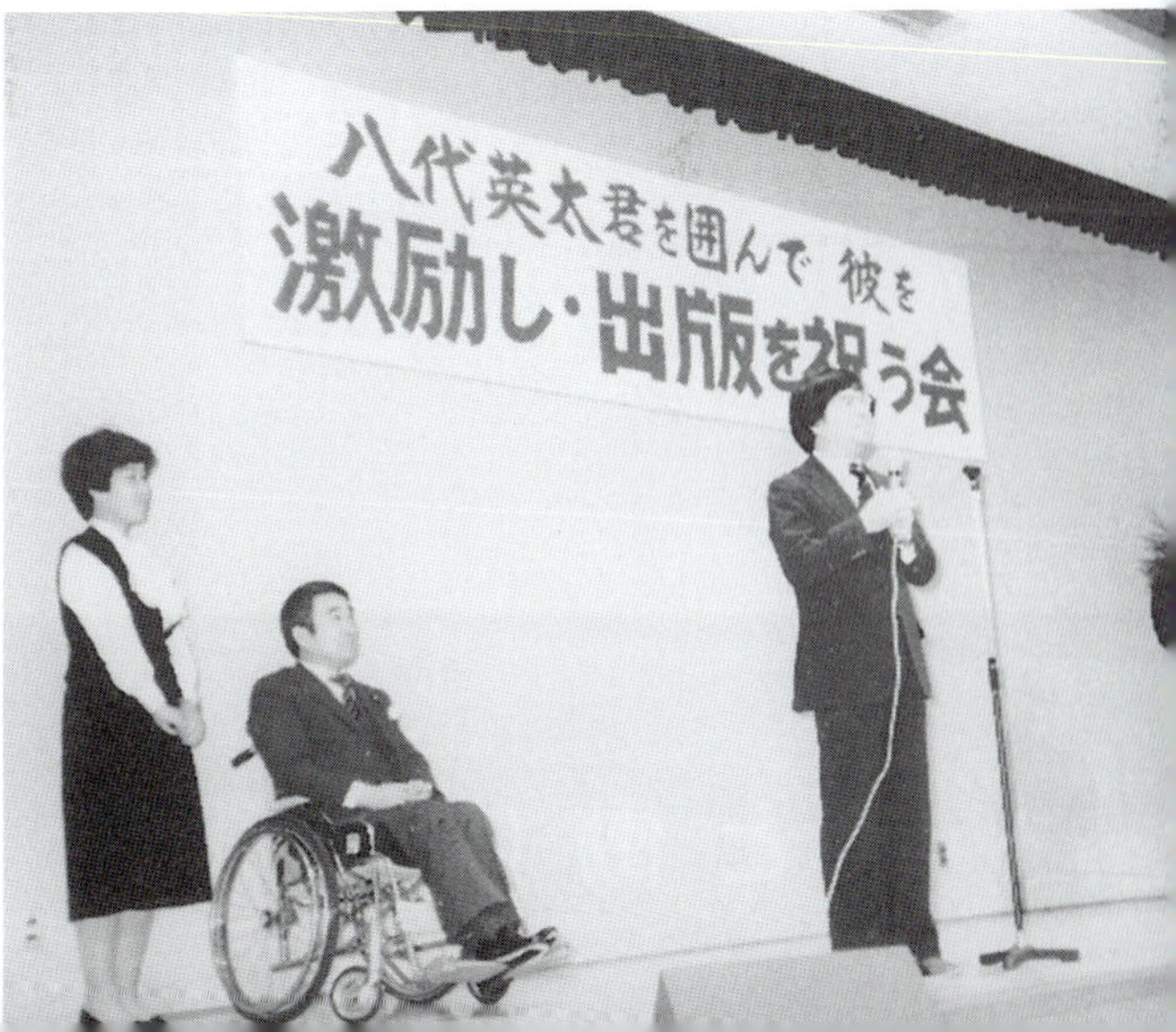
八代英太君を囲んで
激励し・出版を祝う会
彼を

人間が一番親しくなる方法は、
セックスですよ。
二番目は一緒に食事すること。
その次は何か共同で同じことをやることだ。
南無妙法蓮華経でもいいし、何でもいい。
一緒に唱えていると**連帯感**が生まれてくる。

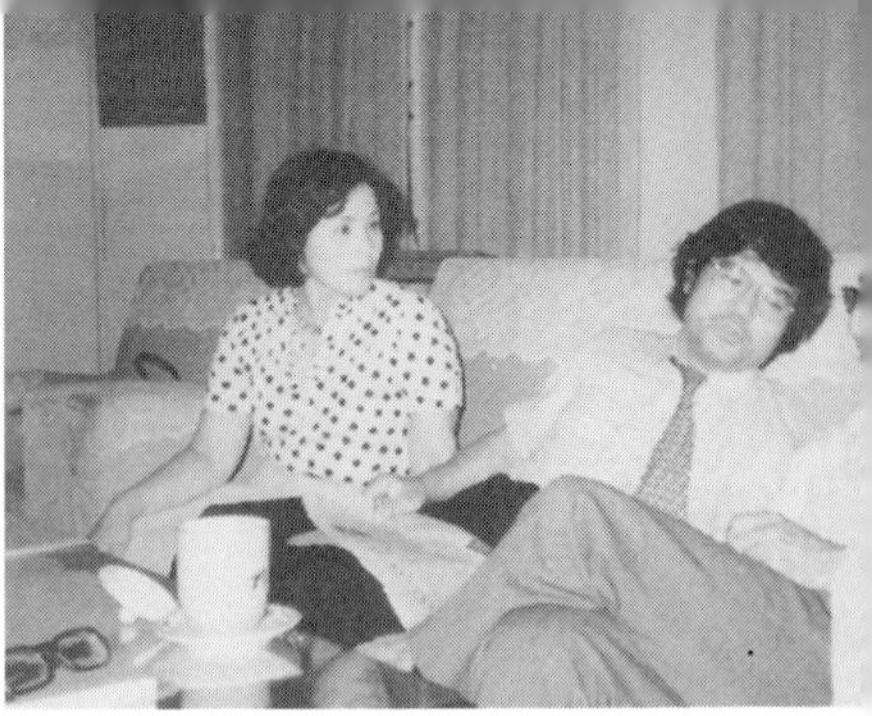

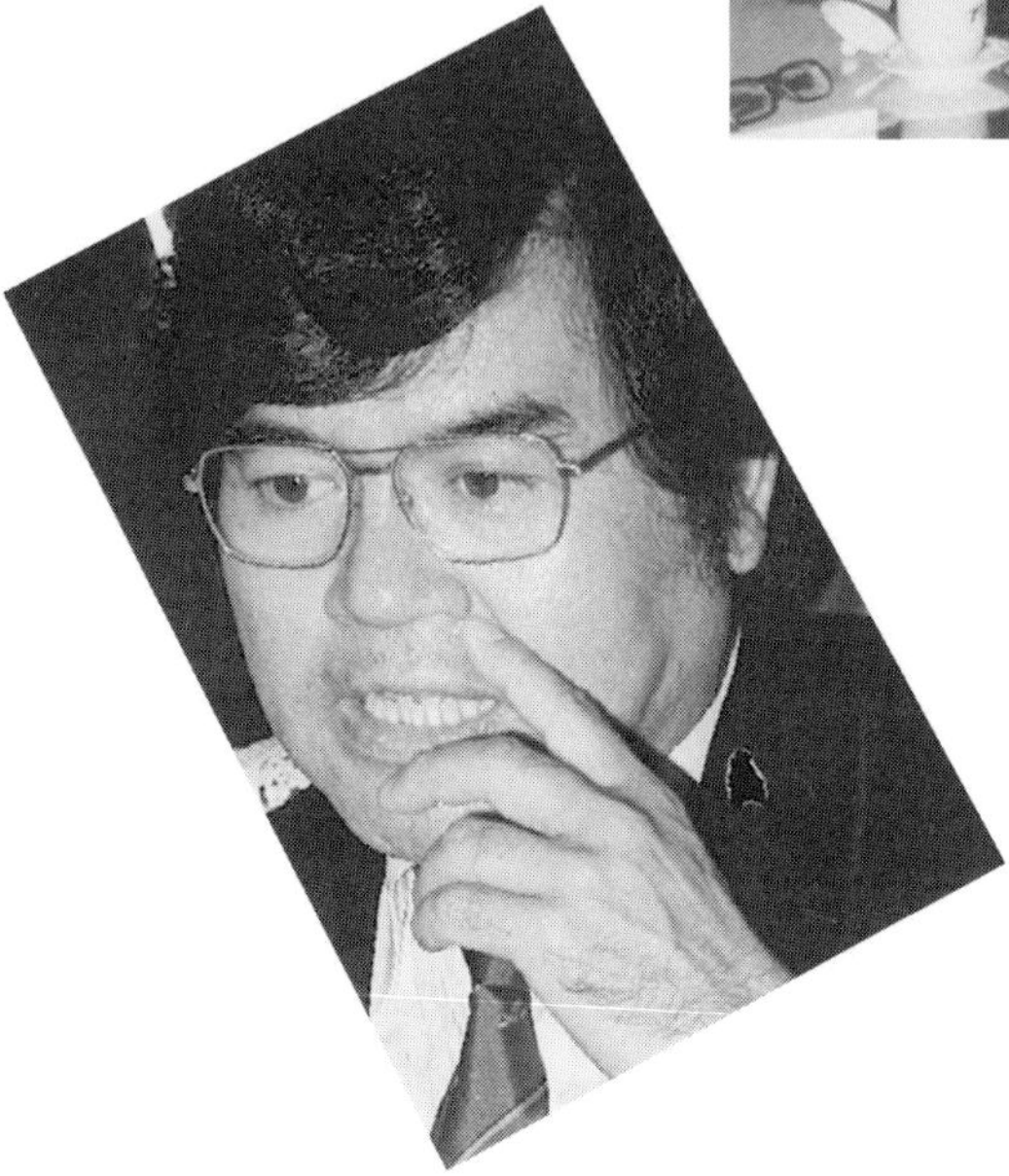

落伍した人、弱い人、
ついてこられない人、
こうした人を**犠牲**に
何かを為しとげても、
何の価値もありません。

己れよりすぐ

組織を動かす要を握る

要とは、昔から決まっている通り、人事だ。

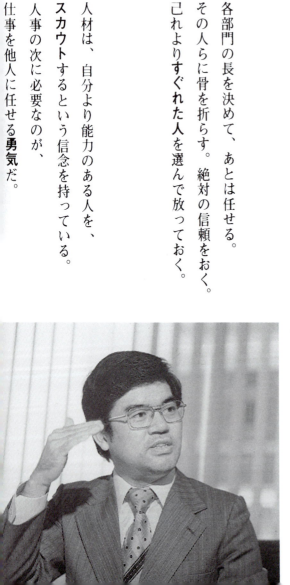

各部門の長を決めて、あとは任せる。
その人らに骨を折らす。絶対の信頼をおく。
己れより**すぐれた人**を選んで放っておく。

人材は、自分より能力のある人を、
スカウトするという信念を持っている。
人事の次に必要なのが、
仕事を他人に任せる**勇気**だ。

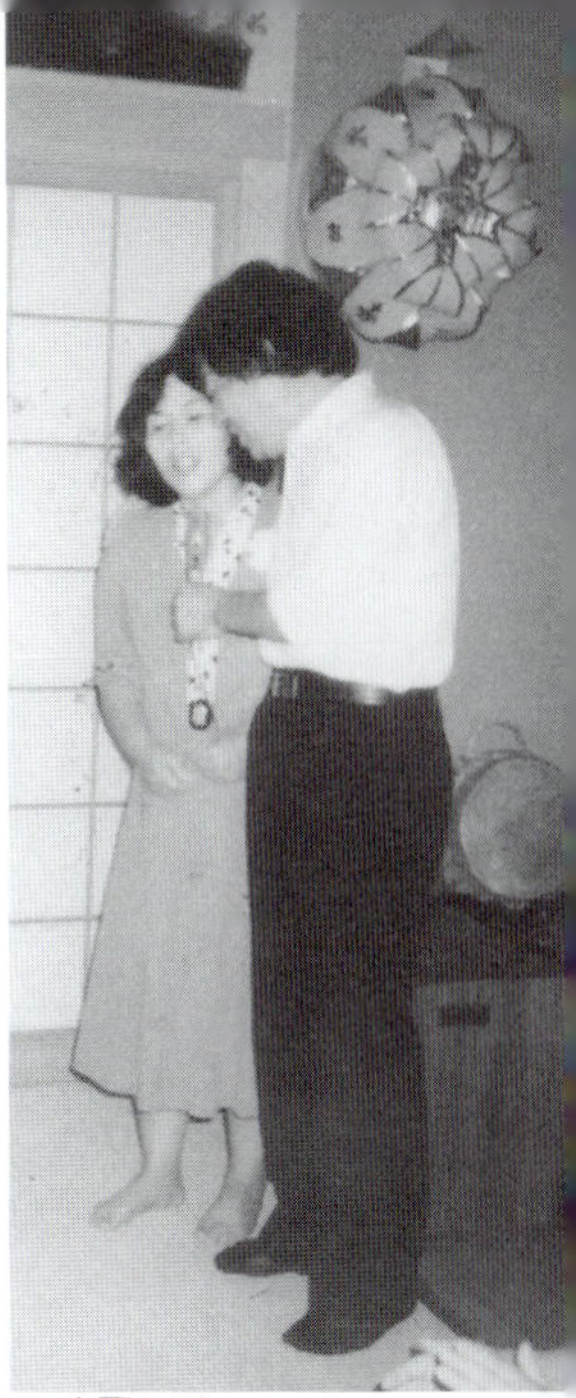
女房とデュエット中

学歴というのはそこに止まっている。
もしそれにしばられているのなら、
その人の人生はもう終わりでしょう。
つまり**学歴**がその人の最高の勲章として、
ストップしてしまう。

その個人個人の能力がいかに優れているか
ではなく、それをグループにして**総合力**で
いかに勝つかだ。

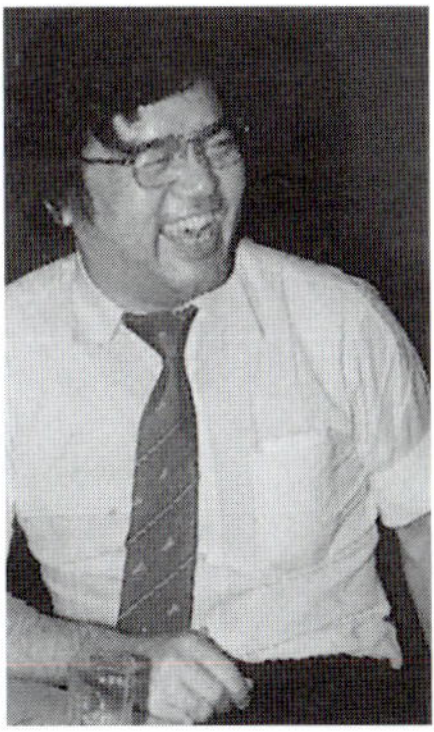

頭は良くなくていい。顔も良くなくていい。要は心ですよ。

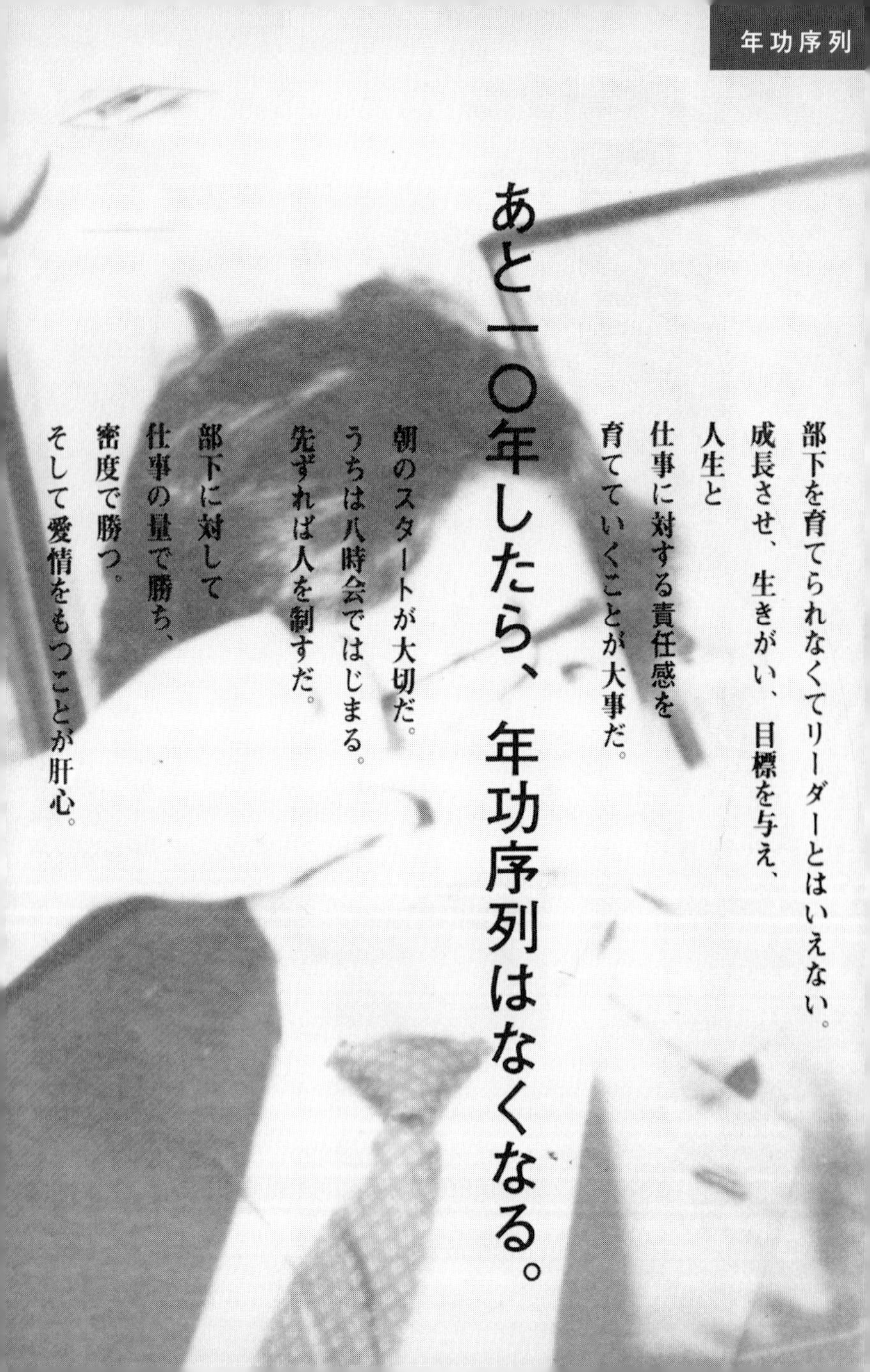

あと一〇年したら、年功序列はなくなる。

部下を育てられなくてリーダーとはいえない。
成長させ、生きがい、目標を与え、
人生と
仕事に対する責任感を
育てていくことが大事だ。

朝のスタートが大切だ。
うちは八時会ではじまる。
先ずれば人を制すだ。

部下に対して
仕事の量で勝ち、
密度で勝つ。
そして愛情をもつことが肝心。

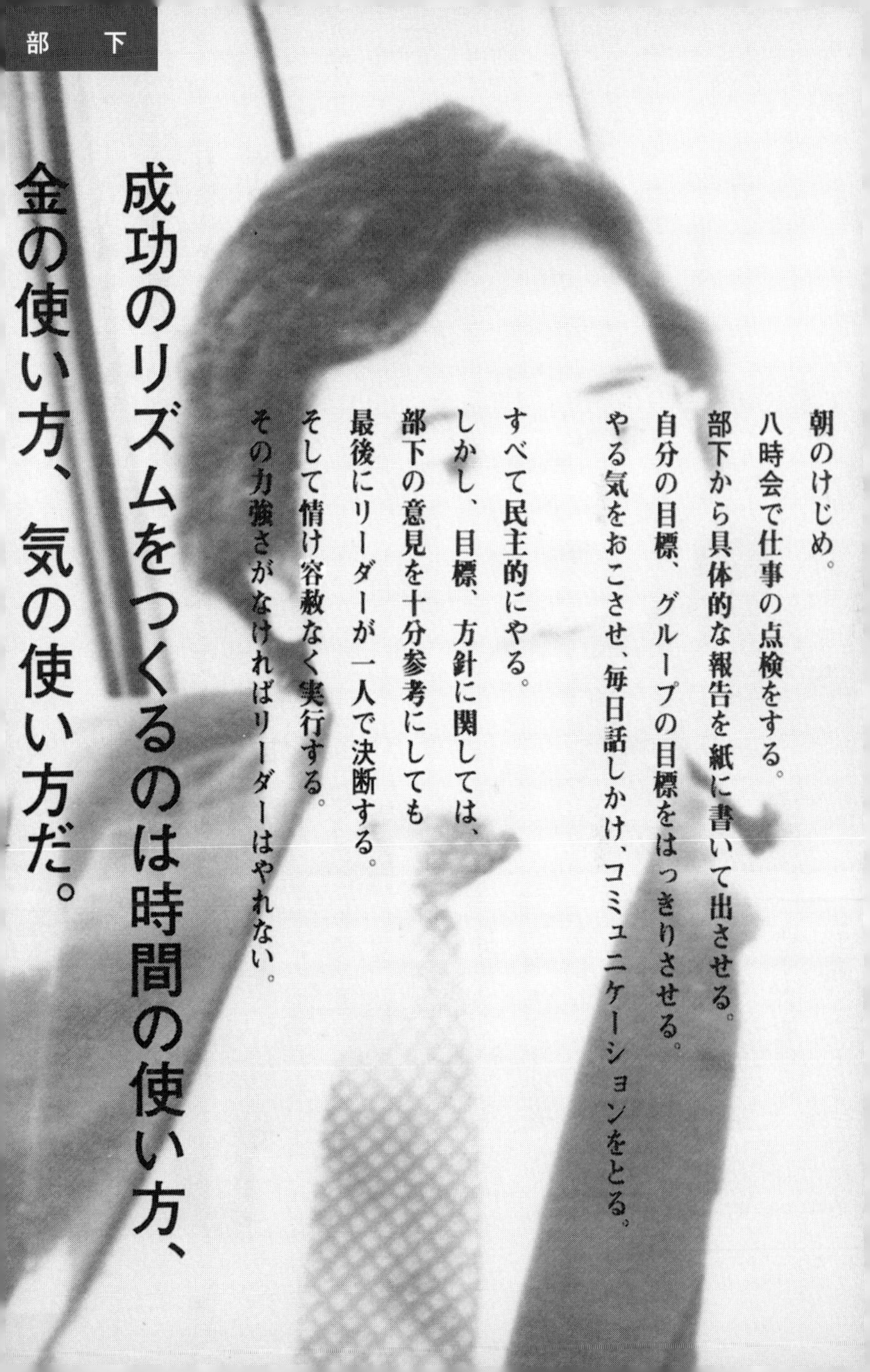

朝のけじめ。
八時会で仕事の点検をする。
部下から具体的な報告を紙に書いて出させる。
自分の目標、グループの目標をはっきりさせる。
やる気をおこさせ、毎日話しかけ、コミュニケーションをとる。

すべて民主的にやる。
しかし、目標、方針に関しては、
部下の意見を十分参考にしても
最後にリーダーが一人で決断する。
そして情け容赦なく実行する。
その力強さがなければリーダーはやれない。

成功のリズムをつくるのは時間の使い方、金の使い方、気の使い方だ。

小事をしっかりできない
人は**大事**もできない。
ふつう、頭のよい人間は
わかりきっていることは
やめておこうと、
次に進んでしまう。
これでは何もしていない
のと同じことだ。

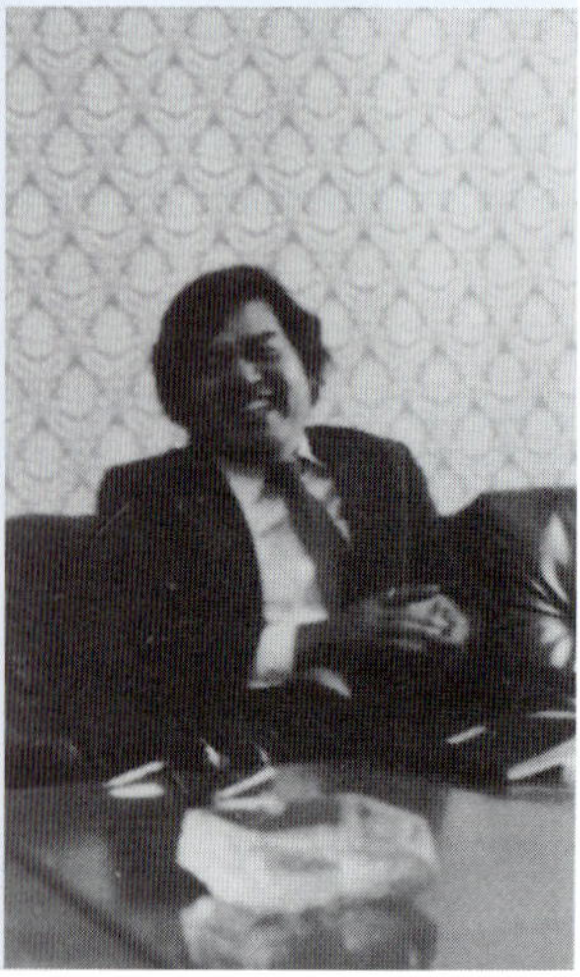

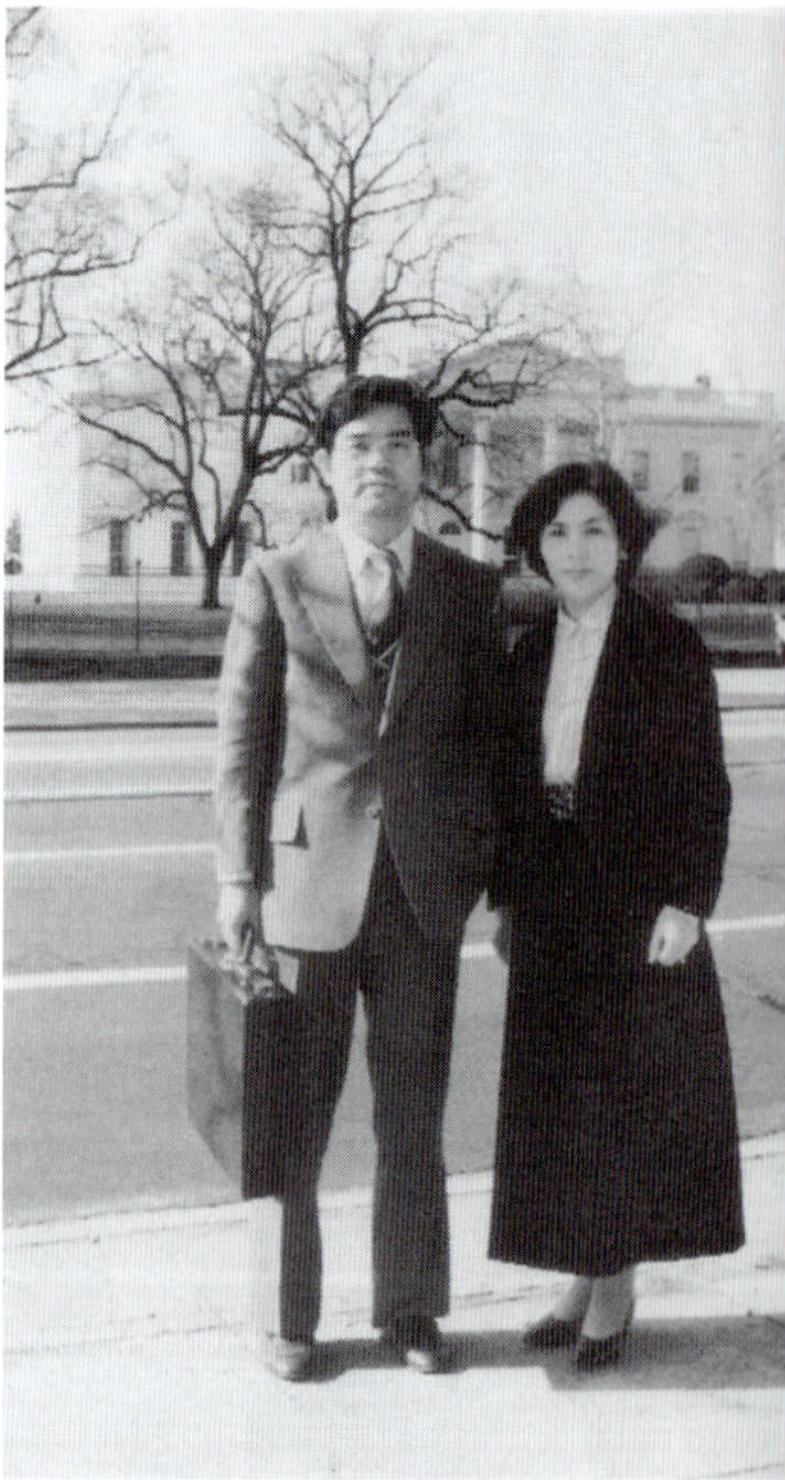

アメリカ行で

「戦略」と「戦術」が
間違っていたら、
いくら全力投球しても
空まわりして、
徒労に終わってしまう。
この二つが正しければ
いくら視界が悪くても
必ず目的地に、
到達できるはずである。

何事をやるにも、それを
左右するのは資質でも
頭の良し悪しでもない。
やるかやらないか——
それも極限を一歩、
踏み越えるまでやるかだ。
極限を越えたところに
真実があり、その真実に
触れることによって
感覚がつかめる。
その感覚を五年、
一〇年とつかみ続けると
人は〝悟る〟といわれて
いる。

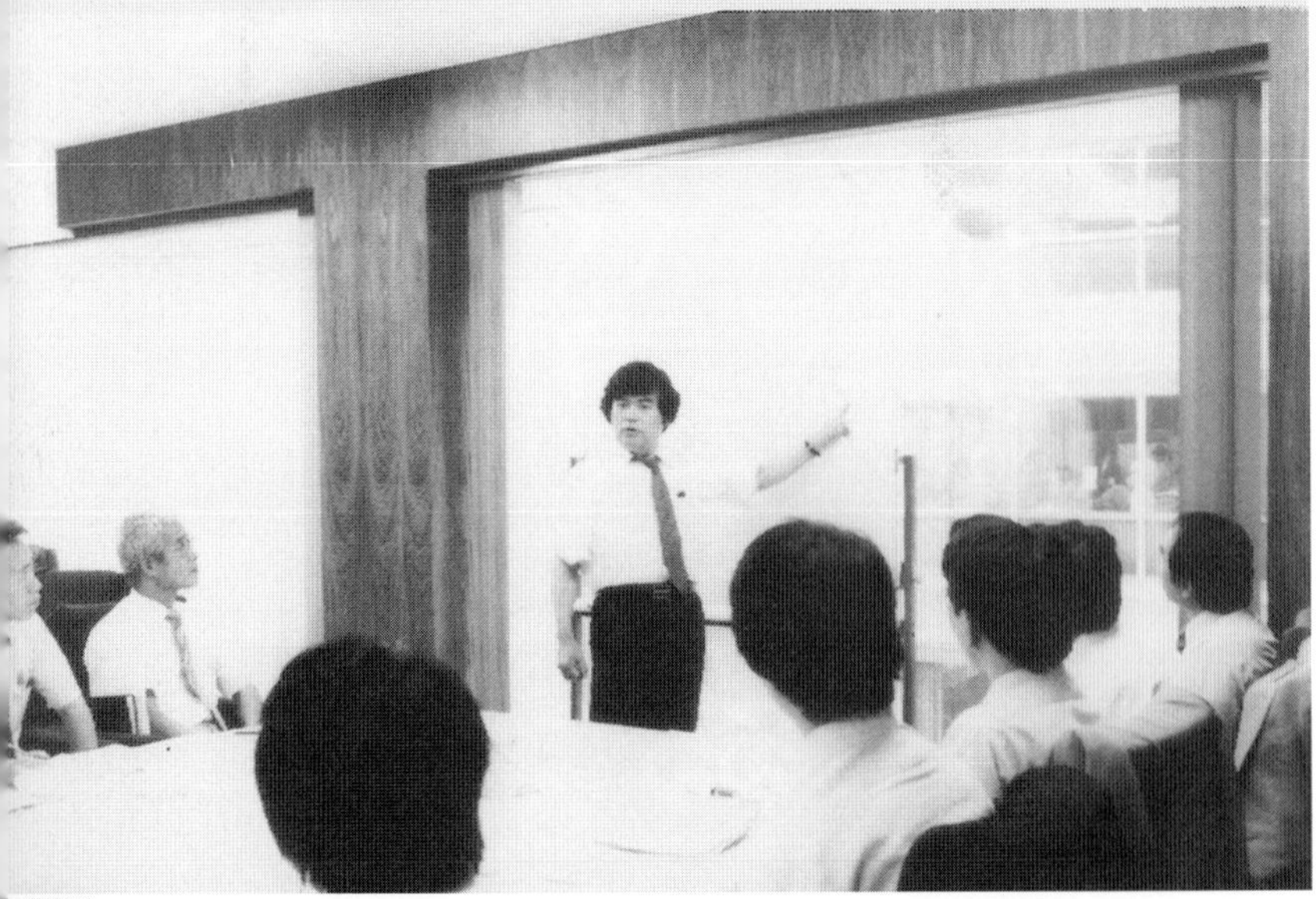

絶望は愚者の結論、前進あるのみ。

山を越えたときに、
次の山をすぐ見つける
訓練をしなくてはいかん。

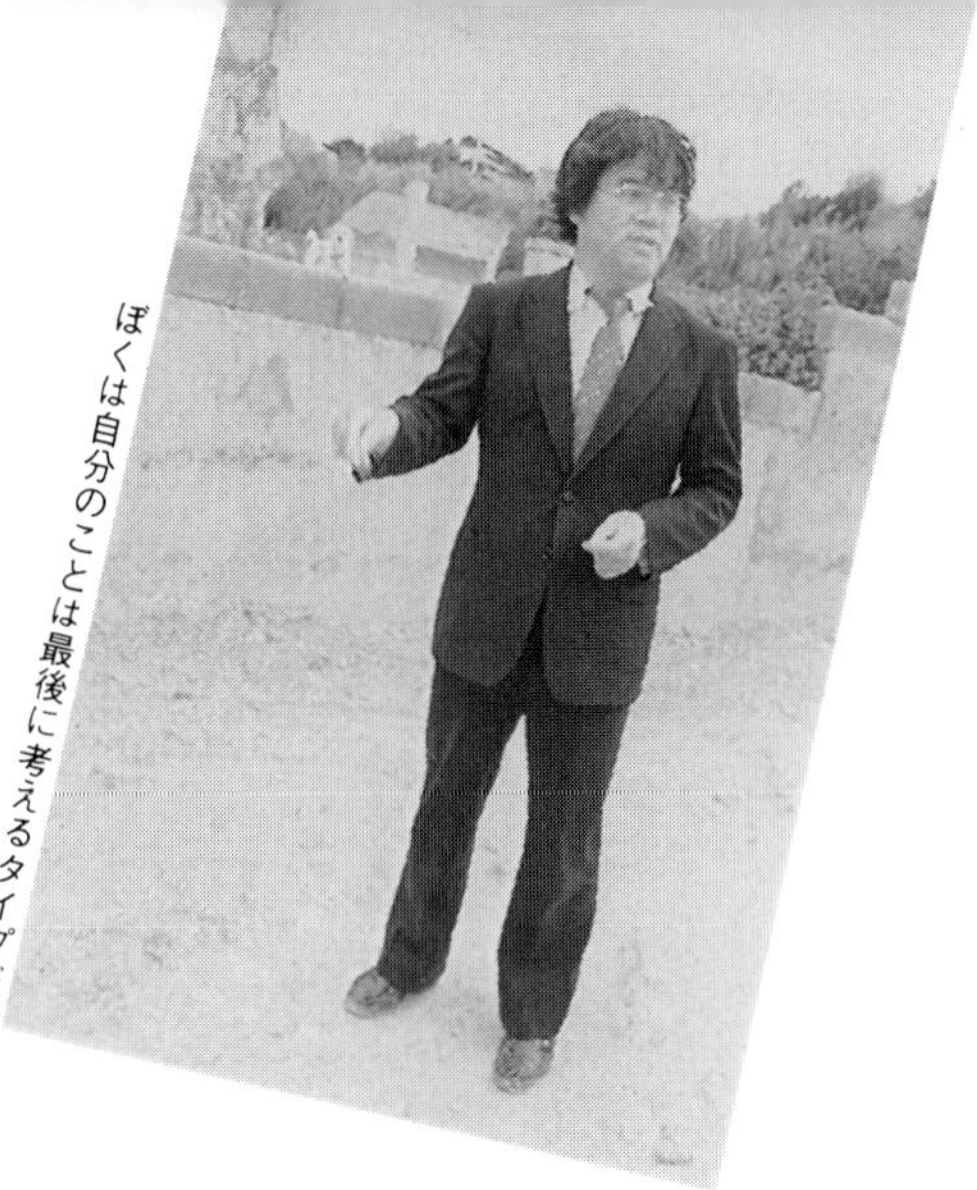

ぼくは自分のことは最後に考えるタイプだ。

私はどうやら「**努力の味**」をしめたらしい。
一度この味をしめた人間は、とほうもない
夢に向かって歩み続けるものだ。

繊細な神経、細心の注意で全力投球し
物事に対峙する。
それをさらにぎりぎりの線まで突く。
すると**大胆**になるのだ。
単調さに耐えられない人間は、
歴史をつくれない。

休まない。

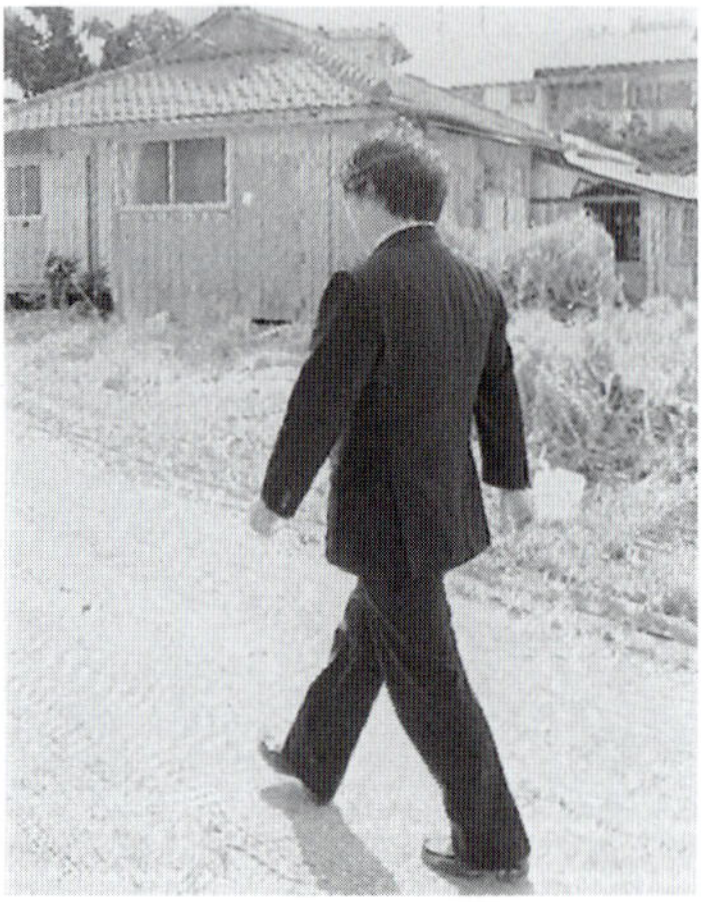

休むとたちまち
リズムが狂う。

変革への
政治挑戦

生命を守る政治のために

ぼくの**政界進出**について、ごく身近にも批判する人がかなりいて、ぼくも深刻に悩んだことがあった。ぼくは本当に崇高な大きな夢、大きなロマンのために身をささげつくすことをしているのか、と。

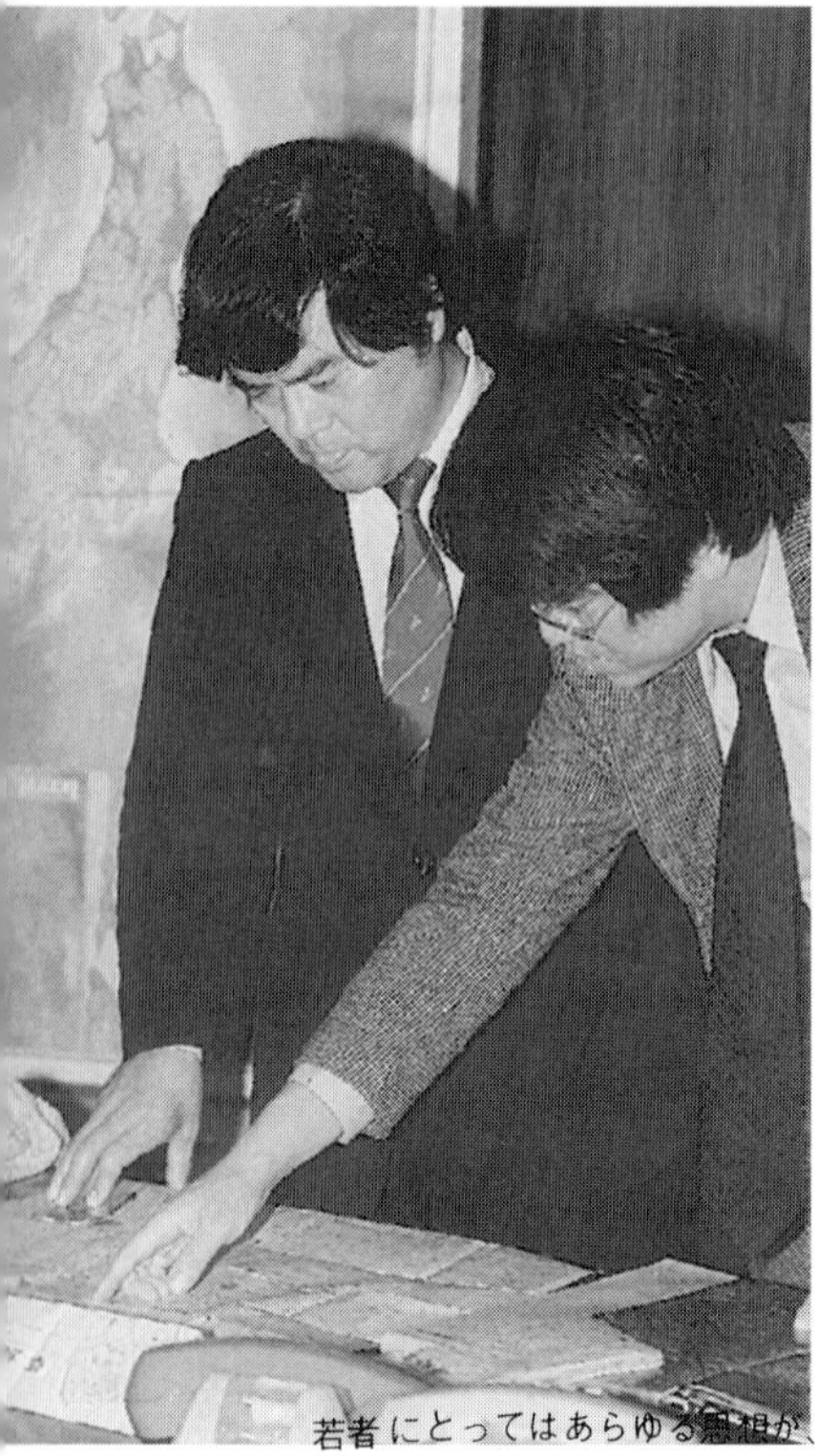

若者にとってはあらゆる思想が、己れの行動の口実にすぎない。

私は自分が**衆議院議員**になりたいとかいうんじゃなくて、手段として何かやらなくてはいけないと感じているんだ。

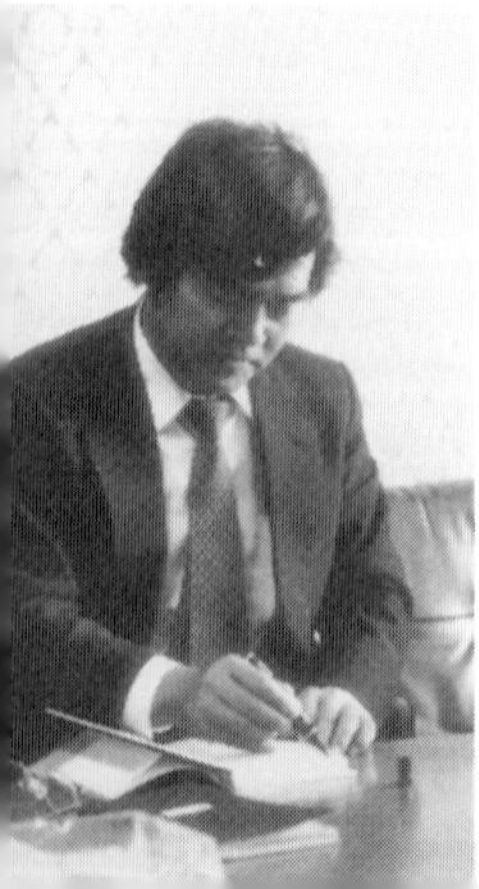

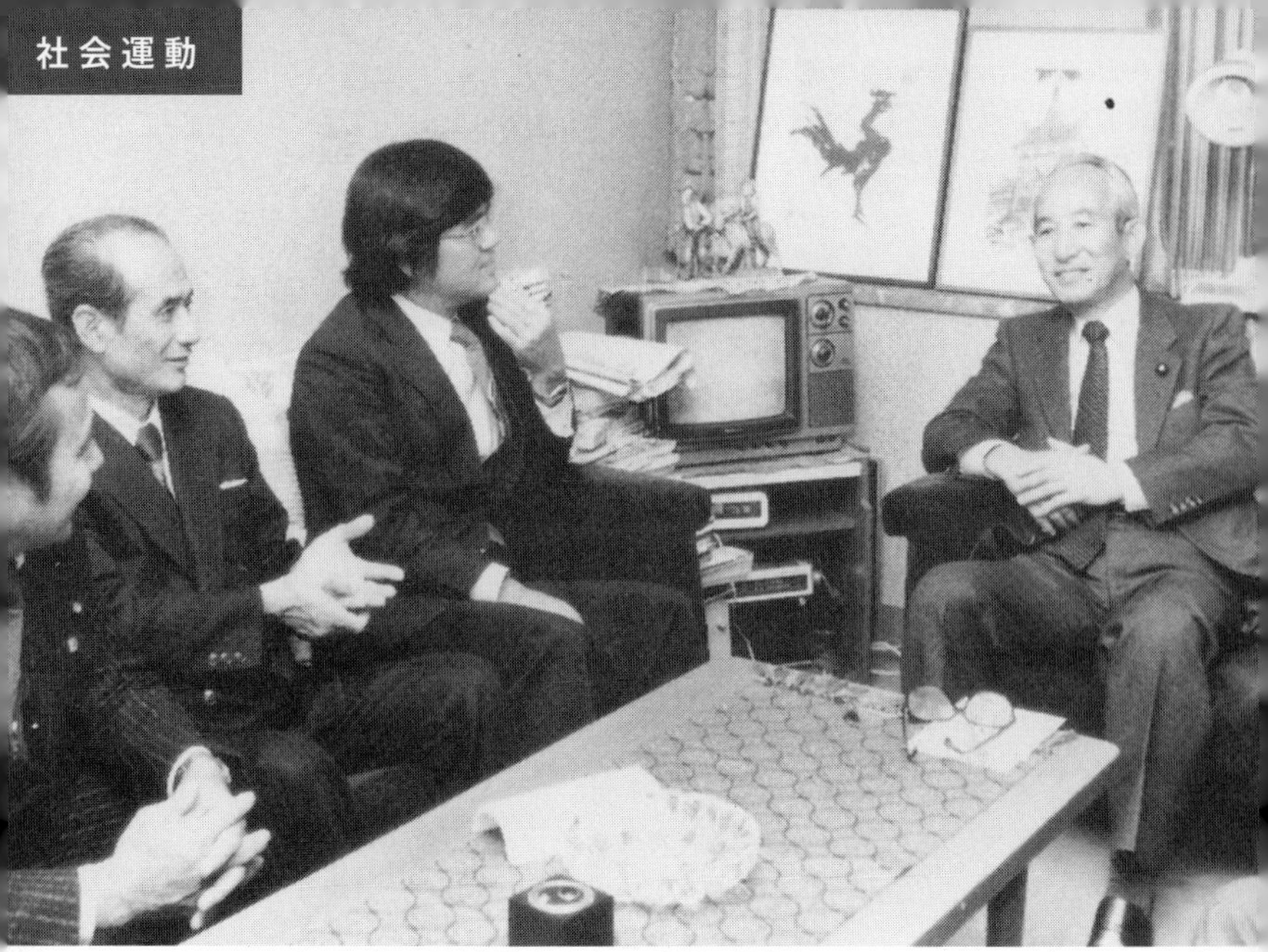

政治には解決法なんかない。あるのは前進するパワーだけ。その力を造りださなければならない。後は、解決法はひとりでに見つかるものさ。（田英夫さんと）

人が何かを目標にするとき、その行動は大なり小なり、**経済運動**、**政治運動**、**社会運動**の三つに分けられる。

経済と政治を分ける必要はない。
家の経済があり、会社の経済がある。
市町村を経営し、国を経営するのが政治で経済と変わりない。

社会運動は命をかけて、
しかも正しい方向へ一〇〇%
進まなくては、評価されない。

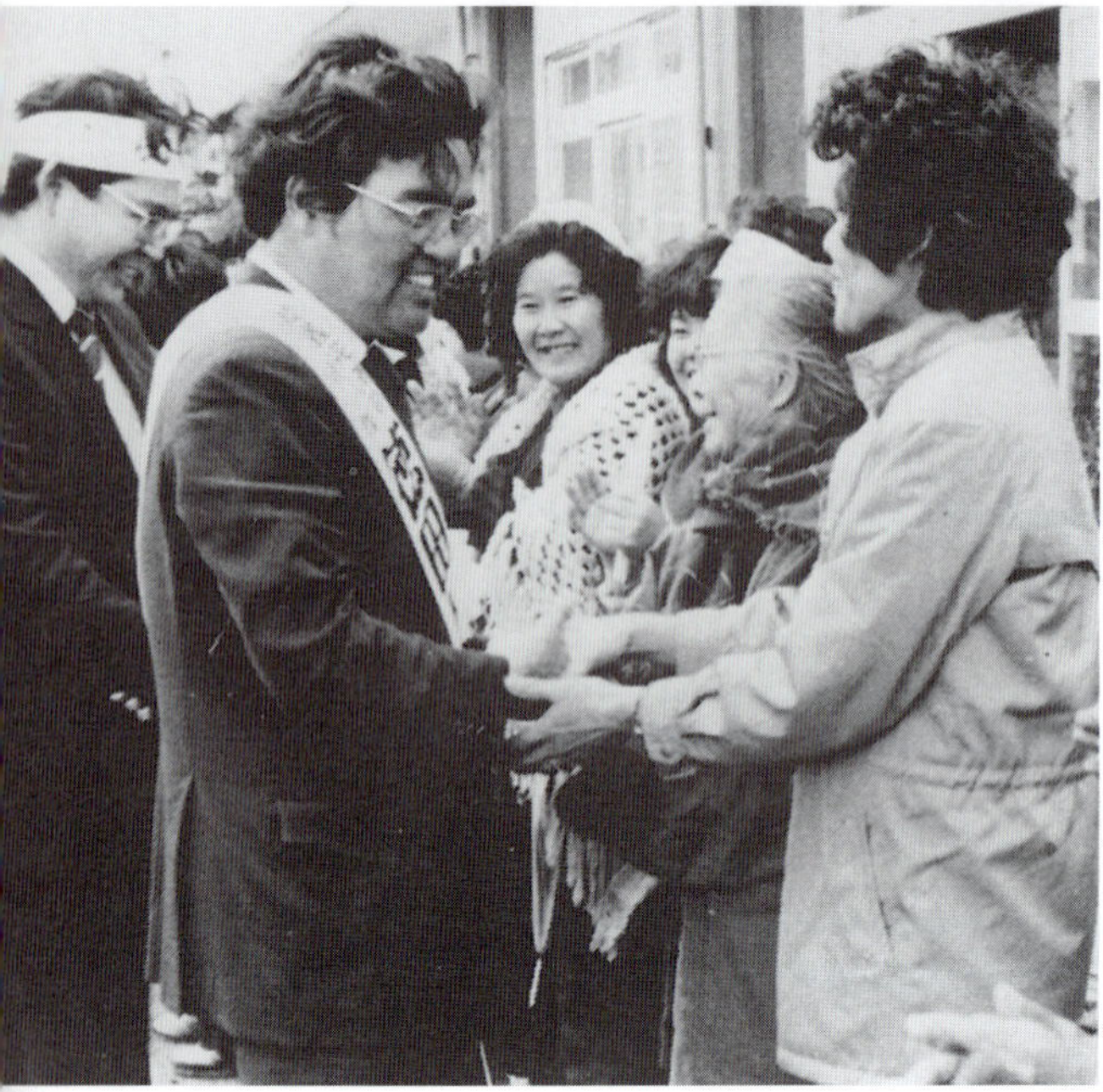

人生の最終目標は、社会運動におかなくてはならない。

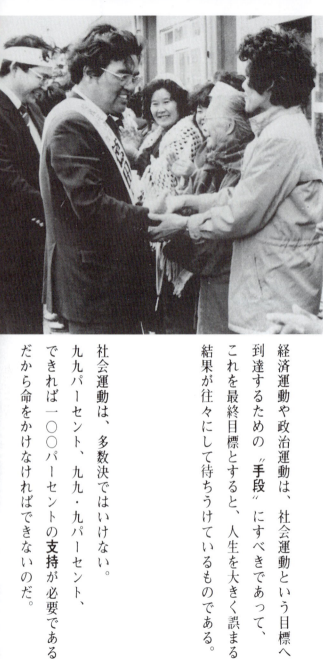

経済運動や政治運動は、社会運動という目標へ到達するための〝**手段**〟にすべきであって、これを最終目標とすると、人生を大きく誤まる結果が往々にして待ちうけているものである。

社会運動は、多数決ではいけない。九九パーセント、九九・九パーセント、できれば一〇〇パーセントの**支持**が必要である。だから命をかけなければできないのだ。

誰かがやらなければいけないというので、**ムシロ旗**を担いで走り出たというのが本当のところですね。

私は徳之島の百姓一揆のつもりでやっている。
大多数がよくなればいい。
資本家や労働者なんて考えていないよ。

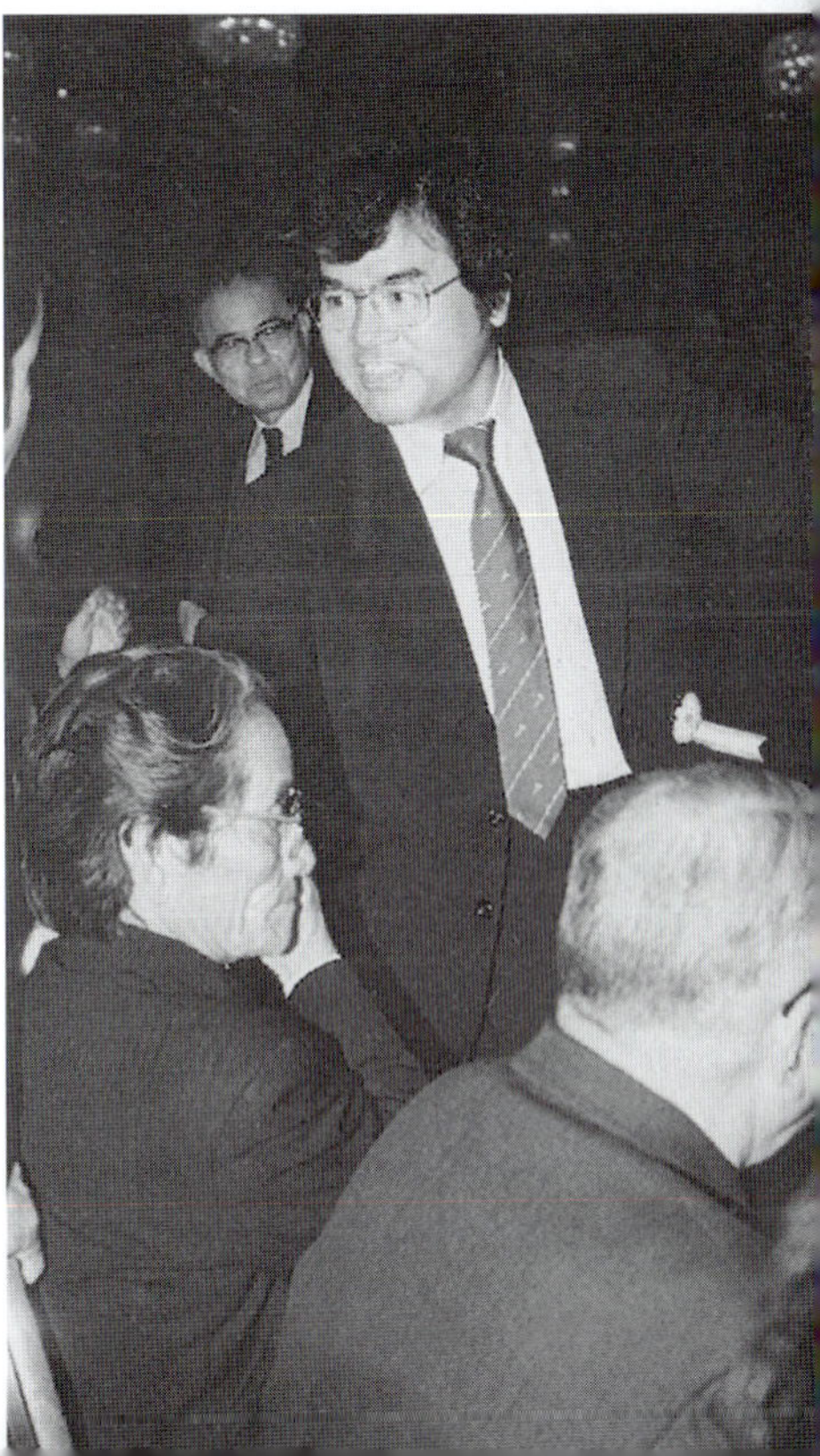

奄美は日本のどんづまりじゃない。日本が太平洋へ、いや世界へと広がっていく拠点だ。

六〇年**安保**の時代、デモはアルバイト先からときどき行った。正直いうて、何もわからずに参加した。ただ逆説的にいうと、その主体性のなさが、その後のぼくを作り、戦わせるのとちがうか。**安保**は、ぼくの医療闘争のきっかけをつくったと思うんです。

大学で一生懸命、学生運動をやっても、アパートに帰ると実にわびしかった。病院とか校舎とか、ハードウェアはすべて**権力側**が握っているんですから。

病院という拠点を与えたらどうか？
どこの国のゲリラでも拠点は必ずつくる。いわゆる**解放区**ですね。
拠点をもたない運動というのは結局だめなんです。

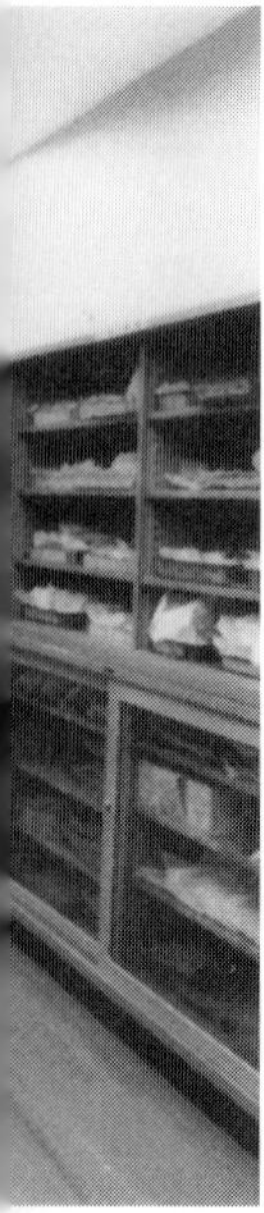

偉大な事業を完成するためには、つねに緊張していなければならない。徳洲会のパワーは一見表面にあらわれないところにこそある。

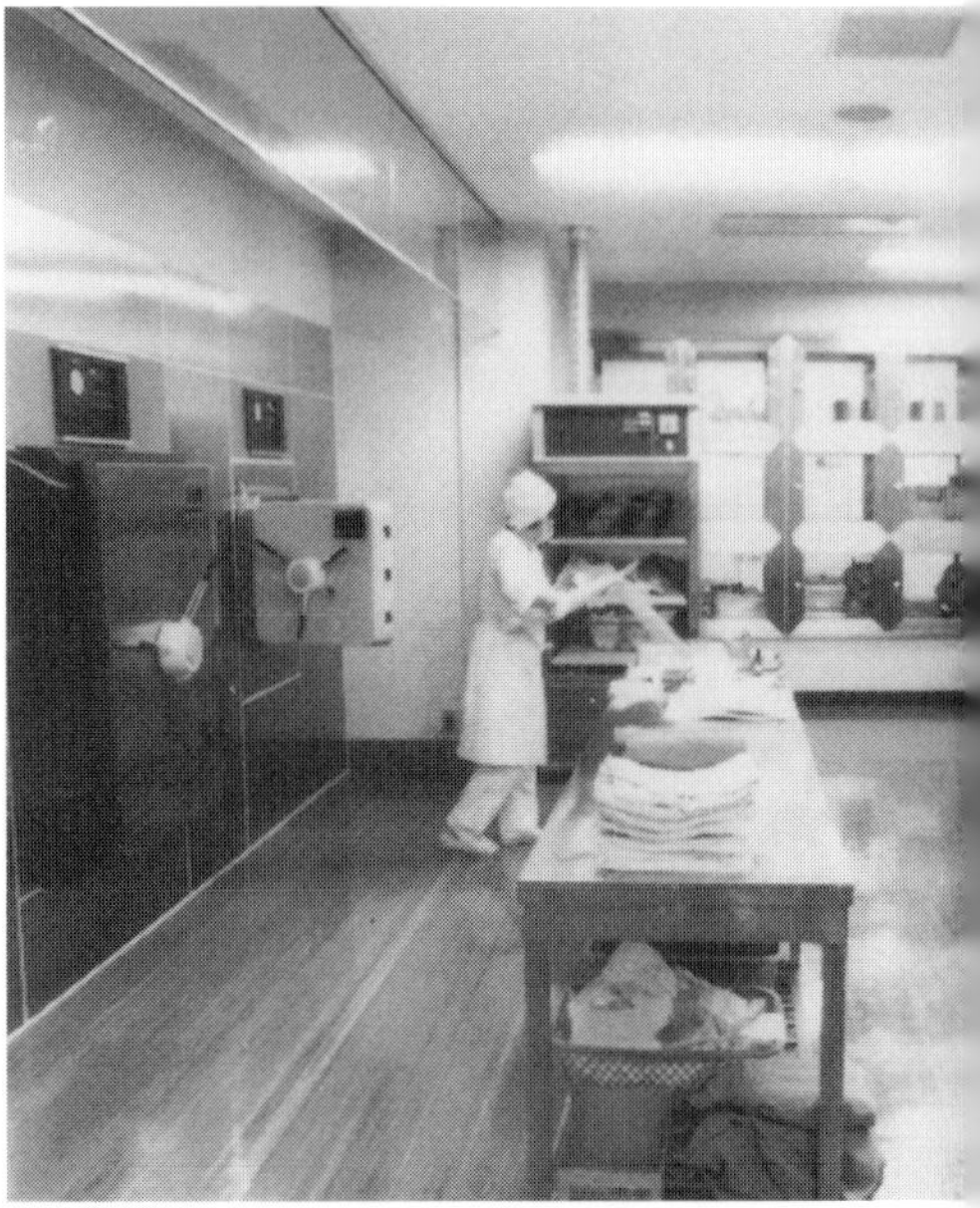

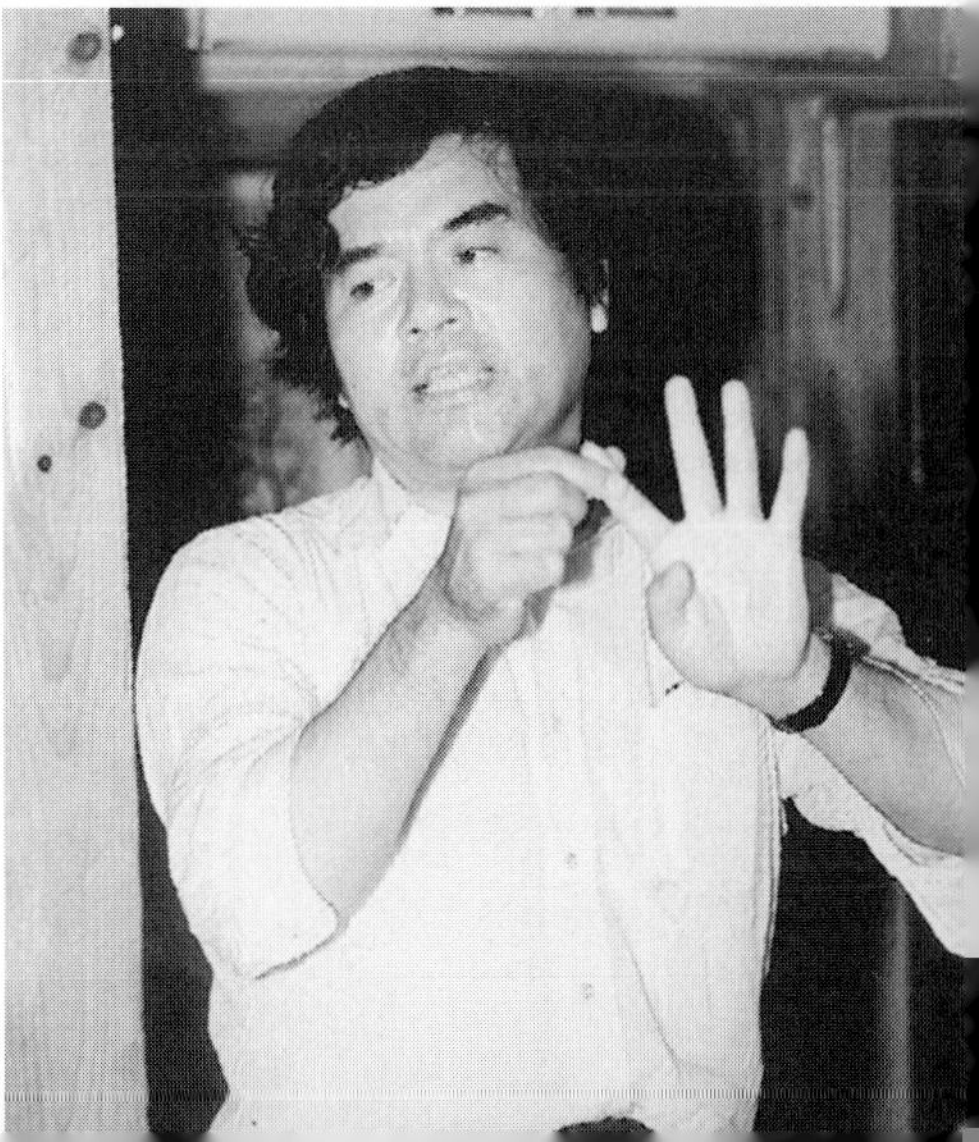

体制ができあがった時、その時点ですでに矛盾が始まる。
ぼくは**現場主義者**なんです。
その時点で最高の英知と努力を傾ける以外にない。

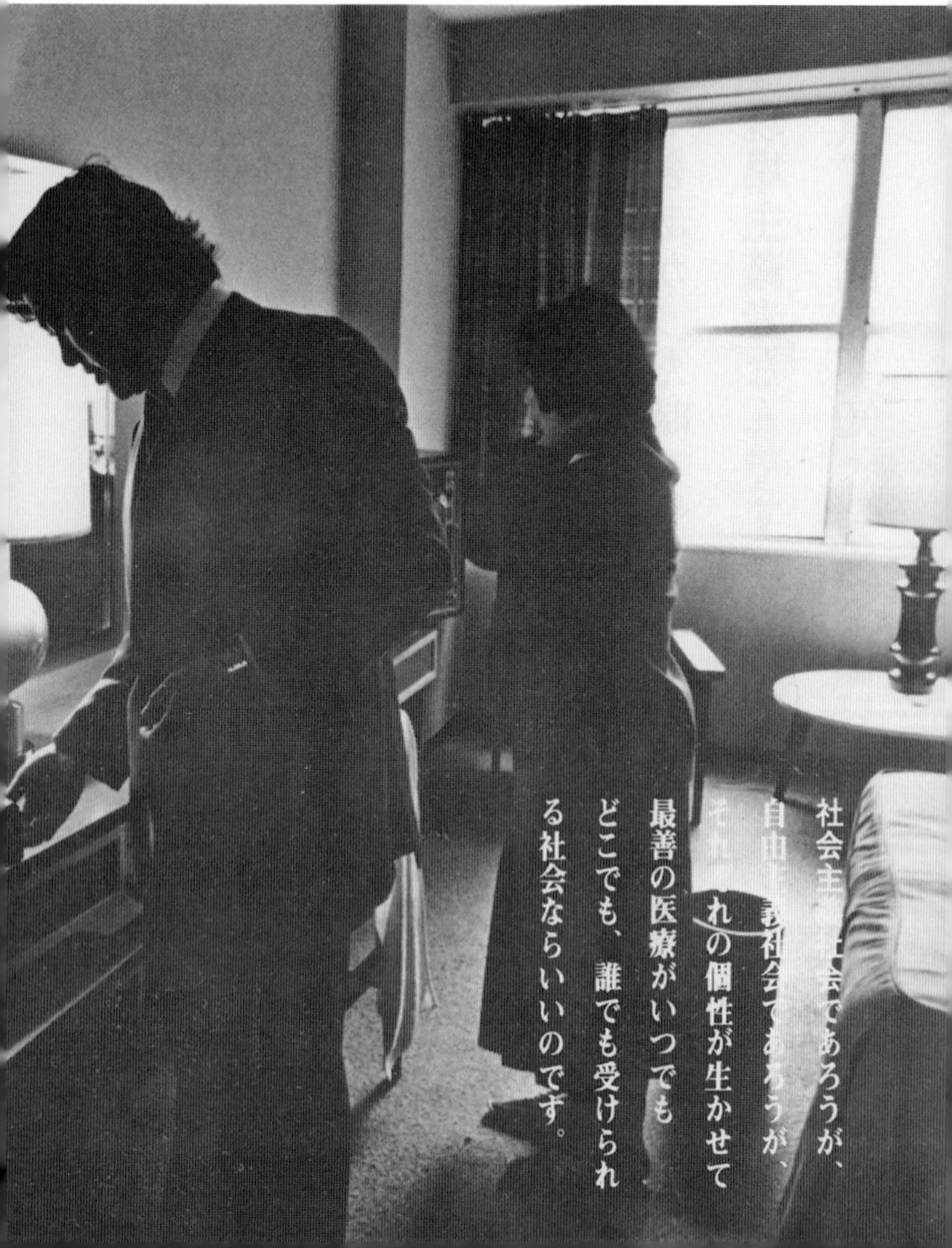

社会主義社会であろうが、
自由主義社会であろうが、
それぞれの個性が生かせて
最善の医療がいつでも
どこでも、誰でも受けられ
る社会ならいいのです。

生命にイデオロギーはいらない。

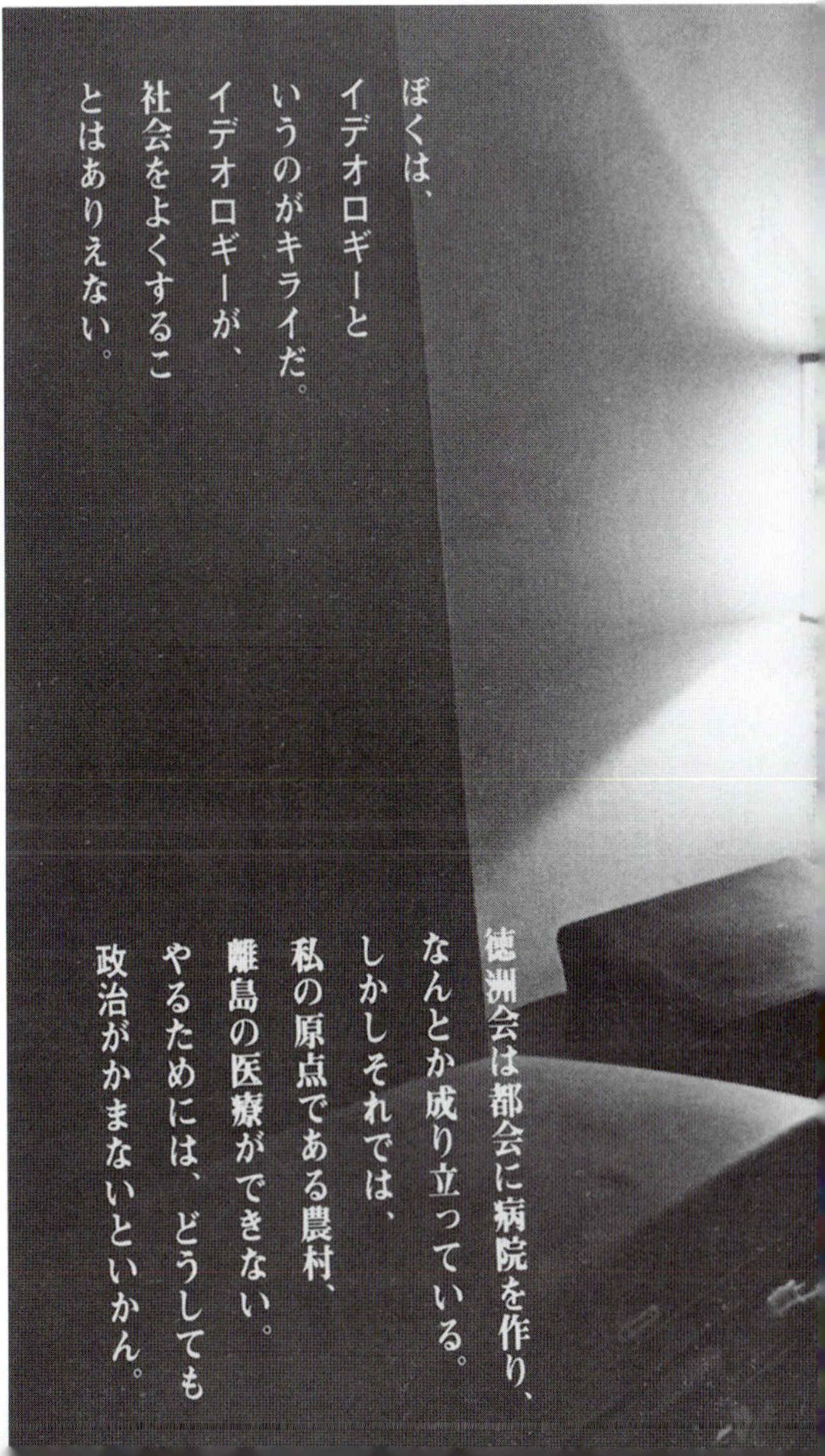

ぼくは、
イデオロギーと
いうのがキライだ。
イデオロギーが、
社会をよくするこ
とはありえない。

徳洲会は都会に病院を作り、
なんとか成り立っている。
しかしそれでは、
私の原点である農村、
離島の医療ができない。
やるためには、どうしても
政治がかまないといかん。

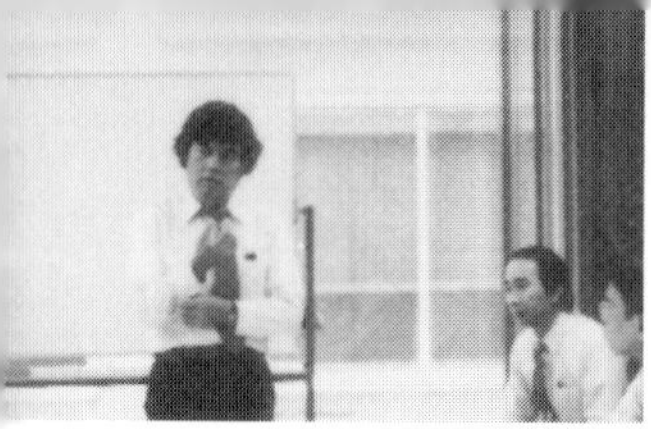

政治の原点は何か。
活力ある**福祉**社会をつくることだ。では**福祉**の原点はどこにあるか。
それはやはり医療だ。そして**医療を変えるには、政治がからむ**わけです。
医療優遇税制を全部なくせば、税金も三〇〇〇億円ぐらい多くとれます。
しかも水増し請求分七〇〇〇億円もなくなるから一兆円が浮く。
医師優遇税制もつぶさんで、
増税なんて何をいうとるか、ということですよ。

経済効果を
最大限に発揮する
ためにこそ、
公共投資は

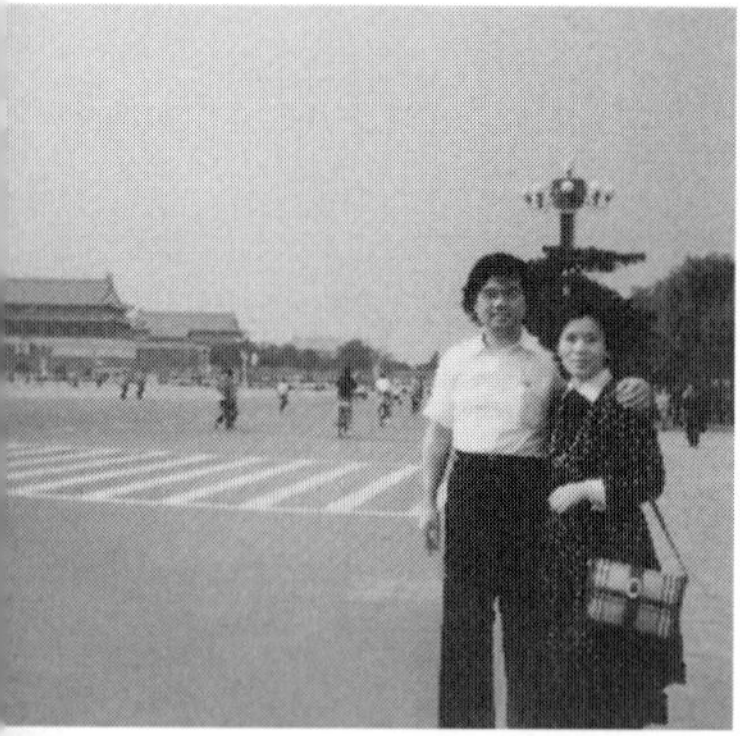

自衛隊はないと
いけない。
侵略する国が
ある以上、
守るのは当然だ。

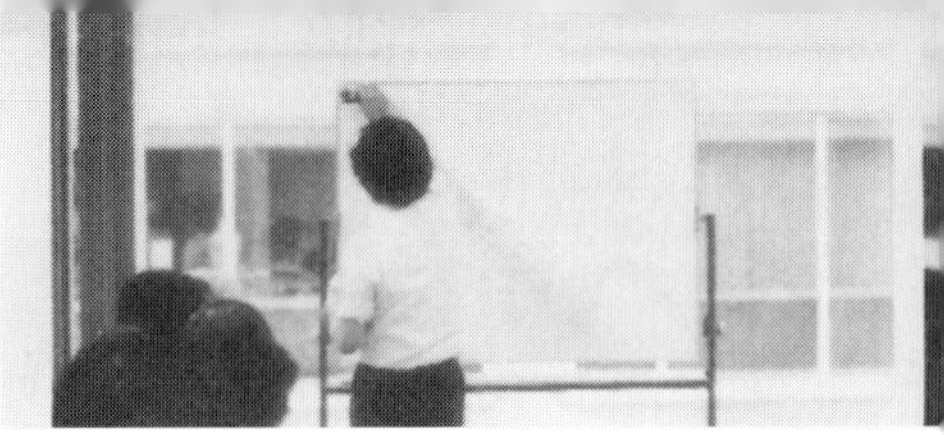

そうなっていない。
これでは
庶民として**税金**を
納めるのもいやに
なります。

竹村健一氏を奄美に呼んで。

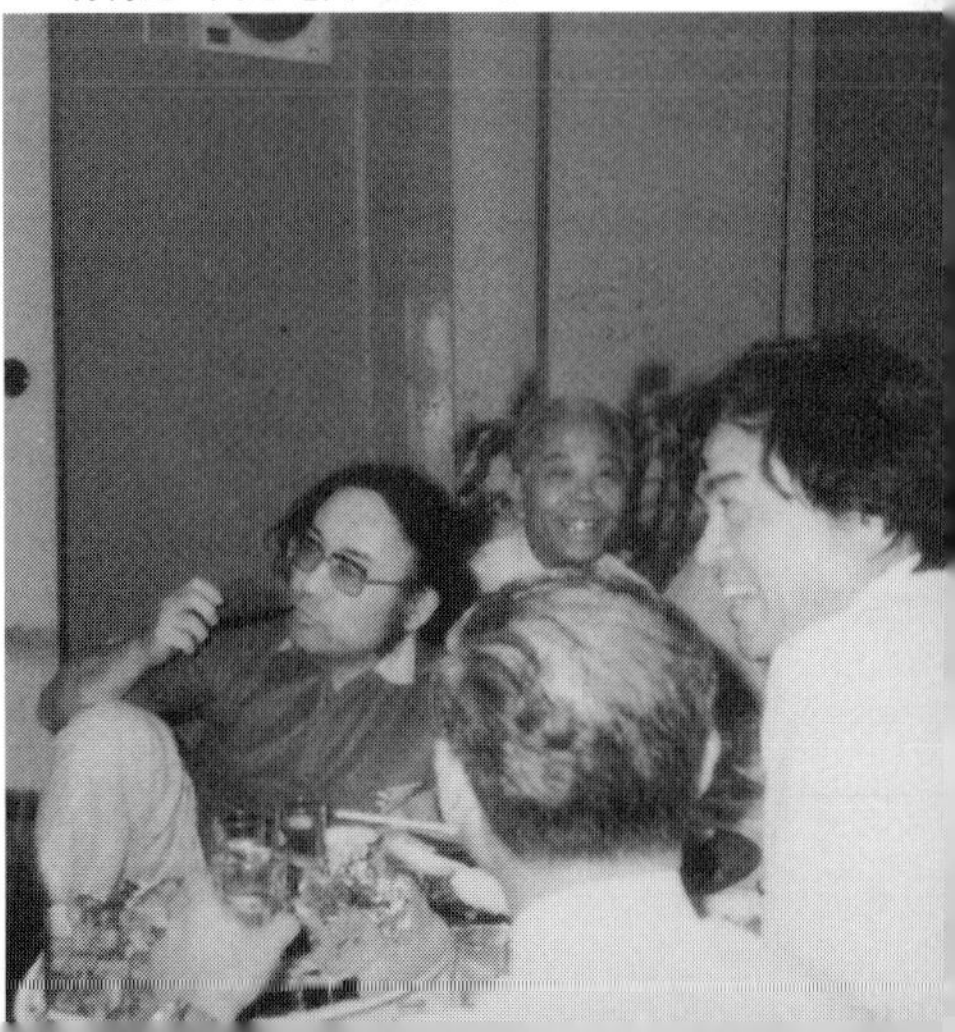

天皇は象徴としても存在してもいいのではないか。
本当は大統領制がいいと思うが今の内閣制度の中では、
天皇制も止むを得ないだろう。

社会主義は年功序列になりすぎている。
まだ資本主義の方が、**個性**を発揮できるという意味でいい。

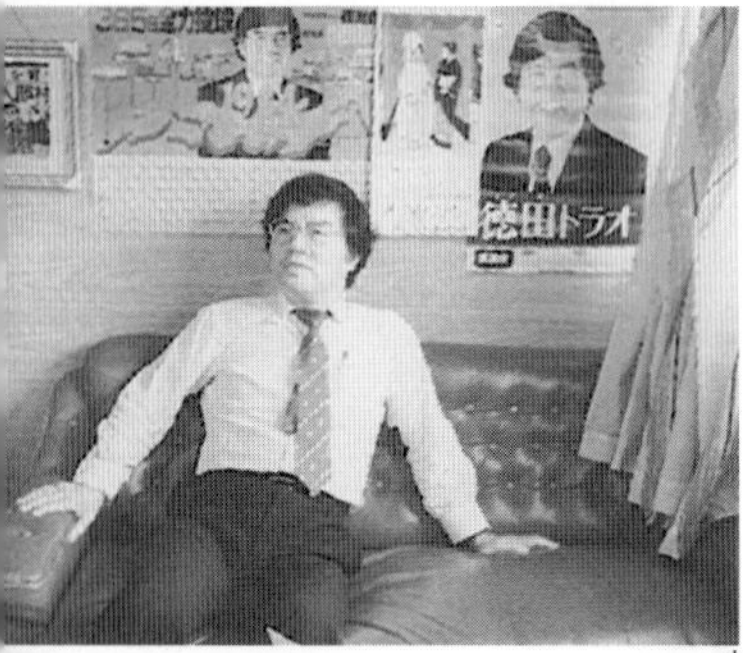

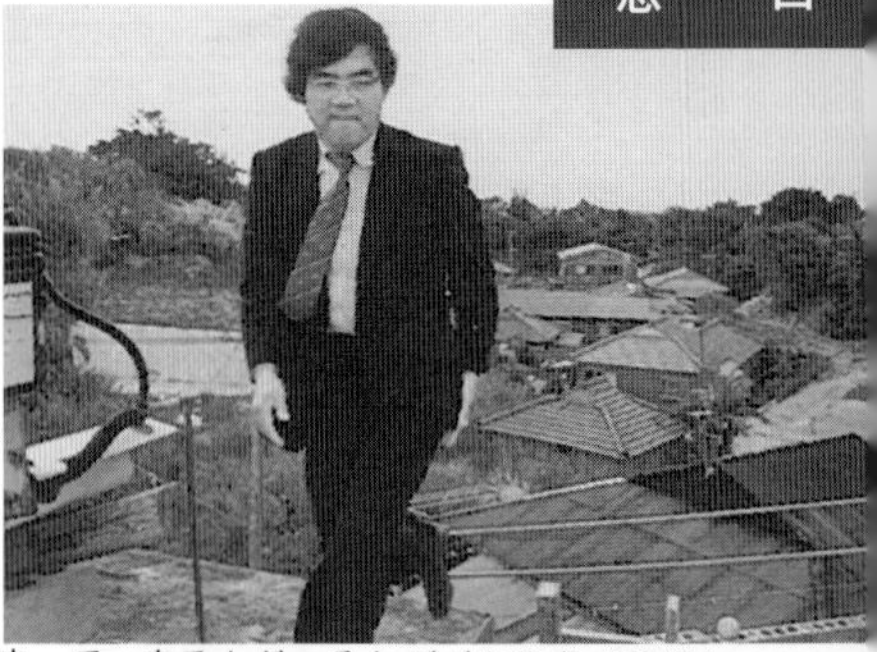

走って、走って、走るんだ。それがボクのすべてだよ。

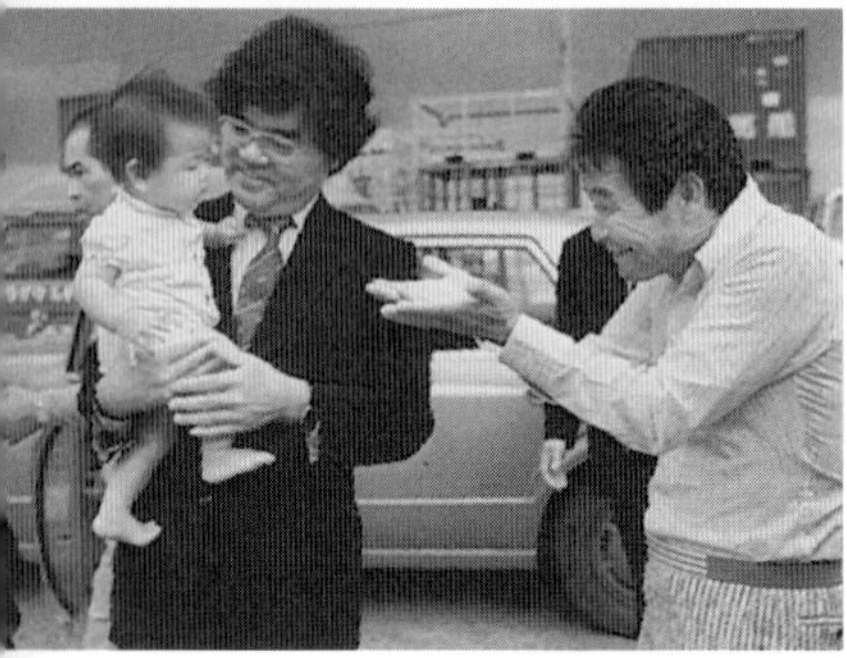

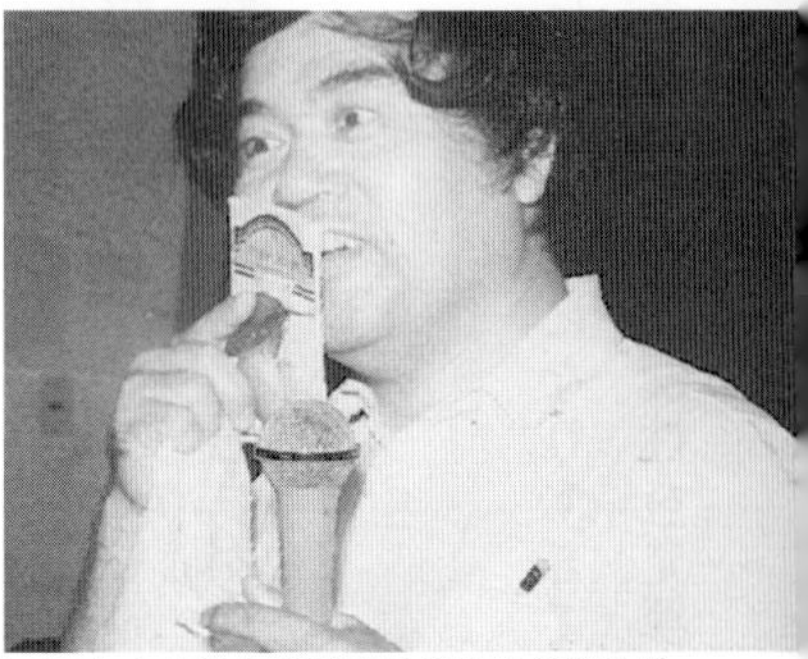

悪口？　悪い人間が秀れた人間を処刑するのに使う道具だ。

徳田虎雄の悪口なら
いくらでもいえ。

だが、今でも夜昼なく必死になって
患者を診ている医師や看護婦、
事務の人たちの**悪口**をいうなら、
それは献身を冒瀆するものだ。

釈迦やキリストは、人の心を
救おうとして寺や教会をつくった。
私は今、**身体と心の両方を救える**
ように病院をつくっている。
彼らの時代は杖か馬しかなかっ
たが、今はジェット機の時代だ、
彼らの何十倍の仕事を
しなくてはいけない。

世界の寺院と
教会をすべて
合わせた数の
一〇〇倍も
一〇〇〇倍もの
病院ができないと、
釈迦やキリストを
ライバルにした
とはいえない。

人間と生まれたからには、
ライバルは
釈迦でありキリストだ。

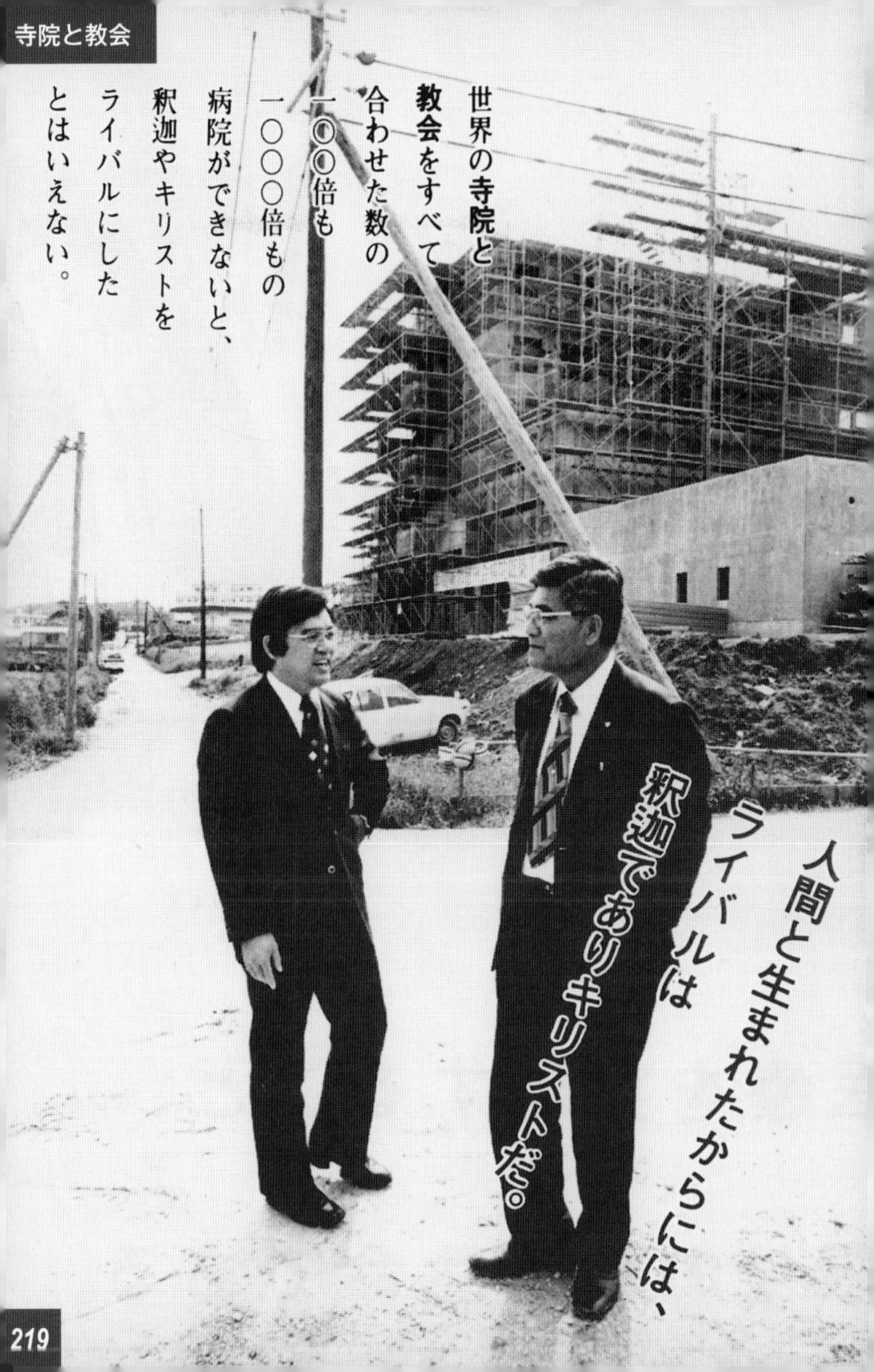

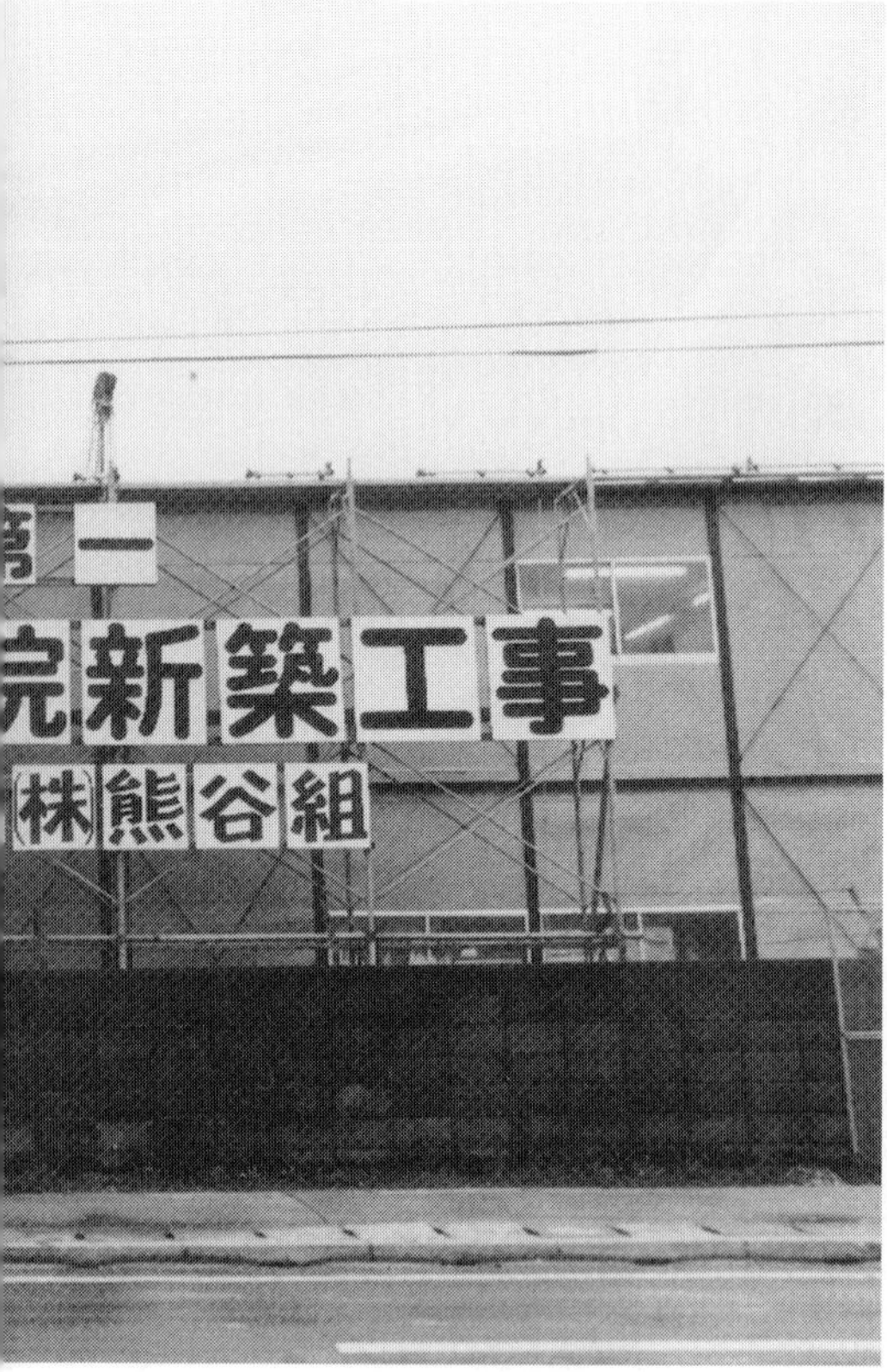

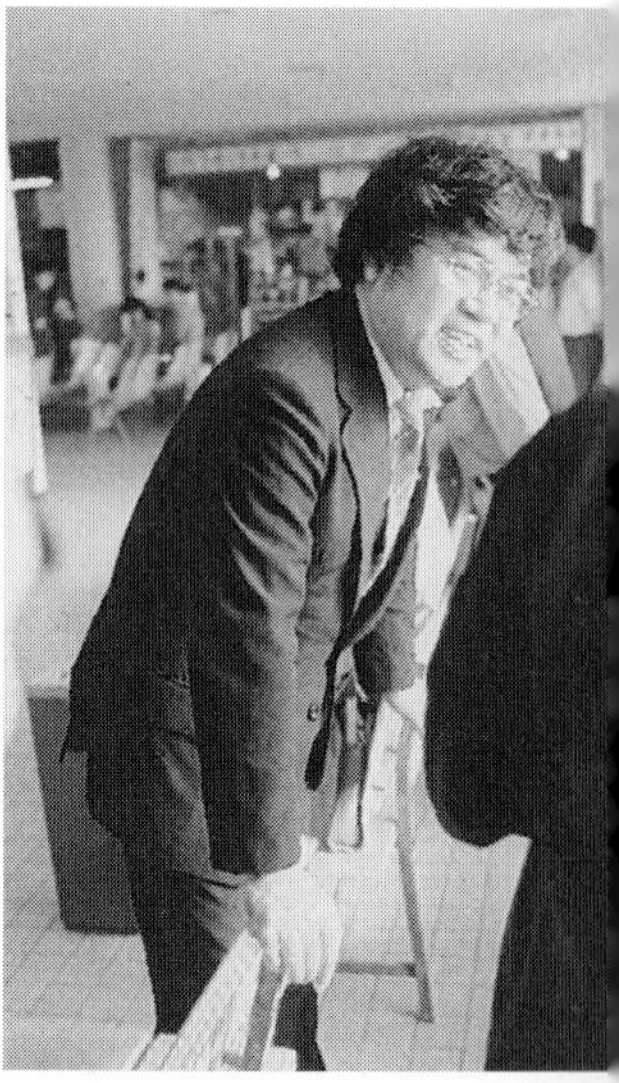

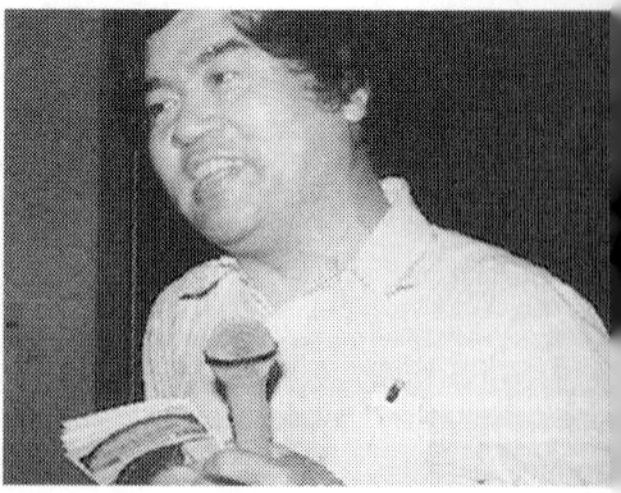

病院が立っていく。そこに出会いがあり、笑顔が広がる。

医療を実現すること、

限りの政治生命である。

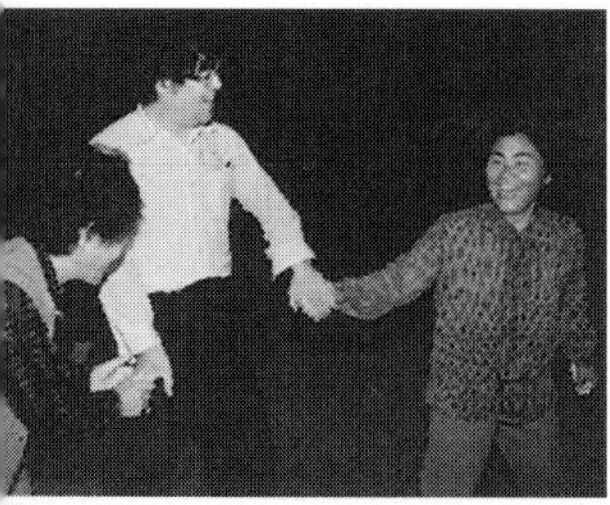

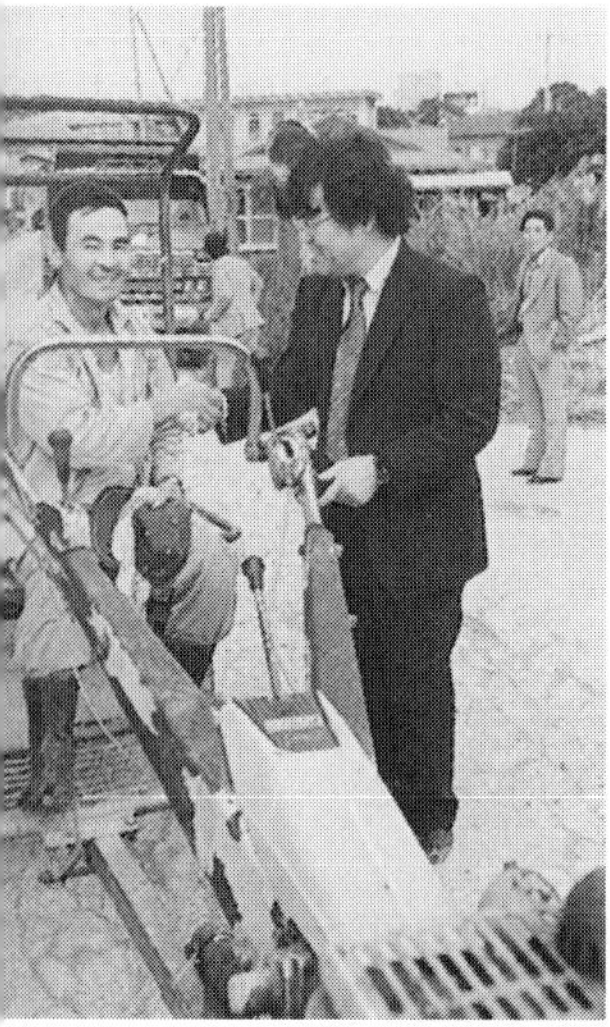

情熱！、それは医療だって、政治だって同じことさ。全力投球だよ。

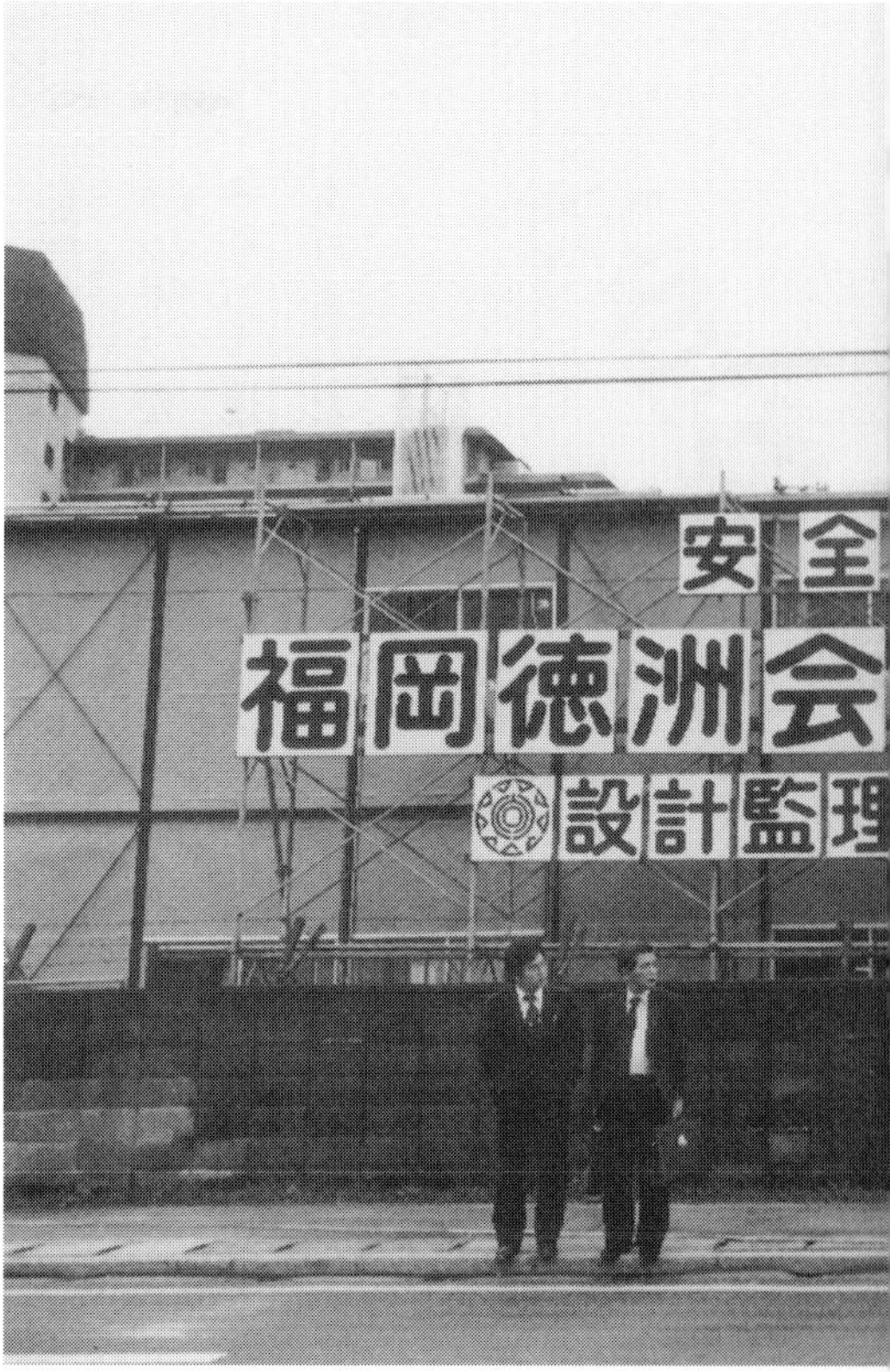

この地球上に真の

それが徳田虎雄の生あ

「自分は

選挙に立つ前は迷いましたよ。本当にこれは奄美の役に立つのか立たないのか、自分自身がホンモノかどうか。そういう迷いが二、三ヵ月ありました。

選挙が始まった。人が集まった。
情熱が飛びかった。エイエイオーッ。

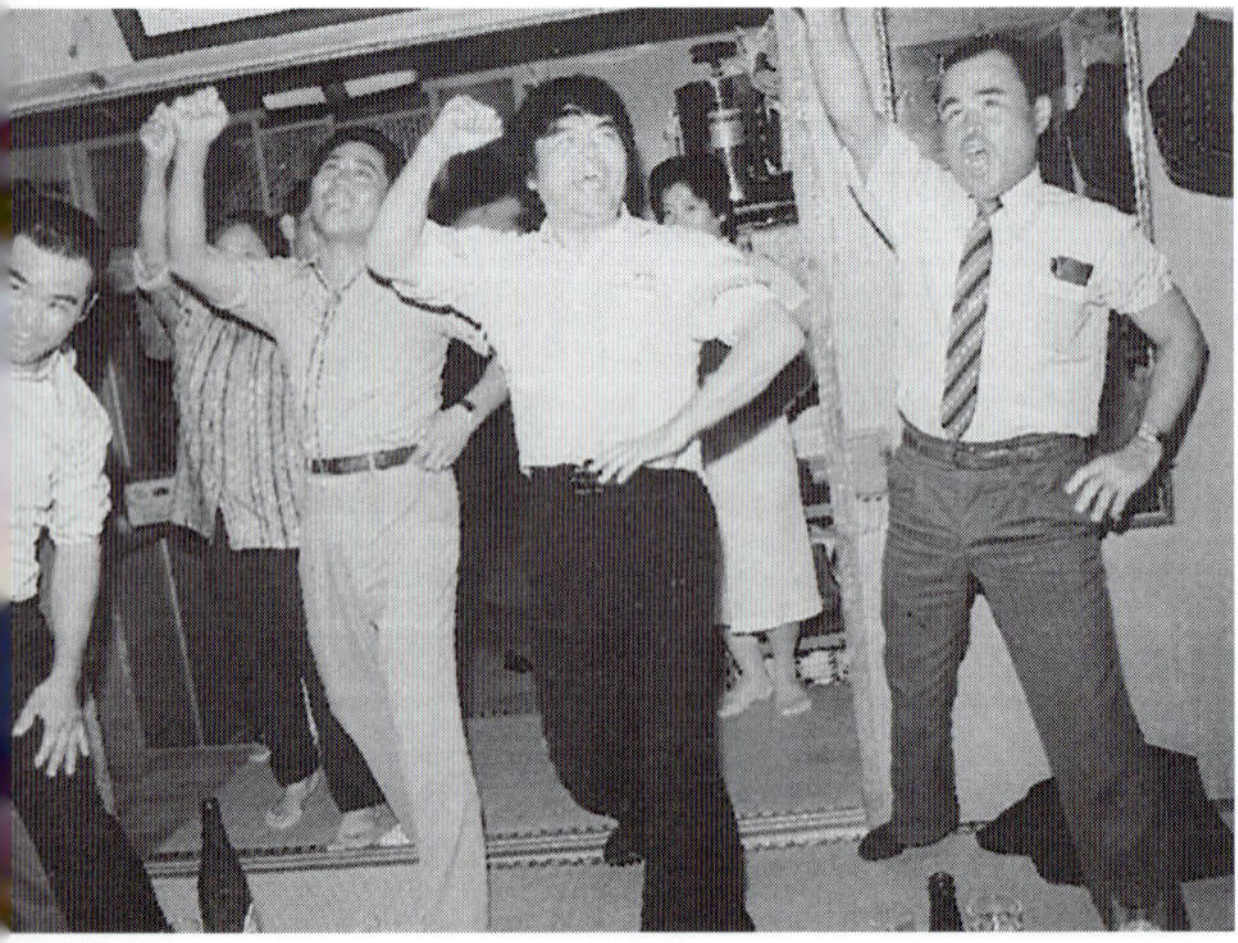

この問題を解決するまで延々悩んだ。
そして、自分という人間はやれると思った。
やらなくてはいけないと思った。

本物かどうか」

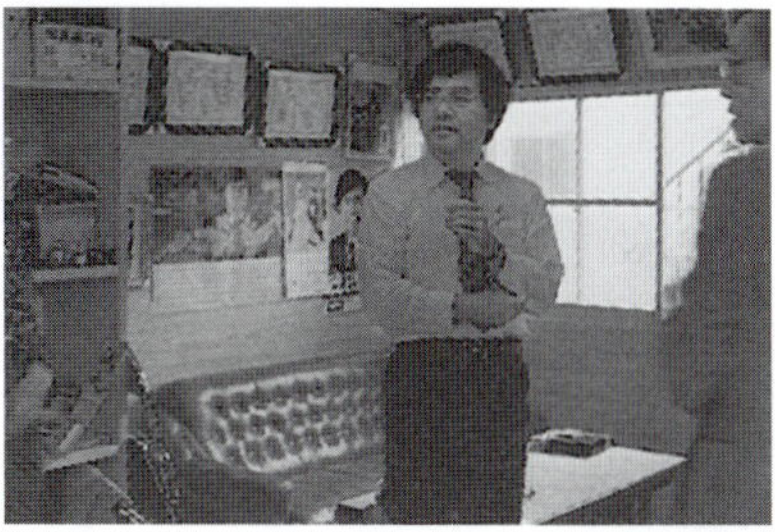

ぼくはね、奄美を人一倍愛している。
それが選挙の時、さらに深まったな。

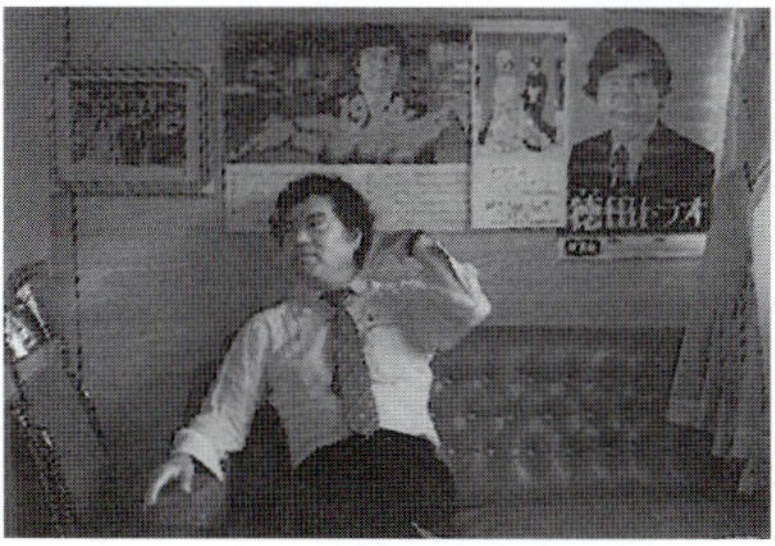

寝る時、昼あった人の笑顔を思い出す
それだけでね、疲れもふっとんだよ。

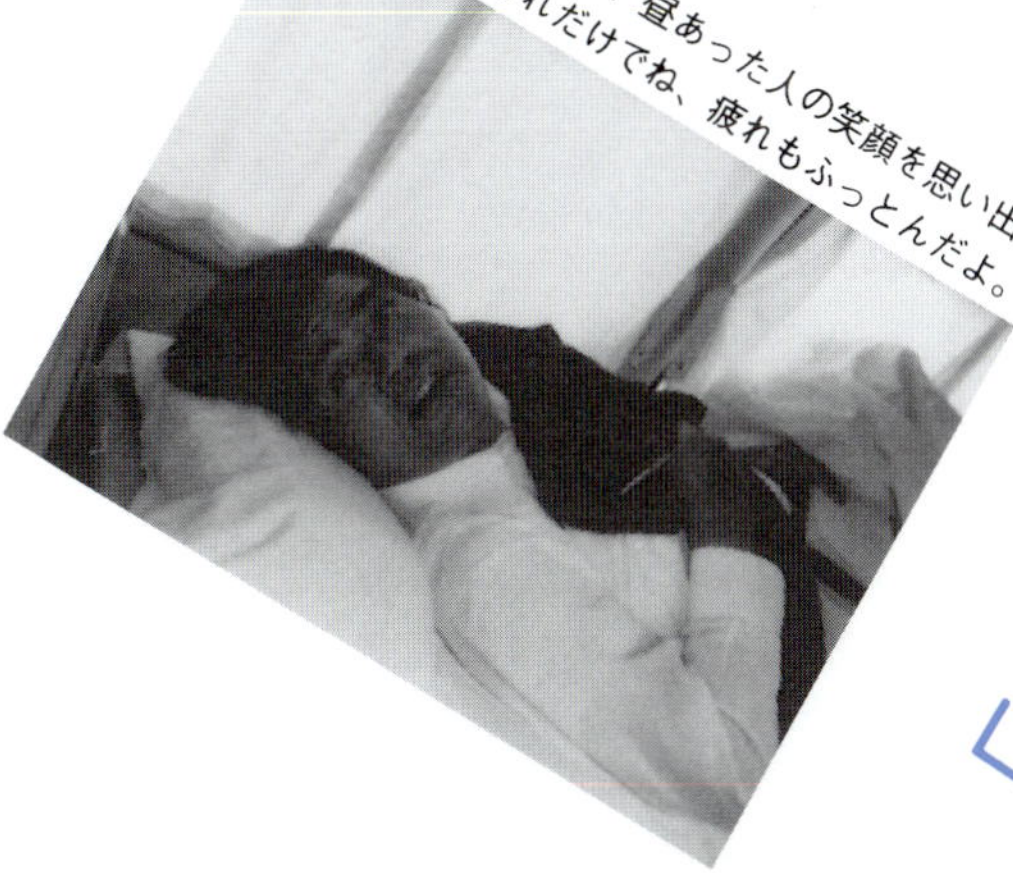

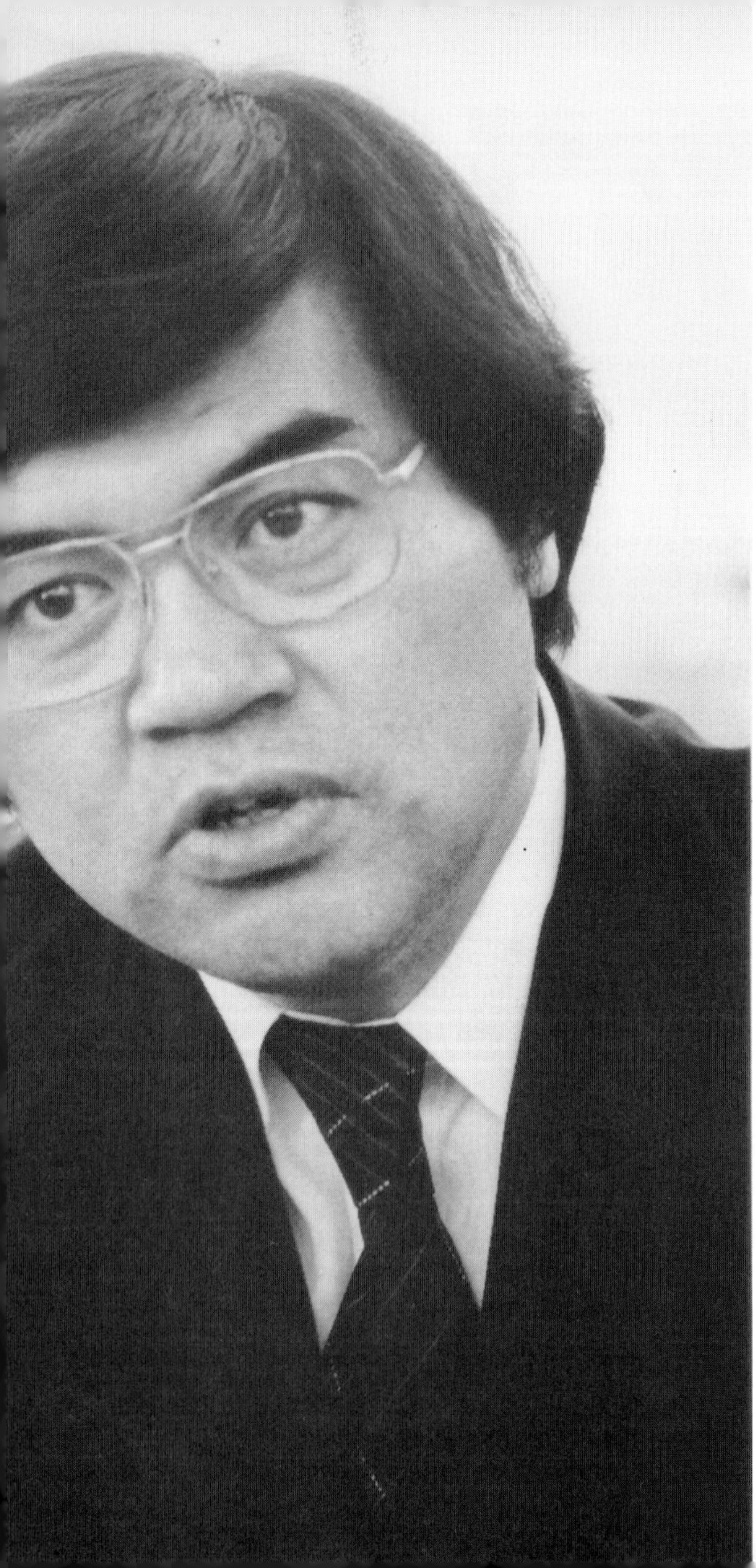

人間がホンモノかニセモノかを見分ける方法。

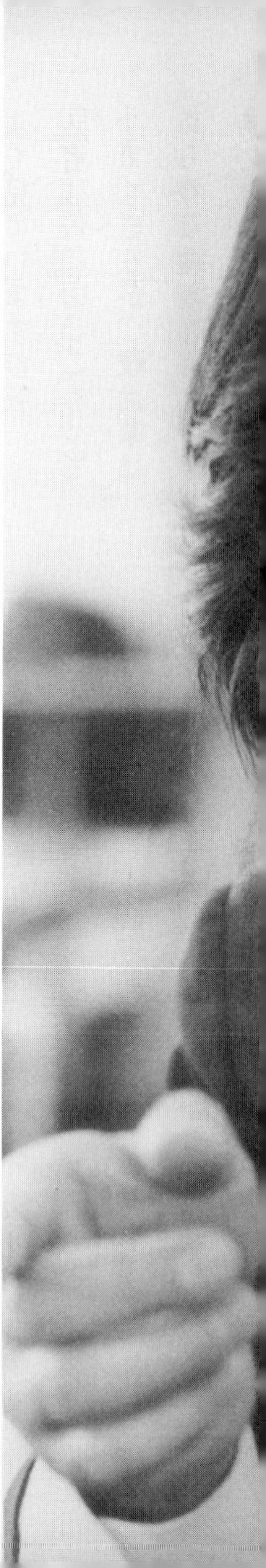

いいかげんに生きている奴は許さない。その時、その時が勝負なんだ。いつも人間としてどう生きるか、他人にも問い、ぼく自身にも厳しく注文している。

弱きを助け、悪しきをくじく。親孝行する。
故郷を大事にする。
世界全体のことを考える。
これだけの条件を満たしているかどうかによる。

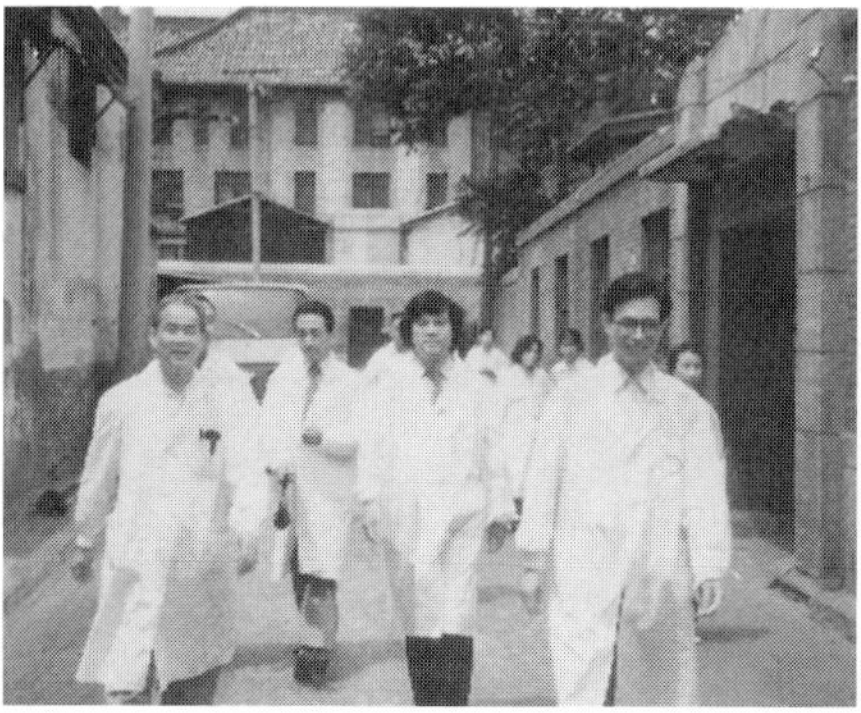

弱きを助け、
強きをくじくのは
人間としての**最低の条件**だ。
現に目の前で誰かが首をしめられていていて助けないのは
人間ではない。

選挙をしてわかったのは、正しい目的のためには正しい**手段**をもって行うが、万一やむを得ない場合には、間違った**手段**も使わなくてはいけない、ということ。

政治家というのは社会をよく見ていますね。医者は殻に閉じこもって小さく見るが、**政治家**はあらゆる種類の人とつきあい、大きく見ている。

みんな、故郷の言葉で話しかけてくれる。島口はいいね。

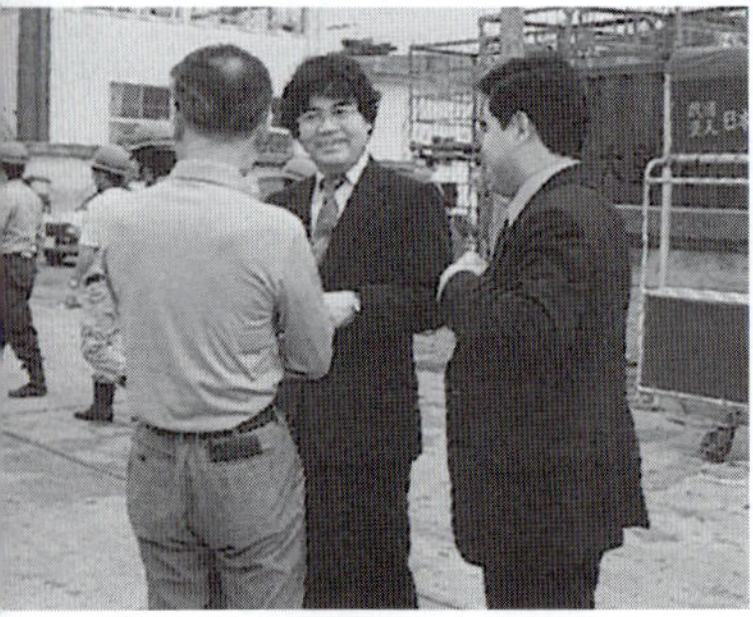

大人も子供も顔が輝いている。ぼくに期待しているのだ。

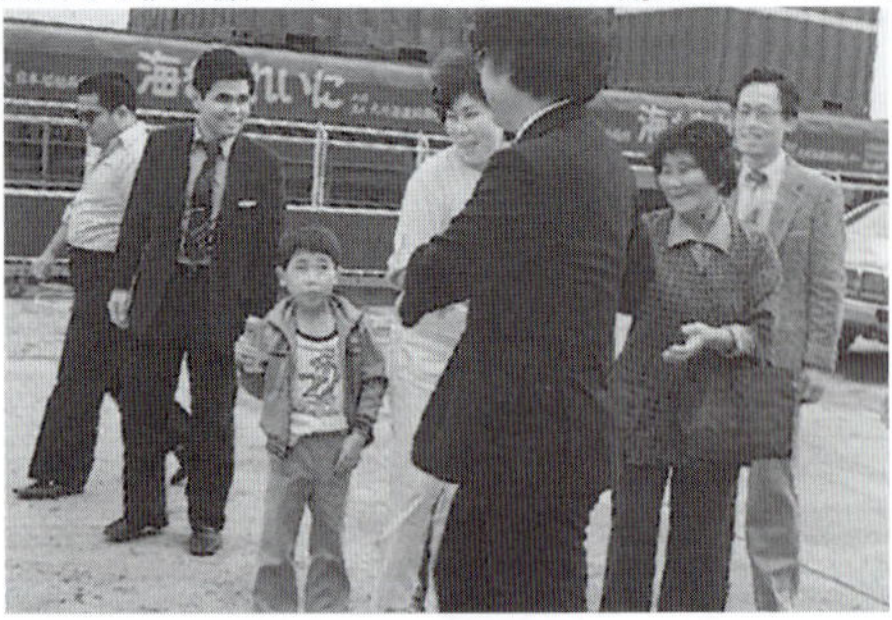

安倍晋太郎代議士とともに

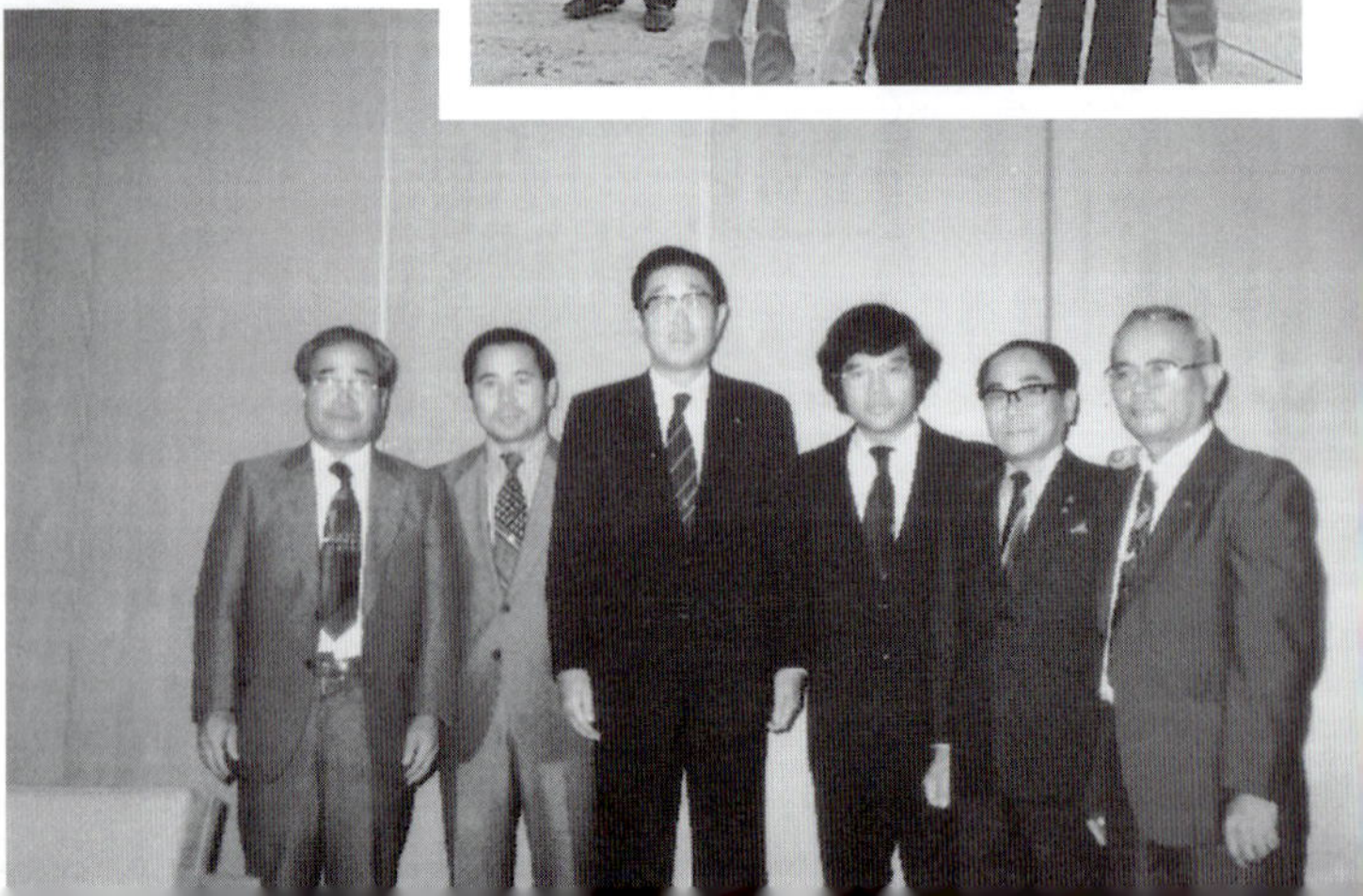

本物は変わらない。

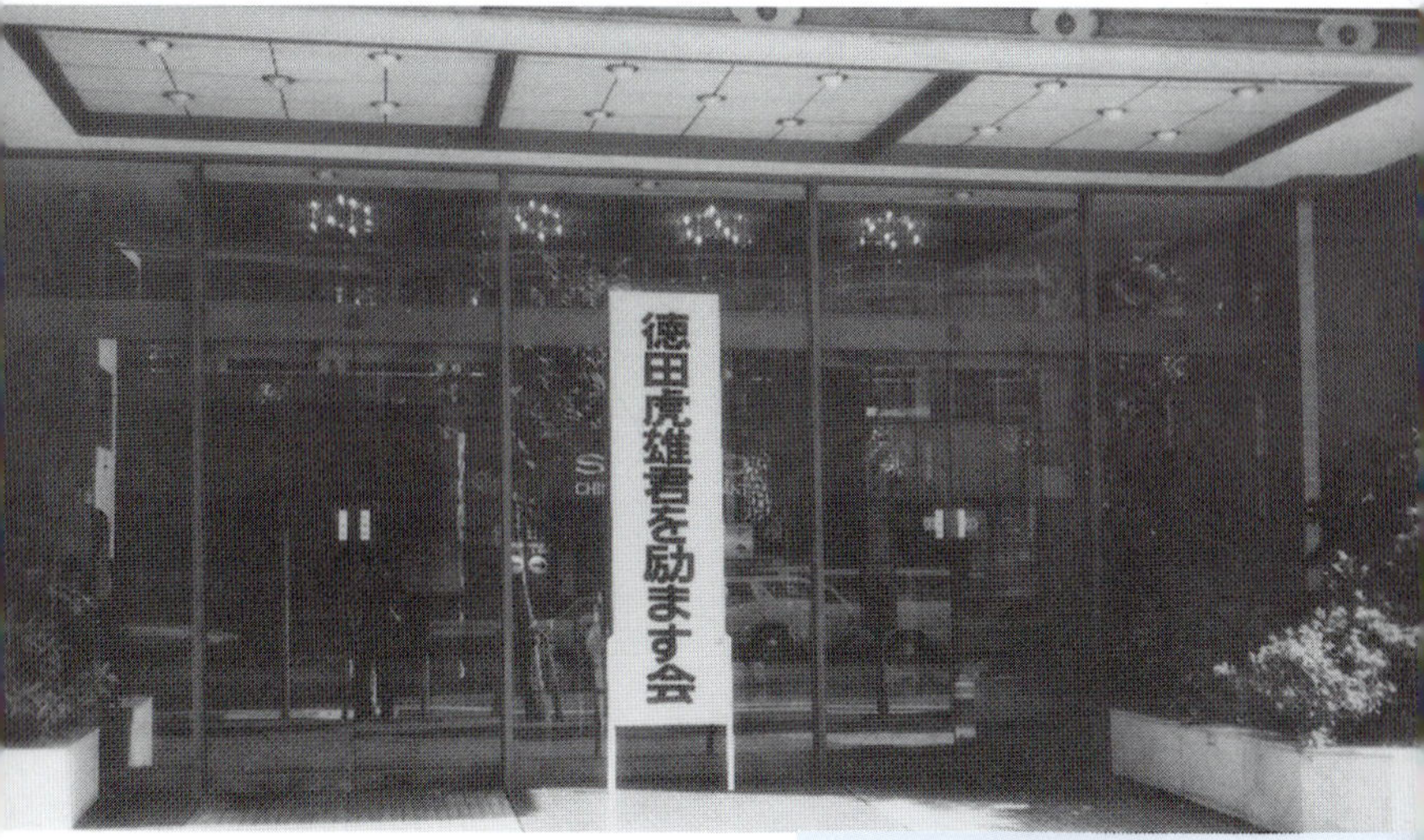

戦争でも平和でも、社長になろうが
大臣になろうが、変わりない。
真実を求めて命をかけ、
相手を差別しない。
求道の精神で自分の道を歩み、
一生努力していく人間の
ことである。

修業をつむのに
一番いいのが選挙だ。
あらゆる人に出会え、
全人格的に成長できる。
選挙ほど面白いものはない。

国民全体のことを
一生懸命に考えて
頑張れば、必ず
国家が徳田虎雄を
必要とするときが
くる——と、ぼくは
わりあい楽天的に
考えている。

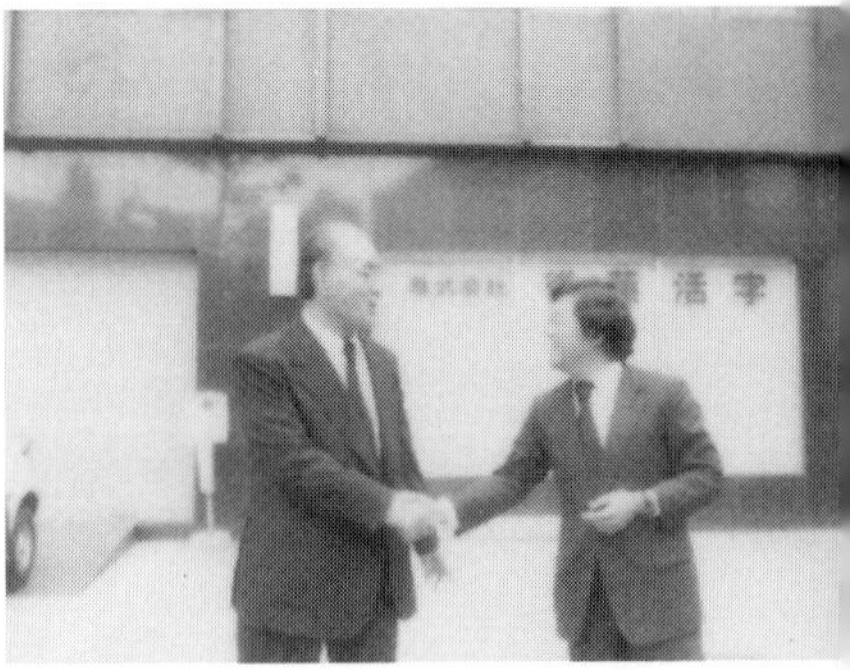

出会い、そして別れ。一瞬にもぼくは真剣になる。奉仕の精神でね。ぼくはいつも民衆のなかにある。そして権力を持てば、人がどうなるか、よく知っているつもりだ。

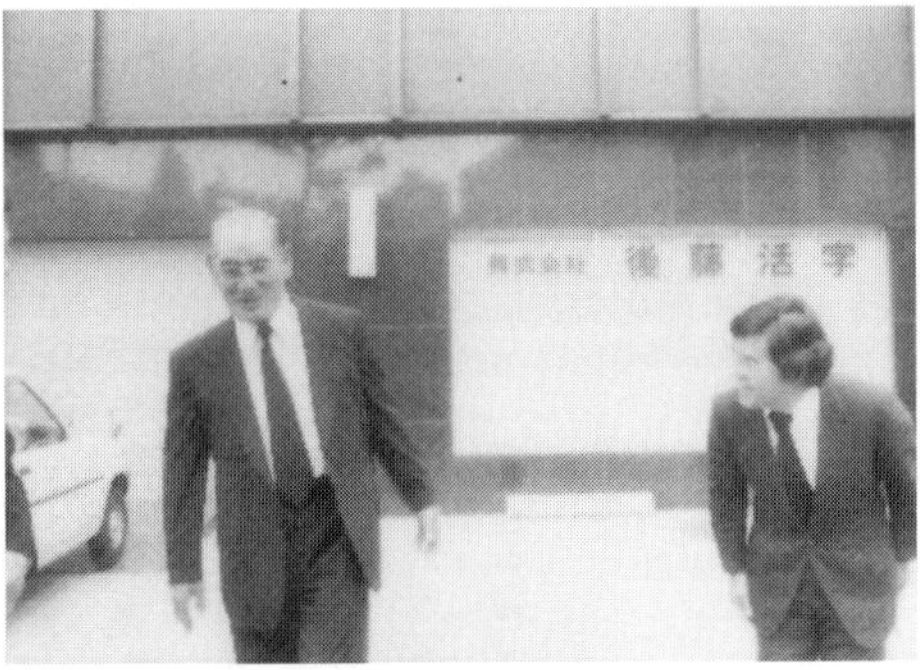

或る葬儀場で同郷の朝潮(高砂)親方とバッタリ会った。彼こそは三十年代に奄美人を鼓舞したヒーローだった。

政治家も奉仕する相手は
土建屋か民衆か、
よく考えてみるべきだ。
弱者には、普通の
何倍もの愛を
注がなくてはならない
のである。

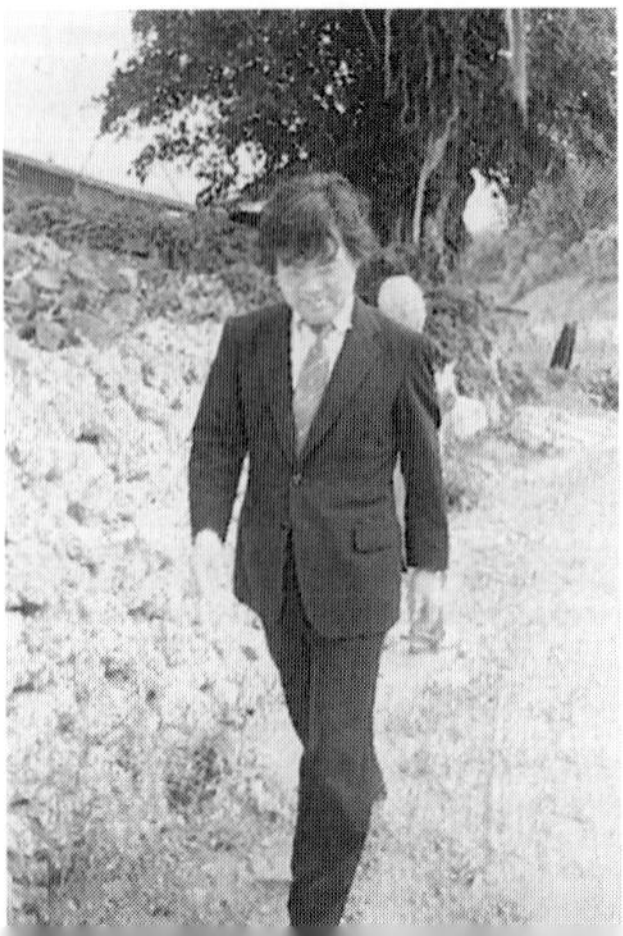

権力者に奉仕するのか、民衆に奉仕するのか。

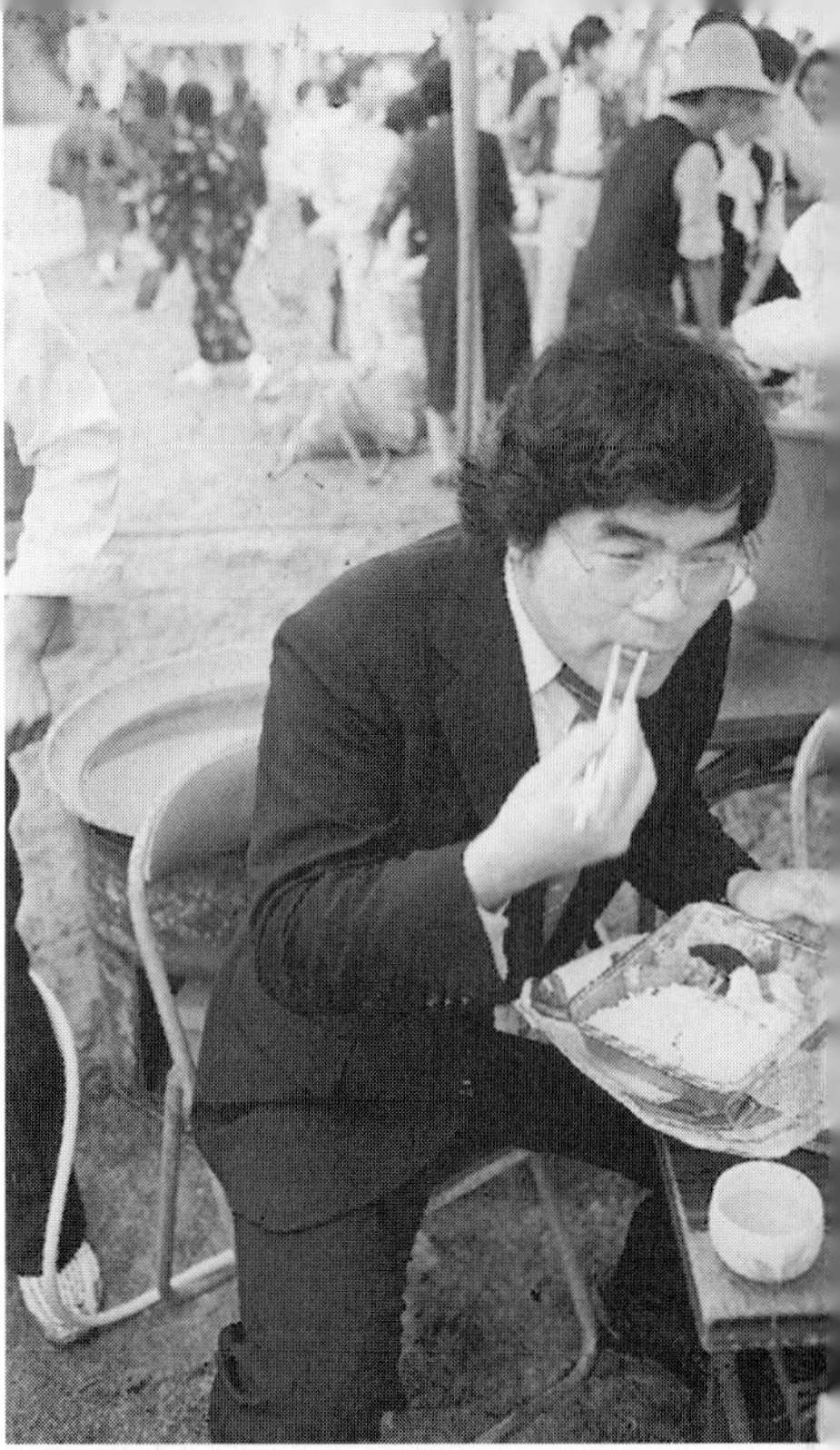

ぼくの政治は、ふだん着の政治だ。

島と島が海で隔てられ孤立しているように島人同士が、足を引っぱり離ればなれになってはいけない。解決するためにも政治のパワーがいまもとめられている。

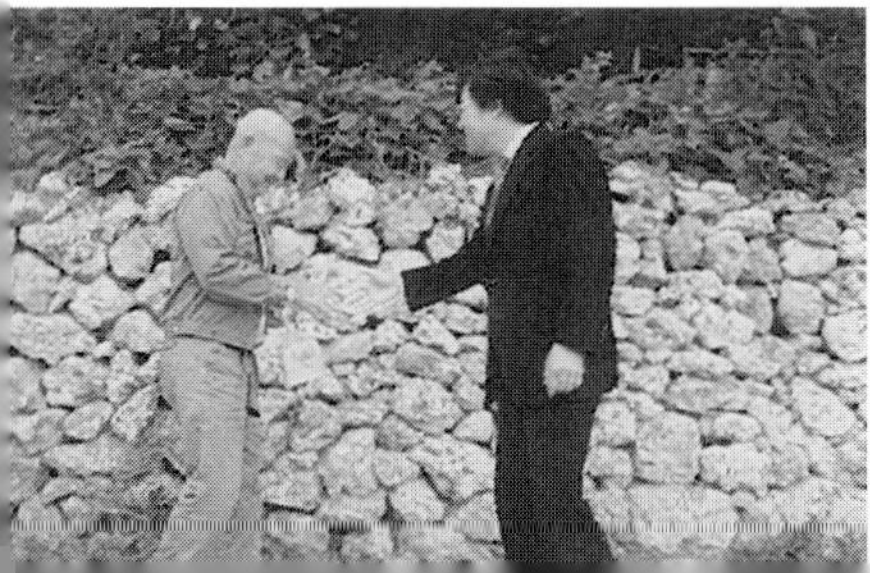

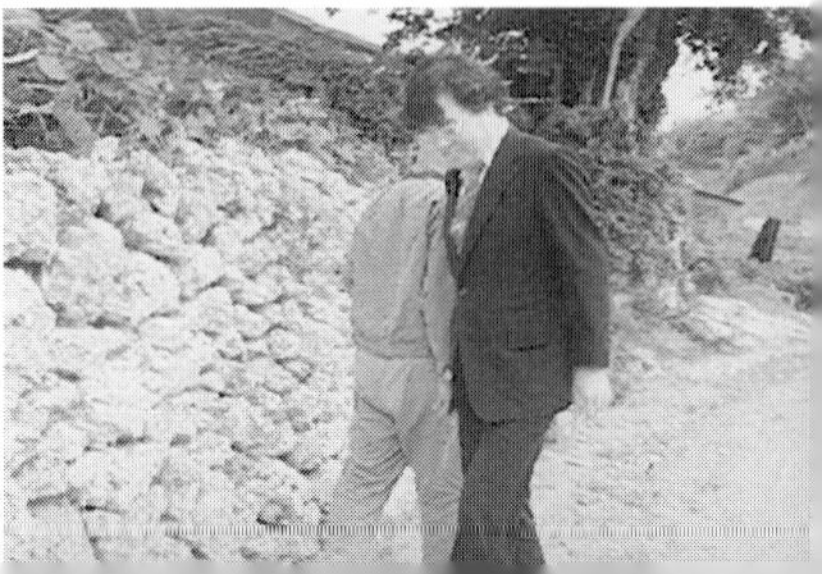

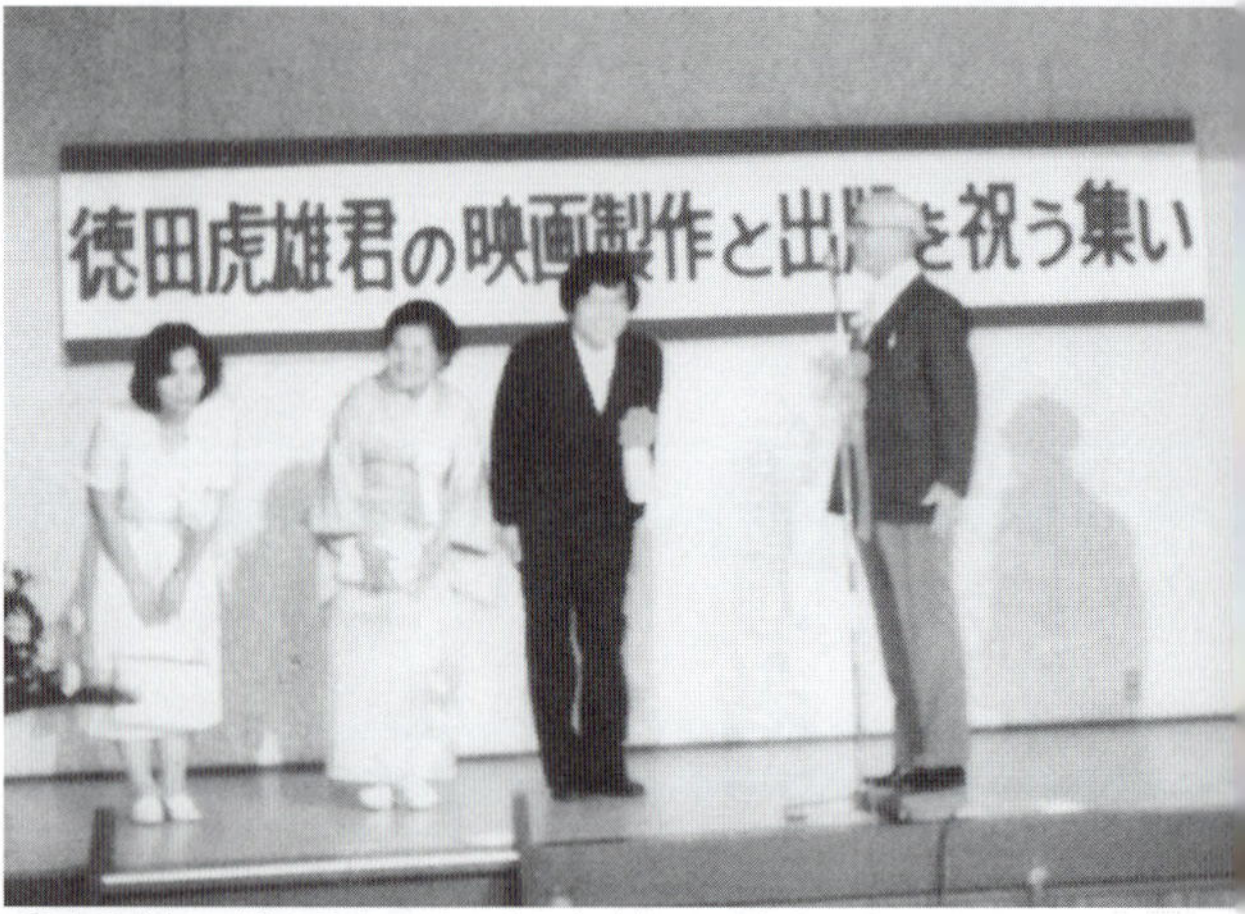

多くの人に、ぼくのやっていることを知ってもらいたい。

田中角栄とぼくは、
バイタリティに
おいては似ている
かもしれないが、
育った時代が違った。

田中角栄も、
総理大臣になった頃は、興味を
持ち、好感も抱いたし尊敬もしていた。
片田舎から出て、身体を張って
総理までなったんだもんね。

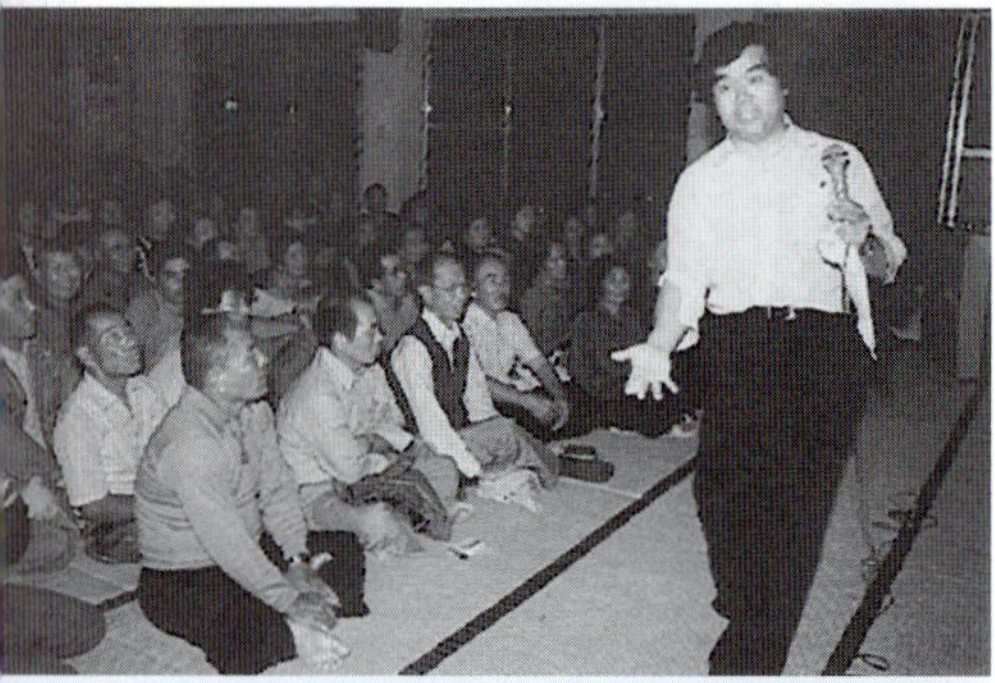
島は独自の顔をもつ国、文化圏。誇るべきだ！

奄美は、
昔は琉球、薩摩に搾取され、
戦後は米軍に支配された。

たとえてみれば、政治家一〇〇人のうち、九五、六人までは作らんでもいいもの作らせて、政治献金をかき集めとる。

どうしてこのぼくが、他の人を搾取できるというんだ。

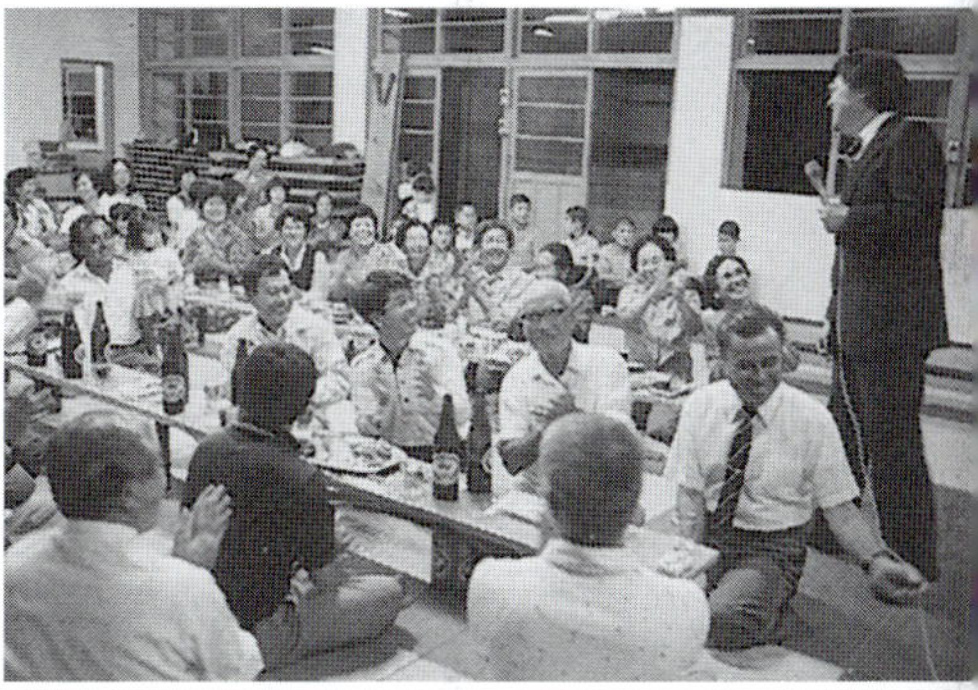

中央を認めるから奄美は末端になる。そして過疎がはじまるのだ。それではいけない。奄美が自立していくためには　。

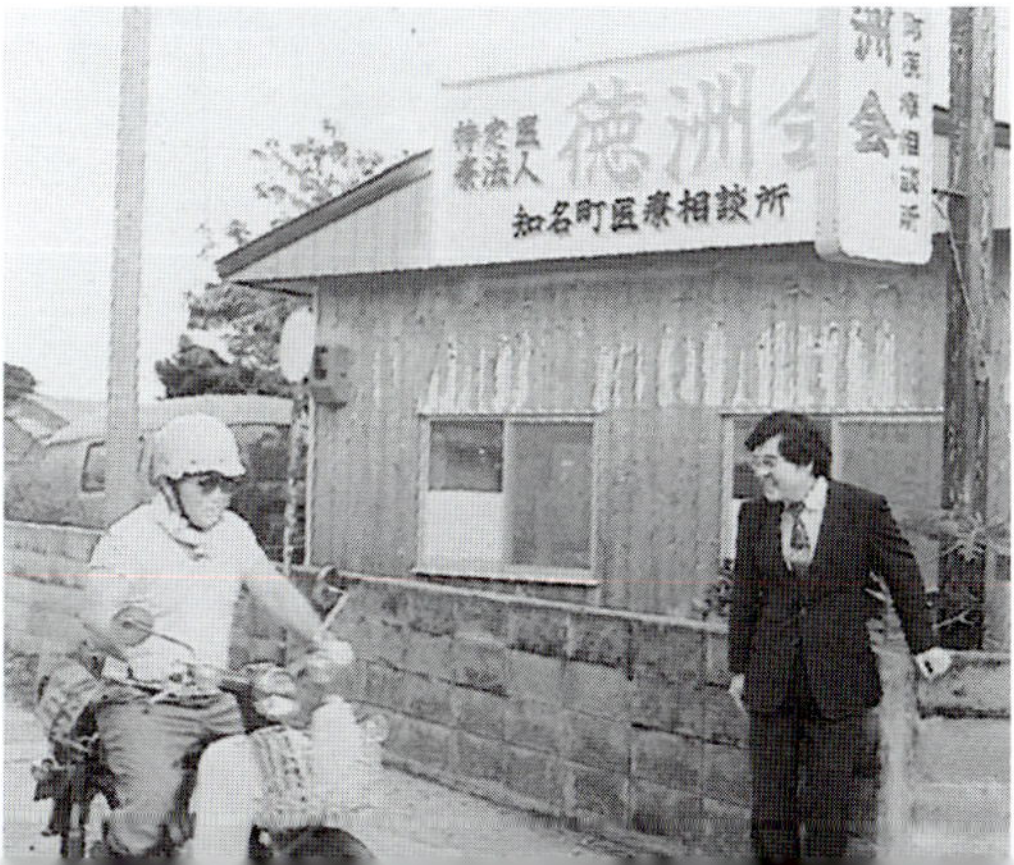

今は田中軍団によるピンハネ支配じゃないですか。

〝生きがい〟とは何か？
それを分かりやすくいうと、
人間のルールを
守るということです。
人間のルールとは、
弱きを助け、悪しきをくじく
ということです。

不確実の時代といったって、守るべきルールは変わりはないのさ。

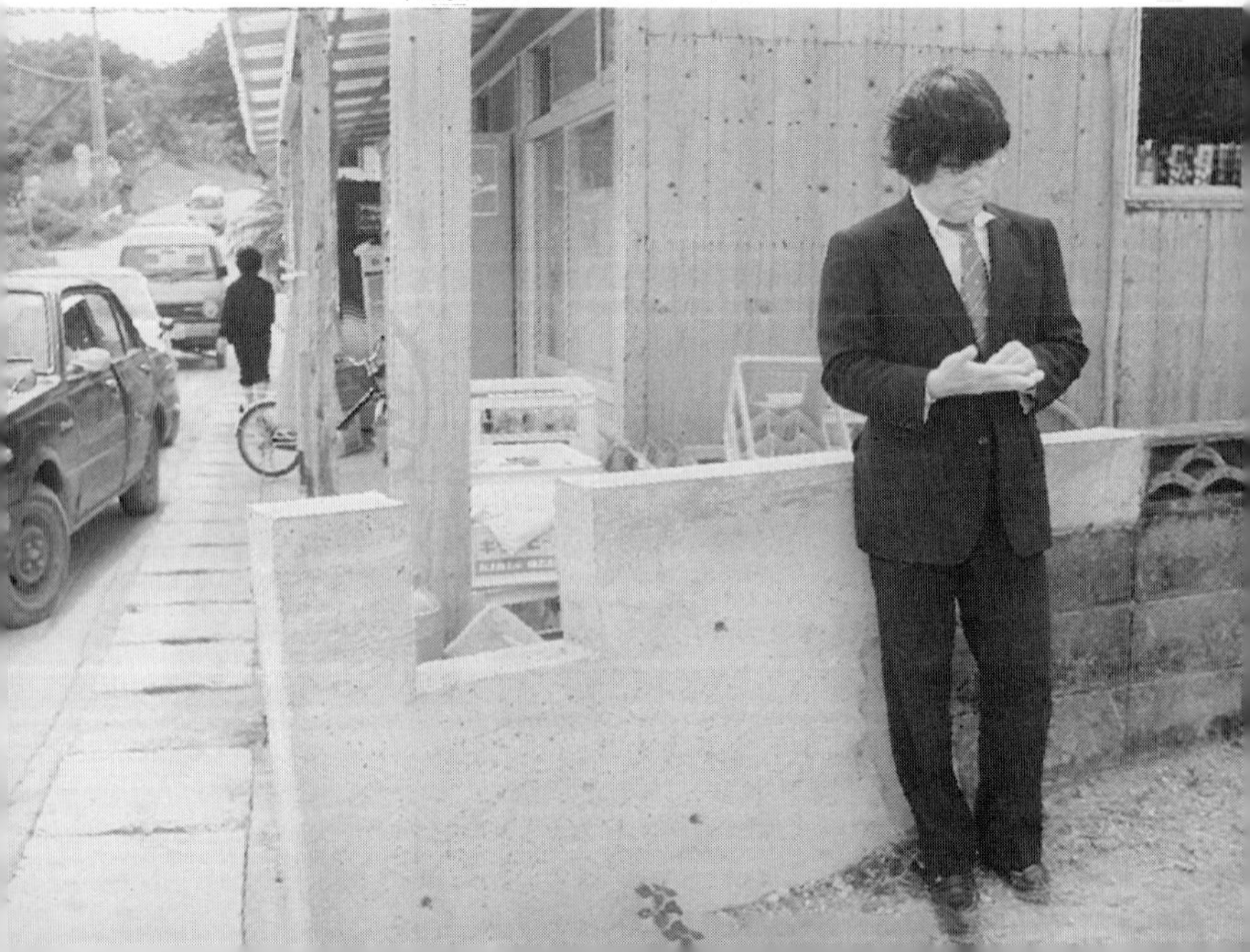

弱きを助ける心を持っているかどうかが、
人間かどうかの**岐れ路**なんだ。

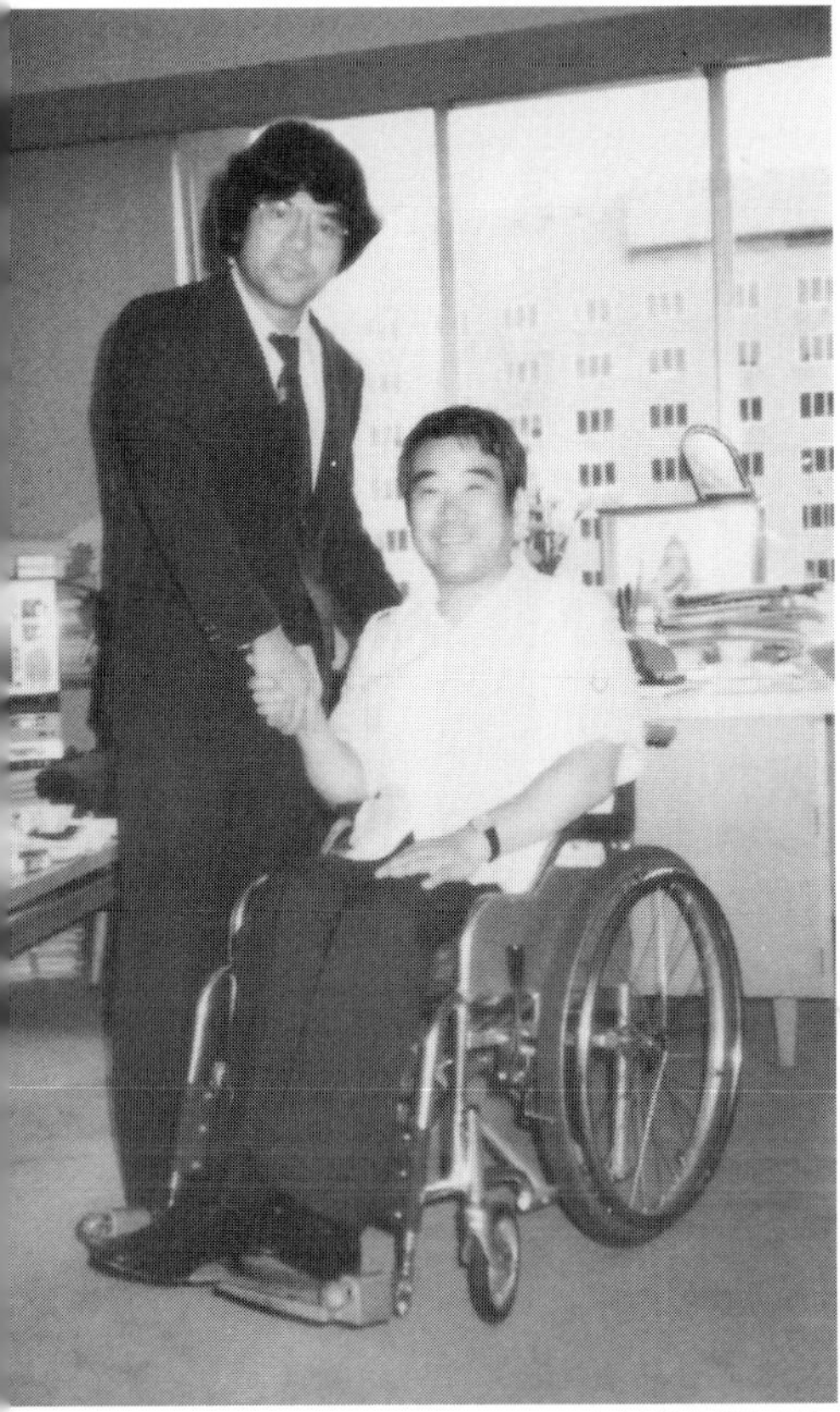

共に生きること。これほど大切なことはない。誰だって、腹の立つことはある。しかしそれに立ち向かって悪と闘うまでしなくてはいけない。

悪い奴と闘わなくてはいけません。
しかし、その前に、自分自身の
悪い心と闘わないといけないんです。

弱い者のため、とか、
故郷のためとかっていうこと
で腹をたてたら、
ぼくは**合理主義**を捨てて闘う。
そして闘ったら必ず勝つ。

ぼくが見るもの、手にふれるもの、一木一草
これすべてまぎれもなく島のものなのだ。

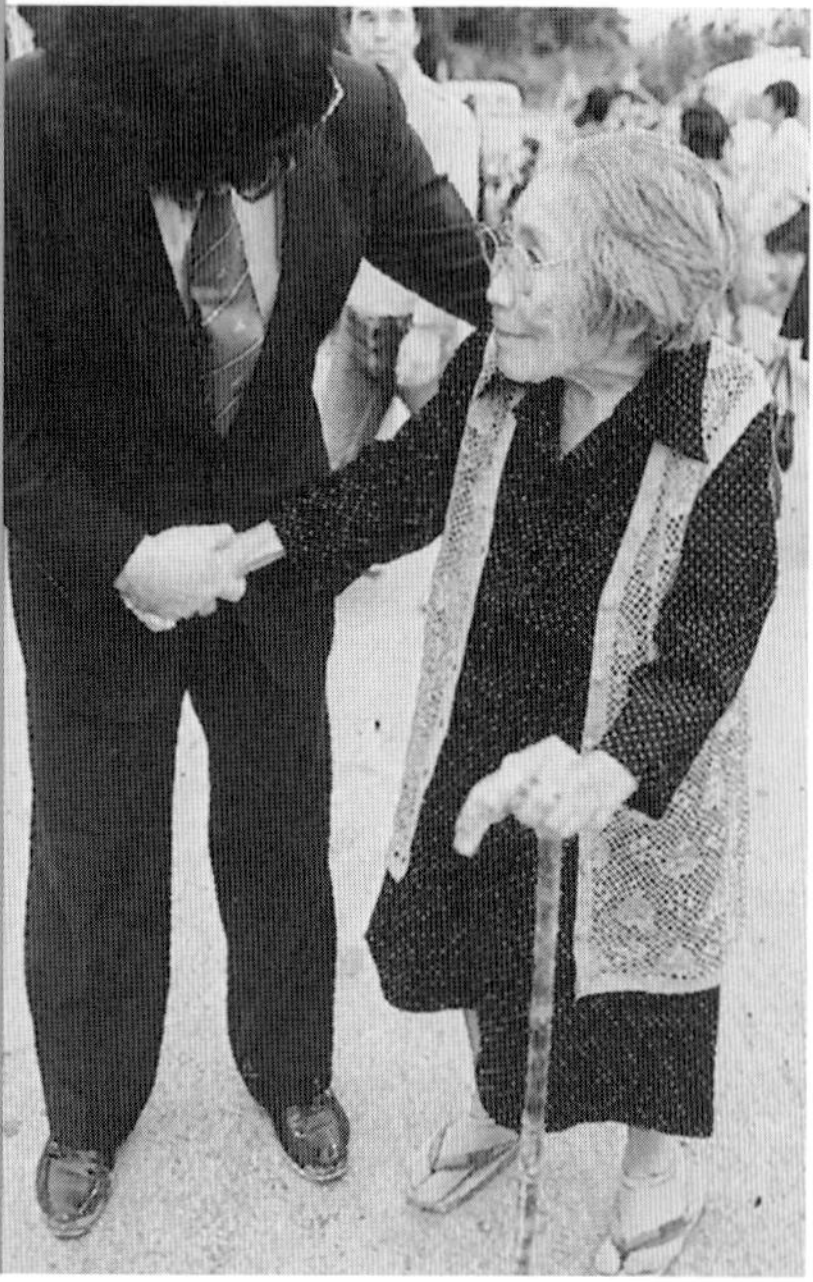

とにかく人の話を聞く。すると見えてくるんだ。

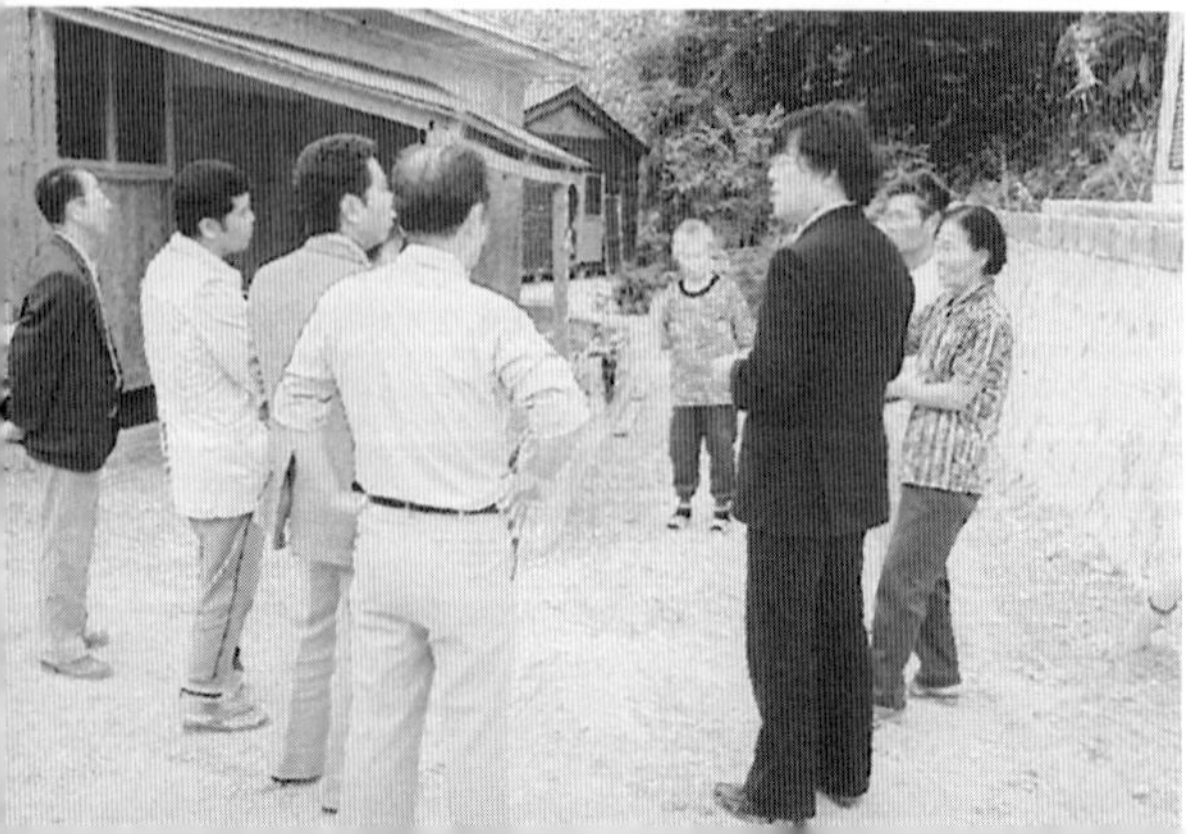

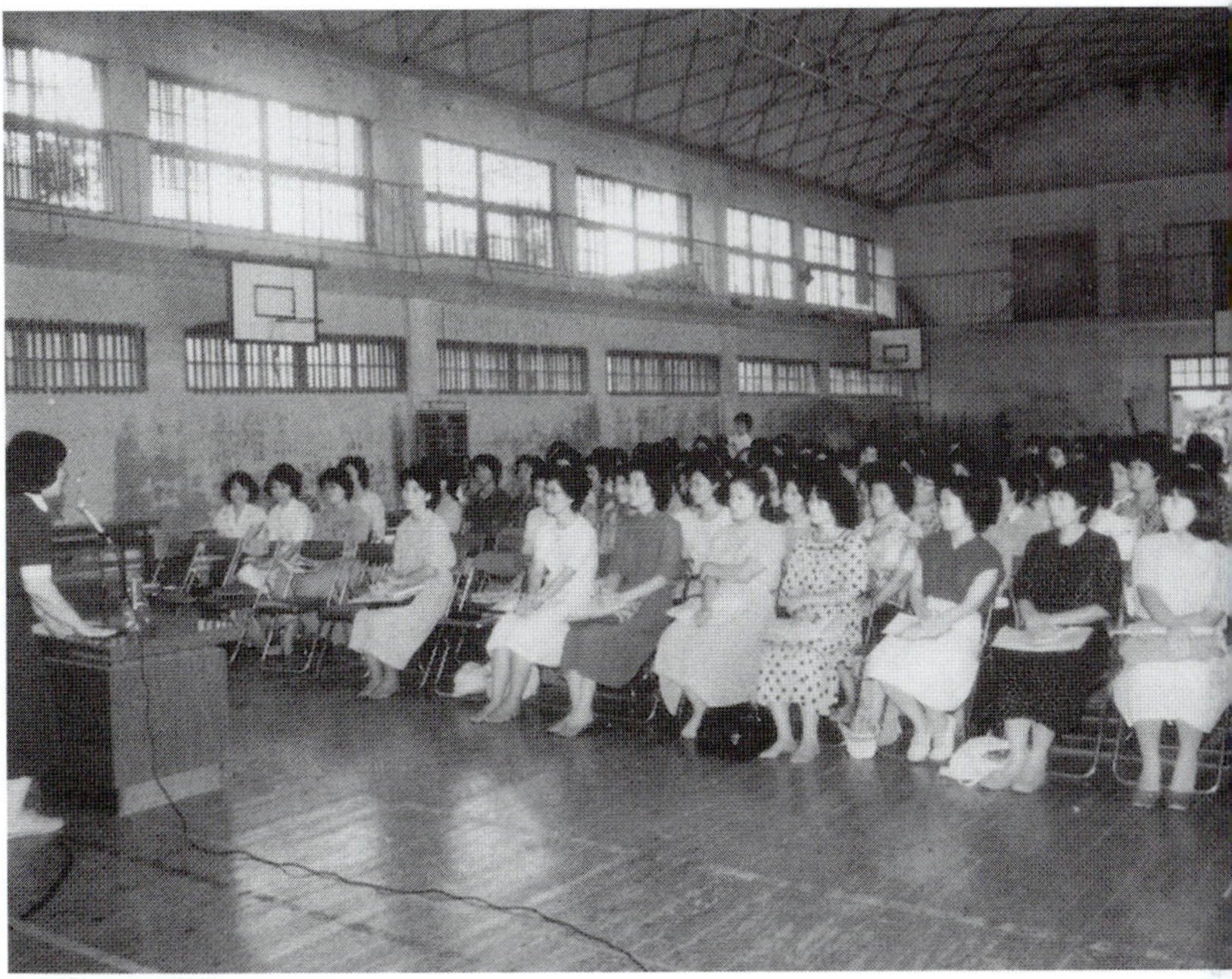

女房の講演風景。

砂漠でかわいて
死にそうになっている人がいる。
あたりに水気のものは全くない。
どうすればいいのか。
そのとき、自分の身を断ち、
自分の血を飲ませてあげたと
したらどうですか。
ぼくは、そういうことの
できる人間なんです。
不思議に
相手の立場になって
考えるというのが、
ぼくの特質なんですよ。

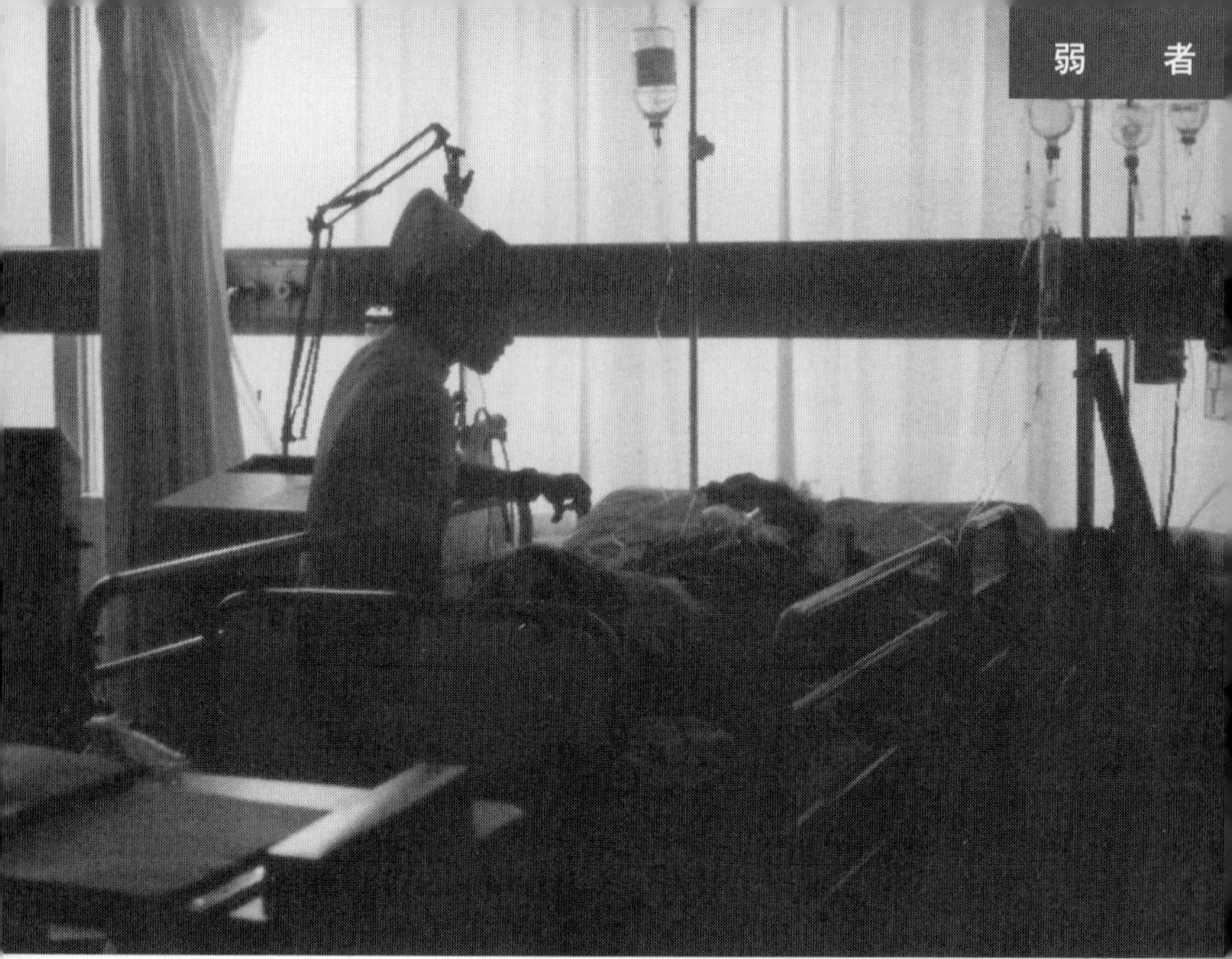

どんな時も、ぼくの生命はぼくのものではない。多くの人の生と死のためにあるんだ。

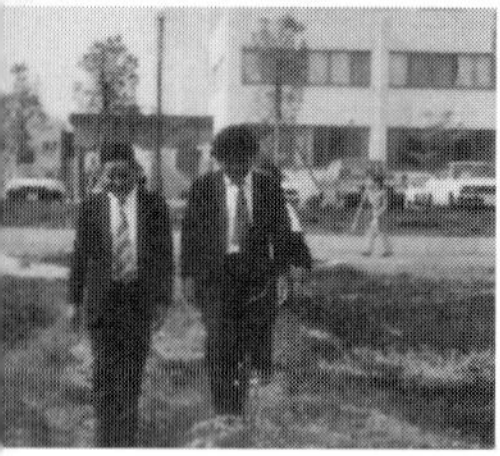

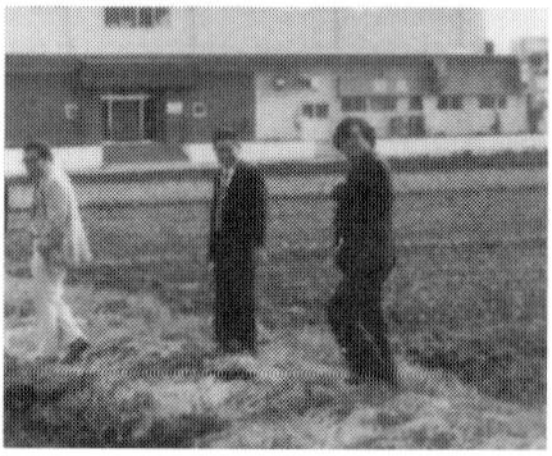

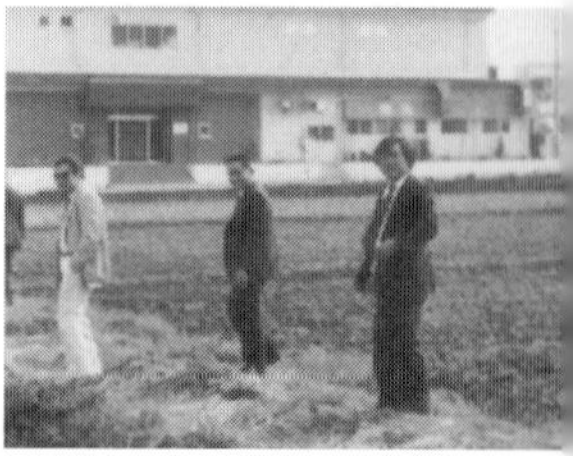

弱者のために、
なんてきれいごとが、
ふつうに生きていて
できるもんですか。
きれいごとには
自己犠牲の
精神が必要なんだ。

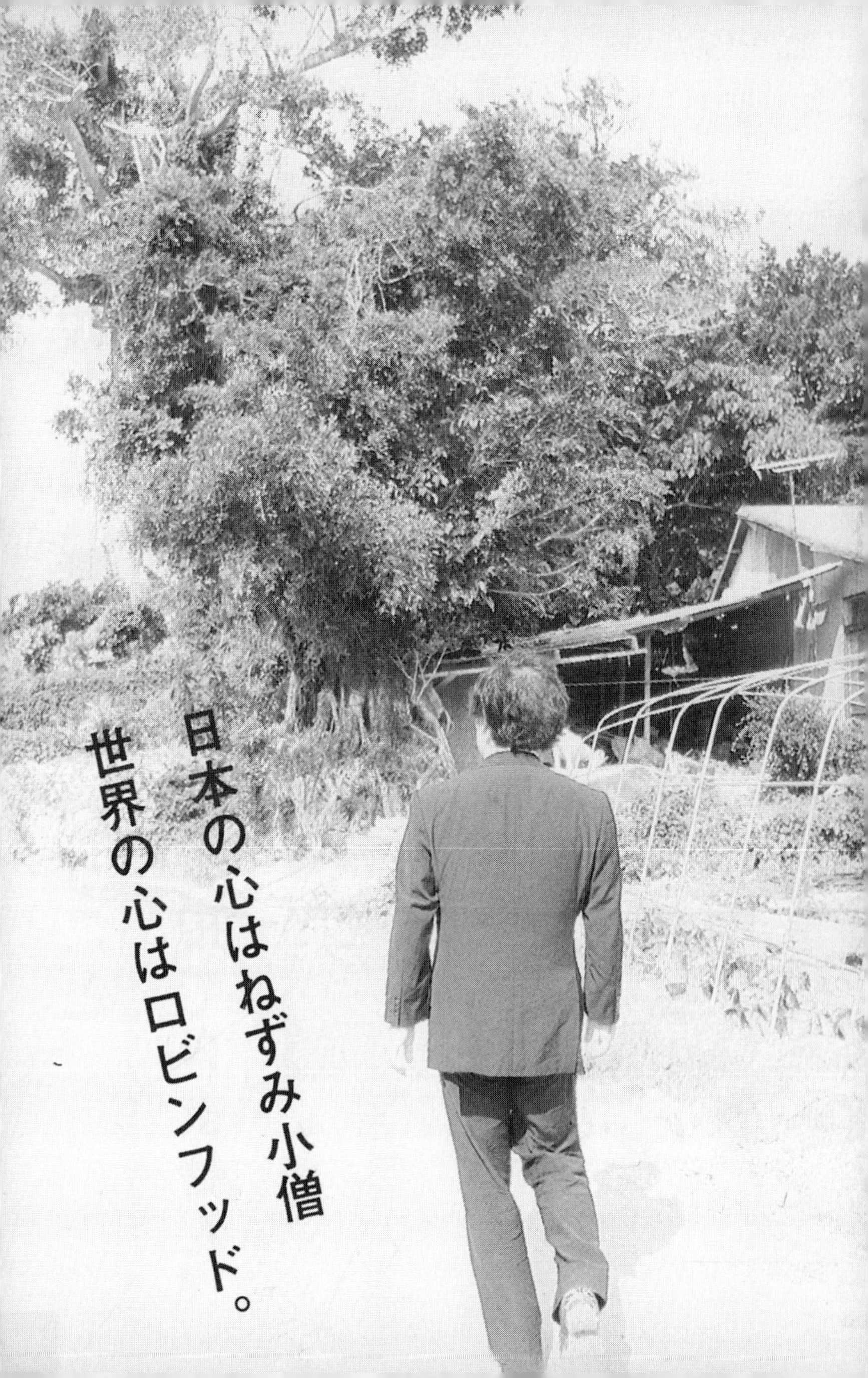
日本の心はねずみ小僧
世界の心はロビンフッド。

悪い奴とは、無条件で闘うこと。
条件つきで正義や理想は実現できません。

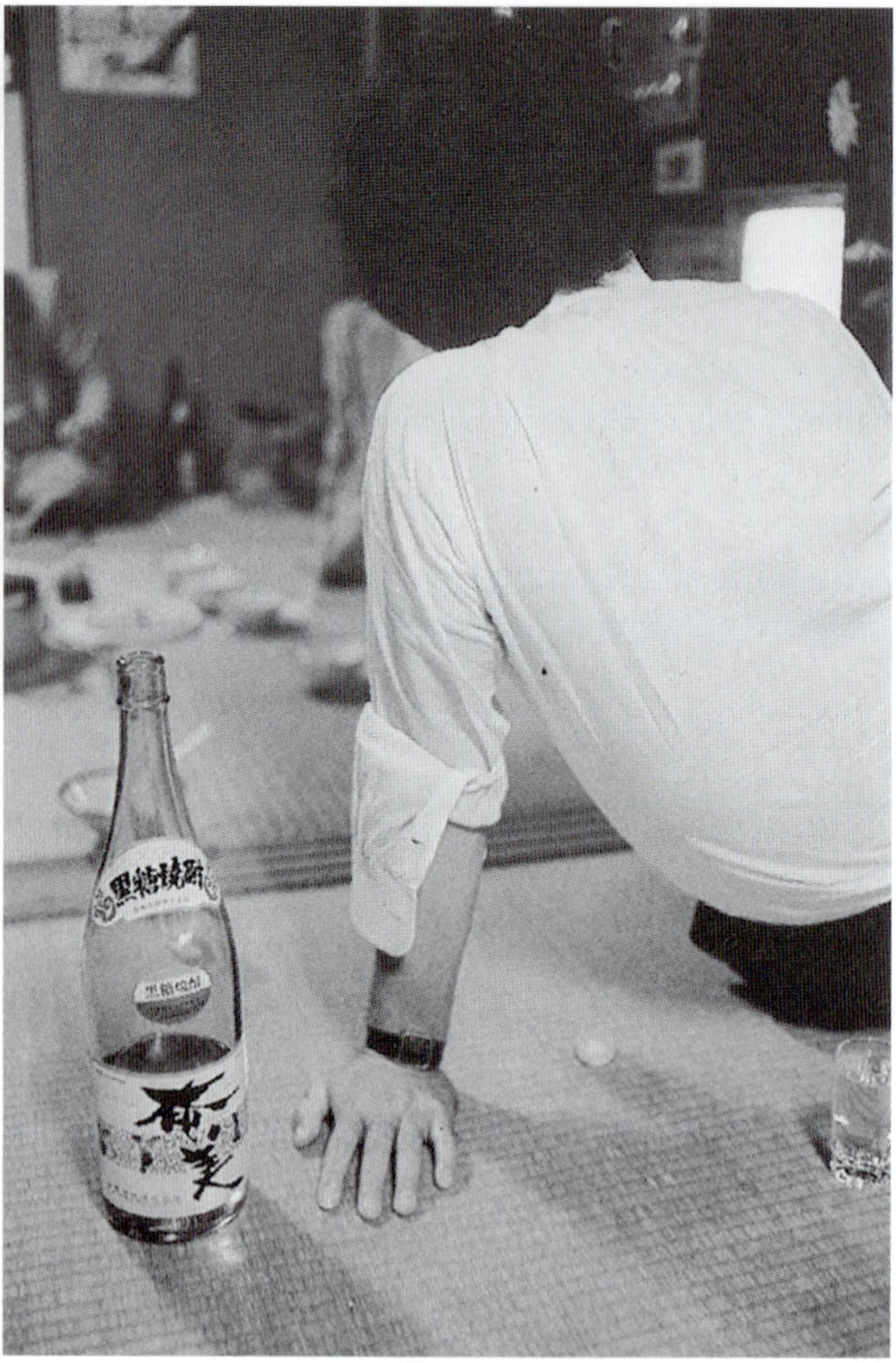

黒糖焼酎があれば島の夜は安らぐ。
この味をもっと多くの人に知らせていくのも
島おこしの行動にむすびついている。

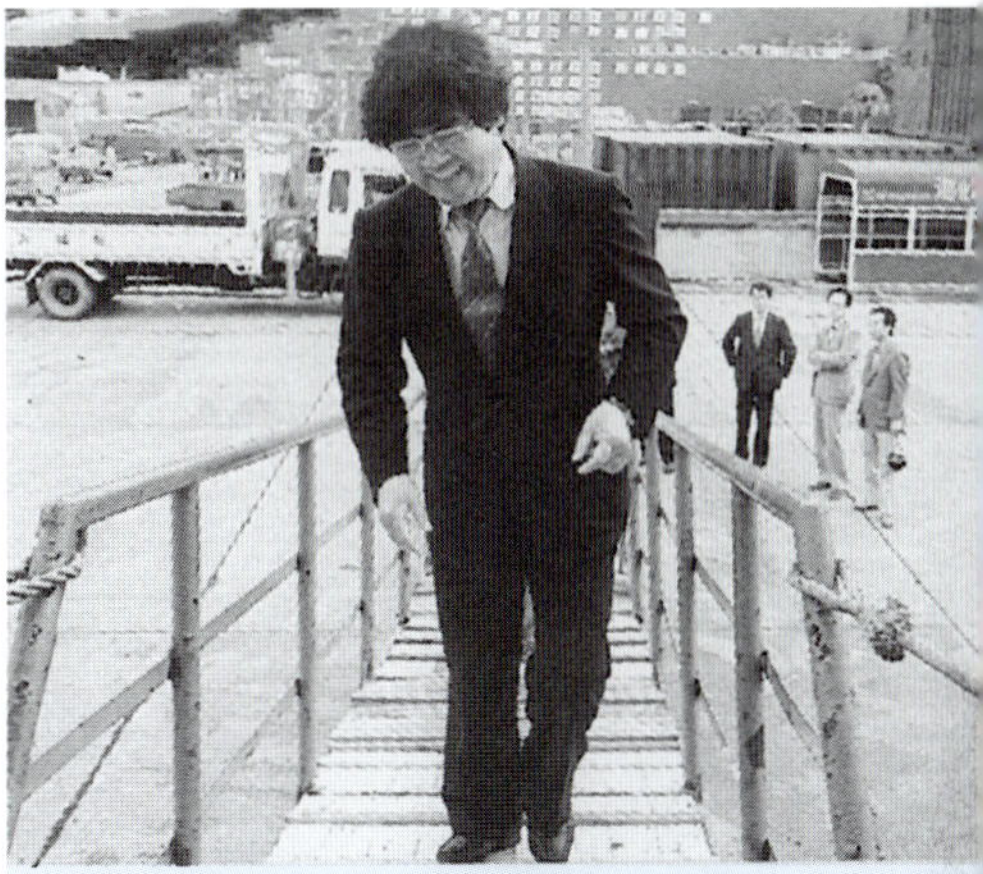

南無妙法蓮華経でも何でもいい。
一緒に唱えていると**仲間意識**というか
連帯感が生まれてくるね。
日蓮はきっと下剋上の世の中で統一する
方法はこれしかないと思ったのだろう。
ぼくは日蓮を真似したわけではないけれど結局は人間必死になると
同じ考えに行きつくわけですよ。

悪い奴と**妥協**しない。
当り前のことのようだが、これを
人生の根本原則とするのは容易ではない。
弱きを助け、強きをくじくことを
いつもどんな場合にも考えなければならない。

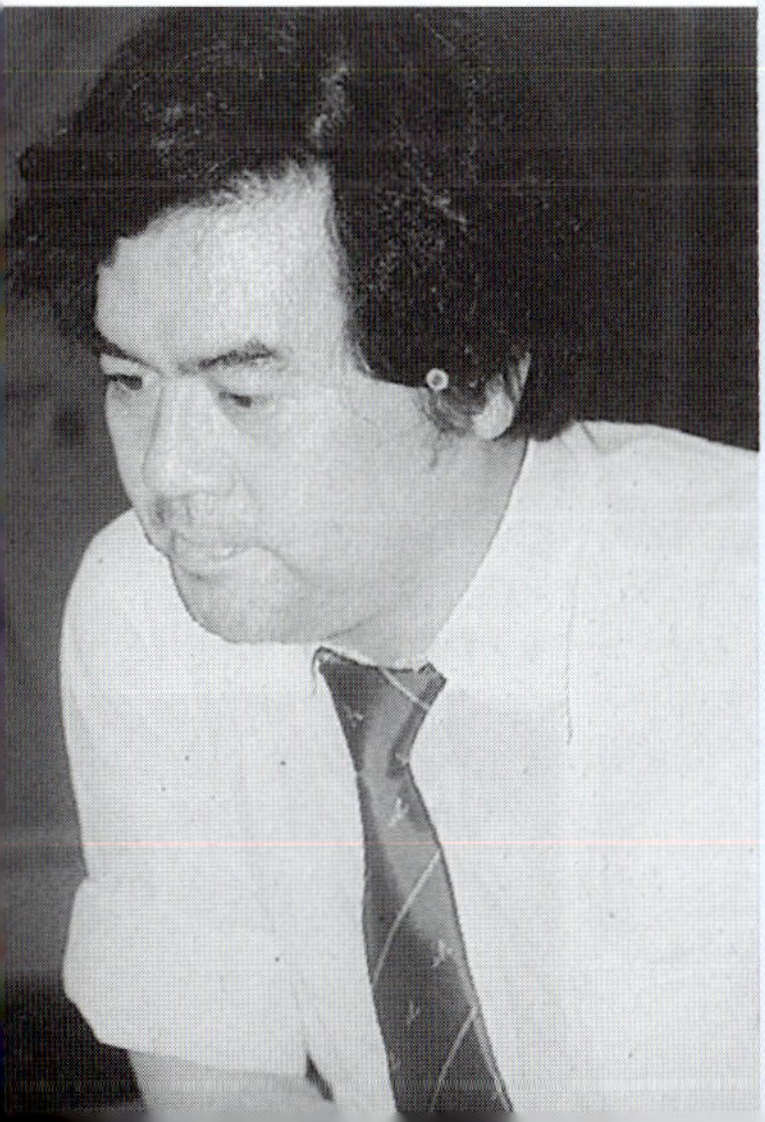

大きくする恩人だ。

奄美がぼくを造った。さあ孤立を放棄しよう！
本土に隷従し、飼い馴らされた生活を変えよう！

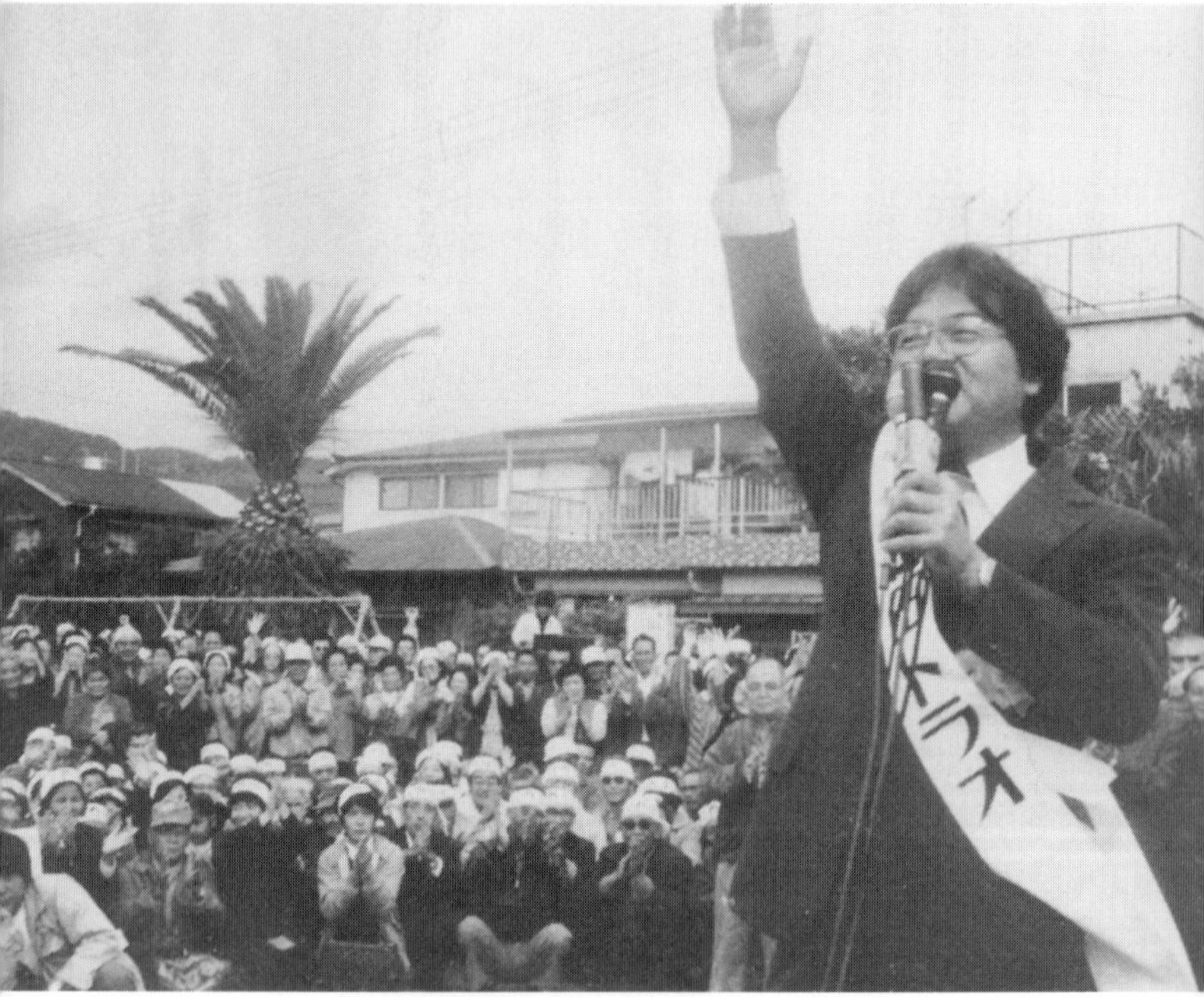

自分と、そして敵は
はっきりさせるべきだ。
1983年、ぼくは衆院選
(奄美群島区)に出馬した。

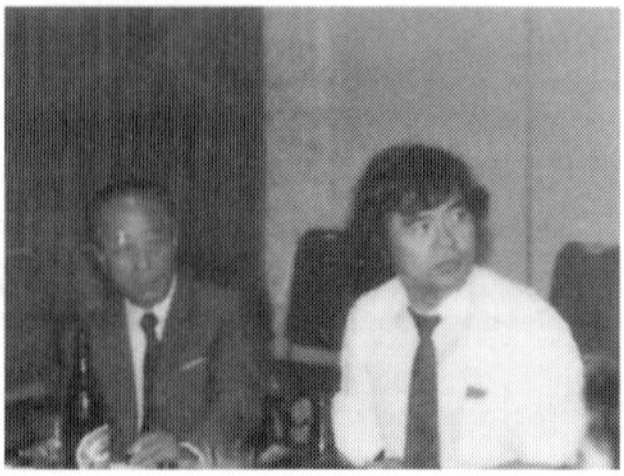

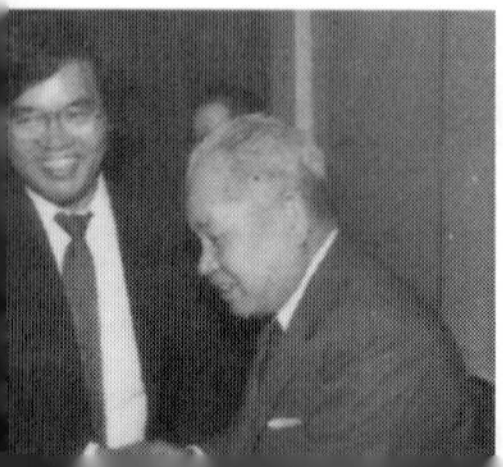

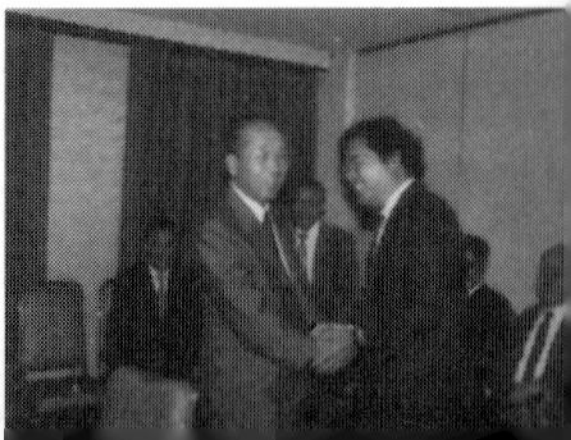

敵こそが、自分を

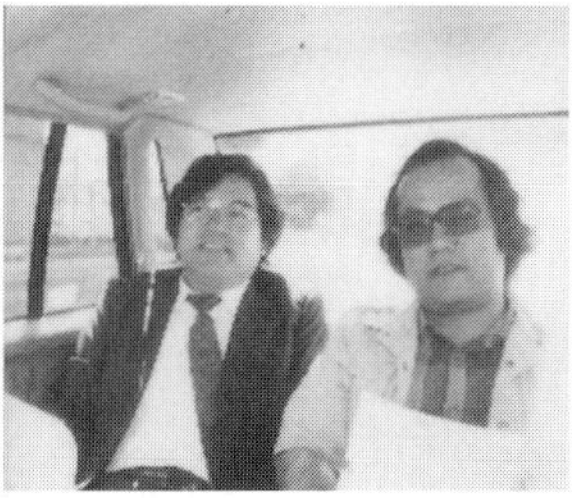
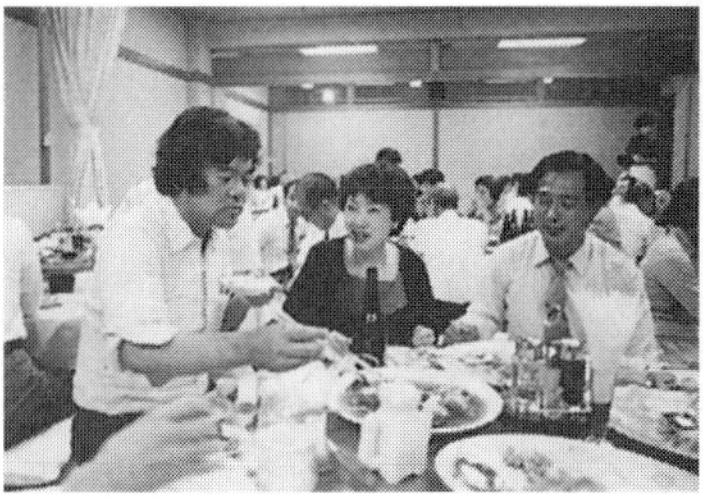
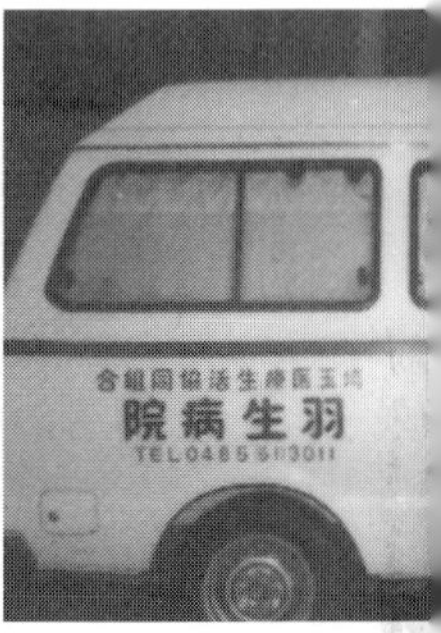

燃えた！　敵はみえていた。そして立ち向かった。ぼくは、これからももっと過激に闘っていく。

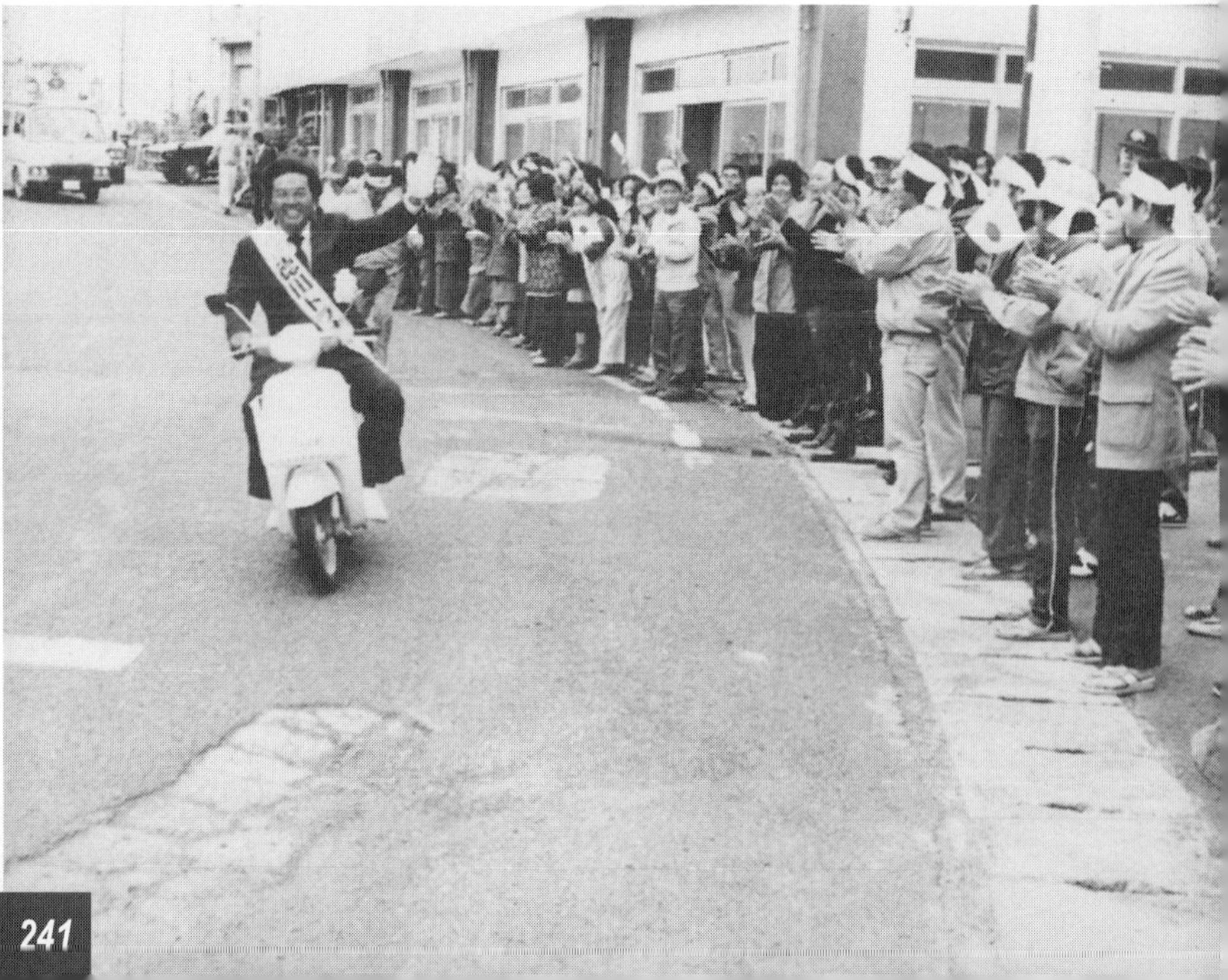

敵が多ければ多いほど、自分の**身辺**はきれいにしておく。

弾圧は受けて立ちますよ。徳之島から出てきた人間は、
メシが食えれば成功のうちなんです。

勝負というのは、相手を呑んでかからなければならない。
ひょっとすると負けるかなと思うと負ける。

敵と勝負をするなら、
時間で勝ち、量で勝ち、質で勝つことを考える。

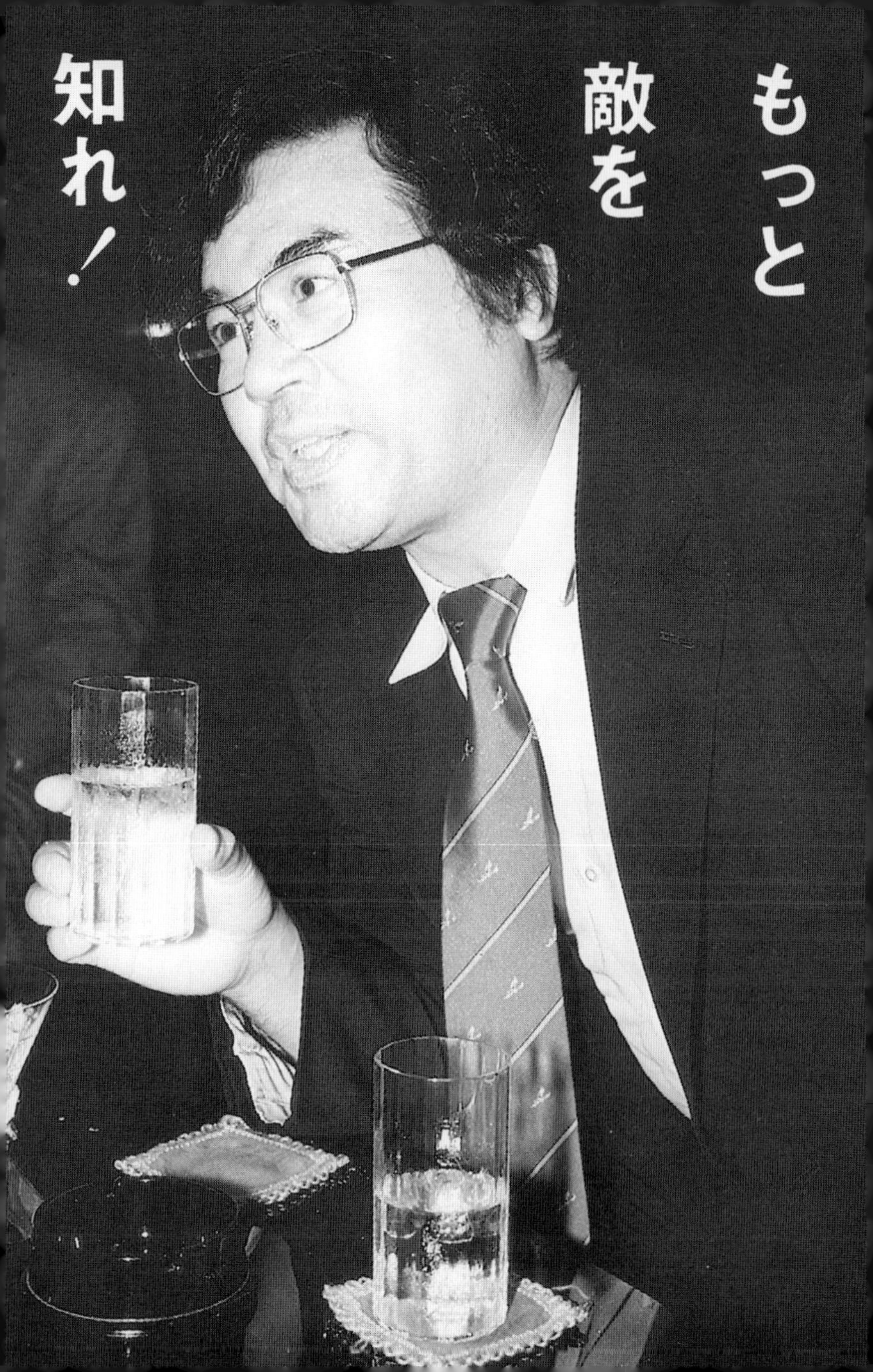
もっと
敵を
知れ!

反対の時は、反対というべきだ。
そして反対声明には、少なくとも相手に
どうして**反対**かという論拠として
述べなくてはいけない。

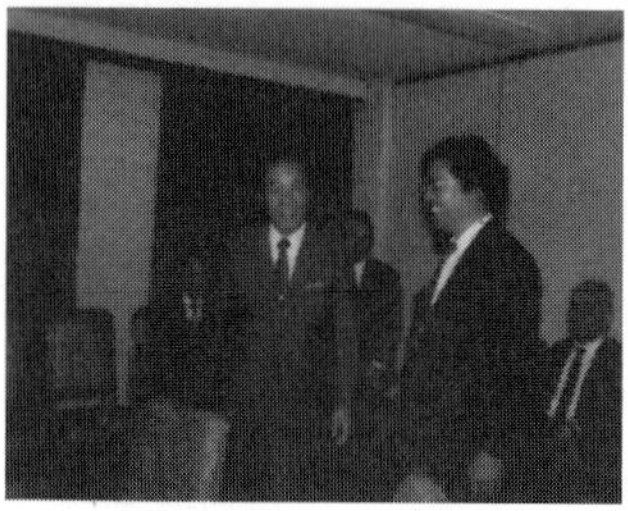

カセットテープ

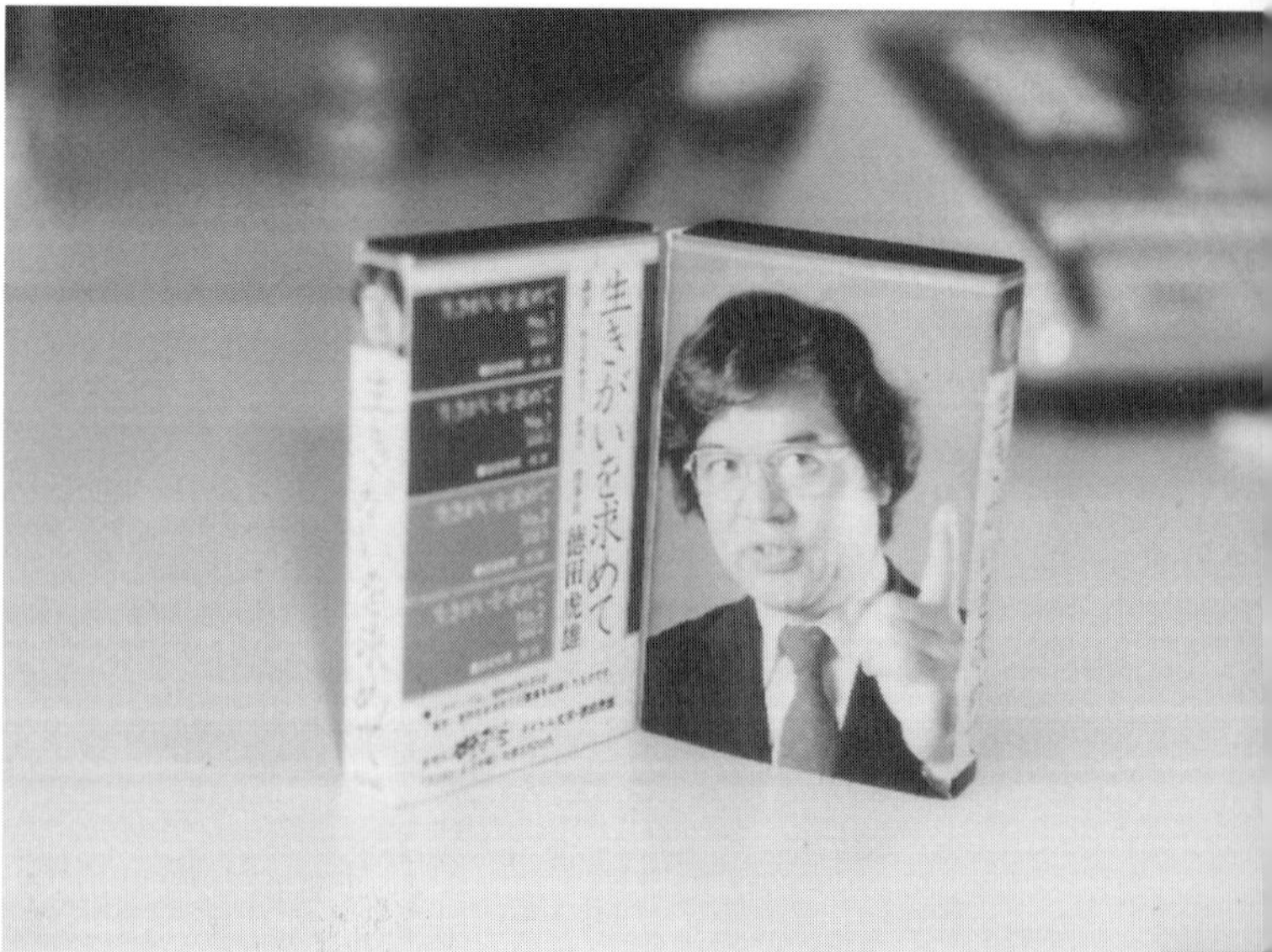

敵が強ければ強いほど、ふるいたちますね。

当り前のことをすればいい。当り前のことをしない奴は悪い奴で、ブン殴ってでもさせなければいけない。

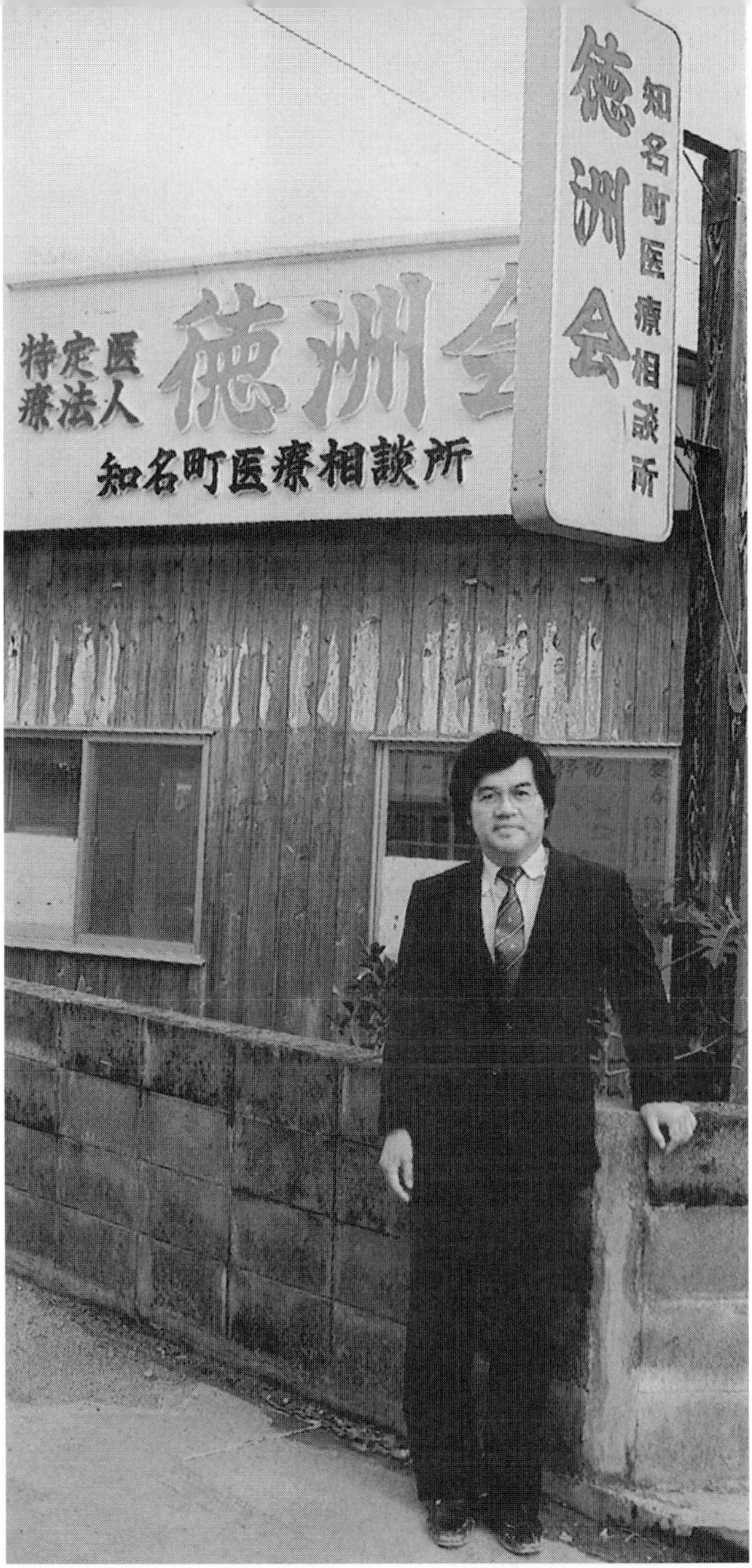

〃幸福を売る男〃

になりたいと思っていますね

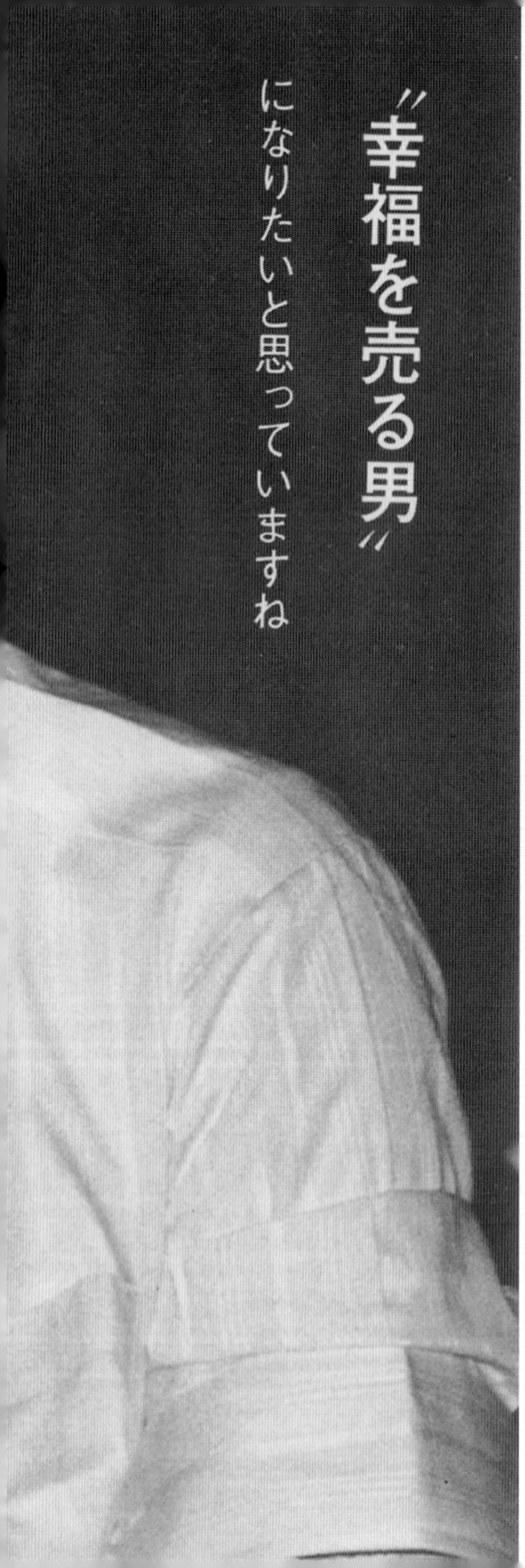

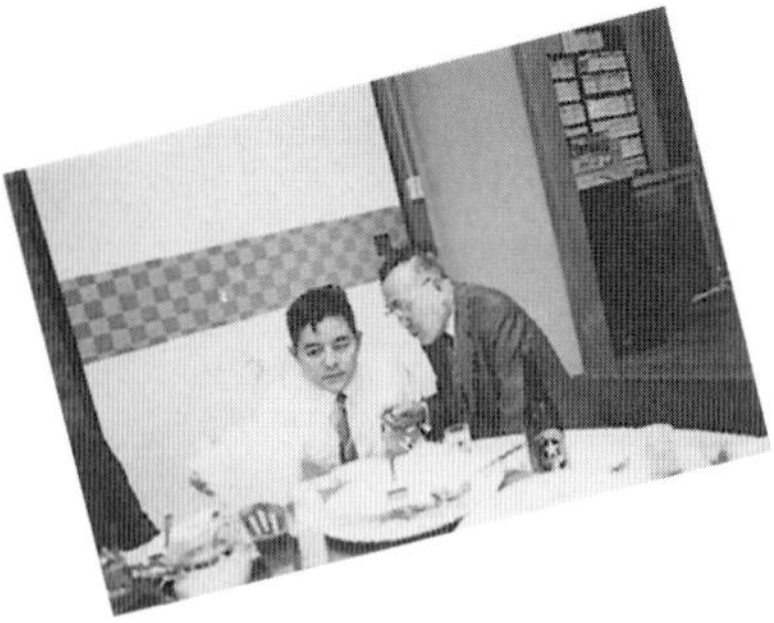

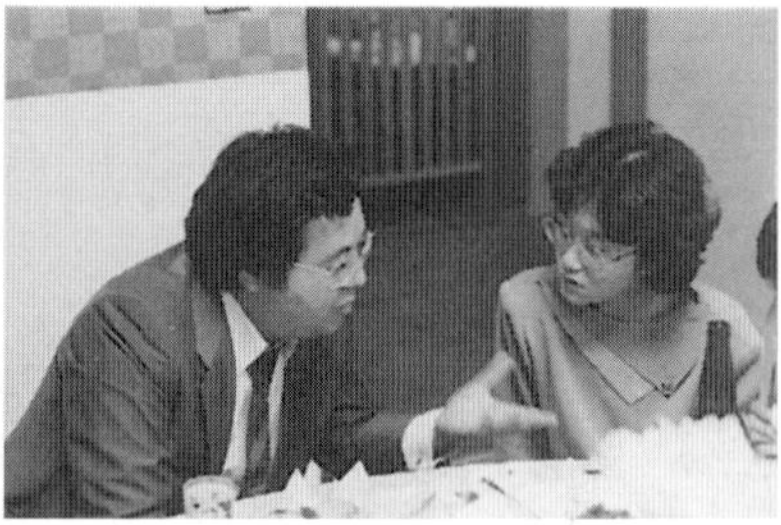

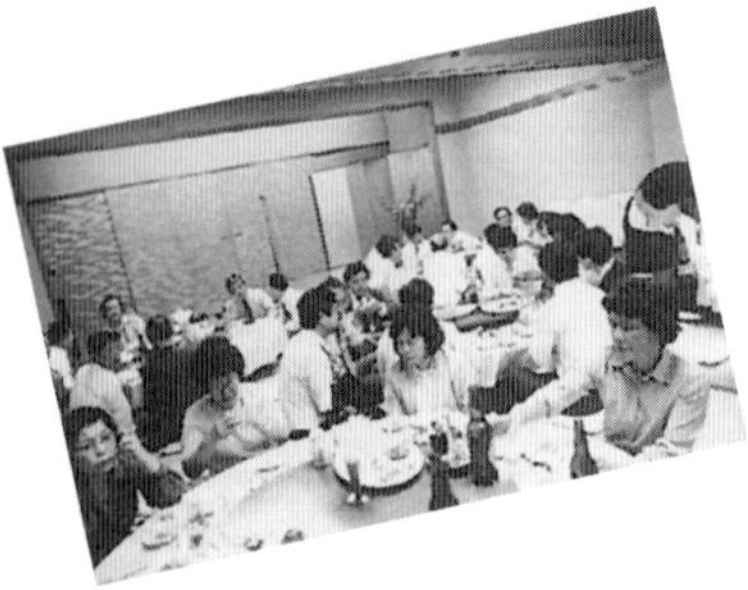

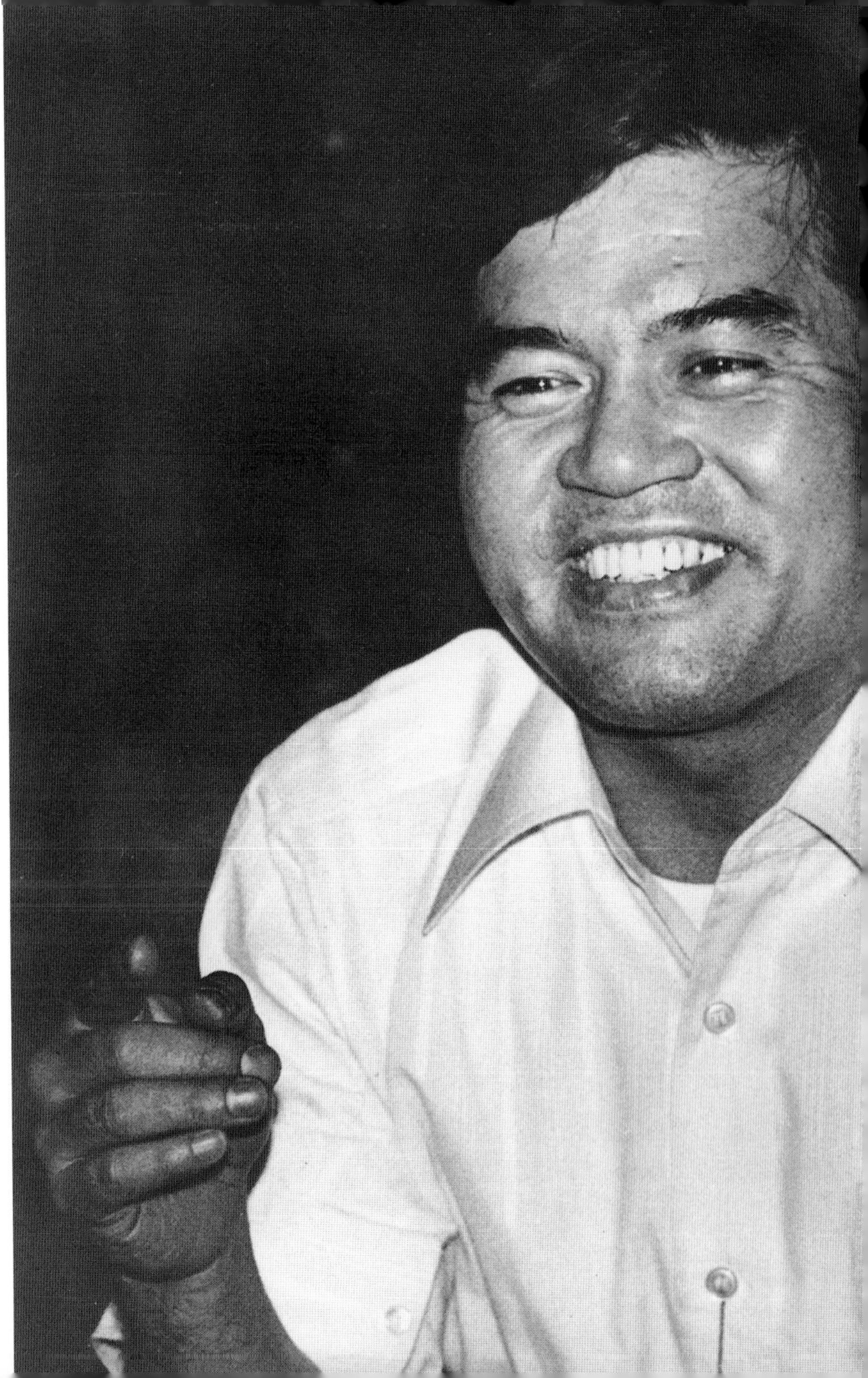

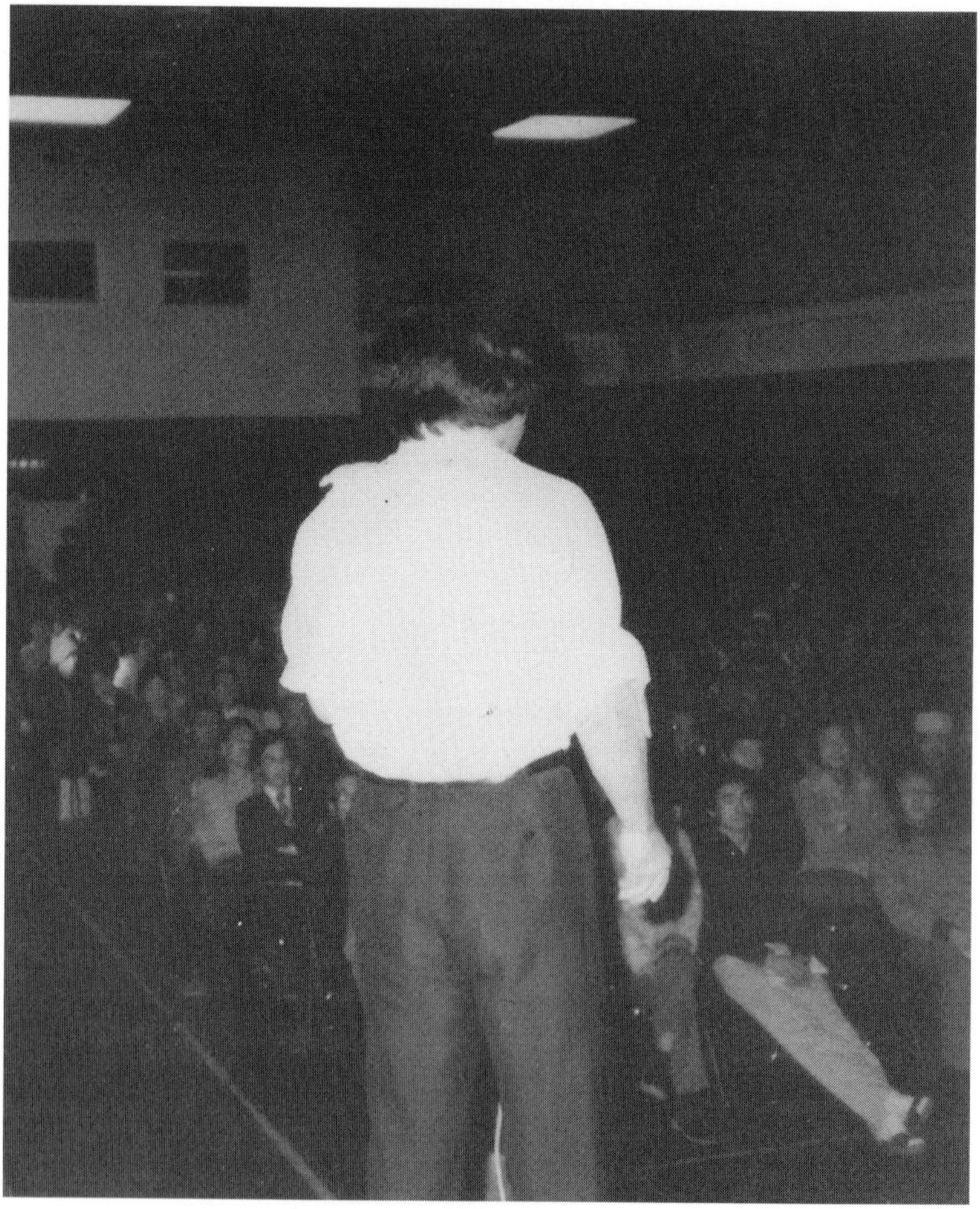

医学の急速な進歩にともない、医療技術はますます高度化・専門化しています。こうした中で〈徳洲会〉は、つねに最新の医療設備・機器を導入して、高度で最善の医療を追求しています。

ICU・CCUをはじめ、CT、CAG、RI、内視鏡検査装置、手術室のバイオクリーンシステムなどの最新の設備・機器等を地域の開業医と連繋してフルに活用し、地域医療のオープンシステム化を進めていきたいと考えています。

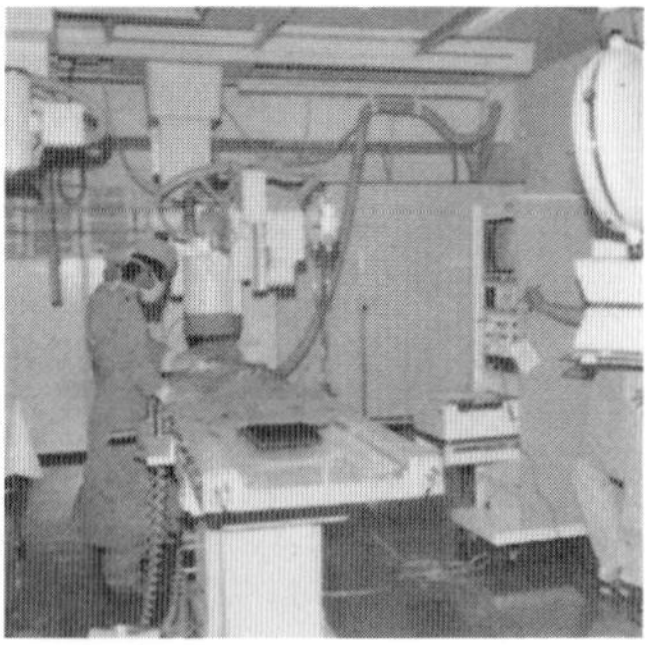

血管撮影装置

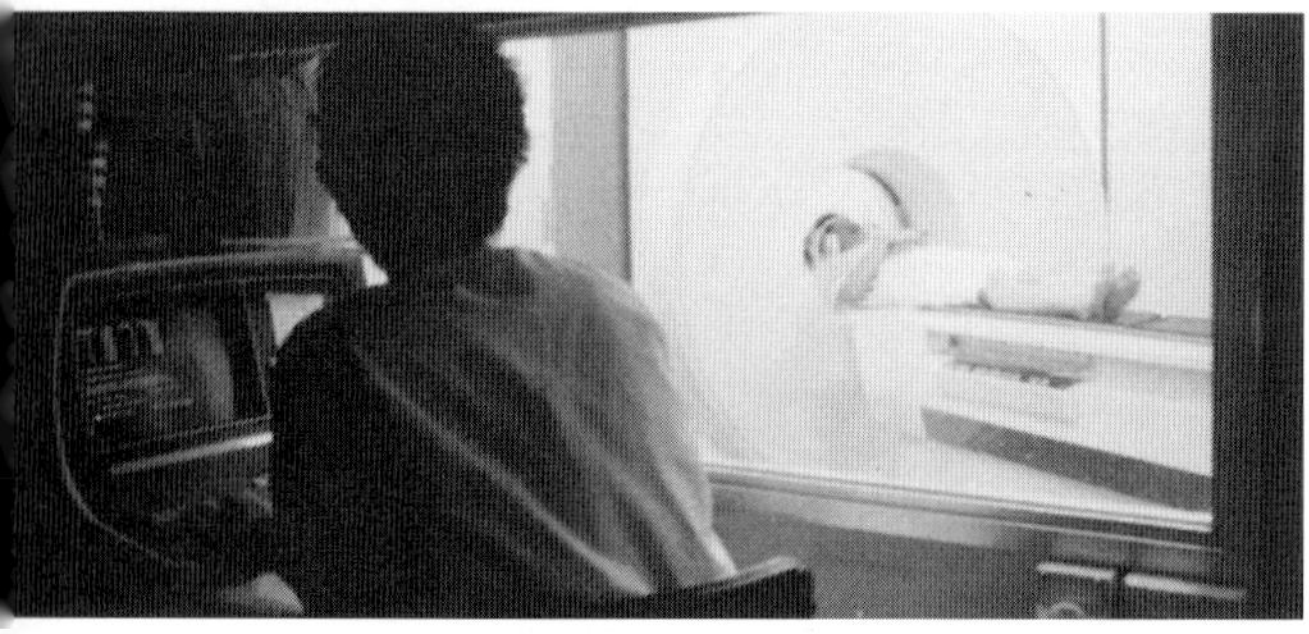

C.T.

バイオクリーンシステム手術室

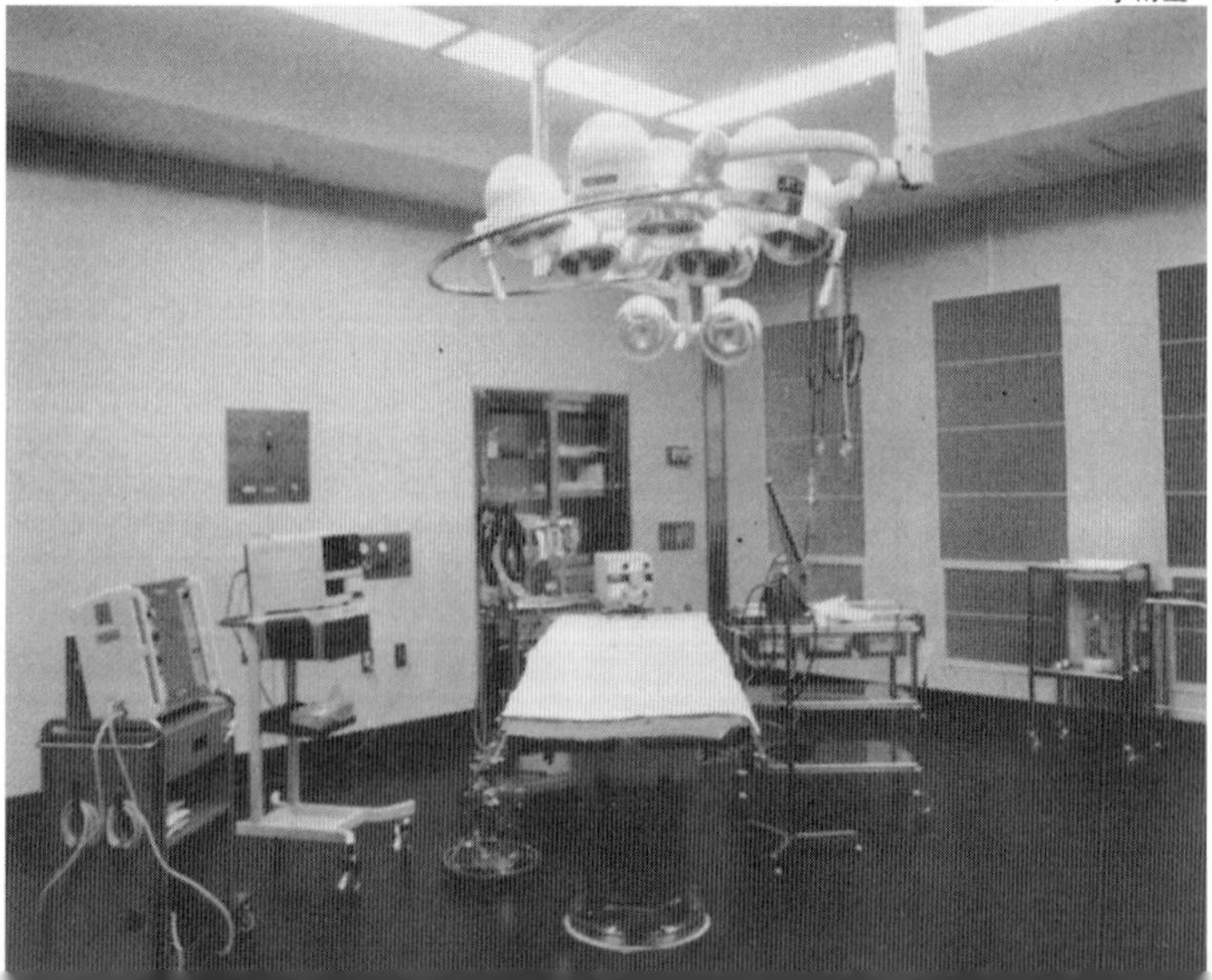

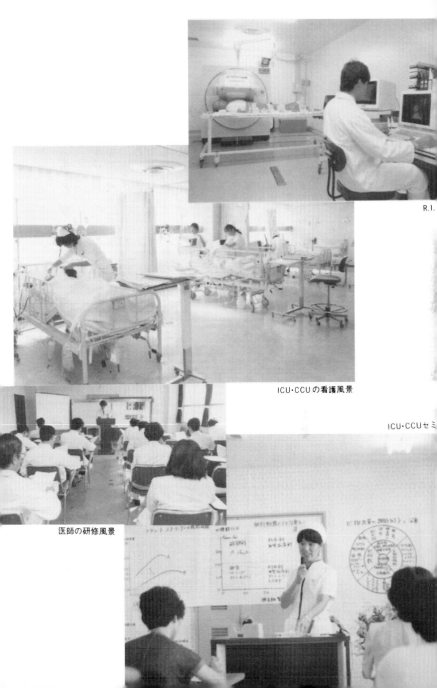

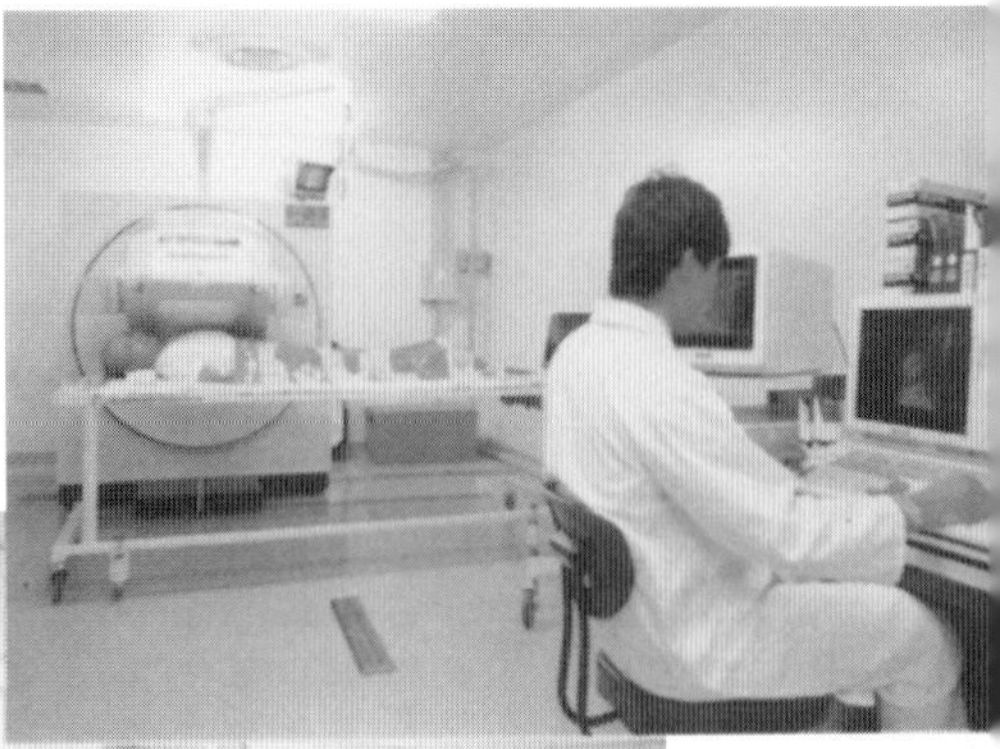

R.I.

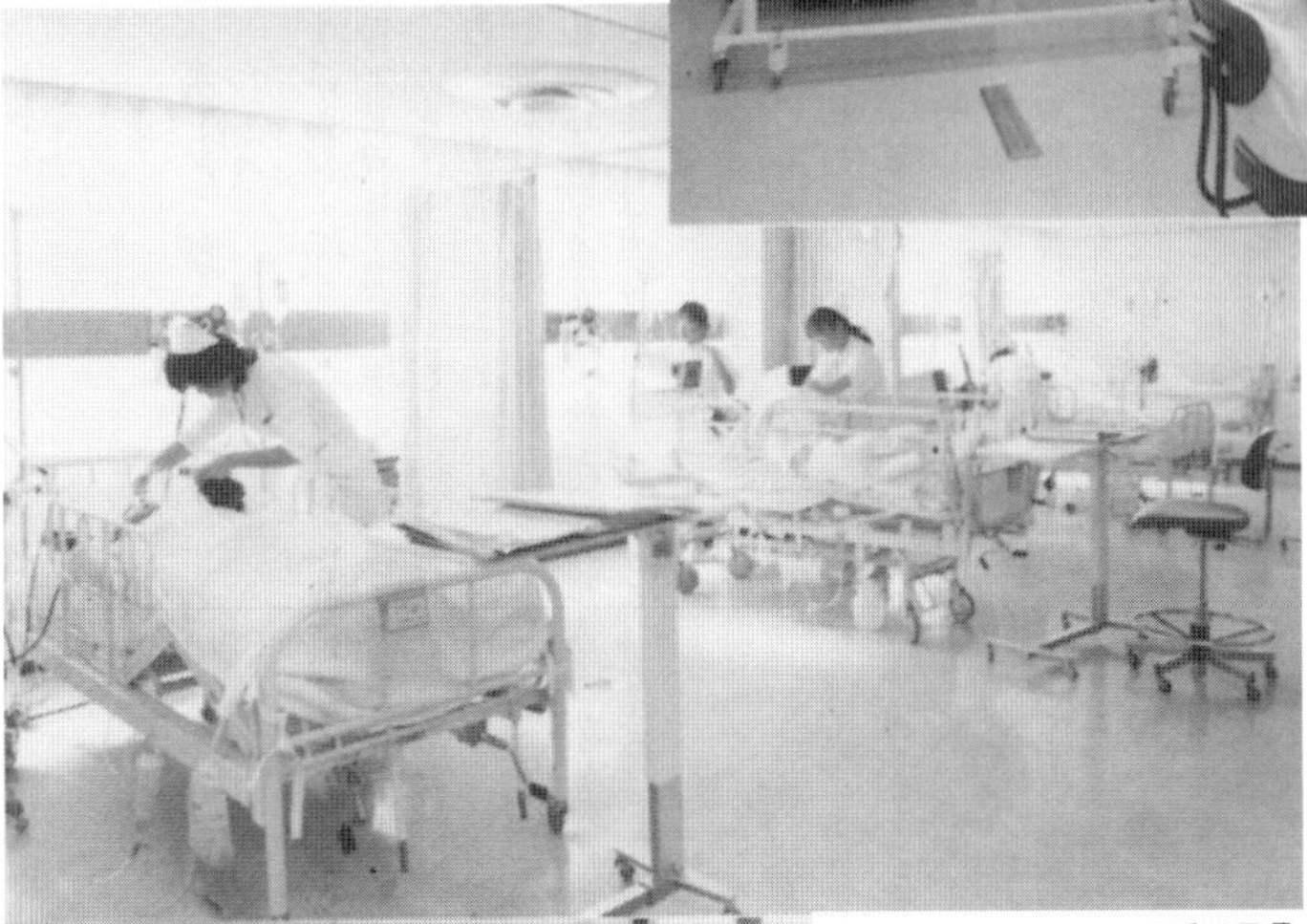

ICU・CCUの看護風景

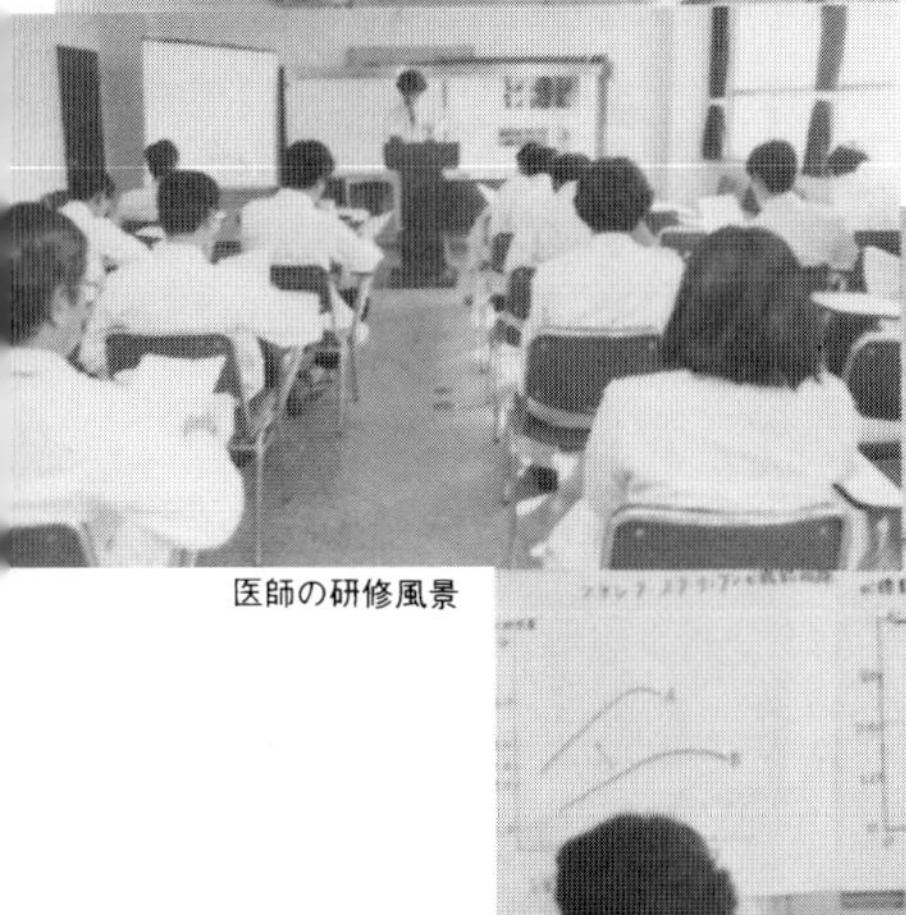

医師の研修風景

ICU・CCUセミ

あとがき

今年は私が「医療法人徳洲会」を設立してちょうど一〇年目になる。この間昭和五六年に「特定医療法人徳洲会」に改組し、現在北海道から沖縄まで全国に十一病院を数えるようになった。さらに一〇ヵ所に着工中であるから、来年には二〇を越すだろう。

この一〇年間、私と徳洲会はマスコミなどに多く取りあげられてきた。また私自身も何冊かを執筆した他、数千回の講演を全国で行なってきた。著作の出版やマスコミ登場によって私の行動や考え方、徳洲会の歩みもかなりの人に知られたといってよいが、それでも私にしてみれば充分満足するものではなかった。

というのは、テレビやラジオ、新聞などのマスコミはともすれば、医師会とのケンカや賭博選挙など、好奇な目による一方的な取り上げ方しかなかったし、著作にしてもその時代の要望に応えてまとめる必要があったため、いま振り返ってみるとどうしても過去形の印象をぬぐえないのであった。

それに十年もたってしまうと、私や徳洲会の思想と行動について全く知らない世代が多く登場している。そういったことも、今回、本書をまとめる動機の一つとなった。つまり、いま一度、徳洲会が歩んだこの十年とは何だったのか、私の四七歳の人生とは何だったのか、を自らに問い、再確認しつつ、そうした未知の読者に対して原点ともいうべきところを提示したかったのである。

語録としてまとめるために、著作や講演録、ラジオやテレビでの発言、あるいは雑誌、週刊誌、新聞などの取材記事などを再度読み返し、約二〇〇〇近くの言葉をまず収集してみた。それをさらに序章と四つの章に分類し、四〇〇余りに精選した。

ここに一冊にまとめた四〇〇余の言葉が、私の思想と行動のエッセンスたりえているかといえば、まだ不満が残らないでもないが、少なくとも本書を手にとっていただければ、私のこの十年の猛烈な歩み、いや四七年にわたる男の生き様の全体像はほぼ理解していただけるものと自負している。

だからこそ、題名も『真実を求めて―生か死か!!』とした。阪大医学部受験時代のノート表紙に大きく書いて以来、私は毎年、手帳が変わるたびに新たな気持ですべてのノートや手帳に書き直してきた。真実を求めて、生か死か!! この文字を毎日見ることで、ともすればくじけかけた気持を引きしめ、努力の原泉としてきた。

それだけに、私は本書こそは、私の思想と行動を丸ごとにとらえた一冊であると断言できる。語録であるだけに、断片的であり、格言的なところもあり、また前後の文脈をカットしたため、一見すれば誤解をあたえかねない毒にみちた言葉も多い。ストレートに本音を吐きつづけたことの証とおもって受け止めていただければと思う。

本年、わが闘争の原点ともいうべき故郷・徳之島に念願の徳洲会病院を開設することになった。

故郷に病院を建てるのは地域ナショナリズムのためでなく、辺地、離島にも十全な総合医療の病院が運営可能となることで、日本だけでなく、世界の発展途上国やめぐまれない地域にも可能となるからである。

またわたしが政治の分野に挑戦するのも、いわば同じ方向で医療改革が政治変革を必要とするようになってきたからでもある。大都市優先の中央志向的発想をかえるためにも、徳洲会と私の歩みにはいま、政治の場がどうしても必要となってきたのである。代議士になりたいといった安直な気持などさらさらない。本書を手にとってもらえれば理解していただけるはずだ。私を丸裸にしたこの語録を、私を産み育ててくれた奄美と、奄美を愛する全ての人に捧げたい。

また最後に、編集・出版の労にあたった㈱海風社の作井満・作井勝氏兄弟とスタッフたち、写真の里博文氏、砂守勝己氏、アロー写植の生野孫一郎・晋氏兄弟は、どういう巡りあわせかいずれも奄美の後輩であった。本書が奄美の若者たちの手でまとめられるということも私には忘れがたいものとなった。この他、写真を提供していただいたズーム・インの中原研一編集長とカメラマンの内山英明氏、NPデザインの方々にもお世話になった。心からお礼申し上げたい。

一九八五年七月十日　　帰阪の日に　徳田虎雄

徳洲会グループ

※主な施設を掲載　2024.9 現在

■ 一般社団法人 徳洲会

東京本部／〒102-0074 東京都千代田区九段南1-3-1 東京堂千代田ビルディング14F　03-3262-3133
大阪本部／〒530-0001 大阪府大阪市北区梅田1-3-1-1200 大阪駅前第一ビル12F　06-6346-2888

■ 医療法人 徳洲会

松原徳洲会病院	249床	〒580-0032 大阪府松原市天美東7-13-26	072-334-3400	1973年1月
野崎徳洲会病院	218床	〒574-0074 大阪府大東市谷川2-10-50	072-874-1641	1975年10月
岸和田徳洲会病院	400床	〒596-0042 大阪府岸和田市加守町4-27-1	072-445-9915	1977年5月
八尾徳洲会総合病院	427床	〒581-0011 大阪府八尾市若草町1-17	072-993-8501	1976年7月
南部徳洲会病院	357床	〒901-0493 沖縄県島尻郡八重瀬町字外間171-1	098-998-3221	1979年6月
福岡徳洲会病院	602床	〒816-0864 福岡県春日市須玖北4-5	092-573-6622	1979年10月
宇治徳洲会病院	479床	〒611-0041 京都府宇治市槇島町石橋145	0774-20-1111	1979年12月
湘南藤沢徳洲会病院	419床	〒251-0041 神奈川県藤沢市辻堂神台1-5-1	0466-35-1177	1980年6月
大和徳洲会病院	248床	〒242-0021 神奈川県大和市中央4-4-12	046-264-1111	1981年3月
札幌徳洲会病院	301床	〒004-0041 北海道札幌市厚別区大谷地東1-1-1	011-890-1110	1983年5月
羽生総合病院	391床	〒348-8505 埼玉県羽生市大字下岩瀬446	048-562-3000	1983年9月
札幌東徳洲会病院	336床	〒065-0033 北海道札幌市東区北33条東14-3-1	011-722-1110	1986年2月
仙台徳洲会病院	347床	〒981-3116 宮城県仙台市泉区高玉町9-8	022-771-5111	1986年2月
神戸徳洲会病院	309床	〒655-0017 兵庫県神戸市垂水区上高丸1-3-10	078-707-1110	1986年5月
名古屋徳洲会総合病院	350床	〒487-0016 愛知県春日井市高蔵寺町北2-52	0568-51-8711	1986年6月
千葉徳洲会病院	447床	〒274-8503 千葉県船橋市高根台2-11-1	047-466-7111	1986年6月
徳之島徳洲会病院	199床	〒891-7101 鹿児島県大島郡徳之島町亀津7588	0997-83-1100	1986年10月
長崎北徳洲会病院	108床	〒851-2131 長崎県西彼杵郡長与町北陽台1-5-1	095-813-5800	1986年11月
鹿児島徳洲会病院	310床	〒891-0122 鹿児島県鹿児島市南栄5-10-51	099-268-1110	1987年4月
中部徳洲会病院	408床	〒901-2305 沖縄県中頭郡北中城村字比嘉801	098-932-1110	1988年4月
大隅鹿屋病院	391床	〒893-0015 鹿児島県鹿屋市新川町6081-1	0994-40-1111	1988年8月
湘南鎌倉総合病院	669床	〒247-8533 神奈川県鎌倉市岡本1370-1	0467-46-1717	1988年11月
千葉西総合病院	680床	〒270-2251 千葉県松戸市金ヶ作107-1	047-384-8111	1990年2月
沖永良部徳洲会病院	132床	〒891-9213 鹿児島県大島郡知名町瀬利覚2208	0997-93-3000	1990年5月
日高徳洲会病院	199床	〒056-0005 北海道日高郡新ひだか町静内こうせい町1-10-27	0146-42-0701	1990年10月
喜界徳洲会病院	89床	〒891-6202 鹿児島県大島郡喜界町湾315	0997-65-1100	1991年8月
庄内余目病院	324床	〒999-7782 山形県東田川郡庄内町松陽1-1-1	0234-43-3434	1991年8月
名瀬徳洲会病院	289床	〒894-0061 鹿児島県奄美市名瀬朝日町28-1	0997-54-2222	1994年9月
与論徳洲会病院	81床	〒891-9301 鹿児島県大島郡与論町茶花403-1	0997-97-2511	1996年1月
札幌南徳洲会病院	88床	〒004-0875 北海道札幌市清田区平岡5条1-5-1	011-883-0602	1996年1月
屋久島徳洲会病院	140床	〒891-4205 鹿児島県熊毛郡屋久島町宮之浦2467	0997-42-2200	1997年7月
二日市徳洲会病院	52床	〒818-0072 福岡県筑紫野市二日市中央4-8-25	092-922-2531	1997年8月
東大阪徳洲会病院	100床	〒578-0984 大阪府東大阪市菱江3-6-11	072-965-0021	1997年9月
山北徳洲会病院	60床	〒959-3942 新潟県村上市勝木1340-1	0254-60-5555	1998年2月
笠利病院	89床	〒894-0512 鹿児島県奄美市笠利町大字中金久120	0997-55-2222	1998年4月
新庄徳洲会病院	270床	〒996-0041 山形県新庄市大字鳥越字駒場4623	0233-23-3434	1998年12月
瀬戸内徳洲会病院	60床	〒894-1507 鹿児島県大島郡瀬戸内町古仁屋字トンキャン原1358-1	0997-73-1111	1999年10月
葉山ハートセンター	89床	〒240-0116 神奈川県三浦郡葉山町下山口1898-1	046-875-1717	2000年5月
四日市徳洲会病院	40床	〒510-0821 三重県四日市市久保田2-1-2	059-355-2980	2000年5月
共愛会病院	378床	〒040-8577 北海道函館市中島町7-21	0138-51-2111	2000年7月
皆野病院	150床	〒369-1412 埼玉県秩父郡皆野町皆野2031-1	0494-62-6300	2000年12月
古河総合病院	234床	〒306-0041 茨城県古河市鴻巣1555	0280-47-1010	2001年4月
宮古島徳洲会病院	99床	〒906-0014 沖縄県宮古島市平良字松原552-1	0980-73-1100	2001年4月
帯広徳洲会病院	152床	〒080-0302 北海道河東郡音更町木野西通14-2-1	0155-32-3030	2001年6月
白根徳洲会病院	199床	〒400-0213 山梨県南アルプス市西野2294-2	055-284-7711	2001年11月
横浜日野病院	257床	〒234-0051 神奈川県横浜市港南区日野3-9-3	045-843-8511	2002年8月
高砂西部病院	219床	〒676-0812 兵庫県高砂市中筋1-10-41	079-447-0100	2003年7月

近江草津徳洲会病院	199床	〒525-0054	滋賀県草津市東矢倉3-34-52	077-567-3610	2003年９月
宇和島徳洲会病院	300床	〒798-0003	愛媛県宇和島市住吉町2-6-24	0895-22-2811	2004年４月
石垣島徳洲会病院	62床	〒907-0001	沖縄県石垣市大浜南大浜446-1	0980-88-0123	2004年４月
山形徳洲会病院	283床	〒990-0834	山形県山形市清住町2-3-51	023-647-3434	2004年９月
館山病院	208床	〒294-0045	千葉県館山市北条520-1	0470-22-1122	2005年４月
静岡徳洲会病院	419床	〒421-0193	静岡県静岡市駿河区下川原南11-1	054-256-8008	2005年４月
東京西徳洲会病院	568床	〒196-0003	東京都昭島市松原町3-1-1	042-500-4433	2005年９月
湘南厚木病院	253床	〒243-8551	神奈川県厚木市温水118-1	046-223-3636	2005年９月
四街道徳洲会病院	220床	〒284-0032	千葉県四街道市吉岡1830-1	043-214-0111	2005年11月
出雲徳洲会病院	183床	〒699-0631	島根県出雲市斐川町直江3964-1	0853-73-7000	2006年４月
山川病院	89床	〒891-0515	鹿児島県指宿市山川小川1571	0993-35-3800	2006年９月
鎌ケ谷総合病院	331床	〒273-0121	千葉県鎌ケ谷市初富929-6	047-498-8111	2007年９月
大垣徳洲会病院	283床	〒503-0015	岐阜県大垣市林町6-85-1	0584-77-6110	2008年４月
榛原総合病院	397床	〒421-0493	静岡県牧之原市細江2887-1	0548-22-1131	2010年３月
和泉市立総合医療センター	307床	〒594-0073	大阪府和泉市和気町4-5-1	0725-41-1331	2014年４月
吹田徳洲会病院	365床	〒565-0814	大阪府吹田市千里丘西21-1	06-6878-1110	2014年７月
茅ヶ崎徳洲会病院	132床	〒253-0052	神奈川県茅ヶ崎市幸町14-1	0467-58-1311	2015年５月
武蔵野徳洲会病院	303床	〒188-0013	東京都西東京市向台町3-5-48	042-465-0700	2015年６月
生駒市立病院	210床	〒630-0213	奈良県生駒市東生駒1-6-2	0743-72-1111	2015年６月
成田富里徳洲会病院	407床	〒286-0201	千葉県富里市日吉台1-1-1	0476-93-1001	2015年９月
北谷病院	54床	〒904-0101	沖縄県中頭郡北谷町字上勢頭631-4	098-936-5611	2018年12月
泉佐野病院	79床	〒598-0071	大阪府泉佐野市鶴原969-1	072-464-8588	2019年１月
全南病院	48床	〒582-0021	大阪府柏原市国分本町2-3-18	072-976-2211	2019年12月
山内病院	99床	〒251-0055	神奈川県藤沢市南藤沢4-6	0466-25-2216	2022年９月
清川病院	198床	〒248-0006	神奈川県鎌倉市小町2-13-7	0467-24-1200	2022年９月
六地蔵総合病院	199床	〒611-0001	京都府宇治市六地蔵奈良町9	0774-33-1717	2022年11月
湘南大磯病院	312床	〒259-0114	神奈川県中郡大磯町月京21-1	0463-72-3211	2023年３月
札幌外科記念病院	99床	〒064-0923	北海道札幌市中央区南23条西15-1-30	011-563-0151	2024年２月
貝塚記念病院	57床	〒597-0002	大阪府貝塚市新町11-5	072-433-2526	2024年２月
札幌東徳洲会病院医学研究所		〒065-0033	北海道札幌市東区北33条東14-3-1 札幌東徳洲会病院内	011-722-1110	
千葉徳洲会病院臨床研究部		〒274-8503	千葉県船橋市高根台2-11-1	047-466-7111	
野崎徳洲会病院附属研究所		〒574-0074	大阪府大東市谷川2-10-50 野崎徳洲会病院内	072-874-1641	
湘南鎌倉総合病院付属臨床研究センター		〒247-8533	神奈川県鎌倉市岡本1370-1	0467-46-1717	
開聞クリニック		〒891-0603	鹿児島県指宿市開聞十町1294-2	0993-32-5800	
伊仙クリニック		〒891-8201	鹿児島県大島郡伊仙町伊仙2097	0997-86-3030	
中種子クリニック		〒891-3604	鹿児島県熊毛郡中種子町野間6481-1	0997-27-3222	
中山クリニック		〒891-0105	鹿児島県鹿児島市中山町2264	099-267-8811	
湘南鎌倉人工関節センター		〒247-0061	神奈川県鎌倉市台5-4-17	0467-47-2377	
いづはら医院		〒894-1503	鹿児島県大島郡瀬戸内町古仁屋大湊7	0997-72-3307	
ベテル泌尿器科クリニック		〒001-0911	北海道札幌市北区新琴似11条17-1-33	011-769-8801	
上愛子クリニック		〒989-3124	宮城県仙台市青葉区上愛子街道77-3	022-392-0330	
岸和田徳洲会クリニック		〒596-0001	大阪府岸和田市磯上町4-22-40	072-438-8745	
野崎徳洲会クリニック		〒574-0072	大阪府大東市深野3-1-1	072-874-1130	
あまぎユイの里医療センター		〒891-7611	鹿児島県大島郡天城町天城439-1	0997-85-3080	
ホームケアクリニック札幌		〒004-0875	北海道札幌市清田区平岡５条1-5-10	011-807-7601	
ドラゴンクリニック		〒018-2407	秋田県山本郡三種町浜田字上浜田1	0185-85-4666	
鏡クリニック		〒869-4212	熊本県八代市鏡町下有佐449	0965-52-5555	
生見クリニック		〒891-0206	鹿児島県鹿児島市喜入生見町623	099-343-1133	
高山クリニック		〒893-1207	鹿児島県肝属郡肝付町新富818-1	0994-65-1111	
吾平クリニック		〒893-1103	鹿児島県鹿屋市吾平町麓3322-1	0994-58-5555	
ハンビークリニック		〒904-0117	沖縄県中頭郡北谷町北前1-21-1	098-926-3000	
湘南葉山デイケアクリニック		〒240-0111	神奈川県三浦郡葉山町一色1746-2	046-876-3811	
与勝あやはしクリニック		〒904-2304	沖縄県うるま市与那城屋慶名467-111	098-983-0055	
こくらクリニック		〒900-0024	沖縄県那覇市古波蔵3-8-28	098-855-1020	
ひめゆりクリニック		〒901-0344	沖縄県糸満市字伊原107-1	098-997-3702	
よみたんクリニック		〒904-0324	沖縄県中頭郡読谷村字長浜1774	098-958-5775	
新都心クリニック		〒900-0004	沖縄県那覇市銘苅2-2-1	098-860-0755	
湘南かまくらクリニック		〒247-0066	神奈川県鎌倉市山崎1202-1	0467-43-1717	
ソフィアクリニック		〒904-0012	沖縄県沖縄市安慶田3-11-30	098-923-2110	

加須ふれあいクリニック	〒347-0007 埼玉県加須市大字下三俣1790-1	0480-61-8561
行田ふれあいクリニック	〒361-0056 埼玉県行田市持田3-15-23	048-555-1155
宇治徳洲会在宅クリニック	〒611-0041 京都府宇治市槇島町石橋63	0774-81-0220
山内病院付属藤沢スマートタウンクリニック	〒251-0043 神奈川県藤沢市辻堂元町6-17-1 Wellness SQUARE南館1F	0466-52-5277
金光クリニック	〒196-0014 東京都昭島市田中町562-8 昭島昭和ビル2F	042-545-2156
和泉市立和泉診療所	〒594-0005 大阪府和泉市幸2-6－37	0725-44-6921
松原中央クリニック(休止中)	〒580-0043 大阪府松原市阿保1-2-32	072-331-4161
介護老人保健施設コスモス	〒004-0069 北海道札幌市厚別区厚別町山本1063-28	011-895-1110
介護老人保健施設愛心園	〒891-7623 鹿児島県大島郡天城町瀬滝398	0997-85-5501
介護老人保健施設シルバーホームいずみ	〒981-3116 宮城県仙台市泉区高玉町9-8 仙台病院内	022-771-5101
介護老人保健施設あかね	〒999-6603 山形県東田川郡庄内町添津字家の下97	0234-51-1100
介護老人保健施設徳田山	〒999-6852 山形県酒田市相沢字道脇7	0234-61-4040
介護老人保健施設優和の里	〒959-3942 新潟県村上市勝木1340-1 山北病院内	0254-60-5000
介護老人保健施設岸和田徳洲苑	〒596-0808 大阪府岸和田市三田町142	072-441-5501
介護老人保健施設松原徳洲苑	〒580-0032 大阪府松原市天美東7-103	072-334-3402
介護老人保健施設余目徳洲苑	〒999-7782 山形県東田川郡庄内町松陽1-1-6	0234-43-2477
介護老人保健施設八尾徳洲苑	〒581-0005 大阪府八尾市荘内町1-2-35	072-991-2291
介護老人保健施設徳洲苑なえぼ	〒065-0007 北海道札幌市東区北7条東18-2-30	011-753-0011
介護老人保健施設茅ヶ崎浜之郷	〒253-0086 神奈川県茅ヶ崎市浜之郷8-1	0467-57-2666
介護老人保健施設舟形徳洲苑	〒999-4603 山形県最上郡舟形町富田字富田135-1	0233-35-2228
介護老人保健施設宇治徳洲苑	〒611-0041 京都府宇治市槇島町石橋145 宇治病院内	0774-25-7110
介護老人保健施設ほのか	〒997-1321 山形県東田川郡三川町押切新田深田1	0235-68-0020
介護老人保健施設梅花苑	〒999-5314 山形県最上郡真室川町大字木ノ下字片渕山1125-286	0233-32-0505
介護老人保健施設成田富里徳洲苑	〒286-0201 千葉県富里市日吉台1-1-1 成田富里病院内	0476-37-5017
介護老人保健施設秋名の郷	〒894-0332 鹿児島県大島郡瀧郷町幾里字濱崎179番地	0997-62-4111
介護老人保健施設光徳苑	〒891-0141 鹿児島県鹿児島市谷山中央2-4515	099-260-9777
介護老人保健施設おきなわ徳洲苑	〒904-0021 沖縄県沖縄市胡屋6-4-19	098-931-1215
介護老人保健施設千葉徳洲苑	〒274-0068 千葉県船橋市大穴北7-22-1	047-457-8411
介護老人保健施設ゆめが丘	〒245-0016 神奈川県横浜市泉区和泉町1202	045-800-1717
介護老人保健施設まつど徳洲苑	〒270-0001 千葉県松戸市幸田180-1	047-309-7172
介護老人保健施設出雲徳洲苑	〒699-0631 島根県出雲市斐川町直江3964-1 出雲病院内	0853-73-7577
介護老人保健施設四街道徳洲苑	〒284-0032 千葉県四街道市吉岡1830-1 四街道病院内	043-382-7002
介護老人保健施設リハビリケア湘南かまくら	〒247-0066 神奈川県鎌倉市山崎1202-1	0467-41-1616
介護老人保健施設はさま徳洲苑	〒274-0822 千葉県船橋市飯山満町2-685-3	047-401-5161
介護老人保健施設武蔵野徳洲苑	〒188-0013 東京都西東京市向台町3-5-57	042-465-0800
介護老人保健施設静岡徳洲苑	〒421-1221 静岡県静岡市葵区牧ケ谷811-15	054-277-3300
介護老人保健施設あじさい	〒421-0421 静岡県牧之原市細江3208-1	0548-23-0231
介護老人保健施設吹田徳洲苑	〒565-0814 大阪府吹田市千里丘西21-1 吹田病院内	06-6878-9100
介護老人保健施設リハビリケア湘南厚木	〒243-0023 神奈川県厚木市戸田2446-15	046-230-5111
介護老人保健施設シルバーケア鎌ヶ谷	〒273-0121 千葉県鎌ケ谷市初富125-1	047-441-2005
介護老人保健施設シルバーケア松戸	〒270-2216 千葉県松戸市串崎新田172-1	047-311-0303
介護老人保健施設しんかま	〒273-0121 千葉県鎌ケ谷市初富929-6 鎌ケ谷病院内	047-774-0001
介護老人保健施設シルバーケア常盤平	〒270-2218 千葉県松戸市五香西5-28	047-386-4551
介護老人保健施設あいの郷	〒348-0043 埼玉県羽生市桑崎196-1	048-562-3100
介護老人保健施設かまくらしるばーほーむ	〒248-0005 神奈川県鎌倉市雪ノ下1-10-1	0467-22-0013
介護老人保健施設いちいの杜	〒196-0021 東京都昭島市武蔵野3-5-63	042-500-0151
介護老人保健施設たてやま	〒294-0045 千葉県館山市北条520-1	0470-22-2700
山北徳洲会介護医療院	〒959-3942 新潟県村上市勝木1340-1	0254-60-5555
静岡徳洲会病院介護医療院ゆうかりの木陰	〒421-0193 静岡県静岡市駿河区下川原南11-1	054-256-8008
野崎訪問看護ステーション	〒574-0074 大阪府大東市谷川2-10-50	072-818-0028
宇治徳洲会訪問看護ステーション	〒611-0041 京都府宇治市槇島町石橋63	0774-81-0222
よろこび訪問看護ステーション	〒581-0005 大阪府八尾市荘内町1-2-35	072-997-4083
茅ヶ崎駅前訪問看護ステーション	〒253-0052 神奈川県茅ヶ崎市幸町14-1 茅ヶ崎病院内	0467-88-1779
訪問看護ステーションひなた	〒981-3116 宮城県仙台市泉区高玉町9-8 仙台病院内	022-771-5108
岸和田徳洲会訪問看護ステーションかいづか支所	〒597-0071 大阪府貝塚市加神1-10-8	072-432-4852
岸和田徳洲会訪問看護ステーション	〒596-0808 大阪府岸和田市三田町142 岸和田徳洲苑内	072-441-5576
訪問看護ステーションひまわり	〒999-7782 山形県東田川郡庄内町松陽1-1-6 余目徳洲苑内	0234-43-2964
高蔵寺訪問看護ステーショ のぞみ	〒487-0016 愛知県春日井市高蔵寺町北2-52	0568-52-7503
新庄徳洲会訪問看護ステーション	〒996-0041 山形県新庄市大字鳥越字駒場4623 新庄病院内	0233-29-4607

大垣徳洲会訪問看護ステーション	〒503-0015 岐阜県大垣市林町6-85-1 大垣病院内	0584-84-2013
福岡徳洲会訪問看護リハビリステーションやよい	〒816-0864 福岡県春日市須玖北4-5 福岡病院内	092-915-4110
湘南藤沢訪問看護ステーション	〒251-0041 神奈川県藤沢市辻堂神台1-5-1 湘南藤沢病院内	0466-35-1305
名瀬徳洲会訪問看護ステーション	〒894-0061 鹿児島県奄美市名瀬朝日町28-1	0997-54-2285
大和徳洲会訪問看護ステーション	〒242-0021 神奈川県大和市中央1-1-15 たつみビル2階	046-264-1191
鹿児島徳洲会訪問看護ステーションみずほ	〒891-0122 鹿児島県鹿児島市南栄5-10-51	099-814-7282
訪問看護ステーション徳洲苑しろいし(休止中)	〒003-0021 北海道札幌市白石区栄通18-4-10	011-836-1153
宇治徳洲会訪問看護ステーション城陽支所	〒610-0121 京都府城陽市寺田樋尻12-83	0774-54-7577
訪問看護ステーションはなもも	〒306-0041 茨城県古河市鴻巣1175-1	0280-48-1130
東京西くじら訪問看護ステーション	〒196-0003 東京都昭島市松原町2-8-19	042-847-3660
訪問看護ステーション花みずき	〒893-0015 鹿児島県鹿屋市新川町6081-1 大隅鹿屋病院内	0994-40-0021
札幌徳洲会訪問看護ステーション	〒004-0041 北海道札幌市厚別区大谷地東1-1-1 札幌病院内	011-890-1619
訪問看護ステーションきょうあい	〒040-8577 北海道函館市中島町7-21 共愛会病院内	0138-51-9111
東大阪徳洲会訪問看護ステーション	〒578-0984 大阪府東大阪市菱江3-6-11	072-942-5422
松原徳洲会訪問看護ステーション	〒580-0032 大阪府松原市天美東7-103	072-334-3931
宇治徳洲会訪問看護ステーション京田辺支所	〒610-0351 京都府京田辺市大住ヶ丘2-8-12	0774-66-2213
よろこび訪問看護ステーション八尾若草支所	〒581-0011 大阪府八尾市若草町1-17 八尾徳洲会総合病院内	072-993-8501
札幌ひがし徳洲会訪問看護ステーション	〒065-0033 北海道札幌市東区北33条東13-3-43 第2エクセルナガタ203	011-722-1167
近江草津徳洲会訪問看護ステーション	〒525-0054 滋賀県草津市東矢倉3-34-52 近江草津徳洲会病院内	077-516-2763
緩和ケア訪問看護ステーション札幌	〒004-0875 北海道札幌市清田区平岡5条1-5-10	011-807-8207
野崎訪問看護ステーション四條畷支所	〒575-0036 大阪府四條畷市雁屋南町27-3	072-817-9120
愛心訪問看護ステーション	〒247-0066 神奈川県鎌倉市山崎1202-1	0467-45-0467
訪問看護ステーションほのぼの	〒274-8503 千葉県船橋市高根台2-11-1 千葉病院内	047-774-0411
訪問看護ステーションいこい	〒901-0417 沖縄県島尻郡八重瀬町字外間80	098-835-7881
高砂訪問看護ステーションきらめき	〒676-0812 兵庫県高砂市中筋1-10-41 高砂西部病院内	079-447-2455
わらび訪問看護ステーション四街道	〒284-0032 千葉県四街道市吉岡1830-1 四街道病院内	043-382-5220
わらび訪問看護ステーション四街道美しが丘支所	〒284-0045 千葉県四街道市美しが丘2-5-1-107	043-382-5220
神戸徳洲会訪問看護ステーション	〒655-0018 兵庫県神戸市垂水区千代が丘1-1-12 サニーハイツ34号	078-707-1685
宇和島徳洲会訪問看護ステーション	〒798-0003 愛媛県宇和島市住吉町2-6-24 宇和島病院内	0895-22-5570
武蔵野徳洲会訪問看護ステーション	〒188-0013 東京都西東京市向台町3-5-48 武蔵野徳洲会病院内	042-429-0550
湘南厚木訪問看護ステーション	〒243-8551 神奈川県厚木市温水118-1 湘南厚木病院内	046-223-7701
愛心訪問看護ステーション葉山支所	〒240-0111 神奈川県三浦郡葉山町一色1746-2	046-864-0010
出雲徳洲会訪問看護ステーション	〒699-0631 島根県出雲市斐川町直江3964-1 出雲徳洲会病院内	0853-73-7792
千葉西訪問看護ステーション	〒270-2251 千葉県松戸市金ケ作105-1	047-384-4115
訪問看護ステーションシルバーケア	〒273-0121 千葉県鎌ケ谷市初富929-6 鎌ケ谷病院内	047-444-5610
訪問看護ステーションシルバーケア初富支所	〒273-0121 千葉県鎌ケ谷市初富125-1 老健シルバーケア鎌ケ谷内	080-5898-2791
訪問看護ステーションたてやま	〒294-0045 千葉県館山市北条520-1 館山病院内	0470-24-7311
ちゅうとく訪問看護ステーション	〒904-0012 沖縄県沖縄市安慶田3-11-30 ソフィアクリニック内	098-939-9766
訪問看護ステーションわかば	〒421-0493 静岡県牧之原市細江2887-1 榛原総合病院内	0548-22-9692
羽生訪問看護ステーション	〒348-8505 埼玉県羽生市大字下岩瀬446 羽生病院内	048-562-5031
古河徳洲会訪問看護ステーションけやき	〒306-0041 茨城県古河市鴻巣1555 古河総合病院内	0280-33-3142
訪問看護ステーションつむぎ	〒286-0201 千葉県富里市日吉台1-1-1	0476-85-5527
訪問看護ステーションゆんぬ	〒891-9301 鹿児島県大島郡与論町大字茶花字赤佐241-11	0997-85-1501
宇治徳洲会訪問看護ステーション六地蔵支所	〒611-0001 京都府宇治市六地蔵奈良町9 六地蔵病院内	0774-33-1721
宇治徳洲会訪問看護ステーション八幡支所	〒614-8057 京都府八幡市八幡安居塚1-5	075-874-1582
出雲徳洲会訪問看護ステーション十六島支所	〒691-0041 島根県出雲市小津町25-1	0853-73-7792
訪問看護ステーションいちいの杜	〒196-0021 東京都昭島市武蔵野3-5-63	042-500-1530
定期巡回・随時対応型訪問介護看護徳洲苑しろいし	〒003-0021 北海道札幌市白石区栄通18-4-10	011-836-1108
福岡徳洲会定期巡回ケアステーションぴーす	〒816-0872 福岡県春日市桜ヶ丘4-23	092-582-1166
定期巡回・随時対応型訪問介護看護宇治徳洲会	〒611-0041 京都府宇治市槇島町石橋63	0774-81-0226
定期巡回・随時対応型訪問介護看護共愛会ケアステーション	〒040-8577 北海道函館市中島町7-21 共愛会病院内	0138-51-6677
ラフィーネ介護センター	〒581-0005 大阪府八尾市荘内町1-2-35	072-947-0880
介護老人保健施設松原徳洲苑介護センター	〒580-0032 大阪府松原市天美東7-103	072-334-3451
八尾徳洲会介護センター	〒581-0005 大阪府八尾市荘内町1-2-35	072-925-5687
宇治徳洲会介護センター	〒611-0041 京都府宇治市槇島町石橋63	0774-25-2908
大和徳洲会介護センター	〒242-0021 神奈川県大和市中央1-1-15 たつみビル2F	046-262-7555
名古屋徳洲会介護センター	〒487-0013 愛知県春日井市高蔵寺町北2-52 名古屋病院内	0568-51-8711
長崎北徳洲会介護センター	〒851-2131 長崎県西彼杵郡長与町北陽台1-5-1	095-813-5870
茅ヶ崎徳洲会駅前介護センター	〒253-0052 神奈川県茅ヶ崎市幸町14-1 茅ヶ崎病院内	0467-88-2112

介護老人保健施設コスモス介護センター	〒004-0069 北海道札幌市厚別区厚別町山本1063-28 老健コスモス内	011-895-1110
介護老人保健施設愛心園介護センター(休止中)	〒891-7623 鹿児島県大島郡天城町瀬瀧398 老健愛心園内	0997-85-5501
介護老人保健施設徳田山介護センター	〒999-6852 山形県酒田市相沢字道脇7	0234-43-1919
介護老人保健施設 岸和田徳洲苑介護センター	〒596-0808 大阪府岸和田市三田町142 岸和田徳洲苑内	072-441-5501
介護老人保健施設余目徳洲苑介護センター	〒999-7781 山形県東田川郡庄内町松陽1-1-6 余目徳洲苑内	0234-43-2477
介護老人保健施設徳洲苑なえぼ介護センター	〒065-0007 北海道札幌市東区北7条東18-2-30 老健なえぼ内	011-753-0011
東大阪徳洲会介護センター	〒578-0984 大阪府東大阪市菱江3-6-11	072-965-7564
舟形徳洲苑介護センター	〒999-4603 山形県最上郡舟形町富田字富田135-1	0233-34-5561
近江草津徳洲会介護センター	〒525-0054 滋賀県草津市東矢倉3-34-52	077-562-5400
名瀬徳洲会介護センター	〒894-0061 鹿児島県奄美市名瀬朝日町28-1 名瀬病院内	0997-54-2222
札幌介護センター徳洲苑しろいし	〒003-0021 北海道札幌市白石区栄通18-4-10	011-836-1108
日高徳洲会訪問介護センター	〒056-0005 北海道日高郡新ひだか町静内こうせい町1-10-27 日高病院内	0146-42-0701
野崎訪問看護介護センター	〒574-0072 大阪府大東市深野3-1-1 野崎クリニック内	072-874-1130
日高徳洲会居宅介護センター	〒056-0005 北海道日高郡新ひだか町静内こうせい町1-10-27 日高病院内	0146-42-0701
福岡徳洲会介護センター	〒816-0864 福岡県春日市須玖北4-5 福岡病院内	092-513-6122
湘南藤沢徳洲会介護センター	〒251-0041 神奈川県藤沢市辻堂神台1-5-1 湘南藤沢病院内	0466-35-1177
仙台徳洲会介護センター	〒981-3116 宮城県仙台市泉区高玉町9-8 仙台病院内	022-771-5115
徳之島徳洲会介護センター	〒891-7101 鹿児島県大島郡徳之島町亀津7588 徳之島病院内	0997-83-1100
鹿児島徳洲会介護センター	〒891-0122 鹿児島県鹿児島市南栄5-10-51	099-814-7275
山北徳洲会介護センター	〒959-3942 新潟県村上市勝木1340-1 山北徳洲会病院	0254-60-5555
新庄徳洲会介護センター	〒996-0041 山形県新庄市大字鳥越字駒場4623 新庄病院内	0233-23-3434
帯広徳洲会介護センター	〒080-0302 北海道河東郡音更町木野西通14-2-1 帯広病院内	0155-32-3032
山形徳洲会介護センター	〒990-0834 山形県山形市清住町2-3-51 山形病院内	023-647-6969
大垣徳洲会介護センター	〒503-0015 岐阜県大垣市林町6-85-1 大垣病院内	0584-77-6168
瀬戸内徳洲会介護センター	〒894-1507 鹿児島県大島郡瀬戸内町古仁屋字ﾄﾝｷｬﾝ原1358-1 瀬戸内病院内	0997-73-1111
沖永良部徳洲会介護センター	〒891-9296 鹿児島県大島郡知名町瀬利覚2208 沖永良部病院内	0997-93-3000
屋久島徳洲会介護センター	〒891-4205 鹿児島県熊毛郡屋久島町宮之浦2467 屋久島病院内	0997-42-2200
四日市徳洲会介護センター	〒510-0821 三重県四日市市久保田2-1-2 四日市病院内	059-355-2980
介護老人保健施設あかね介護センター	〒999-6603 山形県東田川郡庄内町添津字家の下97 介護老人保健施設あかね内	0234-51-1100
喜界徳洲会介護センター	〒891-6202 鹿児島県大島郡喜界町湾315 喜界病院内	0997-65-1100
四條畷介護支援センター	〒575-0036 大阪府四條畷市雁屋南町27-3	072-817-9123
福岡徳洲会訪問介護センター	〒816-0872 福岡県春日市桜ヶ丘4丁目23番地	092-915-4141
高砂訪問看護介護センターきらめき	〒676-0812 兵庫県高砂市中筋1-10-41 高砂病院内	079-447-2455
高根台在宅介護支援センター	〒274-8503 千葉県船橋市高根台2-11-1 千葉病院内	047-774-0412
大穴在宅介護支援センター	〒274-0068 千葉県船橋市大穴北7-22-1 千葉徳洲苑内	047-457-8411
野崎徳洲会介護支援センター	〒574-0074 大阪府大東市谷川2-10-50	072-874-1643
ケアプランセンター南徳洲会	〒004-0875 北海道札幌市清田区平岡５条1-5-1	011-883-6225
光徳苑ケアプランセンター	〒891-0141 鹿児島県鹿児島市谷山中央2-4515	099-260-9777
大隅鹿屋ケアプランセンター	〒893-0015 鹿児島県鹿屋市新川町6081-1 大隅鹿屋病院内	0994-40-2154
生見ケアプランセンター	〒891-0206 鹿児島県鹿児島市喜入生見町623 生見クリニック内	099-343-1133
開聞ケアプランセンター	〒891-0603 鹿児島県指宿市開聞十町1294-2 開門クリニック内	0993-32-5800
吾平ケアプランセンター	〒893-1103 鹿児島県鹿屋市吾平町麓3322-1 吾平クリニック内	0994-58-5555
中種子ケアプランセンター(休止中)	〒891-3604 鹿児島県熊毛郡中種子町野間6481-1 中種子クリニック内	0997-27-3222
中山ケアプランセンター	〒891-0105 鹿児島県鹿児島市中山町2264 中山クリニック内	099-267-8811
ケアプランセンターパール	〒798-0003 愛媛県宇和島市住吉町2-6-24 宇和島病院内	0895-22-3071
ケアプランセンターたてやま	〒294-0045 千葉県館山市北条520-1 館山病院内	0470-25-3477
ケアプラン大穴	〒274-0068 千葉県船橋市大穴北7-22-1 千葉徳洲苑内	047-456-7899
ケアプラン高根台	〒274-8503 千葉県船橋市高根台2-11-1 千葉病院内	047-774-0414
四日市徳洲会病院短期入所生活介護事業所	〒510-0821 三重県四日市市久保田2-1-2 四日市徳洲会病院内	059-355-2980
ドラゴン介護支援センター	〒018-2407 秋田県山本郡三種町浜田字上浜田1 ドラゴンCL内	0185-85-4666
古河総合病院居宅介護支援事業所	〒306-0041 茨城県古河市鴻巣1175-1	0280-47-1106
笠利ケアプランセンター	〒894-0512 鹿児島県奄美市笠利町大字中金久120 笠利病院内	0997-55-2222
共愛会病院居宅介護支援事業所	〒040-8577 北海道函館市中島町7-21 共愛会病院内	0138-51-2111
共愛会病院指定通所介護事業所	〒040-8577 北海道函館市中島町7-21	0138-51-2111
居宅介護支援事業所あじさい(休止中)	〒270-0001 千葉県松戸市幸田180-1 まつど徳洲苑内	047-309-7172
高砂西部病院居宅介護支援事業所	〒676-0812 兵庫県高砂市中筋1-10-41 高砂病院内	079-447-0100
南部徳洲会病院指定居宅介護支援事業所	〒901-0417 沖縄県島尻郡八重瀬町字外間80	098-998-3224
神戸徳洲会病院居宅介護支援事業所	〒655-0018 兵庫県神戸市垂水区千代ヶ丘1-1-12 サニーハイツ23号	078-705-1256
与論徳洲会病院居宅介護支援事業所	〒891-9301 鹿児島県大島郡与論町茶花403-1 与論病院内	0997-97-2511

宮古島徳洲会病院居宅介護支援事業所	〒906-0014 沖縄県宮古島市平良字松原552-1 宮古島病院内	0980-73-1100
石垣島徳洲会病院居宅介護支援事業所	〒907-0001 沖縄県石垣市大浜南大浜446-1 石垣島病院内	0980-82-5117
ハンビークリニック居宅介護支援事業所	〒904-0117 沖縄県中頭郡北谷町北前1-21-1 ハンビークリニック内	098-926-3000
湘南葉山デイケアクリニック居宅介護支援事業所	〒240-0111 神奈川県三浦郡葉山町一色1746-2 湘南葉山クリニック内	046-876-3848
与勝あやはしクリニック居宅介護支援事業所(休止中)	〒904-2304 沖縄県うるま市与那城屋慶名467-111 与勝クリニック内	098-983-0055
こくらクリニック指定居宅介護支援事業所	〒900-0024 沖縄県那覇市古波蔵3-8-28 こくらクリニック内	098-855-1020
ひめゆりクリニック指定居宅介護支援事業所	〒901-0344 沖縄県糸満市字伊原107-1 ひめゆりクリニック内	098-997-3702
よみたんクリニック居宅介護支援事業所	〒904-0324 沖縄県中頭郡読谷村字長浜1774 よみたんクリニック内	098-958-5775
老健ゆめが丘居宅介護支援事業所	〒245-0016 神奈川県横浜市泉区和泉町1202 ゆめが丘内	045-271-1148
中部徳洲会病院居宅介護支援事業所	〒904-0021 沖縄県沖縄市胡屋6-4-19 おきなわ徳洲苑内	098-931-1215
千葉西居宅介護支援事業所(休止中)	〒270-0021 千葉県松戸市小金原9-5-40 メゾンコグレ201	047-374-5800
鎌ケ谷総合病院居宅介護支援事業所	〒273-0121 千葉県鎌ヶ谷市初富929-6 鎌ヶ谷病院内	047-498-8111
シルバーケア鎌ケ谷居宅介護支援事業所	〒273-0121 千葉県鎌ケ谷市初富 125-1 シルバーケア鎌ケ谷内	047-444-5805
千葉西訪看ステーション居宅介護支援事業所	〒270-2251 千葉県松戸市金ケ作105-1	047-384-4115
介護老人保健施設あいの郷居宅介護事業所	〒348-0043 埼玉県羽生市桑崎196-1	048-562-3100
皆野病院居宅介護支援事業所	〒369-1412 埼玉県秩父郡皆野町皆野2031-1 皆野病院内	0494-62-6300
居宅介護支援事業所かまくらしるばーほーむ	〒248-0005 神奈川県鎌倉市雪ノ下1-10-4	0467-61-4005
介護支援相談所ほのか	〒997-1321 山形県東田川郡三川町押切新田深田1 介護老人保健施設ほのか内	0235-68-0025
湘南鎌倉介護相談室	〒247-0066 神奈川県鎌倉市山崎1202-1	0467-45-9773
羽生総合病院ふれあい介護相談所	〒348-8505 埼玉県羽生市大字下岩瀬446 羽生病院内	048-562-5037
加須ふれあい介護相談所	〒347-0007 埼玉県加須市大字下三俣1790-1 加須CL内	0480-61-8561
行田ふれあい介護相談所	〒361-0056 埼玉県行田市持田3-15-23 行田CL内	048-555-1155
よろこび訪問介護センター	〒581-0005 大阪府八尾市荘内町1-2-35	072-925-9211
高蔵寺訪問看護介護センター	〒487-0016 愛知県春日井市高蔵寺町北2-52	0568-52-7543
訪問介護事業所四季	〒306-0041 茨城県古河市鴻巣1175-1	0280-47-0086
ヘルパーステーションいこい	〒901-0417 沖縄県島尻郡八重瀬町字外間80	098-835-7671
ヘルパーステーションあいの郷	〒348-0043 埼玉県羽生市桑崎196-1	048-562-3100
デイサービスセンター巨椋の郷	〒611-0041 京都府宇治市槇島町一ノ坪26-3	0774-94-6557
デイサービスセンターつむぎ	〒894-1508 鹿児島県大島郡瀬戸内町古仁屋下間原3-1	0997-73-7171
ショートステイさみどり	〒018-2407 秋田県山本郡三種町浜田字上浜田1-3 ドラゴンCL隣接	0185-85-4688
グループホーム三田	〒596-0808 大阪府岸和田市三田町134	072-441-5501
グループホームあんしん	〒818-0052 福岡県筑紫野市武蔵5-3-23	092-918-6767
グループホームひまわりの丘	〒999-7782 山形県東田川群庄内町松陽1-1-6 余目徳洲苑隣接	0234-45-1050
グループホーム徳洲苑なえぼ	〒065-0007 北海道札幌市東区北7条東18-2-30	011-753-8022
グループホームさわらび	〒018-2407 秋田県山本郡三種町浜田字上浜田1-2 ドラゴンCL隣接	0185-85-4677
グループホームゆりの郷	〒891-9112 鹿児島県大島郡和泊町和泊62-1	0997-81-4166
グループホーム岬	〒891-9231 鹿児島県大島郡知名町田皆2242	0997-93-1502
グループホーム東谷山	〒891-0113 鹿児島県鹿児島市東谷山2-49-10	099-260-8200
グループホームあすか	〒894-0772 鹿児島県奄美市名瀬西仲勝1199-11	0997-55-7155
グループホームなしの郷	〒274-0068 千葉県船橋市大穴北7-22-2	047-456-7410
グループホームゆんぬ	〒891-9301 鹿児島県大島郡与論町茶花302-5	0997-81-3919
グループホームひめゆり	〒901-0344 沖縄県糸満市伊原107-1	098-997-5200
グループホーム美ら徳	〒904-0021 沖縄県沖縄市胡屋6-4-19 おきなわ徳洲苑内	098-931-1223
グループホーム須影ほのぼのホーム	〒348-0034 埼玉県羽生市大字下川崎字八幡前394-1	048-594-7373
グループホーム認知症対応型共同生活介護いずみ	〒594-0071 大阪府和泉市府中町5-5-7	0725-27-0010
海岸地区地域包括支援センターあい	〒253-0054 神奈川県茅ヶ崎市東海岸南2-6-14 長尾ビル3F2号室	0467-88-1716
松原市地域包括支援センター徳洲会	〒580-0032 大阪府松原市天美東7-103	072-334-3439
春日市北地域包括支援センター	〒816-0872 福岡県春日市桜ヶ丘4-23	092-589-6227
地域包括支援センター湘南鎌倉	〒247-0066 神奈川県鎌倉市山崎1202-1	0467-41-4013
大東市地域包括支援センター	〒574-0011 大阪府大東市北条1-7-15 野崎アーバンコンフォート104	072-800-3923
茅ヶ崎南地区地域包括支援センターつむぎ	〒253-0052 神奈川県茅ヶ崎市幸町5-8 2階	0467-55-5291
鎌ヶ谷市西部地域包括支援センター	〒273-0121 千葉県鎌ヶ谷市初富125-1 シルバーケア鎌ケ谷内	047-441-2007
館山市地域包括支援センターたてやま	〒294-0045 千葉県館山市北条520-1	0470-25-7191
羽生市西部地域包括支援センターふれあいの森	〒348-8505 埼玉県羽生市下岩瀬446	048-561-2688
メディカルフィットネス+スパ ラ・ヴィータ	〒990-0834 山形県山形市清住町2-3-51	023-647-3401
野崎徳洲会メディカルフィットネス	〒574-0072 大阪府大東市深野3-1-1	072-399-5227
小規模多機能型居宅介護ポプリ	〒306-0045 茨城県古河市駒ヶ崎14-1	0280-47-4306
看護小規模多機能型居宅介護巨椋の郷	〒611-0041 京都府宇治市槇島町一ノ坪26-3	0774-94-6808
特定施設やまぼうし	〒018-2407 秋田県山本郡三種町浜田字上浜田1-1	0185-72-1133

有料老人ホームサウス・ビレッジ開聞	〒891-0603 鹿児島県指宿市開聞十町1294-2	0993-32-5800
特定施設入居者生活介護ぬくみの里	〒891-0206 鹿児島県鹿児島市喜入生見町623	099-343-1133
特定施設みやとく	〒906-0014 沖縄県宮古島市平良字松原552-2 宮古島病院敷地内	0980-74-2826
ショートステイこくら	〒900-0024 沖縄県那覇市古波蔵3-8-28	098-855-1020
有料老人ホーム野崎苑	〒574-0074 大阪府大東市谷川2-10-50	072-874-5461
有料老人ホームゆうたけ	〒894-2322 鹿児島県大島郡瀬戸内町瀬相747-1	0997-75-0118
介護付有料老人ホーム徳洲苑かふう	〒901-0417 沖縄県島尻郡八重瀬町字外間80	098-998-0760
介護付有料老人ホームはさま	〒274-0822 千葉県船橋市飯山満町2-685-3	047-401-5162
サービス付き高齢者向け住宅 徳洲苑しろいし	〒003-0021 北海道札幌市白石区栄通18-4-10	011-836-1108
サービス付き高齢者向け住宅 巨椋の郷	〒611-0041 京都府宇治市槇島町一ノ坪26-3	0774-85-0035
野崎徳洲会サービス付き高齢者向け住宅	〒574-0072 大阪府大東市深野3-1-1	072-399-5225
サービス付き高齢者向け住宅ラフィーネの郷	〒581-0005 大阪府八尾市荘内町1-2-35	072-947-0882
サービス付き高齢者住宅特定施設入居者生活介護すいせん	〒594-0071 大阪府和泉市府中町5-5-6	0725-27-0010
就労継続支援A型事業ワークプラザかふう	〒901-0493 沖縄県島尻郡八重瀬町字外間80 徳洲苑かふう内	098-998-3230
湘南鎌倉助産院・産後ケアセンター	〒247-0066 神奈川県鎌倉市山崎1090-5	0467-45-4103
介護付き有料老人ホームイーストテラスライカム	〒901-2305 沖縄県中頭郡北中城村字比嘉803	098-923-2567
仙台徳洲看護専門学校	〒982-0252 宮城県仙台市太白区茂庭台1-3-4	022-281-3110

■ 社会福祉法人 湘南愛心会

介護老人保健施設かまくら	〒247-0065 神奈川県鎌倉市上町屋750	0467-42-1717
特別養護老人ホームかまくら愛の郷	〒247-0072 神奈川県鎌倉市岡本1022-32	0467-41-1122
特別養護老人ホーム逗子杜の郷	〒249-0004 神奈川県逗子市沼間1-23-1	046-870-6800
就労継続支援A型ワークセンターかまくら愛の郷	〒247-0072 神奈川県鎌倉市岡本1022-32	0467-41-1122
特養かまくら愛の郷居宅介護支援事業所	〒247-0072 神奈川県鎌倉市岡本1022-32 特別養護老人ホームかまくら愛の郷内	0467-41-1122

■ 社会福祉法人 徳和会

特別養護老人ホーム花の季苑	〒811-1343 福岡県福岡市南区和田4-16-1	092-512-0668
特別養護老人ホーム薔薇の樹苑	〒812-0877 福岡県福岡市博多区元町2-1-7	092-571-6500
特別養護老人ホームムーンシャドウ	〒811-1321 福岡県福岡市南区柳瀬1-15-1	092-558-2033
特別養護老人ホーム桜ヶ丘	〒816-0872 福岡県春日市桜ヶ丘4-28-1	092-586-6811
花の季苑介護計画サービスセンター	〒811-1343 福岡県福岡市南区和田4-16-1 特養花の季苑内	092-512-0668
薔薇の樹苑介護計画サービスセンター	〒812-0877 福岡県福岡市博多区元町2-1-7 特養薔薇の樹苑内	092-571-6500

■ 社会福祉法人 おきなか福祉会

障がい者支援施設 れいめいの里	〒904-1106 沖縄県うるま市石川3259-296	098-965-0885
障がい者支援施設 石水の里	〒904-1106 沖縄県うるま市石川3259-296	098-965-5900
一体型共同生活支援事業所あすかホーム	〒904-1106 沖縄県うるま市石川3259-296	098-965-0885
多機能型就労支援事業所ゆいまーる	〒904-1106 沖縄県うるま市石川2-40-7	098-964-6696
サービス付高齢者向け住宅あけぼの園	〒900-0002 沖縄県那覇市曙3-2-3	098-943-0331
障がい者相談支援事業所南天	〒904-1106 沖縄県うるま市石川3259-296	098-965-1870

■ 社会福祉法人 彩世会

特別養護老人ホームコスモス苑	〒062-0054 北海道札幌市豊平区月寒東4条10-8-30	011-859-3311
地域密着型特別養護老人ホームコスモス苑さとづか	〒004-0802 北海道札幌市清田区里塚2条2-3-25	011-889-1133
コスモス苑指定居宅介護支援事業所	〒062-0054 北海道札幌市豊平区月寒東4-10-8-30	011-859-5288

■ 社会福祉法人 茅徳会

特別養護老人ホームつるみね	〒253-0083 神奈川県茅ヶ崎市西久保596	046-782-9911
特別養護老人ホームかつらはら	〒252-0822 神奈川県藤沢市葛原255-1	0466-20-5175
つるみね介護センター	〒253-0083 神奈川県茅ヶ崎市西久保596 特養つるみね内	046-782-9911

■ 社会福祉法人 恵心会

特別養護老人ホーム 小坂の郷	〒421-0135 静岡県静岡市駿河区小坂1106-1	054-258-5115
グループホーム 富士見園	〒422-8026 静岡県静岡市駿河区富士見台2-8-18	054-280-6633
小坂の郷居宅介護支援センター	〒421-0135 静岡県静岡市駿河区小坂1106-1 特養小坂の郷内	054-258-5115
サービス付き高齢者向け住宅glad下川原	〒421-0113 静岡県静岡市駿河区下川原3-31-13	054-204-0909

■ 社会福祉法人 大阪愛心会

特別養護老人ホーム 久宝寺愛の郷	〒581-0072 大阪府八尾市久宝寺3-15-38	072-924-5660
八尾市地域包括支援センター久宝寺愛の郷	〒581-0072 大阪府八尾市久宝寺3-15-38	072-990-0337

■ 社会福祉法人 京都愛心会

特別養護老人ホーム 宇治愛の郷	〒611-0041 京都府宇治市槇島町石橋151-1	0774-21-0005

■ 一般社団法人 徳洲会傘下組織

徳洲会インフォメーションシステム株式会社	〒530-0001 大阪府大阪市北区梅田1-3-1-800 大阪駅前第一ビル8F	06-6346-2821
株式会社未来医療研究センター	〒102-0074 東京都千代田区九段南1-3-1 東京堂千代田ビルディング15階	03-3263-4801
徳洲会 体操クラブ	〒247-0063 神奈川県鎌倉市梶原560-5 徳洲会スポーツセンターかまくら内	0467-40-5721

■ 学校法人 徳洲会

湘南鎌倉医療大学	〒247-0066 神奈川県鎌倉市山崎1195-3	0467-38-3131

■ 社会医療法人 阪南医療福祉センター

阪南中央病院	〒580-0023 大阪府松原市南新町3-3-28	072-333-2100

わが語録 **真実を求めて 生か死か**

一九八五年八月十八日　初版発行
二〇二四年十月二十三日　復刻版発行

著　者　徳田 虎雄
発行者　作井 文子
発行所　株式会社 海風社
〒550-0005 大阪市西区西本町二―一―三四
SONO西本町ビル4B
TEL　〇六―六五四一―一八〇七
振　替　〇〇九一〇―二―三〇〇〇六
印刷・製本　モリモト印刷 株式会社

ISBN978-4-87616-071-6 C0095

装　幀　ツ・デイ

物語
南島叢書99

アマミゾの彼方から

鳥居真知子 著

978-4-87616-067-9 C0093　A5判／一四〇頁　定価（本体一五〇〇＋税）円

奄美では水平線をアマミゾと呼ぶ。奄美の海で嵐に遭い、父が行方不明となった。その時から、言葉を失い、心が壊れてしまった少年が、シマでの生活のなかで少しずつ立ち直っていく再生の物語。奄美の精神世界を幅広い年代に感じてもらえるよう、平易な表現で書かれている。

料理エッセイ
南島叢書97

こころとからだ　奄美再生のレシピ

田町まさよ 著

978-4-87616-036-5 C0377　A5判／一〇四頁　定価（本体一四〇〇＋税）円

この本では、奄美の滋養のある野菜や野草を使った料理の紹介や著者自身のアトピーが薬を使わずに治っていった過程、奄美の森や自然のなかで感じたこと、島に今も息づく見えない世界の話、島の知恵ある年長者やカミサマから教わったことなどを料理レシピや写真とともに紹介している。総ページカラー。

絵本
南島叢書92

あまみの唄あそび　くろうさぎはねた

こうだてつひろ 詩　石川えりこ 絵

978-4-87616-012-9 C8792　AB変型判／三二頁　定価（本体一二〇〇＋税）円

鹿児島と沖縄の中間にある「奄美大島」。南の海にポッカリと浮かぶこの小さな島には、素晴らしい自然と独特の文化や風習が、今でもたくさん残っています。そんな奄美の魅力満載の唄あそび絵本。奄美の自然を思い浮かべながら、読んでみてください。読み聞かせにもピッタリです。

物語
南島叢書86

ひとりぼっちじゃないよ　～まなざしの島「ネイラ」をめぐる物語～

榊原洋史 著

4-87616-284-0 C0393　B6判／三〇四頁　定価（本体一七〇〇＋税）円

東京から南の島に、家族とともに移り住んだ少年カイトは、明治時代にタイムスリップ。豊かな緑と透きとおった海。そこで出会ったケンムン（妖怪）、村人総出で神々を迎える儀式、天真爛漫な子どもたち、わが子のように気づかってくれる村の人たち……。そんな日々の暮らしを通じて、カイトは心がからっぽだったことに気づき、生きていくことの大切さを実感していきます。